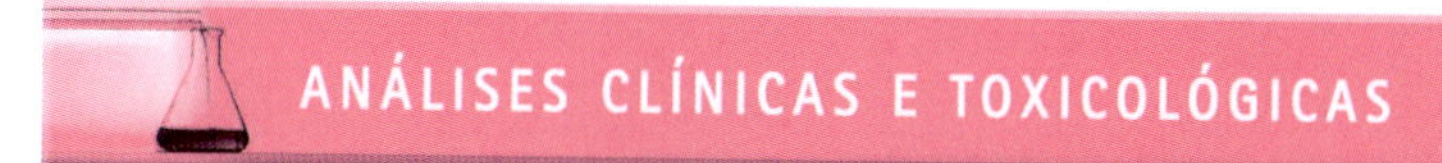

HEMATOLOGIA

Métodos e Interpretação

ORGANIZADORES

Alexsandro Macedo Silva

Mestre em Ciências dos Alimentos pela Universidade de São Paulo.
Farmacêutico pela Universidade Federal de Juiz de Fora, MG.

Luciane Maria Ribeiro Neto

Pós-doutorado em Endocrinologia Clínica pela Faculdade de Medicina da Universidade Federal de São Paulo (UNIFESP) Mestre e Doutora em Medicina Veterinária pela Faculdade de Medicina Veterinária e Zootecnia da Universidade de São Paulo. Farmacêutica-Bioquímica pela Faculdade de Ciências Farmacêuticas "Oswaldo Cruz".

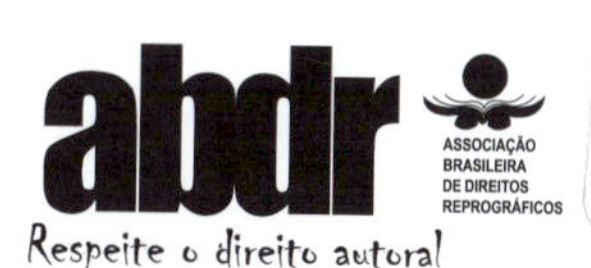

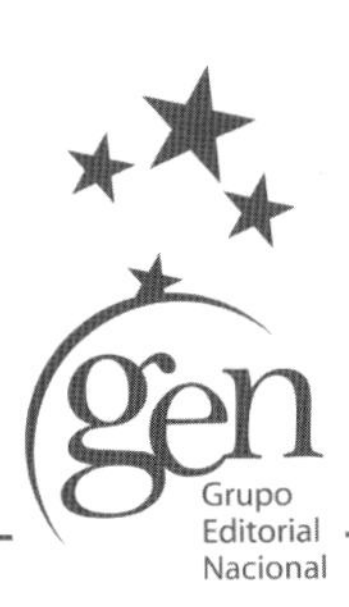

O GEN | Grupo Editorial Nacional – maior plataforma editorial brasileira no segmento científico, técnico e profissional – publica conteúdos nas áreas de ciências da saúde, exatas, humanas, jurídicas e sociais aplicadas, além de prover serviços direcionados à educação continuada e à preparação para concursos.

As editoras que integram o GEN, das mais respeitadas no mercado editorial, construíram catálogos inigualáveis, com obras decisivas para a formação acadêmica e o aperfeiçoamento de várias gerações de profissionais e estudantes, tendo se tornado sinônimo de qualidade e seriedade.

A missão do GEN e dos núcleos de conteúdo que o compõem é prover a melhor informação científica e distribuí-la de maneira flexível e conveniente, a preços justos, gerando benefícios e servindo a autores, docentes, livreiros, funcionários, colaboradores e acionistas.

Nosso comportamento ético incondicional e nossa responsabilidade social e ambiental são reforçados pela natureza educacional de nossa atividade e dão sustentabilidade ao crescimento contínuo e à rentabilidade do grupo.

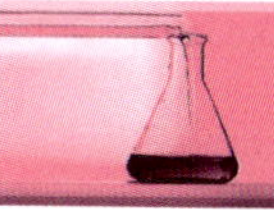

ANÁLISES CLÍNICAS E TOXICOLÓGICAS

HEMATOLOGIA

Métodos e Interpretação

COORDENADOR

Paulo Caleb Júnior de Lima Santos

Pós-doutorado pelo Laboratório de Genética e Cardiologia Molecular do Instituto do Coração (InCor) do Hospital das Clínicas da Faculdade de Medicina da USP (FMUSP). Doutor em Análises Clínicas pela Faculdade de Ciências Farmacêuticas da Universidade de São Paulo (FCF-USP). Farmacêutico-Bioquímico pela Universidade Federal de Alfenas (UNIFAL). Habilitação em Análises Clínicas e Toxicológicas pela UNIFAL.

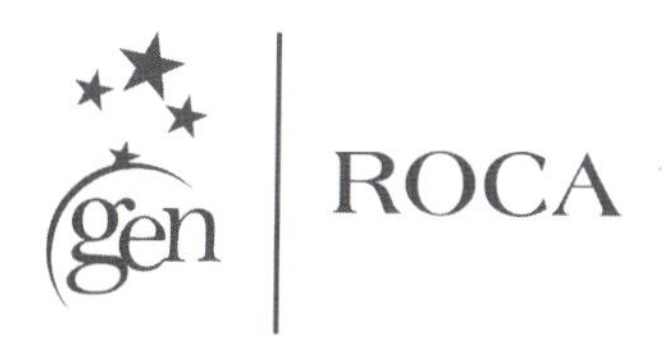

- Os autores e a editora empenharam-se para citar adequadamente e dar o devido crédito a todos os detentores dos direitos autorais de qualquer material utilizado neste livro, dispondo-se a possíveis acertos caso, inadvertidamente, a identificação de algum deles tenha sido omitida.

Não é responsabilidade da editora nem dos autores a ocorrência de eventuais perdas ou danos a pessoas ou bens que tenham origem no uso desta publicação.

- Apesar dos melhores esforços dos autores, do editor e dos revisores, é inevitável que surjam erros no texto. Assim, são bem-vindas as comunicações de usuários sobre correções ou sugestões referentes ao conteúdo ou ao nível pedagógico que auxiliem o aprimoramento de edições futuras. Os comentários dos leitores podem ser encaminhados à Editora Roca.

- **Hematologia: Métodos e Interpretação**
ISBN 978-85-4120-138-4
Direitos exclusivos para a língua portuguesa

Uma editora integrante do GEN | Grupo Editorial Nacional
Travessa do Ouvidor, 11
Rio de Janeiro – RJ – CEP 20040-040
Tels.: (21) 3543-0770/(11) 5080-0770 | Fax: (21) 3543-0896
www.grupogen.com.br | editorial.saude@grupogen.com.br

Assessora Editorial: Maria del Pilar Payá Piqueres

Assistente Editorial: Lilian Sorbo Menilo

Coordenador de Revisão: Queni Winters

Revisão de Texto: Carla de Cássia Camargo, Marta Pachiella Martinez

Coordenador de Diagramação: Marcio Barreto

Capa: Rosangela Bego

Diagramação: Denise Nogueira Moriama

Imagens: Nilton Carlos de Oliveira Cardoso, Rosangela Bego

- CIP-BRASIL. CATALOGAÇÃO-NA-FONTE
SINDICATO NACIONAL DOS EDITORES DE LIVROS, RJ.

H428

Hematologia : métodos e interpretação / Alexsandro Macedo Silva, Luciane Maria Ribeiro Neto (org.) ; coordenador Paulo Caleb Júnior de Lima Santos. - [Reimpr.]. - São Paulo : Roca, 2017.
(Análises clínicas e toxicológicas ; 1)

ISBN 978-85-4120-138-4

1. Hematologia 2. Células sanguíneas 3. Sangue - Manuais, guias, etc. 4. Sangue - Análise e química. I. Silva, Alexsandro Macedo II. Ribeiro Neto, Luciane Maria III. Santos, Paulo Caleb Junior de Lima IV. Série.

12-7240 CDD: 616.15
CDU: 616.15

À minha querida esposa Silmara,
pelo amor dedicado à nossa união
e pelo companheirismo constante.

À minha mãe Regina, pelos
exemplos de fé e sabedoria.

Ao meu pai Caleb, pelos exemplos
de trabalho e dedicação.

À minha tia Dita, também mãe,
pelo exemplo de fraternidade.

Ao tio Celeste, pelo exemplo
de caridade.

Agradecimentos

Primeiramente, agradeço aos colegas e aos amigos que contribuíram com suas *expertises* e despenderam seus preciosos tempos para a composição desta obra. Sem a participação de vocês, o conteúdo, que se destina aos graduandos e aos profissionais para consultas diárias sem perder o cunho científico, não seria o mesmo.

Às instituições Universidade Federal de Alfenas (UNIFAL-MG), Faculdade de Ciências Farmacêuticas da Universidade de São Paulo (USP), Laboratório de Genética e Cardiologia Molecular do Instituto do Coração e Faculdade de Medicina da USP, pela contribuição em minha formação e pelas parcerias no desenvolvimento científico.

À Editora Roca e aos seus colaboradores, aos organizadores da Série, Luciane e Alexsandro, pela oportunidade e auxílio.

Aos alunos graduandos e pós-graduandos, aos docentes, aos colegas, amigos e profissionais das áreas laboratorial e acadêmica que, por suas interações e questionamentos diários, tornaram esta obra, inicialmente, factível e, posteriormente, praticável.

E, finalmente, o mais importante, ao Pai, pela saúde, força e sabedoria.

Apresentação da Série

A Série "Análises Clínicas e Toxicológicas" é uma coletânea de livros na área de análises clínicas e toxicológicas que aborda os métodos empregados para o diagnóstico laboratorial de doenças e a interpretação dos resultados para garantir a qualidade analítica e a adequada orientação ao paciente. Esta obra foi idealizada para ser usada por estudantes e profissionais da área de saúde como fonte de consulta. A sua leitura permitirá aprender, revisar ou aprimorar os conhecimentos sobre as questões analíticas, bem como a interpretação de seus resultados na área de análises clínicas e toxicológicas.

Esta série visa facilitar o acesso às informações de forma prática e rápida, para a execução de métodos analíticos, a interpretação de resultados e resolução de problemas. Os autores são profissionais e docentes atuantes em suas respectivas áreas que contribuem para a qualidade, a clareza e a praticidade do conteúdo apresentado. Os principais temas abordados na Série "Análises Clínicas e Toxicológicas" são: hematologia, bioquímica, imunologia, hormônios, citologia, parasitologia, biologia molecular, microbiologia e micologia e toxicologia ocupacional.

O objetivo de apresentar esses conteúdos em formato de Série está fundamentado na importância das análises clínicas e toxicológicas na área da Saúde Pública. Por meio da escolha de métodos adequados e da correta interpretação de resultados, é possível diagnosticar e tratar doenças de forma mais rápida e eficiente ou prevenir doenças, minimizando custos para o sistema de saúde e melhorando a qualidade de vida do paciente.

O estudante e o profissional que desejam atuar em análises clínicas e toxicológicas precisam ter o referencial teórico para desenvolver as competências que a área requer. Neste sentido, a Série "Análises Clínicas e Toxicológicas" busca cumprir o seu papel de fonte de consulta na área, sendo sistematicamente revisada e atualizada.

Portanto, os livros da Série "Análises Clínicas e Toxicológicas" pretendem ser referência de métodos analíticos, diagnóstico laboratorial, investigação clínica e terapêutica, contribuindo para a qualidade dos resultados analíticos e promoção da saúde pública.

Deseja-se que os leitores aproveitem as obras publicadas de forma crítica, para que possam analisar, avaliar e aplicar soluções de intervenção na prática das análises clínicas e toxicológicas.

ALEXSANDRO MACEDO SILVA
LUCIANE MARIA RIBEIRO NETO

Apresentação

A obra *Hematologia – Métodos e Interpretação* consiste em um guia para consultas diárias, objetivas e eficientes realizadas por estudantes e profissionais. Apresenta uma abordagem atualizada da conceituação fisiopatológica, de métodos executados na rotina laboratorial e do diagnóstico laboratorial para diversas doenças hematológicas, além de imagens e ilustrações que auxiliam o entendimento.

As frequentes dúvidas e necessidades de consultas diárias ocorridas no setor e no contexto da Hematologia foram os porquês da realização da obra. Deste modo, a composição do corpo autoral foi multidisciplinar ou multiprofissional, o que é um diferencial da obra. Cada autor contribuiu com sua *expertise*.

No Capítulo 1, o controle de qualidade, a biossegurança, a instrumentação e a amostragem do material biológico em hematologia foram abordados com riqueza de detalhes com a devida importância pelos autores Marcos Munhoz, Maurílio Pacheco Neto, Nairo Sumita e Maria Elizabete Mendes.

No Capítulo 2, o autor Raimundo Oliveira aborda o estudo dos eritrócitos – os fundamentos de sua formação, a estrutura, o metabolismo e a fisiopatologia básica para a classificação das anemias – além dos métodos de contagem, da avaliação da morfologia eritrocitária, e de algumas técnicas complementares.

Para as anemias, os principais enfoques foram a abordagem metodológica para investigação laboratorial e as interpretações específicas. Os Capítulos 3 e 4, pelos autores Rodolfo Cançado, Helena Grotto e Paulo Caleb Santos, trazem o metabolismo anormal do ferro nas anemias (anemia ferropriva, anemia de doença crônica e anemia sideroblástica) e nas suas sobrecargas. Ainda, as principais e mais frequentes anemias (anemia por deficiência de vitamina B12 e ácido fólico, hemoglobinopatias, talassemias, doenças da membrana do glóbulo vermelho, eritroenzimopatias, anemias hemolíticas adquiridas não imunes e anemias hemolíticas imunes) foram destaques ao longo dos Capítulos 5 ao 10, que foram enriquecidos pelos autores Diogo Pilger, Simone Castro, Claudia Bonini Domingos, Paulo Silveira, Guilherme Fonseca, Perla Vicari, Maria Stella Figueiredo, Melca Barros e José Orlando Bordin.

Nos Capítulos 11 e 12, foram destacadas a abordagem completa dos leucócitos e as neoplasias hematológicas com suas classificações atualizadas, no contexto dos métodos e de diagnóstico laboratorial. Os autores Amanda Crisma, Karina Nakajima, Ricardo Fock, Maristela Tsujita, Solange Blatt e Dulce Schimieguel conseguiram atingir um assunto bastante complexo com um fácil entendimento.

Nos Capítulos 13 e 14, os autores Isolmar Schettert, Carla Dinardo e Paulo Caleb Santos abordaram a Hemostasia de forma que os leitores possam compreender e identificar os principais pontos dos mecanismos da coagulação e da fibrinólise, da avaliação laboratorial e das patologias da hemostasia.

No Capítulo 15, o objetivo do tema Imuno-hematologia, dos autores Sergio Machado e Alexandre Vizzoni, foi abordar a resposta imune e a imuno-hematologia de forma didática e, assim, conduzir o leitor a entender um pouco mais sobre elas, além da abordagem dos sistemas sanguíneos.

Ainda, foi incluído nesta obra o Capítulo 16 com o tema análises moleculares em hematologia, dos autores Paulo Caleb Santos, Noely Evangelista, Carla Dinardo, Isolmar Schettert, José Eduardo Krieger e Alexandre Pereira. Nele, as aplicações das técnicas de biologia molecular são abordadas como ferramentas laboratoriais importantes no cenário de auxílio diagnóstico de doenças hematológicas e de procedimentos terapêuticos em hematologia.

Em suma, esta obra pretende facilitar os estudos de graduandos dos cursos de farmácia, de medicina, de biomedicina, de biologia e afins ou facilitar as pesquisas diárias dos profissionais que atuam na área da hematologia.

O Coordenador

Prefácio

Hematologia – Métodos e Interpretação apresenta um conteúdo extenso e atualizado sobre as alterações hematológicas mais encontradas nas práticas médica e laboratorial. Inclui capítulos que descrevem os diferentes mecanismos fisiopatológicos, bem como suas implicações e repercussões para o gênero humano; auxiliam na correta abordagem etiológica e adequada investigação laboratorial, sobretudo quanto à interpretação dos resultados, tendo em mente as limitações e interferentes de cada teste utilizado. Temos a certeza de que esta obra trará enorme contribuição para a literatura nacional e tornar-se-á parte integrante do acervo bibliográfico da hematologia nacional.

Rodolfo D. Cançado

Prefácio

Hematologia – Métodos e Interpretação apresenta um caráter interdisciplinar marcante e, de maneira concisa e objetiva, atende muito bem à formação de estudantes da área da saúde, fornecendo de maneira clara e de fácil compreensão as informações básicas mais indispensáveis aos profissionais de todas as áreas da saúde.

Os princípios gerais a uma boa compreensão das doenças hematológicas são expostos tendo como objetivo fornecer uma visão global do atual estado da hematologia, expondo seus aspectos fundamentais da forma mais atualizada e abrangente possível.

A obra foi distribuída, com finalidade didática, em capítulos. Cada um deles apresenta noções gerais básicas e algumas particularidades indispensáveis para boa compreensão, suficiente conhecimento e relativa atualização do respectivo assunto. Após uma curta revisão dos fundamentos de fisiologia, descrevem-se as causas, os cursos, os sintomas e as complicações que surgem do processo de doença.

Acreditamos no sucesso desta obra e esperamos que traga enorme contribuição para os leitores das mais variadas áreas da saúde.

RICARDO A. FOCK

Colaboradores

Alexandre Costa Pereira. Médico pela Faculdade de Medicina da Universidade de São Paulo (FMUSP). Research Fellowship pela Harvard Medical School. Cardiologista pelo Instituto do Coração-Hospital das Clínicas da FMUSP (InCor-HC/FMUSP). Doutor em Cardiologia pelo InCor-HC/FMUSP. Médico Assistente e Pesquisador do InCor-HC/FMUSP. Coordenador do Laboratório de Genética e Cardiologia Molecular do InCor-HC/FMUSP.

Alexandre Gomes Vizzoni. Tecnologista em Saúde Pública da Fundação Oswaldo Cruz (FIOCRUZ). Mestre em Pesquisa Clínica em Doenças Infecciosas pela FIOCRUZ. Coordenador do Curso *Lato sensu* em Imuno-hematologia da Universidade Federal do Rio de Janeiro (UFRJ). Especialista em Imuno-hematologia pela UFRJ. Proficiência Técnica em Imuno-hematologia pela Associação Brasileira de Hematologia, Hemoterapia e Terapia Celular (ABHH).

Amanda Rabello Crisma. Doutora em Análises Clínicas pela Faculdade de Ciências Farmacêuticas da Universidade de São Paulo. Farmacêutica-Bioquímica pela USP. Doutora em Análises Clínicas pela Faculdade de Ciências Farmacêuticas da USP. Pós-doutoranda na área de Fisiologia do Instituto de Ciências Biomédicas da USP.

Carla Luana Dinardo. Médica. Hematologista pela Faculdade de Medicina da Universidade de São Paulo (FMUSP). Hemoterapeuta da Fundação Pró-sangue – Hemocentro de São Paulo. Hemoterapeuta do Instituto do Câncer do Estado de São Paulo (ICESP)/USP. Pesquisadora do Laboratório de Genética e Cardiologia Molecular do Instituto do Coração (InCor)/USP.

Claudia Regina Bonini Domingos. Professora-assistente Doutora do Departamento de Biologia do Instituto de Biociências Letras e Ciências Exatas (IBILCE), da Universidade Estadual Paulista "Julio de Mesquita Filho" (UNESP) *Campus* São José do Rio Preto. Coordenadora do Laboratório de Hemoglobinas e Genética das Doenças Hematológicas (LHGDH) da UNESP.

Diogo André Pilger. Mestre e Doutor em Medicina (Ciências Médicas) pela Universidade Federal do Rio Grande do Sul (UFRGS). Professor Adjunto do Departamento de Análises da Faculdade de Farmácia da UFRGS.

Dulce Marta Schimieguel. Doutora em Ciências na Área de Hematologia/Transplante de Medula Óssea pela Escola Paulista de Medicina da Universidade Federal de São Paulo. Farmacêutica-Bioquímica pela Universidade Federal do Paraná. Doutora em Ciências na área de Hematologia/Transplante de Medula Óssea pela Escola Paulista de Medicina da Universidade Federal de São Paulo. Professora Adjunta da Disciplina de Hematologia Clínica da Universidade Federal do Rio Grande do Norte (UFRN).

Guilherme Henrique Henklain Fonseca. Mestre em Hematologia pela Faculdade de Medicina da Universidade de São Paulo (FMUSP). Médico pela Universidade Estadual de Londrina. Residência em Clínica Médica e em Hematologia e Hemoterapia pela FMUSP.

Helena Zerlotti Wolf Grotto. Professora Associada do Departamento de Patologia Clínica da Faculdade de Ciências Médicas da Universidade Estadual de Campinas (UNICAMP).

Isolmar Tadeu Schettert. Doutor em Medicina pela Faculdade de Medicina da Universidade de São Paulo (FMUSP). Pesquisador do Laboratório de Genética e Cardiologia Molecular do Instituto do Coração (InCor)/USP. Médico hematologista pela Faculdade de Ciências Médicas da Universidade Estadual de Campinas (UNICAMP).

José Eduardo Krieger. Médico pela Faculdade de Medicina de Ribeirão Preto da Universidade de São Paulo. Doutor em Fisiologia pelo Medical College of Wisconsin. Pós-doutorado pela Harvard Medical School (1989-1990) e Stanford University School of Medicine (1990-1992). Professor Titular da Faculdade de Medicina da Universidade de São Paulo (FMUSP) junto ao Departamento de Cardiopneumologia. Diretor do Laboratório de Genética e Cardiologia Molecular do Instituto do Coração-Hospital das Clínicas (InCor-HC)/FMUSP.

José Orlando Bordin. Livre-docente em Ciências pela Universidade Federal de São Paulo (UNIFESP). Professor Titular da Disciplina de Hematologia e Hemoterapia. Escola Paulista de Medicina da UNIFESP.

Karina Nakajima. Doutora em Análises Clínicas pela Faculdade de Ciências Farmacêuticas da Universidade de São Paulo (USP). Farmacêutica-Bioquímica pela USP.

Marcos Antônio Gonçalves Munhoz. Médico Patologista Clínico. Diretor Técnico do Serviço de Hematologia, Citologia e Genética da Divisão de

Laboratório Central do Hospital das Clínicas da Faculdade de Medicina da Universidade de São Paulo.

Maria Elizabete Mendes. Médica Patologista Clínica. Doutora pelo Programa de Patologia da Faculdade Medicina da Universidade de São Paulo (FMUSP). Administradora Hospitalar e de Sistemas de Saúde pela Escola de Administração de Empresas de São Paulo – Fundação Getúlio Vargas. Chefe de Seção Técnica de Bioquímica de Sangue da Divisão de Laboratório Central do Hospital das Clínicas da Faculdade de Medicina da USP. Responsável pelo Núcleo da Qualidade e Sustentabilidade da Divisão de Laboratório Central do Hospital das Clínicas da FMUSP.

Maria Stella Figueiredo. Livre-docente em Ciências pela Universidade Federal de São Paulo (UNIFESP). Professora Associada da Disciplina de Hematologia e Hemoterapia da UNIFESP/Escola Paulista de Medicina.

Maristela Tsujita. Mestre em Análises Clínicas pela Faculdade de Ciências Farmacêuticas da Universidade de São Paulo (USP). Farmacêutica-Bioquímica pela USP. Mestre em Análises Clínicas pela Faculdade de Ciências Farmacêuticas da USP.

Maurílio Pacheco-Neto. Mestre pelo Programa de Fisiopatologia Experimental da Faculdade de Medicina da Universidade de São Paulo (FMUSP). Farmacêutico-Bioquímico do Serviço de Bioquímica Clínica da Divisão de Laboratório Central do Hospital das Clínicas da FMUSP.

Melca Maria Oliveira Barros. Doutora em Ciências pela Universidade Federal de São Paulo (UNIFESP). Médica Assistente da Disciplina de Hematologia e Hemoterapia da UNIFESP/Escola Paulista de Medicina.

Nairo Massakazu Sumita. Médico Patologista Clínico. Professor-assistente Doutor da Disciplina de Patologia Clínica da Faculdade Medicina da Universidade de São Paulo (FMUSP). Diretor do Serviço de Bioquímica Clínica da Divisão de Laboratório Central do Hospital das Clínicas da FMUSP. Assessor Médico em Bioquímica Clínica do Fleury Medicina e Saúde. Consultor Científico do Latin American Preanalytical Scientific Committee. Membro do Editorial Board do site "specimencare.com". Diretor Científico da Sociedade Brasileira de Patologia Clínica/Medicina Laboratorial – Biênio 2010/2011.

Noely Ferreira Evangelista. Bióloga. Analista de Laboratório e Pesquisadora do Laboratório de Genética e Cardiologia Molecular do Instituto do Coração (InCor) do Hospital das Clínicas da Faculdade de Medicina da Universidade de São Paulo (FMUSP).

Paulo Augusto Achucarro Silveira. Mestre e Doutor em Hematologia pela Faculdade de Medicina da Universidade de São Paulo (FMUSP). Hematologista do Laboratório Clínico do Hospital Albert Einstein.

Perla Vicari. Doutora em Ciências pela Universidade Federal de São Paulo. Médica Assistente do Setor de Hematologia do Hospital do Servidor Público do Estado de São Paulo.

Raimundo Antônio Gomes Oliveira. Mestre e Doutor em Análises Clínicas pela Faculdade de Ciências Farmacêuticas da Universidade de São Paulo (FCF-USP). Farmacêutico-Bioquímico pela Faculdade de Farmácia da Universidade Federal do Maranhão (UFMA). Professor Adjunto das Disciplinas Hematologia Clínica I e II do Departamento de Farmácia (DEFAR) da UFMA. Coordenador do Laboratório de Pesquisa Clínica e Responsável pelo Serviço de Pesquisa Molecular em Anemias Hereditárias e Imunofenotipagem em Onco-hematologia do Centro de Pesquisa Clínica do Hospital Universitário da UFMA.

Ricardo Ambrósio Fock. Doutor em Análises Clínicas pela Faculdade de Ciências Farmacêuticas da Universidade de São Paulo (USP). Pós-doutorado pela Universidade de São Paulo e pelo Interdisciplinary Stem Cell Institute. Professor Doutor da disciplina de Hematologia Clínica da Faculdade de Ciências Farmacêuticas da USP.

Rodolfo Delfini Cançado. Mestre em Medicina (Clínica Médica) pela Faculdade de Ciências Médicas da Santa Casa de São Paulo (FCMSCSP). Doutor em Ciências da Saúde pela FCMSCSP. Professor Adjunto da Disciplina de Hematologia e Oncologia da FCMSCSP.

Sergio Lisboa Machado. Professor Assistente do Departamento de Análises Clínicas e Toxicológicas da Faculdade de Farmácia da Universidade Federal do Rio de Janeiro (UFRJ). Coordenador dos Cursos *Lato sensu* em Hematologia e Imuno-hematologia da UFRJ. Mestre em Microbiologia e Imunologia pela UFRJ. Especialista em Virologia pela UFRJ. Especialista em Imuno-hematologia pela UFRJ.

Simone Martins de Castro. Mestre em Farmacologia pela Universidade Estadual de Campinas (UNICAMP). Doutora em Ciências Biológicas (Bioquímica) pela Universidade Federal do Rio Grande do Sul. Professora Adjunta do Departamento de Análises da Faculdade de Farmácia da Universidade Federal do Rio Grande do Sul. Farmacêutica-Bioquímica Responsável Técnica do Laboratório de Referência em Triagem Neonatal do Estado do Rio Grande do Sul do Hospital Materno-infantil Presidente Vargas da Prefeitura Municipal de Porto Alegre (HMIPV-PMPA).

Solange Lúcia Blatt. Doutora em Análises Clínicas pela Faculdade de Ciências Farmacêuticas da Universidade de São Paulo. Farmacêutica-Bioquímica pela Universidade Federal de Santa Catarina. Professora Titular de Hematologia e de Citologia Clínica da Fundação Universidade Regional de Blumenau (FURB).

Siglas

AAS: ácido acetilsalicílico
ADC: anemia de doença crônica
ADP: difosfato de adenosina
AET: brometo de 2-*amoniethylisothiouronium*
AFe: anemia ferropriva
AGH: antiglobulina humana
AH: anemia hemolítica
AHAI: anemia hemolítica autoimune
AHMA: anemia hemolítica microgangiopática
AI: anemia da inflamação
AM: anemia megaloblástica
ANAE: alfanaftil acetato esterase
APC: células apresentadoras de antígenos
AS: anemias sideroblásticas
ATP: trifosfato de adenosina
BCR: receptor de células B
BD: bilirrubina direta
BI: bilirrubina indireta
BPLC: boas práticas de laboratórios clínicos
CD: coeficiente de determinação
cDNA: ácido desoxirribonucleico complementar
CH: conteúdo de hemoglobina
CHCM: concentração de hemoglobina corpuscular média
CHCMr: concentração de hemoglobina corpuscular média dos reticulócitos
CHDW: variação do conteúdo de hemoglobina
CHr: conteúdo de hemoglobina nos reticulócitos
CIVD: coagulação intravascular disseminada
CMV: citomegalovírus
COX-1: ciclo-oxigenase 1
CSF-1: fator estimulador de colônia
CTH: célula-tronco hematopoética
CTLF: capacidade total de ligação de ferro
CV: coeficiente de variação
CYP450: citocromo P450
DH: doença de Hodgkin
DHPN: doença hemolítica perinatal

DHRN: doença hemolítica do recém-nascido
DMSO: dimetiosulfóxido
DMT1: transportadora de metais divalentes
DNA: ácido desoxirribonucleico
dNTP: desorribonucleotídio trifosfatado
DP: desvio padrão
dRVVT: tempo do veneno da víbora Russell diluído
dTMP: timidina monofosfato
DTT: ditiotreitol
dUMP: deoxiuridina monofosfato
EBV: vírus Epstein-Barr
EDTA: ácido etilenodiaminotetracético
EH: esferocitose hereditária
ELAM-1: molécula endotelial de adesão leucocitária-1
ELAT: teste imunoenzimático
ELISA: ensaio imunoabsorvente ligado à enzima
EMA: eosino-5-maleimida
EPM: erro padrão da média
EPO: eritropoetina
EScrit: erro sistemático crítico
ETa: erro total analítico
FAL: fosfatase alcalina dos leucócitos
FC: fosfatidilcolina
FE: fosfatidiletanolamina
FGF: fator de crescimento de fibroblasto
FI: fator intrínseco
FISH: hibridização *in situ* fluorescente
FS: fosfatidilserina
FVL: fator V de Leiden
G6PD: glicose-6-fosfato desidrogenase
G-CFU: unidade formadora de colônia granulocítica
G-CSF: fator estimulador de colônia granulocítica
GEMM-CFU: unidade formadora de colônia grânulo-eritroide--megacariocítica-monocítica
GL: grau de liberdade
GLU: ácido glutâmico
GM: grânulo-monocítico
GM-CFU: unidade formadora de colônia grânulo-monocítica
GM-CSF: fator estimulador de colônia grânulo-monocítica
GPA: glicoforina A
GPI: glicosilfosfaditilinositol

GSH: glutationa reduzida
Ha: hipótese alternativa
Hb: hemoglobina
Hb F: hemoglobina fetal
HBV: vírus da hepatite B
HCL: leucemia de células pilosas (*hairy cell leukemia*)
HCM: hemoglobina corpuscular média
HCV: vírus da hepatite C
HDW: variação da concentração de hemoglobina
HELLP (síndrome): *hemolysis*; *elevated liver enzymes*; *low platelets*
HH: hemocromatose hereditária
HHV-8: herpesvírus humano tipo 8
HIV: vírus da imunodeficiência humana
HK: hexoquinase
HLA: antígeno leucocitário humano
HPF: hemoglobinúria paroxística a frio
HPLC: cromatografia líquida de alta *performance*
HPN: hemoglobinúria paroxística noturna
Ht: hematócrito
HTLV-I: vírus de leucemia/linfoma de células T humanas tipo I
HVR: regiões hipervariáveis
IAI: identificação de anticorpos irregulares
ICAM-1: molécula de adesão intercelular-1
ID: índice de deformabilidade
IE: índice de elongação
IFN: interferon
IL-1: interleucina-1
IR: índice reticulocítico
IRC: insuficiência renal crônica
IRF: fração imatura de reticulócitos
ISI: índice de sensibilidade internacional
IST: índice de saturação da transferrina
IV: intravenosa
LADG: linfoma anaplásico de grandes dimensões
LCR: região controladora do lócus
LDGCB: linfoma difuso de grandes células B
LDH: desidrogenase lática
LES: lúpus eritematoso sistêmico
LGL: leucemia de linfócitos grandes granulares
LIF: fator inibidor de leucemia
LLA: leucemia linfoide aguda

LLC: leucemia linfoide crônica
LLTA: leucemia/linfoma de células T do adulto
LMA: leucemia mieloide aguda
LMC: leucemia mieloide crônica
LNH: linfomas não Hodgkin
LPL: leucemia prolinfocítica
LTA: transmissão de luz
MALT: mucosa associada ao tecido linfoide
MASP: MBL associadas à serina proteases
MBL: lectina de ligação à manana
MCP-1: proteína quimiotática de monócitos-1
M-CFU: unidade formadora de colônia monocítica
M-CSF: fator estimulador de colônia monocítica
MEC: matriz extracelular
MegE: megacariocítico-eritroide
MGG (coloração): May-Grünwald-Giemsa
MHC: complexo principal de histocompatibilidade
MIP: proteína inflamatória de macrófagos
MIRL: *membrane inhibitor of reative lysis*
MPO: mieloperoxidase
MRV: volume reticulocitário médio
MTHFR: metilenotetraidrofolato redutase
NADP: fosfato de dinucleotídeo de nicotinamida-adenina
NADPH: forma reduzida do fosfato de dinucleotídeo de nicotinamida-adenina
NPM: neoplasia mieloproliferativa
PAF: fator ativador de plaquetas
PAI-1: inibidor de ativador de plasminogênio
PAS: ácido periódico de Schiff
PBP: proteína básica principal
PCR: proteína C-reativa
PDF: produto de degradação da fibrina
PDGF: fator de crescimento derivado das plaquetas
PDGFR: receptor do fator de crescimento derivado das plaquetas
PEG: polietilenoglicol
PG: prostaglandina
PHHF: persistência hereditária de hemoglobina fetal
PK: piruvatoquinase
POP: procedimentos operacionais padrões
PTT: púrpura trombocitopênica trombótica
PVP: polivinilpirrolidona
RDW: amplitude de distribuição dos eritrócitos

RE: retículo endoplasmático
Ret-He: tamanho e conteúdo de hemoglobina dos reticulócitos
RFLP: restrição ou digestão enzimática
r-HuEPO: eritropoetina humana recombinante
RIPA: agregação plaquetária induzida por ristocetina
RNA: ácido ribonucleico
RNAm: RNA mensageiro
RP: razão de probabilidade
RS: células de Reed-Sternberg
RTH: reação transfusional hemolítica
SAAF: síndrome do anticorpo antifosfolipídio
SAO: ovalocitose do sudeste asiático
SCF: fator de células-tronco
SDS: dodecil sulfato de sódio
SGQ: sistemas de gestão da qualidade
SHU: síndrome hemolítico-urêmica
SI: sistema internacional de unidades
SMD: síndromes mielodisplásicas
SNC: sistema nervoso central
Sp: espectrina
SPD: distúrbios do reservatório plaquetário
SRE: sistema reticuloendotelial
sTfR: receptor solúvel da transferrina
TAD: teste de antiglobulina direto
TAFI: inibidor da fibrinólise ativado pela trombina
TAI: teste de antiglobulina indireto
TCR: receptor de células T
TEMED: tetrametiletilenodiamina
TEV: tromboembolismo venoso
TFPI: inibidor da via do fator tecidual
TFR1: receptor de transferrina 1
TGF-beta: fator transformador de crescimento beta
THF: tetra-hidrofolato
TIBC: capacidade total de ligação do ferro à transferrina
TIPS: *shunts* portossistêmicos intra-hepáticos transjugulares
TLR: *toll-like receptors*
TNF-alfa: fator de necrose tumoral alfa
TP: tempo de protrombina
t-PA: ativador do plasminogênio do tipo tecidual
TS: transferrina sérica
TT: tempo de trombina

TTPA: tempo de tromboplastina parcialmente ativada
UIBC: transferrina não saturada ou capacidade latente de ocupação da transferrina
u-PA: ativador do plasminogênio do tipo uroquinase
UV: ultravioleta
VAL: valina
VCM: volume corpuscular médio
VCMr: volume corpuscular médio dos reticulócitos
VHS: velocidade de hemossedimentação
VPM: valor plaquetário médio
VPN: valor preditivo negativo
VPP: valor preditivo positivo
vWD: doença de von Willebrand
vWF: fator de von Willebrand
WBA: sangue total
ZPP: zincoprotoporfirina
ZZAP: papaína a 1% ativada por cisteína

Índice

Capítulo 1

Controle de Qualidade, Instrumentação e Amostragem do Material Biológico em Hematologia

Marcos Antônio Gonçalves Munhoz • Maurílio Pacheco-Neto • Nairo Massakazu Sumita • Maria Elizabete Mendes

Biossegurança, coleta da amostra, confecção das distensões, fases do processo analítico e controle de qualidade em hematologia

Na primeira parte deste capítulo serão apresentadas noções de biossegurança e normas que devem ser observadas durante toda a análise hematológica. O tema biossegurança foi, por muitas décadas, deixado em segundo plano nos laboratórios de análises clínicas; no entanto, há alguns anos esse cenário vem mudando. O estabelecimento de normas e regras no ambiente de trabalho é de suma importância para a prevenção de acidentes e as intercorrências que podem atingir tanto o profissional quanto o paciente. Também serão abordados neste capítulo aspectos das fases pré-analítica, analítica e pós-analítica das análises hematológicas, principalmente aqueles aspectos que com frequência são fontes de erros. Outros pontos a ser apresentados na primeira parte deste capítulo são confecção das distensões sanguíneas, processos de confecção e coloração da distensão sanguínea. O exame da lâmina por um morfologista capacitado é fundamental na análise hematológica; nesse processo, a qualidade da lâmina confeccionada é primordial, podendo comprometer o diagnóstico.

O controle de qualidade em hematologia será detalhadamente examinado na segunda parte deste capítulo. O controle de qualidade em hematologia deve estar contido em amplo programa de qualidade laboratorial, visando sempre ao aprimoramento da exatidão e da precisão dos métodos, do conhecimento técnico-científico e da educação continuada. Sua aplicação diária possibilita a tomada de medidas corretivas quando um resultado aparece fora dos padrões de controle. Além disso, o programa de qualidade laboratorial cria, na equipe de trabalho, a conscientização da procura constante de erros e do oferecimento de um serviço com qualidade, fazendo com que os resultados dos exames tenham valor diagnóstico. A qualidade nos resultados laboratoriais permite, aos médicos, o uso desses exames complementares em diagnóstico, acompanhamento do curso de uma doença e monitoramento dos efeitos de determinada terapêutica.

Para o sucesso do programa de qualidade laboratorial é preciso monitorar a maior quantidade possível de fatores envolvidos no processo. Desde a calibração das vidrarias e dos instrumentos de precisão, controle da temperatura ambiente, dos banhos-maria, geladeiras, *freezers*, estufas e secadoras. Outros itens importantes do programa são controle das compras e estoques; equipamentos gerais e de análise (com manutenção preventiva e corretiva); informática e telefonia; e sistemas de interface e código de barras. É preciso criar e manter sempre atualizados, revisando pelo menos uma vez por ano, os procedimentos operacionais padrões (POP) referentes às rotinas, manual de cadastro de exames, manual de coleta, manual de exames disponíveis e manual de biossegurança.

Outros pilares da manutenção do programa de qualidade são treinamento geral e contínuo, com avaliação do aprendizado; registro das não conformidades; análises estatísticas de dados e da opinião dos clientes; reuniões de avaliação do programa; ações preventivas e corretivas; planos de contingência; e análises críticas documentadas. A Resolução da Diretoria Colegiada (RDC) n. 302, da Agência Nacional de Vigilância Sanitária (Anvisa), preconiza que o laboratório clínico deve monitorar a fase analítica por meio de controle interno e externo da qualidade, não determinando a maneira como isso deve acontecer. Cada laboratório deve investir o máximo na qualidade de seus exames, visando aos resultados fidedignos e ao seu sucesso como empresa.

Este capítulo foi escrito pensando nos pequenos, médios e grandes laboratórios do Brasil, buscando discutir aspectos e técnicas que, de alguma forma, possam ser úteis na implantação de programa de controle de qualidade em hematologia.

Noções de higiene e biossegurança

O surgimento de doenças infectocontagiosas, como o HIV, aumentou a percepção do trabalhador sobre o risco ocupacional. A crescente demanda e a automatização dos laboratórios de análises clínicas elevaram os níveis dos riscos já existentes, além de trazerem novos perigos para o ambiente de trabalho. Em seguida a essas mudanças vieram a preocupação com a gestão desses riscos e o estabelecimento de maiores padrões de segurança. Atualmente existem sistemas de gestão voltados exclusivamente para saúde e a segurança do trabalhador, como a *Occupational Health and Safety Assessment Series* 18001 (OHSAS 18001).

Por ser invasiva e expor tanto o flebotomista quanto o paciente a numerosos riscos, a venopunção não deve ser considerada procedimento simples e rotineiro; todo material biológico deve ser considerado potencialmente infectante. Existem regras importantes que minimizam a ocorrência de acidentes e devem ser seguidas desde o início do processo de coleta, para que as análises ocorram nas melhores condições possíveis.

Para sua própria segurança e também para a segurança do paciente, o flebotomista deve estar devidamente paramentado, com sapatos fechados, calça comprida, avental de mangas longas e luvas descartáveis, que devem ser trocadas a cada novo paciente ou sempre que visivelmente contaminadas ou perfuradas. As unhas devem ser mantidas curtas e os cabelos devem estar presos. O uso de acessórios pessoais, como anéis, pulseiras e relógios, deve ser evitado, já que podem ficar presos em algum equipamento utilizado na coleta ou mesmo do local de trabalho. As mãos devem ser higienizadas em água corrente, com sabão antisséptico, esfregando-se os espaços interdigitais, as pregas ungueais, a palma e o dorso das mãos e os punhos. Deve-se enxaguar em abundância e secar com toalha de papel. Durante a rotina de coleta, as mãos devem ser lavadas frequentemente, pelo menos uma vez antes do atendimento de cada paciente.

Os materiais perfurocortantes, utilizados para a venopunção, nunca devem ser quebrados ou reencapados e devem ser descartados em caixas apropriadas para esse fim, sempre respeitando a sua capacidade máxima. Pedaços de algodão e gaze contaminados com sangue devem ser descartados em recipientes com a identificação de risco biológico e após o término das atividades toda a estrutura ao redor do flebotomista deve ser desinfectada[1].

Procedimento de coleta da amostra sanguínea

Além das normas de higiene e biossegurança observadas, outros procedimentos devem ser seguidos na coleta sanguínea. Sempre que possível a coleta da amostra deve ser realizada em local silencioso, limpo e separado do restante do laboratório. O local deve ser grande o bastante para acomodar todos os suprimentos necessários à coleta, estar equipado com água corrente e sabão antisséptico para a lavagem das mãos, caso contrário, a antissepsia das mãos pode ser realizada com solução de álcool etílico ou álcool etílico em gel 70%. Os assentos para a venopunção devem ser confortáveis e seguros, com descanso, para os braços, ajustável em diferentes posições, adequando-se, assim, a cada paciente.

Os suprimentos, que possam ser necessários no momento da coleta sanguínea, devem estar organizados no local da coleta e facilmente acessíveis ao flebotomista. Como exemplo, podemos citar as luvas de látex; para profissionais e pacientes sensíveis ao látex, podem-se usar luvas de polietileno ou nitrilo; suportes para as agulhas e agulhas de diferentes calibres, que devem ser selecionadas de acordo com a veia a ser puncionada; tubos a vácuo para coleta de sangue venoso, as seringas também podem ser utilizadas, no entanto, deve se dar preferência aos sistemas mais fechados e seguros; torniquetes, preferencialmente descartáveis e livres de látex. Para a antissepsia do local de punção deve-se ter disponível gaze ou algodão e uma das seguintes soluções: álcool etílico/álcool etílico em gel 70%, álcool isopropílico 70% ou álcool etílico iodado 10%. Finalmente, para auxiliar a oclusão do local da venopunção devem estar disponíveis curativos ou adesivos hipoalergênicos.

Para o sucesso da venopunção é imprescindível que esta seja realizada por profissional capacitado e experiente. Ao se apresentar para a coleta o flebotomista deve ser cordial, demonstrar segurança ao paciente e, dessa forma, possibilitar procedimento confortável para ambos. O profissional deve identificar o paciente, verificar os exames solicitados na guia, selecionar e identificar os tubos com os dados do paciente. O paciente deve ser questionado sobre sensibilidade ao látex, uso de medicações e dieta; para a realização do hemograma não é necessário o jejum. Os suprimentos a serem utilizados devem ser separados e o local da punção cuidadosamente selecionado.

No momento da coleta, o paciente deve estar em posição confortável. O uso do torniquete torna as veias mais visíveis e cheias. No caso da coleta em veias da fossa cubital, deve-se aplicar o torniquete a cerca de 10 cm de distância do local por, no máximo, 1 min. Após calçar as luvas, a limpeza do local de punção deve ser feita com algodão ou gaze embebida em solução antisséptica. Para evitar a sensação de ardência, recomenda-se aguardar a secagem do local.

O sangue venoso é o material biológico mais largamente utilizado em hematologia; por esse motivo daremos ênfase à coleta desse tipo de amostra. Os acessos usados, com maior frequência, para a coleta do sangue são as veias cubital mediana, cefálica e basílica, todas localizadas nos membros superiores; mas, de acordo com a condição do paciente, outras veias podem ser utilizadas. Escolhido o acesso, peça ao paciente que feche a mão e puncione; assim que o fluxo sanguíneo for iniciado solicite ao paciente que abra a mão. Preencha os tubos necessários e os homogeneíze, solte o torniquete e faça pequeno curativo no local da inserção, para o controle do sangramento também podem ser usados adesivos hipoalergênicos. Oriente o paciente para que pressione suavemente o local e não force o membro puncionado, favorecendo, assim, a interrupção do sangramento e evitando o surgimento de hematomas.

Por fim, os tubos devidamente identificados devem ser enviados ao laboratório acompanhados do pedido médico[2].

Escolha do Anticoagulante

ÁCIDO ETILENODIAMINOTETRACÉTICO

O ácido etilenodiaminotetracético (EDTA) é um quelante polidentado, que atua sobre íons bivalentes, como os íons de cálcio, que são indispensáveis para a cascata de coagulação. O EDTA é o anticoagulante de escolha para a obtenção de sangue total para realização do hemograma; além de inibir a agregação plaquetária, os sais de EDTA mantêm a morfologia das células sanguíneas, no entanto, quando usados em quantidade excessiva podem reduzir o tamanho dos eritrócitos por tornar o meio hipertônico. O EDTA está disponível na forma de sais dissódico, dipotássico e tripotássico, sendo recomendado o uso do EDTA dipotássico[3], que deve ser utilizado na proporção de 1,5 a 2,2 mg/mℓ de sangue.

HEPARINA

É uma glicosaminoglicana originada a partir de tecidos animais. Impede a coagulação por potencializar os efeitos da antitrombina III, inibindo, por conseguinte, a conversão da protrombina em trombina e comprometendo toda a cascata de coagulação; por essa razão a heparina não deve ser utilizada para testes de coagulação. Por induzir a agregação plaquetária e reduzir a contagem das plaquetas também não deve ser usada para a realização do hemograma.

CITRATO

A forma mais comum do uso do citrato é a de citrato de sódio; esse composto impede a coagulação por se ligar aos íons de cálcio que são necessários em vários pontos da cascata de coagulação. Entretanto, adicionando-se cálcio à amostra há a reversão do efeito do citrato; por esse motivo o citrato de sódio é o anticoagulante de escolha para estudos de coagulação, como o tempo de protrombina e o tempo de tromboplastina parcial, pois preserva os fatores de coagulação[4].

Confecção das distensões sanguíneas

Preparo das distensões

A distensão sanguínea é a extensão de uma gota de sangue em uma lâmina de vidro (25 × 75 mm; 0,8 a 1,2 mm) usando-se a borda de outra lâmina idêntica. A confecção de boa distensão sanguínea é o primeiro passo para se obter exame morfológico preciso. Devem ser preparadas três distensões para cada amostra. Inicialmente, homogeneíza-se a amostra por cerca de 3 min e coloca-se uma gota (± 0,05 mℓ) de sangue colhido com EDTA, próxima a um dos extremos da lâmina, que deve estar numerada, limpa e seca com gaze. Em seguida, com a borda de outra lâmina, deve-se tocar a gota de sangue formando um ângulo de 45°, permitindo que o sangue se espalhe por toda a região de contato. A lâmina deve deslizar suavemente no sentido horizontal, oposto à extremidade na qual está a gota de sangue, até que esta fique completamente estendida, formando uma película sobre a lâmina de vidro.

A espessura da película é determinada, em grande parte, pelo ângulo formado entre as lâminas no momento da extensão da gota de sangue. Ângulos superiores a 45° produzem extensões espessas e curtas, ao passo que ângulos inferiores a 45° produzem extensões finas e longas.

A distensão sanguínea pode ser dividida em três regiões:

- Cabeça: região imediatamente após o local em que estava a gota sanguínea; nessa região com frequência há aumento do número de leucócitos.
- Cauda: região final da distensão sanguínea; nessa região há elevação de monócitos e granulócitos e as células geralmente apresentam distorções morfológicas.
- Corpo: região intermediária entre a cabeça e a cauda; é nessa região que as células estão distribuídas de forma mais homogênea, por essa razão é a área de escolha para o exame da distensão sanguínea.

Alguns quesitos devem ser observados para se garantir a qualidade da lâmina preparada. A extensão deve ter pelo menos 2,5 cm, terminando a cerca de 1 cm da borda lateral e estreita, de modo a permitir o exame das bordas superiores por meio de imersão. A espessura da película deve diminuir gradativamente no sentido da cabeça para a cauda e não deve conter artefatos provenientes do seu preparo.

Coloração das distensões

A coloração hematológica deve ser realizada quando a película estiver completamente seca. As colorações de Romanowsky são constituídas de eosina e azul de metileno em proporções variadas (pH 6,4 a 7). As colorações de Wright, Wright-Giemsa e May-Grünwald são as mais comuns, também conhecidas como colorações panópticas.

A coloração típica, que as células e seus componentes adquirem em contato com esses corantes, é conhecida como "efeito Romanowsky". Os componentes celulares, que se coram pelo azul de metileno, são basófilos e se coram de azul, enquanto os que se coram pela eosina são acidófilos e se coram de rosa-amarelado. As estruturas que se coram pelos azures são azurófilas e se coram de púrpura, ao passo que as que se coram pela mistura complexa de corantes são neutrófilas e se coram de salmão[5].

CORANTE DE LEISHMAN

- Pesar 2,5 g de corante de Leishman em pó em balança semianalítica e solubilizá-lo em 1.000 mℓ de álcool metílico PA.
- Deixar envelhecer por, pelo menos, um mês antes de usar.
- A solução é estável por 24 meses se acondicionada em frasco âmbar à temperatura ambiente.

COLORAÇÃO DA DISTENSÃO

- Cobrir o esfregaço completamente com o corante e deixar por 7 min. O esfregaço será fixado pelo metanol do corante de Leishman.
- Colocar sobre a lâmina, de maneira uniforme, a mesma quantidade de água destilada.
- Deixar em repouso por 15 min.
- Lavar em água corrente, limpar o verso da lâmina e deixar secar na posição horizontal, em temperatura ambiente.

Fases do processo analítico

O processo de realização dos exames passa por três fases importantes: pré-analítica, analítica e pós-analítica. A maioria dos erros ocorre nas fases pré e pós-analítica, pois, na maioria das vezes, estas fases não dependem ou não estão totalmente sob o controle do laboratório. Essas fases devem ser continuamente monitoradas.

Fase pré-analítica

Define-se como fase pré-analítica todos os processos anteriores ao processamento das amostras, seja este manual ou por equipamentos. Publicações recentes apontam que entre 46 e 68,2%, dos erros que acontecem em laboratório de análises clínicas, dão-se nessa fase[6]; pode-se dimensionar o quão essenciais são os cuidados tomados nessa primeira fase para a qualidade do resultado final das análises. Recomenda-se maior atenção para[7]:

- Pedido médico, solicitação do exame: letra ilegível, nome do paciente incompleto, falta da idade, do sexo, da cor, da profissão (às vezes é muito importante), dos dados clínicos, do uso de medicamentos etc.
- Falta de orientação para coleta, preparação errada do paciente: falta de suspensão de medicamentos, não realização de dieta prévia, jejum etc.[8]. A lipemia interfere no resultado de diversos parâmetros do hemograma, incluindo as séries vermelha e branca. No entanto, a determinação da hemoglobina é

particularmente elevada pelo aumento da turbidez da amostra. Caso seja necessário, a realização do hemograma em amostra fortemente lipêmica, o profissional não deve considerar o resultado da hemoglobina, relatar o motivo quando liberar os demais resultados e solicitar a coleta de nova amostra após jejum de 2 ou 3 h. Todavia, caso seja inviável a coleta de nova amostra, após a centrifugação do material, pode-se substituir o plasma lipêmico por solução salina (NaCl 0,9%); com auxílio de uma pipeta, homogeneizar e realizar a dosagem da hemoglobina.

- Cadastro: erros no nome, no sexo, na idade, paciente errado etc.
- Horário de coleta: ideal pela manhã, pois a maioria dos valores de referência foi obtida nesse horário. Em outros horários, por exemplo, à tarde, alguns parâmetros hematológicos podem sofrer modificações, por exemplo, diminuição na hemoglobina (0,3 a 1,5 g/dℓ), g ferro sérico (até 30%). O diferencial de leucócitos também apresenta variações entre os períodos do dia, em especial as contagens de eosinófilos e basófilos, que variam com o ciclo diário de glicocorticoides (número maior de eosinófilos e basófilos pela manhã e menor à tarde).
- Efeitos da postura do paciente: pode haver diminuição de até 5 % nos resultados da hemoglobina, hematócrito, de um mesmo paciente, quando se realizar neste mais de uma coleta com variação na sua postura (sentado, deitado etc.) e posição do braço[9].
- Pacientes tabagistas: o hábito de fumar pode afetar a eritropoese, elevar o número de eritrócitos, hemoglobina e o hematócrito, causar hiperagregabilidade e reduzir a sobrevida das plaquetas.
- Procedimento errado de coleta: massagem no local de coleta pode ocasionar redução da contagem de células de até 5 %; garrote prolongado, acima de 1 min, produz elevação do hematócrito em 4 a 6 %. A coleta de pequeno volume de sangue, em tubo com EDTA, pela sobra de anticoagulante (sal) pode desidratar os eritrócitos (crenados) causando diminuição do hematócrito e do volume corpuscular médio (VCM). A proporção de EDTA do tubo é de 1 a 1,5 mℓ para cada mℓ de sangue.
- Tubos com validade vencida são de uso proibido: perda do vácuo, possibilidade de contaminação por microrganismo, formação de coágulo.
- Estado emocional do paciente, estresse, choro: maior secreção de adrenalina com consequente elevação do número de neutrófilos pela liberação do *pool* marginal.
- Coleta após exercício prolongado: há elevação no valor dos eritrócitos ($0,5 \times 10^6$), hemoglobina (1,5 g/dℓ) e leucócitos (até $30.10^3/mm^3$) pela saída de plasma vascular durante o exercício e pela entrada de células do *pool* marginal. Para pacientes que chegam ao laboratório ofegantes,

após rápida caminhada ou subida de rampas ou escadas, realizar a coleta após 30 min de repouso.

- Punção e homogeneização inadequadas: hemodiluição, em razão do rompimento do vaso, formação de hematoma e mistura do sangue com líquido extravascular. Coleta de cateter com possível diluição com soro fisiológico ou glicosado. Entre os parâmetros avaliados no hemograma, o hematócrito é o que está mais sujeito aos efeitos da diluição. Quando houver suspeita de que a amostra foi diluída deve-se solicitar a coleta de nova amostra. A hemólise da amostra pode acontecer em consequência de uma série de fatores, como escolha de agulha de calibre pequeno, aspiração muito rápida quando realizada com seringa, perda da veia durante a coleta, homogeneização brusca, longo período de armazenamento em temperatura inadequada e congelamento da amostra. Proporcionalmente à intensidade da hemólise há alterações, como diminuição da contagem de eritrócitos, redução do hematócrito e aumento da hemoglobina. A coagulação da amostra ocorre, principalmente, por homogeneização insuficiente após a coleta. Essas amostras devem ser desprezadas, já que a formação de coágulo afeta todos os parâmetros avaliados no hemograma. Deve-se solicitar a coleta de nova amostra.
- Anticoagulante: vencido é de uso proibido, ressecado pode originar coágulo. EDTA em excesso, decorrente de pequeno volume de sangue coletado, pode ocasionar lise de leucócitos e eritrócitos, eritrócitos crenados, discreto aumento do VCM. A ocorrência de pseudoplaquetopenia induzida pelo EDTA não é totalmente compreendida, mas possivelmente envolve anticorpos plaqueta-específicos. Caso sejam encontrados grumos na leitura da lâmina, deve-se observar a região periférica do esfregaço. Se os grumos persistirem, deve-se homogeneizar a amostra por 1 min e preparar nova lâmina. Se ainda assim o problema não for solucionado, deve-se solicitar a coleta de nova amostra em tubo contendo citrato de sódio e a partir dessa amostra preparar o esfregaço.
- Etiquetagem incorreta das amostras: trocas de amostras de pacientes, etiquetas incompletas, sem nome, sem registro, sem clínica, descolamento da etiqueta por cola de má qualidade, falta de código de barras, etiqueta escrita à mão, letra ilegível etc.
- Transporte do material: quebras acidentais, saída da tampa (perda do material) e contaminação dos outros tubos, hemólise por trepidação e agitação forte etc. Hoje os tubos plásticos usados na rotina diminuem as quebras acidentais.
- Interferentes que causam erros nas contagens automatizadas: eritrócitos resistentes à lise, eritroblastos, eritrócitos fragmentados, eritrócitos, microcíticos, agregação plaquetária, plaquetas gigantes, leucocitose, lipemia,

proteína anormal, glicose elevada (acima de 400 mg/dℓ), hiperosmolaridade e crioaglutininas. As crioaglutininas são autoanticorpos que provocam coagulação dos eritrócitos e anemia hemolítica. Anticorpos frios diminuem a contagem dos eritrócitos, aumenta o VCM, a hemoglobina corpuscular média e a concentração de hemoglobina celular média. Quando houver suspeita sobre a presença de crioaglutininas em amostra, deve-se aquecê-la por 10 min à temperatura de 37°C e, em seguida, realizar o hemograma. Caso o problema não seja solucionado, pode-se substituir o plasma lipêmico por solução salina (NaCl 0,9%), como especificado anteriormente, no entanto, a salina deverá ser previamente aquecida a 37°C.

- Demora na entrega do material: afeta, principalmente, a contagem de reticulócitos (decaimento da porcentagem), VHS (alteração do fibrinogênio, globulinas) e formação de células LE (exame excluído do menu da maioria dos laboratórios) que dependem da ativação do complemento[10].

Fase analítica

A possibilidade de erros nesta fase é menor em razão do maior controle e do domínio técnico que se têm das análises hematológicas. Os erros são decorrentes do analista e erros analíticos. Os principais cuidados a serem tomados são:

- Evitar homogeneização inadequada da amostra: determinação errada de parâmetros hematológicos.
- Não usar jamais diluentes e hemolisantes contaminados, vencidos, em quantidade errada, mal preparados.
- Evitar o uso de pipetas sujas, descalibradas: erros de pipetagem.
- Não usar cubetas sujas ou riscadas: interferência nas leituras espectrofotométricas.
- Nunca usar padrões vencidos.
- Usar amostras controles de sangues da rotina diária.
- Não usar espectrofotômetro sem manutenção, descalibrado, não zerado: leitura em comprimento de onda errado.
- Não trabalhar com analisador hematológico não validado, sem calibração, com perda da precisão e exatidão e com ausência de análises estatísticas na rotina.
- Prova de falcização: sem bolhas de ar, porcentagem de metabissulfito de 2%, leitura final após 24 h.
- Micro-hematócrito: evitar a queima do sangue, atenção com o tempo de centrifugação ou leitura, não trabalhar com microcentrífuga descalibrada.
- Erros de leitura: evitar demora na leitura das reações, erros de anotação, de transcrição.

Fase pós-analítica

Nesta fase final do processo, recomenda-se atenção em:

- Digitação: nome do paciente, nome do médico, troca de pacientes, idade; erros de português, valores numéricos, termos médicos, diagnóstico.
- Interfaceamento das máquinas com o sistema informatizado laboratorial: erro humano (liberar, pela interface, exame errado), troca de amostra (quando há interfaceamento sem código de barras).
- Conferência final: não observar erros pré e analíticos, erros de digitação, de interfaceamento.
- Entrega do exame: arquivar em prontuário errado, extravio do laudo, envelope com nome ou demais dados do paciente errados etc.
- Notificações importantes ao médico solicitante do exame: o laboratório deve sempre informar ao médico solicitante do exame os problemas relevantes sobre a coleta ou a amostra enviada, as interferências, mudanças nos valores de referência para o método presente ou para certas populações de pacientes, evitando-se, assim, que o referido profissional incorra em erros na interpretação dos resultados.
- Valores críticos: as alterações laboratoriais hematológicas superiores ou inferiores aos valores de referências, em que há ameaça à vida ou risco de lesão irreparável, devem ser imediatamente notificadas ao médico responsável, sob orientação do supervisor da área. A ausência da notificação é considerada erro grave[11].

Controle de qualidade em hematologia

Análise estatística de dados: terminologia, fórmulas e testes[12]

DISTRIBUIÇÃO NORMAL

A curva de distribuição obtida de uma série de análises de indivíduos saudáveis é chamada curva normal ou curva de Gauss. Ela advém do histograma de distribuição das frequências observadas agrupadas por categoria e tem a forma padrão de sino, podendo também ser chamada curva de Gauss ou gaussiana. A distribuição normal é a medida de dispersão de um grupo de valores ao redor da média. Somando-se ou subtraindo-se da média um desvio padrão (± 1 DP), teremos uma área de 68,27 % da curva, a média ± 2 DP e ± 3 DP obteremos, respectivamente, 95,45 e 99,73 % da área da curva (Figura 1.1).

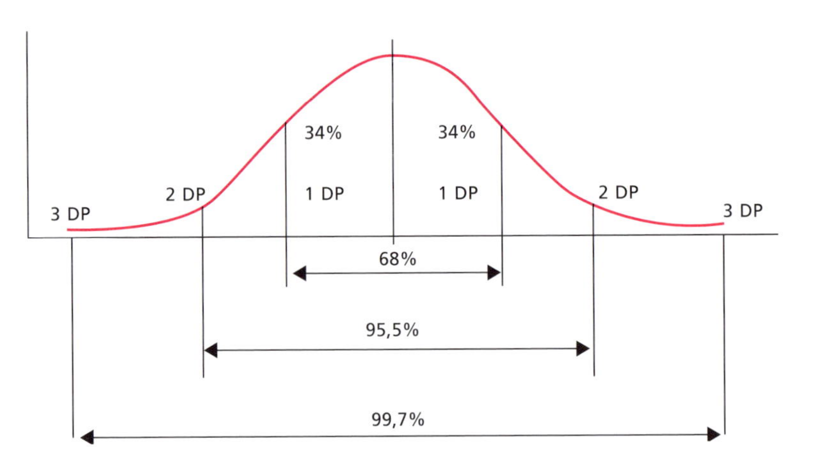

978-85-4120-138-4

Figura 1.1 – Curva de distribuição normal ou curva de Gauss. DP = desvio padrão.

MÉDIA ARITMÉTICA ($\bar{X}$)

$\bar{X}$ é uma medida de tendência central obtida pelo somatório dos valores observados (Σx) dividida pelo número de observações (n):

$$\bar{X} = \frac{\Sigma x}{n}$$

MEDIANA

É uma medida de distribuição ou tendência central de um conjunto de dados. É aquele valor que, após ordenados todos os resultados, deixa igual número de resultados de cada lado.

MODA

É uma medida de tendência central. É o valor mais frequente de um grupo de dados. A distribuição normal (curva de Gauss) apresenta os valores de tendência central (média, mediana e moda) iguais ou muito próximos entre si.

DESVIO PADRÃO

Desvio padrão (DP) é a medida de dispersão ao redor da média, em que × é a medida de cada valor. O DP é calculado por meio da fórmula:

$$DP = \sqrt{\frac{\Sigma(\bar{X} - x)^2}{n - 1}}$$

ERRO PADRÃO DA MÉDIA

Erro padrão da média (EPM) é a medida de dispersão da média de um grupo de dados. O EPM é usado para comparar médias de duas séries de dados e é calculado pela fórmula:

$$EPM = \frac{DP}{\sqrt{n}}$$

COEFICIENTE DE VARIAÇÃO

Coeficiente de variação (CV) é um método alternativo de expressar o DP. É um indicador comum para descrever a precisão de um método de teste. A fórmula para se calcular o CV é:

$$CV = \frac{DP \times 100}{\text{Média}}$$

O CV pode ser calculado intra e interensaio. O CV intraensaio é obtido por medidas sucessivas, em curto espaço de tempo, por um único operador, enquanto o coeficiente de variação interensaio é obtido por medidas espaçadas, em períodos mais longos, por um ou mais operadores. Este é o CV mais utilizado na rotina laboratorial.

Quando o CV estiver aumentado, deve-se avaliar se o erro analítico foi sistemático ou aleatório. As ferramentas usadas na investigação são os controles nos gráficos de Levey-Jennings e a observação da violação das regras de Westgard utilizadas. Deve-se analisar a tendência (valores consecutivos que aumentam ou diminuem continuamente), defeitos eletrônicos nos equipamentos, deterioração de um ou mais reagentes, deterioração parcial do padrão ou a presença de desvio, em que valores consecutivos se distribuem em um dos lados da média, mantendo valores mais ou menos constantes.

Os gráficos de Levey-Jennings e as regras de Westgard serão apresentados adiante.

VARIÂNCIA

É definida como o DP ao quadrado (DP^2). A variância mede a dispersão dos dados de observações de uma amostra em relação à respectiva média.

EXATIDÃO

É a proximidade de um resultado em relação ao valor real. É a capacidade do método ou do aparelho de fornecer resultados próximos do valor verdadeiro.

PRECISÃO

É a medida obtida pelo CV de testes repetidos em um mesmo aparelho (repetibilidade) ou em aparelhos diferentes (reprodutibilidade). É a capacidade do método ou do aparelho fornecer resultados reprodutíveis entre si. O CV é o indicador mais comum na medida da precisão de um teste. A maioria dos parâmetros hematológicos exibe CV inferior a 5%. A precisão da contagem de plaquetas e reticulócitos pode, eventualmente, ficar com CV acima de 5%, em geral não superando 10%, em particular nos valores inferiores ou superiores. Para contadores celulares de última geração quase todos os parâmetros hematológicos apresentam CV bem abaixo de 5%.

CALIBRAÇÃO

É o processo de relacionar uma medida instrumental às constantes físicas primárias do padrão ou calibrador.

PADRONIZAÇÃO

Verifica a resposta de um método ou de um teste em relação a um produto padrão conhecido; são produtos altamente purificados.

CONTROLE

Define-se como uma amostra conhecida, cuja composição físico-química intimamente se pareça mais com a amostra desconhecida do que o padrão (Tabela 1.1).

Tabela 1.1 – Comparação das características das amostras padrão e controle

	Padrão	Controle
Composição química	Completamente conhecida	Conhecida com razoável grau de confiabilidade
Estabilidade	Muito estável	Moderadamente estável
Propriedades físicas	Completamente conhecidas	Similar às amostras desconhecidas
Reatividade	Bem definida	Similar às amostras desconhecidas
Verificação	Por diferentes métodos ou por método de referência	Por teste replicado usando método único
Utilidade	Exatidão e precisão	Precisão

ERROS SISTEMÁTICOS

São erros que acontecem regularmente, mais ou menos constantes em quantidade, podendo ser, quando reconhecidos, avaliados e corrigidos.

ERROS ALEATÓRIOS

São erros acidentais, ao acaso, em geral indeterminados e de difícil avaliação (Figura 1.2).

VALOR DE *p*

É a probabilidade entre 0 e 1 de se encontrar na pesquisa, somente ao acaso, um resultado igual ou maior que um resultado já observado. Por exemplo: $p = 0{,}05$ significa que temos 5% de chance de que determinado dado possa ser encontrado ao acaso, com o valor igual ou maior que um já observado. Frequentemente, o valor de p é escolhido como 0,05 de forma arbitrária.

NÍVEL DE SIGNIFICÂNCIA

O nível de significância (α) é a probabilidade (p) escolhida no início da investigação que nos levará a rejeitar a hipótese de nulidade (Ho) se nosso valor de p estiver abaixo dela. *p-value* é valor exato de p, calculado pelo programa estatístico quando analisa os dados.

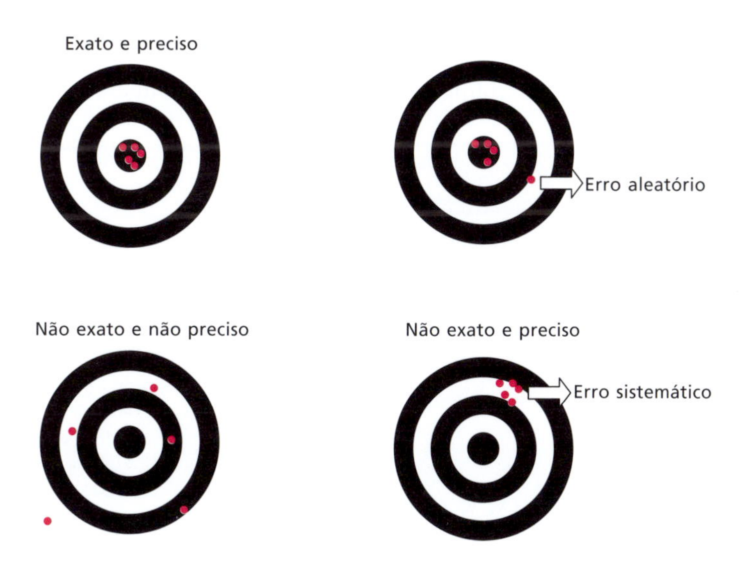

Figura 1.2 – Ilustração representando os parâmetros de exatidão e precisão e os tipos de erro, sistemático e aleatório.

GRAU DE LIBERDADE (GL)

Os desvios da média não são todos independentes, pois sua soma deve ser zero. Assim, $n - 1$ dos desvios podem ser escolhidos ao acaso, porém, o último fica limitado para satisfazer a condição de que a soma dos desvios seja zero. Amostra isolada: GL = $n - 1$. Amostras pareadas: GL = número de pares – 1. Amostras não pareadas: $n1 \neq n2$, $GL = (n1 + n2 - 2)$; $n1 = n2$, $GL = 2\ (n - 1)$.

CRIAÇÃO DE HIPÓTESES

A hipótese é uma conjuntura, uma resposta presumida e provisória, que pode ou não ser aceita. Exemplo:

- Hipótese de nulidade ou inicial (Ho): não existe diferença significativa entre os valores da concentração de hemoglobina determinados pelo método A ou pelo método B, com $p = 0{,}05$.
- Hipótese alternativa (Ha): há diferença entre os valores da concentração de hemoglobina determinados pelo método A ou pelo método B, com $p = 0{,}05$.

No teste de hipóteses podem ocorrer erros do tipo I e do tipo II:

- Erro do tipo I: rejeição da Ho quando ela é verdadeira.
- Erro do tipo II: não rejeição da Ho quando ela é falsa.

POPULAÇÃO

População (N) é qualquer conjunto de informações que tenham, entre si, uma característica comum.

AMOSTRA

Amostra (n) parte da população que deve ser representativa, imparcial, qualitativa e quantitativa.

CONSTANTE

Que não muda, inalterável (k).

VARIÁVEL

Que muda, que se altera (x, y, z...).

PARÂMETROS

Relações que se referem à população de onde se originou a amostra.

ESTATÍSTICAS

Relações calculadas com base em dados de uma amostra (média, mediana, DP etc.).

SELEÇÃO AO ACASO

Amostras randomizadas (*random*).

AMOSTRA VICIADA

Amostras que apresentam tendência (*biased*).

DADOS NOMINAIS OU QUALITATIVOS

Dados sem qualquer ordem (sexo, raça, feminino, masculino etc.).

DADOS ORDINAIS

Dados que se distribuem por categorias, que têm ordem; não há valores intermediários (classificação de Papanicolaou I, II, III IV).

DADOS CONTÍNUOS

Dados que podem apresentar valores intermediários (peso, estatura, idade etc.).

AMOSTRA PAREADA

Quando o objeto da análise (soro, plasma, sangue total) fornece o material para a mensuração de duas variáveis em condições padronizadas.

AMOSTRA NÃO PAREADA

Quando o objeto da análise fornece material apenas para a mensuração de uma variável, sem padronização. Isto ocorre quando as análises são feitas em amostras colhidas em dois grupos diferentes de indivíduos.

DISTRIBUIÇÃO UNICAUDAL (UNILATERAL)

Quando na Ha supomos que a média dos valores de um grupo de amostras é superior ou inferior à do outro grupo que está sendo comparado.

DISTRIBUIÇÃO BICAUDAL (BILATERAL)

Quando na Ha supomos que a média dos valores de um grupo é diferente da média do outro grupo, seja para mais ou para menos.

TESTE T (STUDENT)

É usado para determinar se as médias de dois grupos de dados diferem significativamente entre si e usa o DP no cálculo. O uso deste teste é recomendado para pequenas amostras ($n \leq 30$) com distribuição gaussiana. As fórmulas usadas neste teste dependem de saber se as amostras são pareadas ou não pareadas, amostragem grande ($n > 30$) e se a comparação da média amostral será com média hipotética padrão, extraída da literatura.

O teste t, assim como o teste F de Snedecor, são importantes ferramentas estatísticas no laboratório clínico, entretanto, devem ser usados com critério, pois podem, em algumas comparações metodológicas, apresentar variações significativas entre os resultados, sem significado clínico. Para facilitar, quando possível, calcular o valor de t em programas estatísticos. O teste t responde a duas perguntas:

- Os valores obtidos em um grupo A são superiores aos do grupo B?
- Existe diferença significativa entre os valores obtidos?

Exemplo: determinaram-se, em dois analisadores hematológicos similares, os valores de hemoglobina de 13 pacientes, cujas amostras de sangue total foram colhidas no mesmo dia e hora. Os resultados estão apresentados na Tabela 1.2.

Tabela 1.2 – Valores de hemoglobina (Hb) (g/dℓ) de 13 pacientes cujas amostras de sangue total foram coletadas no mesmo dia e hora e analisadas em duas máquinas diferentes

n	Analisador I (Hb g/dℓ)	Analisador II (Hb g/dℓ)
1	15	15,1
2	12,8	12,8
3	10,3	10,1
4	7,4	7,6
5	13,2	13,1
6	11,4	11,3
7	9,2	9
8	17	16,9
9	14,8	14,6
10	19,4	19
11	14,2	14,1
12	6,4	6
13	14,9	14,9
Média	12,769	12,654
DP	3,740	3,730

Pergunta: existe diferença significativa entre as médias para probabilidade de 95%?

As amostras são pareadas, os sangues analisados vieram do mesmo grupo de pacientes e foram analisados em equipamentos nas mesmas condições de padronização. Para amostras pareadas usar as seguintes fórmulas:

$$DP^2 = \frac{\Sigma(\bar{d} - d)^2}{n - 1}$$

d = diferenças entre as medidas pareadas (levar em conta os sinais)
$\bar{d}$ = médias das diferenças

$$t = \frac{\bar{d}}{\sqrt{\frac{DP^2}{n}}}$$

n = número de medidas pareadas

- Ho: não existe diferença significativa entre as médias ($p = 0{,}05$).
- Ha: existe diferença significativa entre as médias para probabilidade de 95%.
- t observado = 2,412, com 12° de liberdade.
- t crítico (tabela t, com $p = 0{,}05$) = 2,179.

Como t observado é maior que t crítico, concluímos que a hipótese Ha é a correta.

Conclusão: existe variação significativa entre as médias de hemoglobinas dosadas nos dois aparelhos para probabilidade de 95%.

TESTE F (SNEDECOR)

O teste F de Snedecor, assim denominado em homenagem a Fisher, determina se a dispersão de dois resultados ao redor da média difere significativamente, isto é, se eles diferem em seus DP. O método avalia a precisão relativa de duas séries de medidas. É um teste simples para análise de duas variâncias, que é o quadrado do DP (DP^2).

Geralmente este teste é usado nas seguintes comparações:

- Resultados fornecidos por dois analistas que utilizam o mesmo método.
- Resultados fornecidos por dois métodos diferentes. Por exemplo: um novo método contra um método de referência.
- Resultados provenientes de dois pacientes.

- Resultados obtidos de um mesmo paciente em dias diferentes.
- Resultados obtidos em duas amostras diferentes do mesmo paciente, no mesmo dia.
- Resultados com reagentes diferentes ou aparelhos diversos.

$$F = \frac{\text{Variância maior}}{\text{Variância menor}}$$

Exemplo: usando-se uma amostra de sangue-controle, executou-se uma série de seis determinações do VCM em dois analisadores hematológicos diferentes, para fins de controle de qualidade. Os valores obtidos são apresentados na Tabela 1.3.

- Ho: não existe diferença significativa entre as variâncias dos VCM da amostra analisada nos aparelhos I e II ($p = 0{,}05$).
- Ha: existe diferença significativa entre as variâncias dos VCM da amostra analisada nos aparelhos I e II ($p = 0{,}05$).

$$F = \frac{6{,}16}{4{,}41} \qquad F \text{ observado} = 1{,}41$$

Como o teste é bicaudal, na tabela de F críticos com $p = 0{,}025$, encontramos com cinco graus de liberdade (GL = 6 – 1 = 5), o valor de F crítico = 7,15.

Tabela 1.3 – Valores obtidos realizando-se seis determinações consecutivas do volume corpuscular médio (VCM) de uma amostra de sangue-controle em dois analisadores hematológicos diferentes

n	Analisador I (VCM fℓ)	Analisador II (VCM fℓ)
1	100	98
2	98	96
3	97	100
4	99	100
5	93	95
6	96	99
Média	97,2	98
DP	2,48	2,1
DP^2	6,16	4,41

Assim, o F observado é menor que o F crítico. Vale, então, a hipótese nula: não há diferença significativa entre as variâncias dos VCM.

REGRESSÃO LINEAR SIMPLES (PEARSON)

É um método que analisa a associação entre duas variáveis que mudam em conjunto (correlação) e cuja direção e magnitude podem ser quantificadas. É chamada simples porque estão envolvidas apenas duas variáveis. Os dados analisados devem ser contínuos (podem existir valores intermediários), escolhidos ao acaso, com distribuição gaussiana e em pares (x1, y1). Os valores encontrados podem ser analisados em microcomputadores com programas estatísticos ou com o uso das seguintes fórmulas:

$$r_{xy} = \frac{n\Sigma xy - (\Sigma \mathbf{x})(\Sigma y)}{\sqrt{[n\Sigma x^2 - (\Sigma x)^2]\,[n\Sigma y^2 - (\Sigma y)^2]}} \qquad CD = r^2 \times 100$$

COEFICIENTE DE CORRELAÇÃO (r)

É a quantificação da correlação que varia de –1 a +1. A correlação linear é inexistente quando $r = 0$. A correlação é positiva forte quando $r \geq 0{,}75$ e perfeita quando $r = 1$. É negativa forte quando $r \geq -0{,}75$ e negativa perfeita quando $r = -1$.

COEFICIENTE DE DETERMINAÇÃO

Coeficiente de determinação (CD) é calculado pelo quadrado do coeficiente de correlação r multiplicado por 100 e representa a fração de variância (%) que é compartilhada entre as duas variáveis, isto é, podemos saber quanto da variação de y pode ser explicada pela variação de x.

EQUAÇÃO DE REGRESSÃO LINEAR

É a equação fornecida pelo método; do tipo $y = a + b.x$, em que a é o ponto de interseção e b é a inclinação da reta.

$$a = \bar{y} - r_{xy}\,\frac{DPy}{DPx}\cdot \bar{x} \qquad b = r_{xy}\cdot\frac{DPy}{DPx}$$

Para avaliarmos uma correlação linear é necessário estipularmos o valor de *p* e a Ho e a Ha. O valor de r encontrado deve ser avaliado em relação a uma tabela de r aos níveis de significância, por exemplo, 0,05 ou 0,01.

A correlação e a regressão linear fornecem, ao analista, duas informações importantes:

- O grau de associação entre duas variáveis (r e CD).
- A capacidade de prever um valor com base no conhecimento do outro, y = a + b.x.

Podemos verificar se a associação obtida entre x e y existe realmente na população e não por erro amostral. Para tanto testamos a significância do r de Pearson por meio de uma estatística t, conforme a fórmula:

$$t = \frac{r}{\sqrt{\frac{1 - r^2}{n - 2}}}$$

Se t observado no teste for maior que t crítico (tabela), a hipótese alternativa de que existe correlação linear entre as duas variáveis é verdadeira e o r encontrado é um coeficiente de correlação populacional.

Exemplo de correlação e regressão linear: na análise de duas tecnologias de contagem de plaquetas (p. ex., impedância e óptica) foram avaliadas 10 amostras no mesmo aparelho, para se verificar a correlação entre seus resultados, conforme a Tabela 1.4.

Resultados: r = 0,999; CD = 0,999 × 0,999 × 100 = 99,8%.

Regressão linear (y = a + b.x) → Impedância = 1,02 × óptica – 3.956 (Figura 1.3).

Tabela 1.4 – Valores de contagem de plaquetas obtidos de duas diferentes tecnologias de contagem para estudo de correlação e regressão linear

n	Impedância (/mm³)	Óptica (/mm³)
1	100.000	105.000
2	180.000	184.000
3	561.000	550.000
4	30.000	28.000
5	80.000	82.000
6	455.000	451.000
7	306.000	304.000
8	242.000	244.000
9	5.000	5.500
10	130.000	134.000

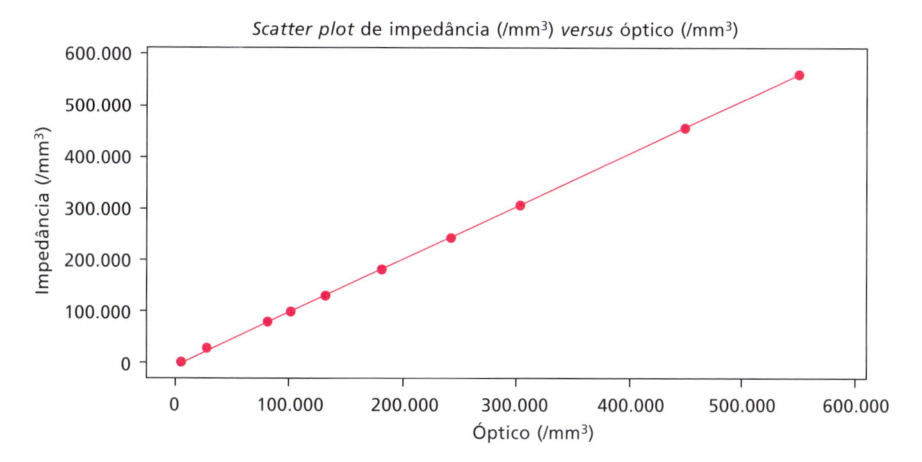

Figura 1.3 – Representação gráfica da regressão linear dos resultados de duas tecnologias de contagem de plaquetas.

Técnicas de monitoramento do controle de qualidade

Além dos valores do DP e do CV, temos outras ferramentas que ajudam no monitoramento do controle da qualidade do laboratório de hematologia. Quanto maior o número de controles incluídos na avaliação, maior a probabilidade de se detectar erros sistêmicos e erros ao acaso (randômicos). Apesar de a inclusão de maior número de controles ser importante na detecção de erros sistêmicos e randômicos, esse aumento de amostras controles incluídas na corrida eleva a probabilidade de haver falsas rejeições dessas amostras controles. É desejável que as falsas rejeições de amostras controles não ultrapassem 5%. Na Tabela 1.5 observamos o número de amostras controles incluídas na corrida e a probabilidade de falsas rejeições dessas amostras[13].

Tabela 1.5 – Número de amostras controles incluídas na corrida e a probabilidade de falsas rejeições dessas amostras

Número de controles incluídos nas análises	Probabilidade de falsas rejeições dos controles (%)
1	5
2	9
4	18
8	33
12	46
20	64

GRÁFICOS DE LEVEY-JENNINGS – VISUALIZAÇÃO DE CONTROLES

Em 1950, Levey e Jennings introduziram estes gráficos em laboratórios de química clínica[13]. Com o tempo, estes gráficos sofreram pequenas modificações realizadas por outros autores. Na avaliação dos controles diários, os gráficos de Levey-Jennings são os mais usados e consistem em linhas paralelas representadas pela média ± 1, 2 e 3 DP. O tempo (dias, semanas, meses) é colocado no eixo horizontal X e o valor obtido do controle é colocado no eixo vertical Y.

Para se construir esses gráficos devemos analisar amostras de um material controle, por determinado método analítico, realizando, pelo menos, 20 determinações. Calcular a média e o DP dos valores obtidos. Construir um gráfico controle com eixos X e Y (com 2 e 3 DP). A maioria dos analisadores hematológicos multiparamétricos possui um programa que, automaticamente, guarda, em gráficos de Levey-Jennings, os dados dos controles comerciais. Isto é feito para cada nível do controle (baixo, normal e alto).

O monitoramento visual desses gráficos deve ser diário. A formação automática dos gráficos deve ser processada da seguinte maneira:

- Passar no equipamento hematológico, pelo menos uma vez/dia, sangues controles (baixo normal e alto). Cada valor obtido dos controles é registrado pelo programa em gráfico, entre 2 e 3 DP. Os analisadores de última geração calculam a média, o DP e o CV cumulativo. O CV cumulativo é importante dado numérico para se avaliar a repetibilidade dos controles e, associado ao gráfico de Levey-Jennings, detecta eventual deterioração dos controles, dos reagentes ou problemas eletrônicos do equipamento.
- Se durante as análises incluirmos um controle, este deve estar dentro da média ± 2 DP. Quando incluirmos dois ou mais controles, estes podem estar entre a média 3 DP. O ideal é que todos os valores dos controles estejam dentro da média ± 2 DP.
- Quando o valor do controle cair dentro dos limites estabelecidos, a rotina pode ser liberada ou iniciada. Quando o valor sair dos limites, determinar a causa do erro, repetir a análise e liberar ou iniciar a rotina.

Por meio dos gráficos de Levey-Jennings podemos visualizar três modelos de dados:

- Dispersão: o grau de imprecisão do controle pode ser observado e julgado pela dispersão dos dados.
- Desvio: quando seis resultados sucessivos dos controles, abruptamente, se desviam para cima ou para baixo da média, mantendo valores mais ou menos constantes, significando deterioração parcial do controle, dos reagentes ou do aparelho.

- Tendência: quando seis resultados sucessivos dos controles aumentam ou diminuem continuamente, significando defeitos eletrônicos nos equipamentos, deterioração de um ou mais reagentes.

REGRAS DE WESTGARD

Usadas na tomada de decisão quanto ao que fazer com a rotina quando o controle fica fora dos limites estabelecidos; rejeitar, aceitar, falsa rejeição. Essas regras são utilizadas na avaliação dos dados de controle de qualidade, colocados em gráficos de Levey-Jennings, apresentando limites rígidos e restritivos. Para as regras a seguir é recomendado que se usem, na corrida, dois a quatro (no máximo cinco) controles de mesmo valor. As regras são as seguintes:

- 1_{3s}: os dados da corrida são rejeitados quando observação exceder a média ± 3 DP.
- 1_{2s}: rejeitar a corrida quando um controle exceder a média ± 2 DP.
- 2_{2s}: os dados da corrida são rejeitados quando dois controles consecutivos excederem a média 2 DP.
- R_{4s}: os dados da corrida são rejeitados quando um controle exceder a média +2 DP e outro exceder a média –2 DP.
- 4_{1s}: os dados da corrida são rejeitados quando quatro controles consecutivos excederem, de um mesmo lado da média, o limite de 1 DP.
- 10_{x}: rejeitar a corrida quando 10 controles consecutivos se colocarem de um dos lados da média.
- 8_{x}: rejeitar a corrida quando oito controles consecutivos se colocarem de um dos lados da média.
- 12_{x}: rejeitar a corrida quando 12 controles consecutivos se colocarem de um dos lados da média.

As regras, a seguir, são usadas em situações nas quais três controles diferentes (baixo, normal e alto) estão sendo analisados:

- $2of3_{2x}$: rejeitar a corrida quando dois entre (*out of*) três controles diferentes excederem a média ± 2 DP.
- 3_{1s}: rejeitar a corrida quando os três controles diferentes excederem a média ± 1 DP.
- 6_{x}: rejeitar a corrida quando seis controles consecutivos se colocarem de um dos lados da média.
- 9_{x}: rejeitar a corrida quando nove controles consecutivos se colocarem de um dos lados da média.
- 7_{T}: rejeitar a corrida quando sete controles tendem na mesma direção, isto é, aumentam ou diminuem progressivamente.

Em hematologia, de forma prática, as regras: 1_{3s}, 2_{2s}, R_{4s}, 4_{1s} e 10_x podem se adaptar bem à rotina. Essas regras também proporcionam informações adicionais quanto ao tipo de erro:

- Regras 1_{3s} e R_{4s}: sugerem erros aleatórios.
- Regras 2_{2s}, 4_{1s}, 3_{1s}, 6_x, 9_x e 10_x: sugerem erros sistemáticos.

É importante frisar que o laboratorista deve atuar imediatamente quando um controle ficar fora do esperado, não deixando ocorrer tendências, desvios ou dispersões.

A orientação do College of American Pathologist (CAP) e demais órgãos reguladores de qualidade em medicina laboratorial é que se utilizem os controles comerciais hematológicos a cada 24 h. Sendo assim, fica prejudicado o uso de algumas regras de Westgard em hematologia uma vez/dia, como vimos anteriormente. Ferramenta fundamental, nesse caso, é o monitoramento do CV acumulado de cada parâmetro hematológico para os três níveis de controle, autorizando a tomada de alguma decisão, quando necessário.

MÉTRICA-SIGMA NO PROCESSO DE ENSAIO[14]

É importante que a gestão da qualidade tenha ciência da necessidade da qualidade a ser alcançada para cada analito. Essa qualidade pode ser avaliada pelo:

- Erro total analítico permitido (ETa): fundamentado nos critérios do Clinical Laboratory Improvement Amendments (CLIA) de 1993, que definem o desempenho aceitável para os ensaios de proficiência.
- Intervalo de decisão clínica (Dint): no qual o médico usa seus limites de corte (*cutoffs*) de diagnóstico como forma de imaginar o nível de qualidade necessário em um método.
- Erro biológico total: provém de cálculos matemáticos para a tendenciosidade (Bias) e a imprecisão permitida para cada analito, a partir de estudos da variação biológica[15].

Os materiais de controle podem ser usados para avaliar a precisão dos métodos, enquanto os resultados dos ensaios de proficiência (estudos de comparação) poderão ser utilizados para avaliar a exatidão dos métodos por meio da tendenciosidade, ou seja, da variação em relação à média do grupo (Tabela 1.6).

Pela métrica-sigma (*Six Sigma*) podemos avaliar o bom desempenho de nossos métodos e se este desempenho é suficiente para alcançar a qualidade exigida.

Tabela 1.6 – Variação biológica e especificações da qualidade analítica de exames hematológicos

		Variação biológica		Especificações mínimas		
Amostra	**Analito**	***CVi***	***CVg***	***CVa***	***Bias***	***ETa***
Sangue total	Hemácias, contagem	3,2	6,1	2,4	2,6	6,5
Sangue total	Hematócrito	2,8	6,4	2,1	2,6	6,1
Sangue total	Hemoglobina	2,8	6,6	2,1	2,7	6,2
Sangue total	HCM	1,6	5,2	1,2	2	4
Sangue total	RDW	3,5	5,7	2,6	2,5	6,8
Sangue total	VCM	1,3	4,8	1	1,9	3,5
Sangue total	VPM	4,3	8,1	3,2	3,4	8,8
Sangue total	Basófilos, contagem	28	54,8	14	15,4	38,5
Sangue total	CHCM	1,7	2,8	0,9	0,8	2,2
Sangue total	Eosinófilos, contagem	21	76,4	10,5	19,8	37,1
Sangue total	Hemácias, contagem	3,2	6,1	1,6	1,7	4,4
Sangue total	HCM	1,6	5,2	0,8	1,4	2,7
Sangue total	Leucócitos, contagem	10,9	19,6	5,5	5,6	14,6
Sangue total	Linfócitos, contagem	10,4	27,8	5,2	7,4	16
Sangue total	Monócitos, contagem	17,8	49,8	8,9	13,2	27,9
Sangue total	Neutrófilos, contagem	16,1	32,8	8,1	9,1	22,4
Sangue total	Plaquetas, contagem	9,1	21,9	4,6	5,9	13,4
Sangue total	RDW	3,5	5,7	1,8	1,7	4,6
Sangue total	Reticulócitos, contagem	11	29	5,5	7,8	16,8
Sangue total	VCM	1,3	4,8	0,7	1,2	2,3
Sangue total	VPM	4,3	8,1	2,2	2,3	5,8

CV = coeficiente de variação; CVa = variação biológica analítica; CVg = variação biológica intragrupo; CVi = variação biológica intraindividual.

$$Sigma = \frac{(\text{ETa} - \text{Bias})}{\text{CV}}$$

ETa = erro total analítico permitido em % (CLIA).
Bias = tendenciosidade. É o erro sistemático (%) obtido por comparação de seus resultados com os de referência ou a um método do mesmo nível, em avaliação de um ensaio de proficiência, ou pela avaliação de um método comparativo em seu laboratório.
CV = é a imprecisão do seu método (%) calculado a partir de dosagens de controles de seu laboratório.

O cálculo da métrica-sigma é preditivo da qualidade do processo quando os procedimentos se mantêm estáveis, controlados por si só, e os erros não podem ser detectados de outra maneira.

Exemplo:

ETa da hemoglobina = 6,2%
Bias da hemoglobina = 2,7% 0,6
CV da hemoglobina = 0,6%

$$Sigma = \frac{6{,}2 - 2{,}7}{0{,}6} = 5{,}83$$

A métrica-sigma informa a quantidade de controle que é necessária em nosso processo diário, conforme a Tabela 1.7.

Erro sistemático crítico

Mudanças na calibração, reagentes, pessoas etc. podem introduzir erros sistemáticos nos processos analíticos. O erro sistemático crítico (EScrit) pode ser calculado subtraindo-se 1,65 da métrica-sigma:

$$EScrit = \frac{\text{ETa} - \text{Bias}}{\text{CV}} - 1{,}65$$

O valor 1,65 é o *z-value* correspondente a uma área de 0,05 (5%) na cauda gráfica da curva normal de distribuição, que excede o limite de qualidade. A estatística Z mede quanto determinado resultado afasta-se da média em unidades de DP.

$$\text{Z} = \frac{\bar{\text{X}} - \text{X}}{\text{DP}}$$

Valores baixos do EScrit significam que poucos erros podem ser detectados pelos procedimentos do controle de qualidade.

Tabela 1.7 – Recomendações para o controle de qualidade de acordo com o desempenho do processo na métrica-sigma

Desempenho	Recomendações para o controle de qualidade
Sigma ≥ 6	Usar dois a três controles nas corridas e limites de 3 - 3,5 DP nos gráficos de Levey-Jennings
Sigma 5,5 - 6	Usar dois a três controles nas corridas e limites de 3 DP nos gráficos de Levey-Jennings
Sigma 5 - 5,5	Usar dois a três controles nas corridas e limites de 2,5 a 3 DP nos gráficos de Levey-Jennings
Sigma 4 - 5	Usar quatro controles e limites de 2,5 DP nos gráficos de Levey-Jennings
Sigma < 4	Usar regras múltiplas e quantidade máxima de controles para alcançar a capacidade necessária de identificação do erro

GRÁFICOS RADAR - VISUALIZAÇÃO GLOBAL DO CONTROLE COMERCIAL

Em alguns analisadores hematológicos de última geração podemos encontrar nova configuração gráfica, no formato de radar, que exibe uma lista dos últimos dados do controle comercial e do gráfico de pontos (Levey-Jennings), que mostra os dados cumulativos. Em cada extremidade desses visualizamos os parâmetros hematológicos, tais como: hemoglobina, hematócrito, eritrócitos, índices hematimétricos, leucócitos global e diferencial, plaquetas e índices plaquetários e perfil reticulocitário. As linhas vermelhas representam 1 DP (mais próximo ao centro) e 2 DP (mais afastado) (Figura 1.4).

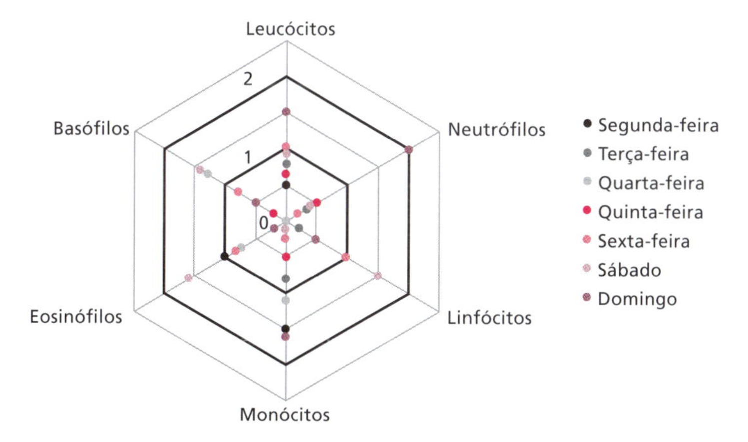

Figura 1.4 – Exemplo de gráfico radar para a avaliação de controles de qualidade semelhante aos fornecidos por analisadores hematológicos de última geração.

Controle de qualidade da automação em hematologia

VALIDAÇÃO DO ANALISADOR HEMATOLÓGICO

Validação

Procedimento(s) que fornece(m) evidências de que um sistema apresenta desempenho dentro das especificações da qualidade, de maneira a fornecer resultados válidos.

O analisador hematológico, antes de ser colocado na rotina e liberar resultados confiáveis, deve passar por processo de validação no qual o seu desempenho será avaliado em relação à exatidão e sua manutenção, precisão, linearidade, *carryover*, robustez, sistema aberto × sistema fechado, correlação da máquina nova com a máquina em uso, correlação da máquina nova com a microscopia e avaliação da sensibilidade, especificidade, eficácia, valor preditivo positivo e negativo de alarmes eritrocitários, de leucócitos e plaquetas. A validação é importante para a aprovação do equipamento, o conhecimento dos pontos fortes e fracos do analisador hematológico e por ser oportunidade para consolidar a parceria com a empresa responsável pelo equipamento.

A validação em sua fase inicial requer registros específicos elaborados pela equipe do setor e aprovação da chefia e/ou direção. Esses registros devem demonstrar:

- Os responsáveis pelo teste.
- Período de realização do teste.
- Equipamentos utilizados (quando aplicável).
- Descrição da metodologia e seu princípio.
- Descrição do material usado para validação e comparação (controle, sangue total, soluções etc.).
- Descrição do tipo de teste efetuado: comparação com o método vigente.
- Revalidação da técnica que já foi utilizada, ferramentas estatísticas empregadas.
- Resultados obtidos quanto à precisão, à exatidão, à linearidade, à sensibilidade, à especificidade, ao valor preditivo positivo, ao valor preditivo negativo, aos interferentes, ao intervalo de referência, aos pontos críticos, à conservação e ao preparo de amostras e reagentes.
- Comentários complementares, quando se aplicar.

Exatidão

Em contadores hematológicos de grande porte, a exatidão é ajustada pelo fabricante ou representante da empresa que fabrica o aparelho, por meio de técnicas específicas e calibrador próprio, de uso exclusivo da empresa (p. ex., partículas de látex). Para aparelhos de porte menor usa-se, na calibração, o sangue-controle comercial. Na rotina hematológica diária, em geral, não usamos padrão propriamente dito (calibrador). O que usamos para monitoramento da calibração é um sangue-controle comercial, com valores de referência (intervalo) para cada parâmetro hematológico.

Para laboratórios de pequeno porte, com pequena rotina e contadores mais simples é possível, de maneira mais econômica, calibrar e monitorar os contadores celulares com técnicas hematológicas manuais, tais como o uso de: hemocitômetro (eritrócitos, leucócitos e plaqueta), micro-hematócrito, dosagem da hemoglobina em espectrofotômetro, por meio de esfregaço sanguíneo a contagem global e diferencial de leucócitos e contagem de plaquetas pela microscopia – método de Fônio.

As câmaras de contagem (hemocitômetros) podem ser usadas para obtenção de valores hematológicos, próximos aos reais, tais como: leucócitos, eritrócitos e plaquetas. As contagens são realizadas por diversos analistas experientes e o valor médio é usado como se fosse o valor exato. O micro-hematócrito e a dosagem de hemoglobina (cianometemoglobina), por serem métodos de referência, podem ser usados como técnicas manuais na obtenção de valores exatos. O micro-hematócrito, por possuir uma camada de plasma entre os eritrócitos (erro de 3%), deve ser corrigido multiplicando-se seu valor por 0,97.

Precisão (intra e interensaio)

Podemos avaliar a imprecisão por meio de:

- CV intraensaio obtido por medidas sucessivas, em curto espaço de tempo, por um único operador.
- CV interensaio: obtido por medidas espaçadas, em tempos mais distantes, por um ou mais operadores. Este é o CV mais utilizado na rotina.

Um exemplo de cálculo do CV intraensaio em 11 dosagens seguidas de hemoglobina de uma amostra-teste (Tabela 1.8).

Amostra deslocada ao acaso – *outlier*

Na avaliação da precisão, pode ocorrer (ao acaso) que uma determinação (ou mais) da amostra usada no teste de precisão fique com o seu valor discrepante (acima ou abaixo) dos valores do grupo de determinações, elevando o CV acima de 5% (imprecisão). Visualmente, nos parece que se trata de um *outlier*, pois as determinações seguintes voltam aos valores próximos dos observados no grupo. Para retirarmos essa determinação, aparentemente deslocada, precisamos avaliar estatisticamente se ela faz parte ou não do grupo. Para tanto, usamos o critério de Chauvenet conforme o exemplo a seguir (Tabela 1.9).

Tabela 1.8 – Valores de hemoglobina (g/dℓ) de 11 dosagens consecutivas de amostra-teste

n	Hemoglobina (g/dℓ)
1	14
2	14,2
3	14
4	13,9
5	13,9
6	14
7	14,1
8	14,2
9	14
10	14
11	13,8
Média	14
DP	0,126
CV (%)	0,9

Tabela 1.9 – Valores de hemoglobina (g/dℓ) de 11 dosagens consecutivas de amostra-teste para a avaliação de amostra deslocada ao acaso (*outlier*)

n	Hemoglobina (g/dℓ)
1	14
2	14,2
3	14
4	13,9
5	14
6	16,5
7	13,8
8	14,1
9	14
10	14,2
11	14
Média	14,2
DP	0,756
CV (%)	5,3

- Para n = 11, Fator = 2.
- *Range* de Chauvenet = Média ± Fator × DP.
- *Range* de Chauvenet = 14,2 ± 2 × 0,756 = 12,7 e 15,7.
- *Range* da distribuição = 13,8 a 16,5.

Assim, o valor 16,5 está fora do range aceitável por Chauvenet. Trata-se de *outlier* e pode ser desprezado.

- Recalcular para n = 10: Média = 14, DP = 0,22 e CV = 1,6%.

Para pequena amostragem de determinações, como no exemplo anterior, é esperado que o número de *outliers* seja muito pequeno ou nulo. Se ocorrerem muitas determinações deslocadas do grupo fica evidente que o método ou o equipamento em teste é impreciso e necessita de avaliação técnica mais aprofundada (Tabela 1.10).

Tabela 1.10 – Tabela de Chauvenet – valores do fator de Chauvenet de acordo com o valor de n

n	Fator
2	1,15
3	1,38
4	1,54
5	1,65
6	1,73
7	1,80
8	1,86
9	1,91
10	1,96
12	2,04
15	2,13
20	2,24
25	2,33
30	2,40
35	2,45
40	2,50
50	2,58
75	2,71
100	2,81
200	3,02

Contador celular novo *versus* contador celular em uso

A máquina nova, que substituirá a máquina em uso, deve ser avaliada e validada em todos os seus parâmetros. Analisar por correlação linear (r), teste t ou teste F ($p = 0{,}05$), os parâmetros de, pelo menos, 50 hemogramas passados nos dois equipamentos. Sendo os resultados ideais; r acima de 0,9 e para os testes t ou e F, os valores observados não podem ser maiores que os valores críticos das tabelas de t ou F.

Microscópio *versus* máquina nova

Analisar por correlação linear (r) os valores das contagens diferenciais dos leucócitos de, pelo menos, 50 leucogramas e das plaquetas, obtidas pela nova máquina e por, no mínimo, três microscopistas experientes, sendo ideal r superior a 0,9.

Módulo aberto *versus* módulo fechado

A avaliação do módulo aberto em comparação ao módulo fechado (normalmente o mais usado) é importante porque, dependendo da urgência de liberação do resultado ou do volume da amostra de sangue enviado (p. ex., amostras de crianças de berçário), o módulo aberto será acionado e deve estar em conformidade com o módulo fechado.

Analisar, por exemplo, por correlação linear, os parâmetros de, pelo menos, 30 hemogramas analisados nos dois sistemas, sendo ideal r acima de 0,9.

Linearidade

Realizar diluições até 1/32 ou mais, de amostras com leucocitose (p. ex., 500.000/mm^3), trombocitose (p. ex., 1.000.000/mm^3) e eritrócitos ao redor de 6.000.000/mm^3 e determinar os valores dos principais parâmetros hematológicos. Quando houver dificuldade em se conseguir amostras com valores extremamente altos, conforme os recomendados, deixar uma amostra sedimentar por algumas horas na geladeira; a seguir, retirar boa parte do plasma, concentrando-se, assim, os valores a serem estudados. Calcular o coeficiente de correlação linear (r) entre as diluições e os valores encontrados para cada parâmetro. Os valores de r encontrados devem ser próximos de um, para se aceitar que o aparelho possui boa linearidade nos parâmetros analisados.

Carreamento de parâmetros de um exame para o exame seguinte (*carryover*)

Deve-se pesquisar o carreamento nas amostras examinadas, para cada parâmetro hematológico, pelo menos três vezes. Testar o aparelho com amostras contendo blastos, atipia linfocitária, trombocitose, granulócitos imaturos etc. e verificar o carreamento desses parâmetros para amostras normais. Nos manuais dos equipamentos é descrita a possibilidade de carreamento; na prática, isso não é observado. O *software* EP Evaluator, existente no mercado, calcula de forma segura a linearidade e a significativa do carreamento de amostras usando metodologia específica.

Desempenho dos alarmes dos analisadores hematológicos

Pelo conhecimento do desempenho dos alarmes dos analisadores hematológicos é possível ajustar os alarmes, diminuindo o número de lâminas que são selecionadas para a revisão da microscopia. Aprendemos também com esse conhecimento valorizar os alarmes mais importantes e selecionar, com maior eficiência, os exames que apresentam alterações clínicas significantes, confirmadas depois pela microscopia (Tabela 1.11).

Terminologia:

- Prevalência: probabilidade de uma pessoa selecionada, ao acaso, de uma população, ter determinada doença.
- Sensibilidade: probabilidade de uma pessoa ter uma doença e ter o teste positivo (elevado, diminuído). Indica quanto o aparelho é bom para detectar os indivíduos doentes.
- Especificidade: probabilidade de uma pessoa não ter a doença e ter o teste negativo (não elevado, não diminuído). Indica quanto o aparelho é bom para detectar os indivíduos não doentes.
- Eficiência: probabilidade de um teste resultar corretamente classificado em dada população, tendo ou não esta população a doença em estudo. Proporção de pacientes corretamente classificados pelo teste ou aparelho.
- Valor preditivo positivo (VPP): probabilidade de uma pessoa ter teste positivo e ter a determinada doença.
- Valor preditivo negativo (VPN): probabilidade de uma pessoa tendo teste negativo, não ter a determinada doença.
- Falso-positivo (FP): número de pessoas sem a doença, classificadas pelo teste erroneamente como doentes.
- Falso-negativo (FN): quantidade de pessoas doentes, classificadas pelo teste erroneamente como não doentes.

Tabela 1.11 – Preliminar de classificação. Características do desempenho de testes diagnósticos

	Presença de doença	Ausência de doença
Teste positivo	Verdadeiro-positivo	Falso-positivo
Teste negativo	Falso-negativo	Verdadeiro-negativo

- Verdadeiro-positivo (VP): número de pessoas doentes, classificadas corretamente pelo teste.
- Verdadeiro-negativo (VN): quantidade de pessoas sem a doença, classificadas corretamente pelo teste.

$$\text{Sensibilidade} = \frac{VP}{VP + FN} \qquad \text{Especificidade} = \frac{VN}{FP + VN}$$

$$VPP = \frac{VP}{VP + FP} \qquad VPN = \frac{VN}{VN + FN} \qquad \text{Eficiência} = \frac{VP + VN}{VP + FP + FN + VN}$$

Razão de probabilidade

- A razão de probabilidade (RP) é importante na análise de um teste diagnóstico. A RP pode ser positiva (RP+) ou negativa (RP–).
- RP+: sensibilidade/1–especificidade.
- RP–: 1–sensibilidade/especificidade.

Os valores de sensibilidade e especificidade devem ser expressos em proporção e não em porcentagem (p. ex., 60% = 0,6). Quanto maior o valor de RP+ de um teste, maior a capacidade de diagnosticar a doença. Valor baixo de RP- indica baixa suspeita da doença.

Robustez

Avalia a capacidade do método ou do aparelho em resistir a determinadas variações nas condições analíticas rotineiras (ambientais, humanas, lotes de reagentes etc.). Em hematologia, avaliamos também a robustez do equipamento diante de sobrecarga de exames verificando sua resistência, o aparecimento de quebras, de paradas, entupimentos, defeitos eletrônicos, perda da calibração etc. Com o aparelho já calibrado e validado, deve-se passar, de uma só vez e de forma contínua, grande número de amostras, ou toda rotina. O teste visa, de forma preventiva, detectar futuros defeitos, ou problemas, que poderão aparecer na rotina diária com sobrecarga.

VALIDAÇÃO DAS CONTAGENS GLOBAIS

Estudo da repetibilidade (uma máquina)

Repetibilidade

Ensaio executado sob condições tão constantes quanto possíveis. Mesmo método de ensaio, material idêntico, mesmo laboratório, mesmo operador e equipamento em intervalos de tempo pequenos. É útil na avaliação da imprecisão pelo cálculo do CV e do DP de 20 repetições de uma amostra, 20 repetições com uma, duas ou três amostras de valores diferentes.

Critérios de aceitação: considerando-se o ETa permitido pela tabela do CLIA ou pela variação biológica; CV inferior a 0,25 ETa.

Exemplo para hematócrito:

- CV = 0,8%.
- ETa = 4,1%.
- $0{,}8 < 0{,}25 \times 4{,}1 \rightarrow 0{,}8 < 1{,}025$

Reprodutibilidade (comparabilidade entre duas ou mais máquinas)

Comparabilidade

Ensaio executado em condições variadas. Mesmo método de ensaio, diferentes operadores e usando equipamentos diversificados, executados com grandes intervalos de tempo entre um e outro. É útil na avaliação da inexatidão de 40 determinações realizadas por dois analisadores em cinco dias, com critério e planejamento para a escolha das amostras e intervalo de análise das amostras em cada analisador deve ser inferior a 2 h. Calcular:

- Coeficiente de correlação (r).
- Intercepto do eixo y (a).
- Inclinação da reta (b).
- Determinar a equação da reta: $y = a + b.x$.
- Calcular a média das amostras de cada parâmetro hematológico e a diferença entre as médias (Bias).

Critérios de aceitação:

- Se $r \geq 0{,}975$
  - Bias + 2 DP < ETa → excelente desempenho.
  - Bias + 3 DP < ETa → bom desempenho.
  - Bias + 4 DP < ETa → desempenho limítrofe.

$$\text{Bias} = \frac{\text{Valor de referência} - \text{Valor calculado}}{\text{Valor de referência}} \times 100$$

- Se $r < 0{,}975$
  - Verificar e calcular:
    - Tabela de níveis críticos de decisão médica (Tabela 1.12).
    - Tabela de erro total permitido.
    - Equação da reta.
    - Cálculo do Bias 5 – cálculo da métrica-sigma.

Tabela 1.12 – Níveis de decisão médica para alguns parâmetros hematológicos

Exame	Unidade	Intervalo de referência	Nível 1	Nível 2	Nível 3	Nível 4	Nível 5
Hematócrito	%	M: 43 – 51 F: 38 – 46	14	33	56	70	-
Hemoglobina	g/dℓ	M: 14 – 17,8 F: 12 – 15,6	4,5	10,5	17	23	-
VCM	fℓ	84 – 96	80	100			-
Contagem de leucócitos	$10^3/mm^3$	4 – 11	0,5	3	12	30	-
Contagem de plaquetas	$10^3/mm^3$	150 – 400	10	50	100	600	1.000

F = feminino; M = masculino.

Exemplo para a hemoglobina:

- Valores críticos de decisão (g/dℓ): 4,5; 10,5; 17 e 23 (Tabela 1.13).
- ETa permitido: 4,1%.
- CV = 0,7%.
- Equação da reta entre os aparelhos: y = 1,01x + 0,1.

$$\text{Bias} = \frac{\text{Valor de referência} - \text{Valor calculado}}{\text{Valor de referência}} \times 100 = \frac{4{,}5 - 4{,}6}{4{,}5} \times 100 = 2{,}2\%$$

$$\text{Sigma} = \frac{\text{ETa} - \text{Bias}}{\text{CV}} = \frac{4{,}1 - 2{,}2}{0{,}7} = 2{,}7$$

Tabela 1.13 – Valores críticos de decisão médica (x), valor calculado (y), Bias (%) e sigma para o parâmetro hemoglobina

Valor crítico (x) de decisão médica	Valor calculado (y)	Bias (%)	Sigma
4,5	4,6	2,2	2,7
10,5	10,7	1,9	3,1
17	17,2	1,1	4,2
23	23,3	1,3	4

Observamos que para valor muito baixo de hemoglobina o equipamento em questão apresenta sigma inferior a 3. Se o aparelho for aprovado para uso na rotina, esse parâmetro, quando muito baixo, deve ser repetido e confirmado em outro aparelho que não apresente esse problema ou por método manual espectrofotométrico.

De acordo com a estratégia de controle de qualidade determinada pela métrica-sigma, se o parâmetro em questão apresentar sigma abaixo de 3, ele não é confiável para uso em rotina. Quanto mais próximo de 6 sigma, menor a imprecisão e a inexatidão, utilização de menos regras de decisão no controle de qualidade interno e uso de menor quantidade de controles.

VALIDAÇÃO DAS CONTAGENS DE LEUCÓCITOS

Microscopia *versus* analisador hematológico

- Padronização da confecção das lâminas e da coloração.
- Dois microscopistas experientes.
- 200 amostras: 100 normais e 100 anormais.
- Três lâminas de cada amostra.
- Amostras anormais: variação distributiva dos parâmetros hematológicos; variação morfológica com alarmes eletrônicos (*flags*) – bastonetes, granulócitos imaturos, linfócitos atípicos, blastos e eritroblastos.
- No equipamento: passar as amostras em duplicata.
- Na microscopia: cada observador analisa 200 células no aumento de 1.000×, realiza entre de 15 a 25 diários; todos os observadores contam todas as lâminas.

Variação distributiva do diferencial leucocitário

- Calcular a média das contagens do equipamento e da microscopia, para cada amostra.
- Consultar a tabela de intervalo de confiança 95% (Rümke).
- Considerar concordante ou discordante.
- O padrão-ouro será a média dos microscopistas.

Observação: após a validação dos equipamentos, os padrões-ouro serão os resultados dos analisadores hematológicos, pois estes avaliam pelo menos 10.000 células.

Variação morfológica

Concordante quando há alteração detectada na microscopia e presença de alarme no equipamento. Exemplo:

- *Band* e *atypical lymph.*
- Aumento de bastonetes: acima de 6% do total de leucócitos.
- Presença de linfócitos atípicos: mais de 6% do total de leucócitos.

Observação: para parâmetros hematológicos com contagens inferiores a 5%, por exemplo: basófilos, eosinófilos, em que o CV pode ser alto, utilizar método de concordância clínica. Um terceiro microscopista pode ser usado para avaliação da concordância entre esses parâmetros com baixas contagens.

MONITORAMENTO DA CALIBRAÇÃO DIÁRIA DO ANALISADOR HEMATOLÓGICO

É de vital importância o monitoramento diário da calibração do contador celular, visto que, além de checar a exatidão e a precisão dos parâmetros hematológicos, permite prever futuros problemas da rotina e perceber o desempenho do aparelho, antes e durante o seu uso. A seguir, apresentamos algumas sugestões de trabalho.

Antes da rotina

- Lavagem e limpeza da(s) máquina(s) conforme recomendações do fabricante.
- Monitoramento da calibração: passagem dos controles comerciais (baixo, normal e alto). Observar os CV cumulativos. Se não houver essa metodologia no equipamento, calcular a parte. Para os três controles comerciais, aceitar CV cumulativos menor ou igual a 5% para todos os parâmetros hematológicos, exceto reticulócitos, aceito até 10%. O acompanhamento desses controles no aparelho pode ser feito pela bula dos controles (intervalos dos parâmetros) ou, preferencialmente segundo o CAP, pela média histórica de 10 dias de uso do controle e número de DP estipulado pelo laboratório. O acompanhamento pela média histórica dos controles estreita o *range* entre os limites inferior e superior, fazendo com que pequenas variações nos controles ou nos aparelhos sejam precocemente detectadas. Na falta de controles comerciais, usar métodos manuais comparativos de controle por meio de amostras de sangues normais para a checagem dos parâmetros do aparelho pela contagem de células brancas, vermelhas e plaquetas em câmara de Neubauer (média de pelo menos três analistas experientes), micro-hematócrito × 0,97 (para descontar a camada de plasma retido entre os eritrócitos), dosagem de hemoglobina (HiCN) em espectrofotômetros calibrado e diferencial de leucócitos (média de três microscopistas experientes).
- Passar uma ou mais amostras conhecidas do dia anterior, guardadas em geladeira (4 a 8°C) para avaliar a repetibilidade dos valores já encontrados.

Durante a rotina

- Média em movimento (média móvel de Bull – XmB, XB): uso de dados de hemogramas da rotina (normais e pouco anormais) para Controle de Qualidade. Os aparelhos hematológicos modernos trazem instalada essa complexa ferramenta de controle de qualidade criada por Brian Bull *et al.*, na década de 1970. Na verdade, Bull criou um algoritmo com a sensibilidade de 1%, para detectar mudanças na calibração do instrumento ou nos valores da população de 20 pacientes analisados para obtenção de cada ponto no gráfico. Na rotina, a cada 20 amostras, o equipamento calcula, para a maioria dos parâmetros hematológicos, as médias ponderadas flexíveis das amostras e as plotam nos gráficos de Levey-Jennings. Pela análise gráfica é possível acompanhar o desenvolvimento de toda a rotina. O XmB é utilizado como meio de verificação da funcionalidade geral do aparelho e detecta erros sistemáticos entre as passagens dos controles comerciais. É uma forma de controle usando amostras de pacientes, diferentemente dos controles comerciais. Não envolve custo e complementa a função do controle comercial[16,17].

- Repetibilidade com CV cumulativos: retirar da rotina um sangue controle para cada máquina. Passar cada sangue três vezes em cada máquina. Calcular: média, DP e CV. A cada 100 amostras (ou menos) passar esse sangue e observar o CV cumulativo. Aceitar CV cumulativo menor ou igual a 5% para todos os parâmetros. Quando houver dois ou mais analisadores hematológicos que executam a mesma rotina no laboratório há necessidade que estes sejam comparados e estejam equalizados liberando resultados idênticos ou extremamente próximos entre si. Essa comparabilidade deve ser realizada uma vez por semestre (CAP); analisar nos equipamentos de 30 a 50 amostras retiradas, ao acaso, da rotina e avaliar estatisticamente os resultados por correlação linear, teste t ou teste F de Snedecor (com duas colunas) ou diariamente; escolher alternadamente um dos equipamentos como máquina-Mãe (M). Passar três vezes, nessa máquina, um sangue retirado da rotina. Calcular as médias dos parâmetros. Analisar esse sangue na(s) outra(s) máquina(s) (m). Avaliação final: dividir os valores de M por m. Os valores encontrados não devem ser maiores que 5% para eritrócitos, hemoglobina, hematócrito e leucócitos. Para plaquetas, o índice pode ser menor ou igual a 7,5, apesar de que, com aparelhos de última geração bem ajustados, são possíveis índices bem abaixo de 5%. A comparabilidade diária dos equipamentos ainda que aumente a confiança nos resultados, eleva o custo dos exames e sua aplicação deve ser decidida pelo gestor do laboratório. Alguns analisadores hematológicos possuem, no programa de controle de qualidade, arquivos para guardar os resultados encontrados na comparabilidade, inclusive na forma gráfica.
- Água destilada (ou solução salina): estabelecer, na rotina, a passagem de amostras de água destilada ou solução salina 0,9% (pode-se usar a solução diluente do aparelho) entre as amostras de pacientes. É um controle

negativo de parâmetros hematológicos. Avalia também a contagem de fundo do equipamento. Os valores resultantes devem ser nulos (ou muito próximos de zero). O uso ou não dessa metodologia deve ser avaliada pelo gestor do laboratório, pois aumenta o custo dos exames.

- Fórmulas empíricas: no monitoramento do analisador hematológico, principalmente os de pequeno porte, podemos fazer uso também de fórmulas empíricas, bem conhecidas nos laboratórios de hematologia. Essas fórmulas devem ser usadas somente no monitoramento do aparelho e na análise global do hemograma, como controle de qualidade. As amostras devem ser provenientes de pacientes com eritrócitos normais em tamanho e quantidade de hemoglobina (Quadro 1.1).
- Delta Checks: os analisadores hematológicos multiparamétricos modernos apresentam um sistema inteligente que analisa e informa ao operador a entrada de mais de um exame, de um mesmo paciente, no mesmo dia ou em dias anteriores. Esse método, descrito em 1974, baseia-se na comparação de valores de pacientes que realizam mais de um hemograma no dia ou em dias sucessivos, detectando erros intrínsecos e extrínsecos do laboratório, sobretudo erros aleatórios. Em razão do grande avanço e aperfeiçoamento dos sistemas de informação laboratorial informatizados, o método teve grande avanço e desenvolvimento nos últimos anos, permitindo nova forma de controle de qualidade. Os dados hematológicos de cada paciente são guardados em forma de coluna e quando da entrada de nova amostra do mesmo paciente, nova coluna de dados é formada. Se os dados se mostrarem inconsistentes, fora dos limites aceitáveis, são repetidos e investigados pelo operador do equipamento. Esse sistema poderá não detectar erros, se o paciente realizar apenas um exame durante sua passagem pelo hospital ou laboratório. Há dois métodos para determinar a diferença máxima permitida para o Delta Check. O primeiro método é analisar, no mínimo, 20 amostras, de forma pareada e consecutiva, determinado os deltas (diferenças entre cada teste) para cada amostra pareada. Os deltas são colocados em um histograma de frequências e os limites de confiança (95 ou 99%) são determinados. O segundo método para estimar os limites delta fundamenta-se na experiência clínica e nas variações fisiológicas esperadas. Eritrócitos, contagens de plaquetas,

Quadro 1.1 – Fórmulas empíricas para controle de qualidade	
• Ht ± 2 ≅ 3 × Hb	• Ht × 11,5 ≅ Hm (adultos)
• Hm × 3 ≅ Hb	• Ht × 12,5 ≅ Hm (> 1 – 6 anos)
• Hm × 9 ≅ Ht	• Ht × 13,5 ≅ Hm (3 meses – 1 ano)

Hb = hemoglobina; Hm = hemácias; Ht = hematócrito.

tempo de protrombina e outros testes de coagulação são mais adaptáveis ao monitoramento Delta Check do que contagem e diferencial de leucócitos, que podem ter variações fisiológicas significativas em curtos períodos de tempo. Em contadores automatizados, a diferença entre os deltas não deve ultrapassar 10% para eritrócitos e hemoglobina, 20 a 25% para leucócitos e 50% para plaquetas.

Final da rotina

- Valor-alvo: são as médias diárias de dados de pacientes da rotina. Esta forma mais antiga de controle de qualidade pode ser usada para aparelhos de pequeno porte que não possuem a média móvel de Bull. Nesse caso, o Laboratório Clínico deve conhecer seus valores-alvo (média das médias diárias) de seus parâmetros hematológicos para que haja maior controle e detecção das variações da calibração do contador celular, antes que esses desvios possam atingir níveis clinicamente significantes. Esses valores-alvo podem ajudar na recalibração do aparelho, quando necessário. O valor-alvo é obtido de parâmetros hematológicos (normais e pouco anormais) de grande número de pacientes, de centenas de rotinas. Retirar os parâmetros deslocadas (*outliers*) de 3 DP. A obtenção dos valores-alvo é trabalhosa, necessitando-se de microcomputadores para o seu cálculo e sua avaliação diária deve ser realizada com rotina de, no mínimo, 20 amostras. Calcular o *range* (valor mínimo e máximo) aceitável (média ± 2 DP) para cada parâmetro hematológico. Para laboratórios que usam métodos manuais, recomendamos usar a concentração de hemoglobina corpuscular média (CHCM) como

Tabela 1.14 – Valores-alvo obtidos em laboratórios clínicos para alguns parâmetros hematológicos

Parâmetro	Média	DP
Hemoglobina (g/dℓ)	13,4	0,58
Hematócrito (%)	40,1	1,36
Eritrócitos (× 10^6/mm^3)	4,63	0,15
VCM (fℓ)	86,7	2,69
HCM (pg)	29,1	1,11
CHCM (%)	33,5	0,74
Leucócitos (× 10^3/mm^3)	7,91	0,64
Plaquetas (× 10^3/mm^3)	281	20

CHCM = concentração de hemoglobina corpuscular média; DP = desvio padrão; HCM = hemoglobina corpuscular média; VCM = volume corpuscular médio.

valor-alvo. Após duas semanas de rotina, tirar a média ± 2 DP dos valores de CHCM e acompanhar graficamente (Levey-Jennings) a média diária, em comparação com esse valor-alvo. Apresentamos na Tabela 1.14 exemplos de valores-alvo obtidos em laboratórios clínicos[18].

CONTROLE DA MORFOLOGIA

- Padronização morfológica: a avaliação correta (pelo grupo de microscopistas) de cada tipo celular é fundamental para que o hemograma tenha valor diagnóstico. No procedimento operacional padrão, descrever detalhadamente a terminologia e detalhes da morfologia de cada célula hematológica[5]. Realizar exaustivos treinamentos com o grupo de microscopistas que faz as leituras das lâminas hematológicas. A padronização morfológica será conseguida, principalmente, no trabalho com a rotina diária, que é a grande escola morfológica.
- Controle cego: em comum acordo com o grupo de microscopistas, colocar com certa frequência, sem dia e hora marcada, uma ou mais amostras desconhecidas (amostras cegas) no meio da rotina. A amostra cega simples será aquela cujo resultado já é conhecido pelo gerente do controle. A amostra dupla cega é obtida pela duplicação de uma amostra desconhecida, com resultado, ou não, já conhecido pela gerência do controle de qualidade. A gerência do controle fará a avaliação posteriormente à leitura. Os critérios de retreinamento morfológico devem ser combinados com o grupo.
- Reuniões morfológicas: realizar reuniões frequentes de morfologia, com o grupo de microscopistas, com lâminas de casos interessantes selecionadas da rotina. Nessas reuniões, além das lâminas hematológicas da rotina, outras ferramentas de morfologia, como diapositivos, CD ROM, atlas e material de controle externo, podem ser usadas.
- Reprodutibilidade do grupo: entregar ao grupo de microscopistas, uma ou mais lâminas de hematologia, com ou sem os dados do paciente e de sua doença. Solicitar a avaliação dos eritrócitos, plaquetas e diferencial dos leucócitos. Criar, quando possível, mecanismos estatísticos de avaliação dos eritrócitos e plaquetas. A contagem diferencial de leucócitos pode ser avaliada pelo Critério de Chauvenet. Os critérios de retreinamento morfológico devem ser estabelecidos e conhecidos pelo grupo.

Avaliação estatística do diferencial de leucócitos – critério de Chauvenet

Observando a Tabela 1.15, notamos que o valor 5, na coluna de bastonetes, aparenta estar fora do grupo de determinações desse tipo de célula. Sua avaliação estatística é:

Tabela 1.15 – Contagem diferencial de leucócitos de uma única amostra por nove diferentes microscopistas

Microscopista	Bastonetes	Segmentados	Eosinófilos	Basófilos	Linfócitos	Monócitos
1	19	64	2	0	5	6
2	5	78	2	0	5	5
3	14	65	2	0	8	4
4	18	70	3	1	4	3
5	16	73	1	0	2	2
6	14	77	1	0	3	2
7	18	67	0	0	7	6
8	17	69	4	0	10	4
9	22	66	2	0	4	2
Média	15,8	69,8	1,8	0,1	5,3	3,7
DP	4,7	5,1	1,1	0,3	2,5	1,6

- Para n = 9, F de Chauvenet = 1,91, *range* de Chauvenet: 15,8 ± 1,91 × 4,7 = 6,9 a 24,7. O valor de bastonetes 5% está fora do *range* de Chauvenet, portanto, está deslocado do grupo e se trata de um valor inexato.

NORMAS DE TRIAGEM PARA O DIFERENCIAL E ANÁLISE GERAL DO HEMOGRAMA

Para hemogramas não liberados totalmente pelo equipamento e pelo interfaceamento, cabe aos morfologistas a avaliação geral e final do exame, realizando a contagem diferencial, quando necessária, analisando os parâmetros hematológicos, os índices hematimétricos e alertas eletrônicos, histogramas e diagramas scatter plot liberados pelo analisador hematológico. Como normas de controle de qualidade, deve-se confirmar e avaliar os resultados citados a seguir:

- Fórmulas empíricas não compatíveis com parâmetros liberados pelo aparelho.
- Disparidade entre índices hematiméticos e morfologia eritrocitária.
- Hemoglobina menor ou igual a 9 g/dℓ ou maior ou igual a 20 g/dℓ.
- Hematócrito menor ou igual a 20% ou maior ou igual a 60%.
- VCM menor ou igual 70 fℓ ou maior ou igual 110 fℓ (procurar neutrófilos hipersegmentados).
- CHCM maior ou igual a 37%, CHCM maior ou igual a 40% aquecer em banho-maria 37°C por 15 min, repetir a análise.

- Desvio à esquerda além de mielócito.
- Leucócitos maior ou igual a 15.000/mm^3.
- Leucopenia menor ou igual a 3.000/mm^3 e maior ou igual a 600/mm^3 fazer creme leucocitário (concentrado de leucócitos), procurar blastos e outras células anômalas.
- Linfocitose maior ou igual a 50% em pacientes com, no mínimo, 10 anos ou maior ou igual a 3.400/mm^3 em adultos.
- Linfócitos atípicos acima de 6%. Confirmar atipia (excluir a presença de blastos).
- Eosinofilia maior ou igual a 10% ou maior ou igual a 700/mm^3.
- Monocitose maior ou igual a 15% ou maior ou igual a 1.000/mm^3.
- Basófilos maior ou igual a 3%.
- Plaquetas menor ou igual a 80.000/mm^3 ou maior ou igual a 1.000.000/mm^3. Plaquetas menor ou igual a 80.000/mm^3: confirmar trombocitopenia, procurar coágulos, pseudotrombocitopenia e satelitismo plaquetário (também causa falsa leucopenia).
- Volume plaquetário médio (VPM) elevado: procurar pseudotrombocitopenia, macroplaquetas ou plaquetas gigantes.
- Eritroblastos circulantes: se maior ou igual a 10/100 leucócitos, fazer a correção dos leucócitos se o analisador hematológico não o faz de rotina. Abaixo de 10 eritroblastos/100 leucócitos, a correção altera muito pouco o total de leucócitos. Verificar presença de reação leucoeritroblástica (granulócitos imaturos + eritroblastos circulantes). Informar ao médico o número de eritroblastos/100 leucócitos.
- Amplitude de variação do tamanho dos eritrócitos (RDW, *red cell distribution width*) elevada, observar hemoglobina, VCM e morfologia eritrocitária (anisocitose).
- Anisocitose: o VCM é bom indicador para anisocitose. Porém, nos casos com microcitose e macrocitose presentes, concomitantemente, gerando VCM normal, há necessidade de avaliação mais precisa, em que a RDW atua com maior exatidão. Nos esfregaços sanguíneos, a avaliação da anisocitose é dependente da confecção de um esfregaço tecnicamente bem feito e, muitas vezes, envolve a subjetividade do microscopista. Para tentar solucionar esses problemas, os equipamentos hematológicos estão sendo aprimorados cada vez mais com novos índices (RDW-CV e RDW-DP) que são índices de anisocitose e que substituem, de maneira mais precisa, as informações subjetivas do esfregaço sanguíneo e as informações nem sempre completas do VCM. Para boa padronização e reprodutibilidade dos resultados, é preciso que o laboratório desenvolva critérios relacionados a VCM, RDW para a liberação de anisocitose.
- Hipocromia: usar este termo somente com CHCM inferior a 31%.

- Histogramas, diagramas *scatter plot*: *o operador* do analisador hematológico deve ter treinamento suficiente para o reconhecimento de alterações significativas nesses gráficos, que indicam a necessidade da realização de esfregaço para avaliação microscópica.
- Alertas eletrônicos: aqueles valorizados pelo laboratório durante o processo de validação do equipamento. Por exemplo: IG, LS, band, NRBC, atipia, blastos, plaquetas agregadas etc. Também nesse caso, o operador do aparelho deve encaminhar o material para a realização do esfregaço sanguíneo e posterior microscopia.
- Pseudotrombocitopenia: recomenda-se nova coleta em EDTA e realização imediata da leitura no analisador hematológico. Em caso de pseudotrombocitopenia persistente pelo EDTA, e na impossibilidade de realizar a nova análise, de imediato, coletar a nova amostra em tubo com outro anticoagulante, por exemplo, citrato de sódio 3,2%. Aquecer a 37°C antes da nova análise no equipamento. Pelo fato de o volume de citrato ser maior do que o de EDTA, há maior diluição do sangue e o valor obtido de plaquetas citratadas no analisador é menor do que em EDTA. Nesses casos, quando há liberação total de plaquetas (observada no esfregaço), podemos estimar o valor em EDTA, pela seguinte fórmula obtida por correlação linear ($r = 0{,}96$, $r^2 = 0{,}92$, $p = 0{,}05$), avaliando-se plaquetas com *range* de 33.000 a 703.000/mm^3:

Plaquetas/mm^3 em EDTA = 1,2 × plaquetas em citrato + 25.000/mm^3

No esfregaço sanguíneo corado é onde se confirma a presença de pseudotrombocitopenia ou satelitismo plaquetário.

CONTROLE DA CONTAGEM TOTAL DE LEUCÓCITOS E PLAQUETAS EM ESFREGAÇO CORADO

- Controle do número de leucócitos (400×):
  - 2 a 4 leucócitos/campo → 4.000 a 7.000/mm^3.
  - 4 a 6 leucócitos/campo → 7.000 a 10.000/mm^3.
  - 6 a 10 leucócitos/campo → 10.000 a 13.000/mm^3.
  - 10 a 20 leucócitos/campo → 13.000 a 18.000/mm^3.
- Controle do número de plaquetas (imersão)[15]:
  - 0 a 1 plaqueta/campo → número diminuído de plaquetas.
  - Várias plaquetas, com agregados/campo → número normal de plaquetas ocasionais.
  - Acima de 25 plaquetas/campo → número aumentado de plaquetas.
- Controle do número de leucócitos e plaquetas[15] (Tabela 1.16).

Tabela 1.16 – Número médio de leucócitos ou plaquetas (1.000 ×) e contagem leucocitária e plaquetária

Número médio de leucócitos ou plaquetas	Contagem leucocitária (mil/mm³)	Contagem plaquetária (mil/mm³)
1 - 4	2 - 8	30 - 60
4 - 6	8 - 12	60 - 90
6 - 10	12 - 20	90 - 150
10 - 20	20 - 40	150 - 300

Observação: usar estes três critérios anteriores somente para controle de qualidade.

PRECISÃO NA CONTAGEM DIFERENCIAL DE LEUCÓCITOS

A precisão da contagem diferencial de leucócitos depende, fundamentalmente, de esfregaço sanguíneo adequado e do número de células contadas. Em geral, na rotina, para os casos em que há necessidade da contagem diferencial em microscópio, são contados 100 ou 200 leucócitos nas extensões de sangue, coradas com corante panóptico. Os analisadores hematológicos avaliam e contam, por diversas tecnologias, cerca de 10.000 leucócitos, com excelente precisão. A avaliação da precisão pode ser observada na tabela (parcial) construída por Rümke em 1960, com 100, 200 e 10.000 células, com limite de confiança de 95% sobre a variação dos resultados nas contagens diferenciais de leucócitos em esfregaços de sangue. A baixa reprodutibilidade da contagem diferencial em microscópio é verificada em células com menor porcentagem no sangue, como no caso dos basófilos. Para aumentar a precisão da contagem dessas células seria necessário contar maior número de células no diferencial. A Tabela 1.17 orienta a tomada de decisão de se mudar (ou não) a contagem diferencial do aparelho, substituindo-a pela contagem microscópica. Pode também ser usada na validação de analisadores hematológicos e na comparação das contagens automatizadas com as contagens manuais microscópicas. A coluna com n = 10.000 leucócitos foi determinada pela aproximação de Freeman e Tukey.

Valores de referência

A obtenção de valores de referência em hematologia é difícil e relativamente dispendiosa. Os valores de referência são importantes para o laboratório e para o médico solicitante no momento da interpretação de determinado exame,

978-85-4120-138-4

Tabela 1.17 – Contagem diferencial de leucócitos com limite de confiança de 95%

A	n = 100	n = 200	n = 10.000
0	0 - 3,6	0 - 1,8	0 - 0,1
1	0 - 5,4	0,1 - 3,6	0,8 - 1,3
2	0,2 - 7	0,6 - 5	1,7 - 2,3
3	0,6 - 8,5	1,1 - 6,4	2,6 - 3,4
4	1,1 - 9,9	1,7 - 7,7	3,6 - 4,5
5	1,6 - 11,3	2,4 - 9	4,5 - 5,5
6	2,2 - 12,6	3,1 - 10,2	5,5 - 6,5
7	2,9 - 13,9	3,9 - 11,5	6,5 - 7,6
8	3,5 - 15,2	4,6 - 12,7	7,4 - 8,6
9	4,2 - 16,4	5,4 - 13,9	8,4 - 9,6
10	4,9 - 17,6	6,2 - 15	9,4 - 10,7
15	8,6 - 23,5	10,4 - 20,7	14,3 - 15,8
20	12,7 - 29,2	14,7 - 26,2	19,2 - 20,8
25	16,9 - 34,7	19,2 - 31,6	24,1 - 25,9
30	21,2 - 40	23,7 - 36,9	29,1 - 31
35	25,7 - 45,2	28,4 - 42	34 - 36
40	30,3 - 50,3	33,2 - 47,1	39 - 41
45	35 - 55,3	38 - 52,2	44 - 46
50	39,8 - 60,2	42,9 - 57,1	49 - 51
55	44,7 - 65	47,8 - 62	54 - 56
60	49,7 - 69,7	52,9 - 66,8	59 - 61
65	54,8 - 74,3	58 - 71,6	64 - 66
70	60 - 78,8	63,1 - 76,3	69 - 70,9
75	65,3 - 83,1	68,4 - 80,8	74,1 - 75,9
80	70,8 - 87,3	73,8 - 85,3	79,2 - 80,8
85	76,5 - 91,4	79,3 - 89,6	84,2 - 85,7
90	82,4 - 95,1	85 - 93,8	89,3 - 90,6
91	83,6 - 95,8	86,1 - 94,6	90,4 - 91,6
92	84,8 - 96,5	87,3 - 95,4	91,4 - 92,6
93	86,1 - 97,1	88,5 - 96,1	92,4 - 93,5
94	87,4 - 97,8	89,8 - 96,9	93,5 - 94,5
95	88,8 - 98,4	91 - 97,6	94,5 - 95,5
96	90,1 - 98,9	92,3 - 98,3	95,5 - 96,4
97	91,5 - 99,4	93,6 - 98,9	96,6 - 97,4
98	93 - 99,8	95 - 99,4	97,7 - 98,3
99	94,6 - 99,9	96,4 - 99,9	98,7 - 99,2
100	96,4 - 100	98,2 - 100	99,9 - 100

A = porcentagem de leucócitos de diversos tipos observada; n = número de leucócitos contados como sendo este normal ou não. A dificuldade na obtenção dos valores de referência está na escolha do número e dos indivíduos a serem estudados, pois eles devem pertencer e possuir os hábitos da população que será atendida pelo laboratório. Os parâmetros hematológicos variam conforme idade, sexo, origem étnica, altitude e diversos fatores biológicos e influências externas. Regras que devem ser seguidas para a escolha de indivíduos que fornecerão os valores de referência:

- Devem pertencer e manter os mesmos hábitos da população.
- Não tabagistas e não fazerem uso de álcool ou outras drogas/medicamentos.
- Não devem possuir, sabidamente, doenças genéticas.
- No momento da coleta, os indivíduos devem estar sadios, não devem estar com febre ou com qualquer doença clinicamente visível.
- Separar os indivíduos por idade e sexo. Excluir mulheres grávidas, a não ser que haja interesse em conhecer valores de referência para essa subpopulação.
- A coleta deve ser tecnicamente padronizada, idêntica a que será realizada futuramente com a população a ser atendida pelo laboratório: jejum, mesmo tipo de tubo, de anticoagulante, mesmo equipamento; mesma posição e local de coleta etc.
- A coleta deve acontecer em determinado período do dia, por exemplo, pela manhã.
- Sugestões para coleta: candidatos a emprego, doadores de sangue pela primeira vez, estudantes, médicos, enfermeiras, laboratoristas, soldados da polícia militar e das forças armadas.

TÉCNICAS ESTATÍSTICAS PARA VALORES DE REFERÊNCIA

A distribuição da hemoglobina e dos parâmetros eritrocitários pode ser considerada gaussiana, apesar de não ser. Nesse caso, usamos o cálculo da média, do DP e da média ± 2 DP para o valor de referência. Para as contagens global e diferencial de leucócitos, que não são exatamente gaussianas, é preciso realizar transformação logarítmica ou até mais complexa. As contagens de plaquetas, manual e automatizada, apresentam alto coeficiente de variação (imprecisão) e sofrem também grandes discrepâncias entre as metodologias automatizadas. O número mínimo usado de indivíduos sadios é de 36 para parâmetros com distribuição gaussiana e 120 para parâmetros com distribuição não gaussiana onde temos que aplicar uma análise não paramétrica, que não faz suposição sobre a distribuição[12].

Se o laboratório não calcular suas faixas de referência e usar as de outros laboratórios, deve ter certeza de que as populações dos outros, as técnicas de coleta, calibração, metodologia, instrumental etc. são idênticas às suas.

Controle de qualidade externo – teste de proficiência

É fundamental a participação do laboratório em um ou mais programas de controle de qualidade externo. O laboratório participante deve conhecer o programa, as regras de avaliação e, no caso da avaliação morfológica, possuir manual de morfologia do programa, quando existente. O objetivo desse controle externo é avaliar o desempenho do analista e da análise. Nesses programas, as análises dos dados são avaliadas em relação à formação de grupos de participantes que utilizam os mesmos métodos ou equipamentos.

FORMAS DE AVALIAÇÃO

Média ± DP

Atualmente não é mais usada pelos provedores de testes de proficiência:

- Bom: quando o resultado está dentro da média ± 1 DP.
- Aceitável: quando o resultado está dentro da média ± 2 DP.
- Inaceitável: quando o resultado está acima da média ± 2 DP.

Índice de desvio (escore Z)[12]

Recomenda-se o uso do índice de desvio (escore Z) com 20 ou mais participantes. O teste avalia, em separado, uma ou mais determinações.

$$\textit{Índice de desvio} = \frac{\text{Média do grupo} - \text{resultado do participante}}{\text{Desvio padrão do grupo}}$$

Resultados (desempenho): inferior a 0,5 = excelente
0,5 – 1 = satisfatório
1,1 – 2 = duvidoso
acima de 2 = inaceitável

RECOMENDAÇÕES PARA ANALITOS SEM TESTES DE PROFICIÊNCIA[7]

Para analitos ainda sem testes de proficiência, o laboratório deve criar metodologias alternativas (programa alternativo de controle) para suprir esse problema. As metodologias alternativas mais utilizadas são:

- Controles comerciais: controles devem ser utilizados na rotina como se fossem amostras de pacientes e os profissionais que manipulam essas amostras não devem ter conhecimento dos valores de referência (bula) dos parâmetros analisados. O coordenador do controle alíquota as matérias e codifica o material evitando conhecimento do número do lote pelos analistas do setor técnico.

- Controle duplo-cego: o coordenador do programa da qualidade duplica uma amostra, identifica-as de formas diferentes e as encaminham para análise. Documentar e registrar os resultados para comparação posterior da conformidade.
- Repetição de amostras anteriores: alguns exames do noturno são analisados pela manhã, exames da manhã analisados à tarde; e os exames da tarde analisados à noite. Os resultados são documentados e registrados para análise pelo coordenador do controle.
- Uso de correlação clínica: quando possível, entrar em contato com o médico do paciente para a troca de informações clínicas. Nos sistemas informatizados, pesquisar no cadastro dos pacientes, dados clínicos, exames correlatos etc. Registrar dados da pesquisa e associá-los na avaliação do exame em questão.
- Comparação entre dois ou mais observadores independentes: usado principalmente em leituras de lâminas com diagnóstico de alta complexidade. Os resultados de dois ou mais observadores experientes, para um mesmo analito, avaliado de forma tal que um observador não seja influenciado pela leitura do outro, são analisados, a seguir, pelos participantes para que as dificuldades sejam minimizadas ou resolvidas. Documentar e registrar os achados para uso do coordenador da qualidade.
- Uso de lâminas controles positivas ou negativas: nas técnicas com análise morfológica, na maioria das vezes, o controle pode ser otimizado pelo uso de lâminas controles positivas e/ou negativas incluídas no meio da rotina. Documentar e registras as leituras para avaliação do coordenador da qualidade.
- Apoio morfológico de atlas, internet, *CD-ROM*, diapositivos etc.: existe ampla literatura morfológica que pode ser utilizada como apoio técnico e de treinamento contínuo.
- Comparação com metodologias similares ou de referência: quando possível, comparar o analito sem teste de proficiência com metodologias similares ou de referência. Documentar e registrar resultados das comparações para o coordenador da qualidade realizar avaliação de conformidade.
- Controle interlaboratorial: realizar periodicamente esta forma de controle, com um grupo de laboratórios conhecidos e idôneos, se possível com o mesmo nível de certificação, que também têm problemas com a falta do teste de proficiência, na avaliação de analitos de realização complexa.

Acreditações, certificações e normas para a qualidade

CERTIFICAÇÃO

A certificação de produtos ou serviços, sistemas de gestão e pessoas é, por definição, realizada pela terceira parte, isto é, por uma organização independente acreditada para executar essa modalidade de avaliação da conformidade.

ACREDITAÇÃO

É concedida com base nos requisitos estabelecidos na norma da Associação Brasileira de Normas Técnicas (ABNT NBR ISO) 15189, sendo aplicável aos laboratórios que realizam exames de materiais biológicos, microbiológicos, imunológicos, químicos, imuno-hematológicos, hematológicos, biofísicos, citológicos, patológicos ou de outros materiais provenientes do corpo humano, com a finalidade de fornecer informações para diagnóstico, prevenção e tratamento de doenças, ou para a avaliação de saúde de seres humanos e que podem oferecer serviços de consultoria e acompanhamento que abrangem todos os aspectos das investigações em laboratório, incluindo interpretação de resultados e conselhos sobre investigações adicionais apropriadas.

A acreditação de laboratórios não é concedida para atividades de natureza subjetiva ou interpretativa, tais como expressão de opinião, investigação de falhas ou consultoria, mesmo que essas atividades sejam fundamentadas em resultados de calibrações ou ensaios objetivos. A acreditação é de natureza voluntária, sendo concedida para qualquer laboratório que realize serviços de calibração e/ou ensaio, em atendimento à própria demanda interna ou de terceiros, independente ou vinculado a outra organização, de entidade governamental ou privada, nacional ou estrangeiro, independente do seu porte ou área de atuação. A acreditação de laboratórios é concedida por endereço e por natureza dos serviços, se calibração, ensaio ou exame.

DIFERENÇAS ENTRE ACREDITAÇÃO E CERTIFICAÇÃO DE LABORATÓRIOS

Segundo os requisitos da International Standard for Organization (ISO) 9001, ambas as atividades, a acreditação de laboratórios segundo os requisitos da NBR ISO/IEC 17025 e a certificação ISO 9001, asseguram a existência de sistemas de gestão da qualidade (SGQ) nas organizações, o que é aceito internacionalmente, nos dias de hoje, como evidência da credibilidade da gestão empresarial. Entretanto, no que concerne aos laboratórios de calibração e de ensaios, a disponibilidade do sistema da qualidade constitui indicação necessária, mas não suficiente; é imprescindível demonstrar a competência técnica do laboratório. Em consonância com as práticas internacionais, torna-se mandatório exibir aos clientes e aos usuários dos serviços do laboratório que os certificados de calibração e os relatórios de ensaios são metrologicamente confiáveis.

O instrumento que permite que essa competência seja assegurada é a acreditação; sistemática que requer rastreabilidade dos padrões do laboratório ao sistema internacional de unidades (SI); adequação aos métodos e às práticas internacionais; pertinência dos procedimentos; uso adequado de equipamentos; instalações apropriadas e capacitação profissional do pessoal do laboratório.

Assim, no que tange à formalização da credibilidade laboratorial, o instrumento a ser adotado não deve ser a cerificação ISO 9001 do sistema da qualidade do laboratório e, sim, sua acreditação, uma vez que este, além do sistema da qualidade, também atesta a competência do laboratório.

ORGANIZAÇÃO NACIONAL DE ACREDITAÇÃO

A Organização Nacional de Acreditação (ONA) é uma organização não governamental que tem como missão a promoção do desenvolvimento de um processo de acreditação visando aprimorar a qualidade da assistência à saúde em nosso país. Como outros processos de auditoria e garantia da qualidade, a acreditação também busca estabelecer mecanismos de avaliação do desempenho técnico, do desempenho da gestão e do relacionamento da instituição com seus clientes internos, externos e fornecedores. Segundo a ONA, a acreditação confere à instituição:

- Segurança para pacientes e profissionais.
- Qualidade da assistência.
- Construção de equipe e melhoria contínua.
- Instrumento de gerenciamento útil.
- Critérios e objetivos adaptados à realidade brasileira.
- O caminho para a melhoria contínua.

Níveis de acreditação da Organização Nacional de Acreditação

- Nível 1: Organização Prestadora de Serviços de Saúde Acreditada, certificado válido por dois anos.
- Nível 2: Organização Prestadora de Serviços de Saúde Acreditada Plena, certificado válido por dois anos.
- Nível 3: Organização Prestadora de Serviços de Saúde Acreditada com Excelência, certificado válido por três anos[19].

RESOLUÇÃO DA DIRETORIA COLEGIADA N. 302 DA AGÊNCIA NACIONAL DE VIGILÂNCIA SANITÁRIA

A Anvisa, em sua RDC n. 302, de 13/10/2005 – Regulamento Técnico para Funcionamento de Laboratórios Clínicos e Posto de Coleta Laboratorial, no item 6.2.6 determina que "O Laboratório Clínico deve monitorar a fase analítica por meio de controle interno e externo da qualidade". O descumprimento das determinações desta regulamentação constitui infração de natureza sanitária, sujeitando o infrator ao processo e às penalidades previstas na Lei n. 6.437, de 20/8/1977.

NORMA REGULAMENTADORA 32 (NR-32)

Esta NR tem por finalidade estabelecer as diretrizes básicas para a implementação de medidas de proteção à segurança e à saúde dos trabalhadores dos serviços de saúde, bem como daqueles que exercem atividades de promoção e assistência à saúde em geral. Para fins de aplicação desta NR entende-se por serviços de saúde qualquer edificação destinada à prestação de assistência à saúde da população, e todas as ações de promoção, recuperação, assistência, pesquisa e ensino em saúde em qualquer nível de complexidade.

NBR ISO 9001:2008

A certificação de garantia de qualidade mais exigida mundialmente é a da ISO, fundada em 1946, com sede em Genebra, na Suíça, instituição que emite normas e padrões de aceitação mundial. No Brasil, a ABNT, credenciada pelo Instituto Nacional de Metrologia, Qualidade e Tecnologia (INMETRO), é a principal geradora de normas técnicas, adotando e coordenando a aplicação e a atualização das normas ISO em nosso meio. Na série 9000, versão da ISO 9001:2000 apresenta oito princípios que podem ser utilizados pelo laboratório clínico na melhoria do desempenho:

- Foco no cliente.
- Liderança.
- Envolvimento das pessoas.
- Abordagem do processo.
- Abordagem sistêmica.
- Melhoria contínua.
- Tomada de decisões com base na análise de dados e de informações.
- Benefícios mútuos nas relações por meio de parcerias com os fornecedores.

Na versão ISO 9001:2008 foram realizadas algumas modificações que facilitam na interpretação dos requisitos e da necessidade de atendimento aos requisitos estatutários e regulamentares relacionados aos produtos. As modificações também aumentam o foco para os resultados e a melhoria contínua[20,21].

NBR ISO 14001:2004

Em 1992 ocorreu, no Rio de Janeiro, a Conferência das Nações Unidas sobre Meio Ambiente e Desenvolvimento (ECO 92) e desse encontro surgiu uma proposta para a criação na ISO de normas técnicas relacionadas ao meio ambiente. Em dezembro de 1996, a ABNT lançou, no Brasil, as cinco primeiras normas da ISO série 14000 sobre sistema de gestão ambiental e auditoria ambiental. Em dezembro de 2004, a ABNT lançou a segunda edição da norma NBR ISO 14001, mantendo o título anterior, com a inovação, principalmente no item sobre avaliação do atendimento aos requisitos legais e outros, devendo a organização avaliar periodicamente o atendimento aos requisitos legais aplicáveis para a preservação do meio ambiente.

A norma ABNT NBR ISO 14001:2004 apresenta um modelo de sistema de gestão ambiental e especificações e diretrizes para uso. Nessa norma, o aspecto ambiental é definido como o elemento das atividades ou produtos ou serviços de uma organização que pode interagir com o meio ambiente, ocasionado impacto ambiental, ou seja, qualquer modificação adversa ou benéfica que resulte no todo ou em parte, dos aspectos ambientais da organização[22].

OHSAS 18001:2007

Em 1999, na Inglaterra, mais de 20 organizações criaram o primeiro instrumento para certificação de sistemas de segurança e saúde ocupacional de alcance global, série de normas OHSAS 18000, em 2007 foi publicada a nova versão OHSAS 18001:2007. Isto facilitou a integração dos sistemas de gestão e aumentou o interesse pela OHSAS com resultados. A OHSAS 18001:2007 é mais compatível com as ISO 9001:2008 e 14001:2004, mantendo a mesma ordem de requisitos, incluindo conceitos modernos comprovados de segurança e saúde ocupacional, trazendo melhor definição de seus termos e conceitos. Os benefícios da implantação de um sistema de gestão e segurança e saúde do trabalhador são:

- Integração das responsabilidades de higiene, segurança e saúde ocupacional em todas as atividades da organização.
- Adoção de boas práticas em saúde e segurança do trabalho.
- Manutenção de meio ambiente de trabalho seguro.
- Redução dos riscos de acidentes e incidentes nas operações.
- Evidenciar o funcionamento de saúde e segurança na empresa.
- Permitir a existência de sistema de gestão integrado.
- Promover a melhoria da eficiência nas organizações.
- Evitar multas e demais sanções ou ações judiciais motivadas por temas dessa ordem, por implementar o cumprimento dos requisitos legais, contratuais e sociais[21].

SOCIEDADE BRASILEIRA DE ANÁLISES CLÍNICAS

Em 1997, a Sociedade Brasileira de Análises Clínicas (SBAC) desenvolveu o Departamento de Inspeção e Credenciamento da Qualidade (DICQ), com o objetivo de criar, implantar e operacionalizar a acreditação de laboratórios clínicos e

Organizações Prestadoras de Serviços de Saúde (OPSS), dentro de normas nacionais e internacionais de qualidade, expedindo o certificado de acreditação para aqueles que cumprirem as exigências da qualidade estabelecidas nessas normas.

A SBAC participa e coordena a secretaria do Comitê Brasileiro 36 (CB 36) (Comitê Brasileiro de Análises Clínicas e Diagnóstico *in vitro*), a fim de elaborar normas técnicas brasileiras para as áreas de sua competência. O sistema nacional de acreditação, entidade integrada à SBAC sob a forma de patrocínio, mantém a sigla DICQ, empresa técnico-científica que já acreditou numerosos laboratórios clínicos em vários estados do país.

Os requisitos da Acreditação do DICQ, contidos no novo manual, estão embasados nas normas ABNT NBR 14785, 14500, 14501, ISO 15189, RDC n. 302 e n. 306 da Anvisa e NR-32. Além dos requisitos técnicos fundamentados nas boas práticas de laboratórios clínicos (BPLC) e na aplicação do mais moderno conhecimento existente em especialidade, formação e treinamento de pessoal e no exato cumprimento de um sistema de controle interno e externo de qualidade, a fim de permitir a emissão de laudos confiáveis, necessários ao diagnóstico, ao tratamento e ao acompanhamento das doenças humanas[22].

SOCIEDADE BRASILEIRA DE PATOLOGIA CLÍNICA/MEDICINA LABORATORIAL (SBPC/ML)

O Programa de Acreditação de Laboratórios Clínicos (PALC), lançado em 1998, vem mantendo atualização permanente de sua norma, de acordo com as tendências científicas e internacionais. O programa exige a participação em programa de proficiência para que haja a inspeção PALC. As auditorias PALC são conduzidas por profissionais de laboratório. A nova Norma PALC 2010 contempla 17 requisitos[23]:

- Organização geral e gestão.
- Gestão do sistema da qualidade.
- Gestão e controle da documentação.
- Gestão de registros técnicos e da qualidade.
- Gestão de não conformidades, reclamações de clientes e melhoria contínua.
- Gestão de laboratório de apoio.
- Gestão de equipamentos e insumos.
- Gestão da fase pré-analítica.
- Gestão da fase analítica.
- Gestão dos testes laboratoriais remotos.
- Garantia da qualidade.
- Gestão da fase pós-analítica e dos laudos.
- Gestão de pessoal.
- Gestão da informação técnica.

- Gestão ambiental e da segurança.
- Gestão do sistema de informações laboratorial.
- Gestão dos riscos e da segurança do paciente.

JOINT COMMISSION ON ACCREDITATION OF HEALTHCARE ORGANIZATIONS

A Joint Commission on Accreditation of Healthcare Organizations (JCAHO) é uma organização voluntária que credencia mais de 80% das organizações de saúde nos Estados Unidos. Os laboratórios situados em organizações credenciadas pela JCAHO devem respeitar os padrões mínimos identificados no manual JCAHO e extensivos ao manual de credenciamento de laboratórios e testes laboratoriais remotos. Essas normas enfocam melhoria da qualidade e são designadas para promover a qualidade dos resultados. A auditoria certificadora é realizada a cada dois anos, por avaliadores contratados e treinados pela JCAHO[24].

COLLEGE OF AMERICAN PATHOLOGISTS

O programa de acreditação laboratorial do CAP é de reconhecimento internacional e credencia apenas laboratórios e não organizações de saúde. A agência governamental norte-americana Centers for Medicare & Medicaid Services (CMS) regulamenta a atividade de laboratório clínico por meio da norma legal CLIA e concedeu autoridade para acreditação ao CAP. O programa CAP não se baseia na diferença de complexidade dos testes do CLIA, sua filosofia é que todos os testes de laboratório clínico devem aderir às mesmas exigências e todos os testes devem ser inspecionados. As exigências do CAP estão em uma série de listas de conferências por especialidades (*checklists*).

Os testes de proficiência são componentes importantes na filosofia de inspeção do programa de acreditação laboratorial do CAP. O CAP acredita que os laboratórios credenciados necessitam participar dos testes de proficiência (quando disponíveis) que realiza ou de outros testes de proficiência que aprova para cada analito testado, o que inclui testes laboratoriais remotos. O CAP, da mesma forma que a JCAHO, enfatiza abordagem global de gestão da qualidade total e melhoria contínua da qualidade em todo o processo analítico, pré e na avaliação de erros pós-analíticos. As auditorias do CAP destinam-se a serem educativas e são conduzidas por profissionais de laboratório[24,25].

REFERÊNCIAS

1. NCCLS. Clinical Laboratory Safety; Approved Guideline – Second Edition. NCCLS document GP17-A2 (ISBN 1-56238-530-5). National Committee for Clinical Laboratory Standards, USA, 2004.
2. CLSI. Procedures for the collection of diagnostic blood specimens by venipuncture; Approved Standard – Sixth Edition. CLSI document H3-A6 (ISBN 1-56238-650-6). Clinical and Laboratory Standards Institute, USA, 2007.

3. International Council for Standardization in Haematology. Recommendations of the International Council for Standardization in Haematology for ethylenediaminetetraacetic acid anticoagulation of blood for blood cell counting and sizing. Am J Clin Path. 1993;100(4):371-2.
4. NCCLS. Tubes and Additives for Venous Blood Specimen Collection; Approved Standard – Fifth Edition. NCCLS document H1-A5 (ISBN 1-56238-519-4). National Committee for Clinical Laboratory Standards, USA, 2003.
5. CLSI. Reference Leukocyte (WBC) Differential Count (Proportional) and Evaluation of Instrumental Methods. Approved Standard – Second Edition. CLSI document H20-A2 (ISBN 1-56238-628-X). Clinical and Laboratory Standards Institute, USA, 2007.
6. Plebani M. Errors in clinical laboratories or errors in laboratory medicine? Clin Chem Lab Med. 2006;44(6):750-9.
7. Sociedade Brasileira de Patologia Clínica/Medicina Laboratorial. Gestão da Fase Pré-Analítica. Recomendações da Sociedade Brasileira de Patologia Clínica/Medicina Laboratorial. Rio de Janeiro (Brasil); 2010.
8. Priest JB, Oei TO, Moorehead WR. Exercice-induced changes in common laboratory tests. Am J Clin Pathol. 1982;77(9):285-9.
9. Tombridge TL. Effect of posture on hematology results. Am J Clin Pathol. 1968;49(4):491-3.
10. International Council for Standardization in Haematology. International Council for Standardization in Haematology recommendations for measurement of erythrocyte sedimentation rate. International Council for Standardization in Haematology (Expert Panel on Blood Rheology). Am J Clin Path. 1993;46(3):198-203.
11. Wallach J. Interpretação de exames laboratoriais. 8a Ed. Rio de Janeiro: Guanabara Koogan, 2003
12. Doria Filho U. Introdução à bioestatística. São Paulo: Negócio Editora, 1999.
13. Levey S, Jennings ER. The use of control charts in the clinical laboratory. Am J Clin Pathol. 1950;20:1059-66.
14. Westgard JO. Quality control – how labs can apply six sigma principles to quality control planning. Clin Lab News. 2006;1:10-2.
15. Ricos C, Alvarez V, Cava F, García-Lario JV, Hernández A, Jiménez CV et al. Current databases on biologic variation: pros, cons and progress. Scand J Clin Lab Invest. 1999;59:491-500.
16. Hoffman RG, Waid ME. The 'average of normals' method of quality control. Am J Clin Pathol. 1965;43:134-41.
17. Munhoz MAG, Gushiken EY, Pacheco NR, Campa SB, Kitamura C, Azevedo Neto RS. Uso de amostra controle na avaliação da reprodutibilidade de equipamentos semi-automatizados em hematologia laboratorial: uma proposta de controle de qualidade para laboratórios de saúde pública. Rev Inst Adolfo Lutz. 1991;51(1/2):41-5.
18. Munhoz, MAG, Yokomizo RM, Gushiken EY, Zamfirov VMC, Arruda IC, Cangerana FA et al. Determinação de valores-alvo para uso no controle de qualidade de analisadores hematológicos. Rev Inst Adolfo Lutz. 1993;53(1/2):41-7.
19. Organização Nacional de Acreditação. Acesso em 06/01/2011. Disponível em www.ona.org.br.
20. Mendes ME, Gartner MT, Sumita NM, Sánchez, PB. Gestão por processos no laboratório clínico. Uma abordagem prática. São Paulo: EPR Editora, 2007.
21. Rodrigues MVC. Ações para a qualidade. GEIQ – Gestão integrada para a qualidade. 3ª ed. Rio de Janeiro: Qualitymark, 2009.
22. Sistema Nacional de Acreditação. Regulamento do DICQ para acreditação do sistema de gestão da qualidade de laboratórios clínicos. Acesso em 06/01/2011. Disponível em www.dicq.org.br.
23. Sociedade Brasileira de Patologia Clínica/Medicina Laboratorial. Norma do Programa de Acreditação de Laboratórios Clínicos (PALC). Acesso em 06/01/2011. Disponível em www.sbpc.org.br.
24. Harmening DM. Administração de laboratórios. Princípios e processos. 2a ed. São Paulo: Livraria Médica Paulista, 2009.
25. College of American Pathologists. Laboratory General Checklist. Acesso em 06/01/2011. Disponível em www.cap.org.

Capítulo 2

Eritrócitos

Raimundo Antonio Gomes Oliveira

Introdução

Este capítulo é destinado ao estudo dos eritrócitos. Serão abordados fundamentos de sua formação, estrutura, metabolismo e fisiopatologia básica para a classificação das anemias. Entretanto, como se trata de um livro com abordagem direcionada à prática e à interpretação aplicadas ao diagnóstico, serão descritos principalmente os métodos de contagem, a avaliação da morfologia eritrocitária, além de algumas técnicas complementares, como a contagem de reticulócitos (manual, mas, sobretudo, automatizada) e a velocidade de hemossedimentação (VHS).

Nos dias atuais, com o incremento da automação até nos laboratórios de pequeno porte, as técnicas manuais para o hemograma completo estão sendo cada vez menos utilizadas. Exceções devem ser feitas para algumas confirmações de hematócrito (Ht) e hemoglobina (Hb) em casos com interferentes (hiperleucocitose, crioaglutinação, paraproteinemia, hipertrigliceridemia etc.) ou mesmo a contagem de eritrócitos em raros casos de crioaglutinação com altos títulos de crioaglutininas, para correções e cálculo dos índices hematimétricos. Por outro lado, já existem contadores mais modernos que separaram as câmaras de contagem de leucócitos da dosagem de Hb e não sofrem interferências das hiperleucocitoses e da hipertrigliceridemia (exceto em casos extremos). Porém, vale lembrar que a maioria das máquinas do mercado, seguramente as de 18 parâmetros (que se utilizam apenas da volumetria para diferenciação celular – princípio elétrico da impedância ou óptico apenas por difração da luz), é afetada com todos os interferentes já citados.

Embora muito já se tenha alcançado, mesmo os aparelhos mais modernos (independente do fabricante) são incapazes de definir as variações de forma dos eritrócitos (os subtipos de poiquilócitos), diferirem um eritroblasto de morfologia normal (normoblastos) dos eritroblastos megaloblásticos ou megaloblastoides, subtipar as inclusões eritrocitárias (como os corpos de Jolly, pontilhado basofílico etc.) e diferenciar as células verdadeiramente hipocrômicas (halo claro central) das policromáticas, ambas com baixa concentração interna de Hb (baixa CHCM). Desse modo, independente da automação, ainda é indispensável boa avaliação da morfologia eritrocitária por microscopia complementar (em anêmicos) como valioso recurso para o diagnóstico diferencial de anemia.

A microscopia também é indispensável para contagem diferencial de leucócitos (em casos alterados) e contagem manual de plaquetas em plaquetopênicos ou amostras com interferentes (como em leucêmicos sob quimioterapia com *debris* celulares) com resultados inexatos detectados pela discrepância entre a contagem de plaquetas da máquina e a estimativa no esfregaço, na maioria das máquinas.

Assim, este capítulo trará os fundamentos básicos dos eritrócitos, mas sua principalidade será sua avaliação prática no hemograma (eritrograma) e a contagem de reticulócitos (reticulograma). O estudo dos leucócitos e plaquetas, dentre outros, será feito em seus respectivos capítulos.

Fundamentos básicos

Eritropoese

Os eritrócitos são formados a partir dos precursores eritrocitários (eritroblastos) na medula óssea. Sua maturação ocorre a partir das células precursoras eritroides, os proeritroblastos (Figura 2.1, *A*), que seguem a sequência maturativa de eritroblastos basófilos (Figura 2.1, *B*), eritroblastos policromáticos (Figura 2.1, *C*), ertitroblastos ortocromáticos (Figuras 2.1, *C* e *D*), que perdem o núcleo, se transformam em reticulócitos, os quais passam dois a três dias na medula, para irem para o sangue periférico (Figura 2.1, *E*), no qual, depois de um dia, completam sua hemoglobinização e, finalmente, tornam-se eritrócitos maduros, os quais circulam por 100 a 120 dias (Figura 2.1, *F*), quando, então, estão envelhecidos (sob forma de esferócitos) e são sequestrados pelos macrófagos do baço (principalmente) e medula óssea.

A intensidade da eritropoese é regulada pelo nível de oxigenação do sangue, de modo que, independentemente do motivo, um indivíduo que tiver baixa tensão de oxigênio (hipoxia) no sangue terá aumento na produção do hormônio estimulante da eritropoese, a eritropoetina (EPO), que é produzida principalmente nos rins. Desse modo, pacientes anêmicos (pouca Hb), pessoas que vão para elevadas altitudes (ar rarefeito), pacientes com problemas cardiopulmonares, dentre outros, terão elevação na produção da EPO e, caso todos os demais fatores necessários para eritropoese ótima estejam presentes (fatores de proliferação, maturação e medula óssea sadia), aumentarão a produção de eritrócitos.

Se por um lado a EPO é o fator de estimulação, a vitamina B12 e o folato (ácido fólico na forma ativa) são os principais fatores de proliferação (mitose celular) e ferro, vitamina B6, aminoácidos, os principais fatores de maturação (hemoglobinização). Caso falte algum desses fatores, ou caso a medula óssea

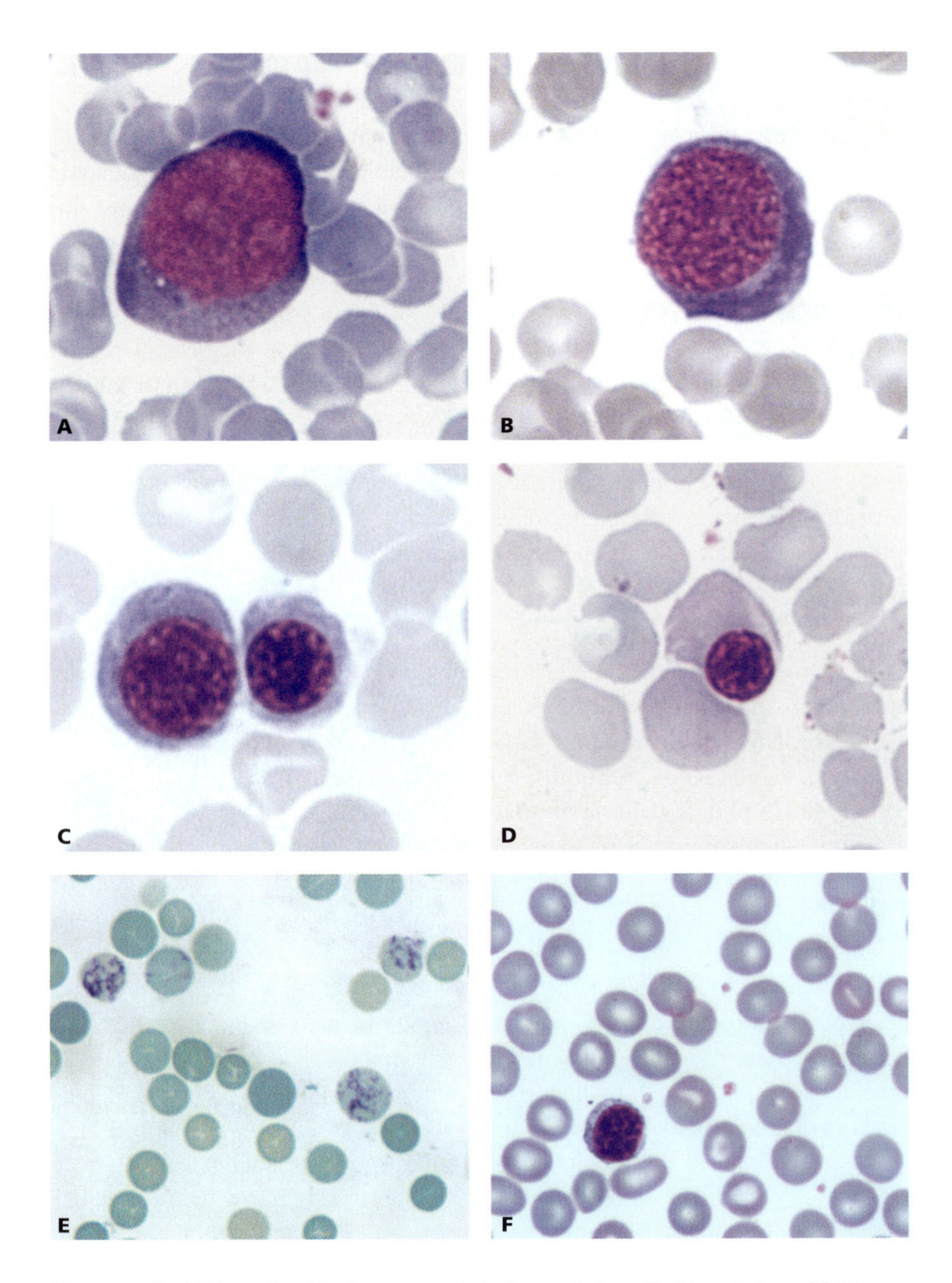

Figura 2.1 – (*A*) Proeritroblastos em medula óssea. Coloração May-Grünwald-Giemsa (MGG). (*B*) Eritroblasto basófilo em medula óssea. Coloração MGG. (*C*) Eritroblasto policromático (*esquerda*) e ortocromático (*direita*) em medula óssea. Coloração MGG. (*D*) Eritroblasto ortocromático expulsando o núcleo em medula óssea. Coloração MGG. (*E*) Reticulócitos em sangue periférico. Coloração azul de cresil contracorado pelo Leishman. (*F*) Eritrócitos maduros.

não esteja normal, mesmo que haja elevadas taxas de EPO, não haverá eritropoese a contento.

Define-se medula óssea normal como aquela em que possua microambiente medular com células hematopoéticas sadias (células progenitoras e precursoras sem alterações moleculares que comprometam a sua funcionalidade e seu desenvolvimento), células estromais e assessórias que promovam a produção dos fatores de crescimento (citocinas) para as células hematopoéticas progenitoras, e com elementos nutrientes suficientes e fatores que direcionem a célula-tronco pluripotente (*stem cell*) a seguir o caminho eritroide no processo hematopoético. Qualquer falha em algum desses elementos necessários para eritropoese ótima pode levar um indivíduo à *anemia por falta de produção*. Por outro lado, qualquer defeito na estrutura do eritrócito ou qualquer motivo que o destrua antes do seu tempo normal de vida acarreta *anemia por excesso de destruição* ou hemólise (*anemia hemolítica*). Afora esses dois mecanismos, um indivíduo fica anêmico apenas por *perda de sangue*.

Eritrócito maduro

Cada eritrócito maduro é uma célula anucleada, constituída basicamente por uma membrana plasmática lipoproteica, e um citosol cujo conteúdo se restringe à proteína Hb, às enzimas para seu metabolismo (glicólise e desvio das pentoses), à água e aos eletrólitos. Sua principal função é assegurar o estado natural da Hb para transporte de oxigênio aos tecidos.

Seu metabolismo de geração de energia é dependente de um conteúdo enzimático limitado, que tem por finalidade a degradação da glicose (via glicolítica principal – de Embder-Meyerhof) como fonte de energia (ATP) para manutenção do ferro em estado ferroso (divalente), evitar a fuga de potássio pela geração de ATP (funcionamento da bomba de sódio e potássio), bem como gerar NADPH (pelo ciclo das pentoses), única forma que os eritrócitos têm em manter suas proteínas em seus estados reduzidos (*in natura*), ou seja, as cadeias globínicas da Hb (evitando sua precipitação) e as proteínas da membrana (evitando a perda de lipídios e formação de esferócitos) (Figura 2.2).

Os eritrócitos são discos bicôncavos, cuja espessura mais externa (borda) mede de 2,3 a 2,8 μm (micrômetros) e espessura mais interna (centro) de 0,5 a 0,11 μm, com diâmetro médio de 7,2 a 8,2 μm. Possuem volume médio de 90 fℓ (85 a 95 fentolitros) e concentração interna de Hb de 33 a 34 g/dℓ. Um indivíduo adulto do gênero masculino, por exemplo, possui de 5.000.000 de eritrócitos/μℓ (ou /mm^3) de sangue. Cada eritrócito, por sua vez, possui cerca de 300.000.000 de moléculas de Hb em seu interior. Sob a luz da microscopia óptica comum, quando distendidos sobre a superfície de uma lâmina, os eritrócitos apresentam-se em tom alaranjado, de forma circular, plana e uniforme, com discreta região central de tonalidade mais clara. Esse fato decorre da menor espessura central, normal em qualquer eritrócito, e que permite certa passagem de luz.

Uma população de eritrócitos em indivíduo normal mostra-se aparentemente com a mesma forma (arredondada), tamanho uniforme (a variação fisiológica de tamanho permitida entre os eritrócitos é, em média, de 14,5%) e com a mesma coloração (mesma tonalidade de cor, que se deve à saturação de aproximadamente 34 g/dℓ de Hb por volume total do eritrócito). Por outro lado, em estados alterados (anemias), dependendo do seu mecanismo fisiopatológico, pode haver alterações tanto na forma, denominada genericamente por poiquilocitose, como no tamanho, caracterizada laboratorialmente pelo termo anisocitose (variação de tamanho entre os eritrócitos) ou na cor do eritrócito, denominada anisocromia. Esses achados podem ser detectados por índices hematimétricos e análise da morfologia eritrocitária na extensão sanguínea corada.

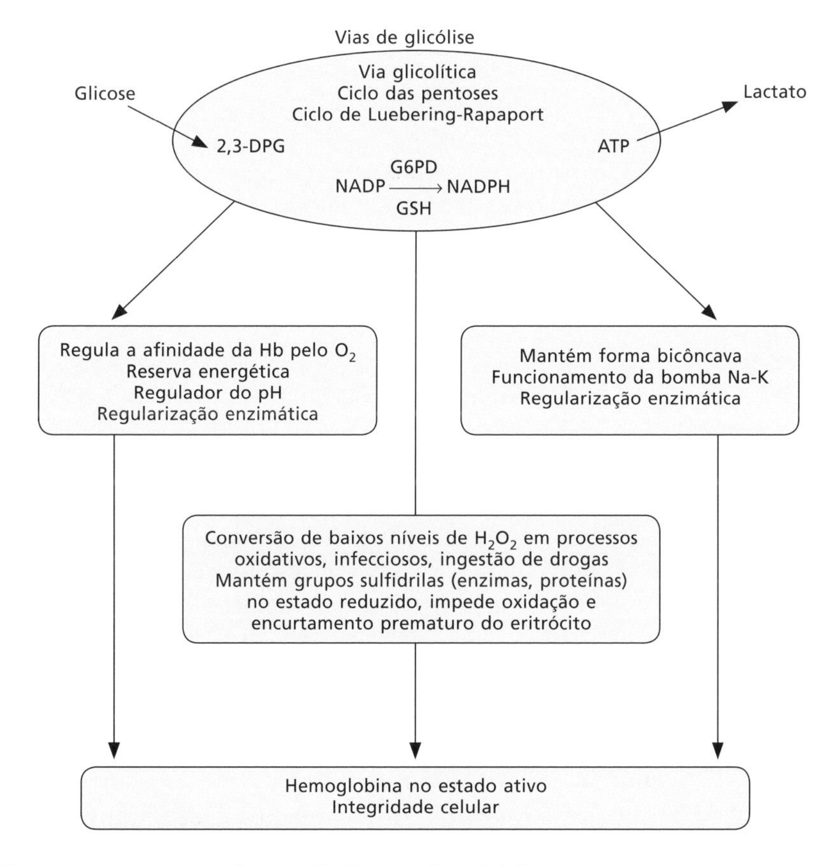

Figura 2.2 – Funções do metabolismo eritrocitário.

Membrana eritrocitária

É constituída por uma bicamada lipídica sustentada por proteínas transmembranas (proteínas integrais: banda 3 e glicoforinas) e um citoesqueleto formado por malha de espectrinas (alfa e beta). Essas espectrinas formam tetrâmeros entre si e também estão ligadas aos complexos juncionais, dando aspecto de figuras hexagonais a essa malha. A quantidade de lipídios na membrana eritrocitária é maior que a necessária para envolver seu conteúdo total, o que dá, ao eritrócito, fluidez ótima, para que possa alongar-se quando houver necessidade da passagem por sinusoides capilares com diâmetros menores que o seu. A manutenção dos lipídios da membrana é feita através das proteínas integrais (principalmente pela banda 3), que se ligam às espectrinas do citoesqueleto. Para a banda 3, a ligação à beta espectrina (em sentido vertical) ocorre por meio da anquirina (proteína 2.1) e reforçada pela proteína 4.2. As glicoforinas apoiam-se verticalmente às espectrinas, por intermédio do complexo juncional. As espectrinas em uma de suas extremidades associam-se horizontalmente ao complexo juncional através da proteína 4.1. Em sua outra extremidade, há uma associação entre os dímeros (alfabeta) formando tetrâmeros de espectrina. O complexo juncional é formado basicamente por proteína 4.1, monômeros de actina, aducina, tropomiosina, proteína 4.9 e extremidades do tetrâmero de espectrina. A integridade dessa estrutura lipoproteica permite, à célula, articulação ótima, de modo a alongar-se e desalongar-se, sem perder conteúdo, quando da

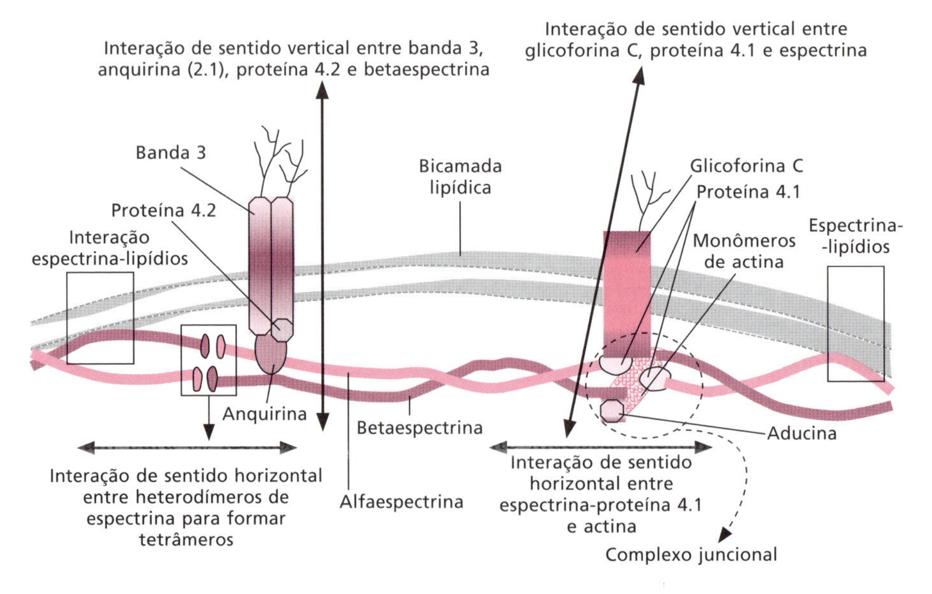

Figura 2.3 – Membrana eritrocitária.

passagem pelos microcapilares sanguíneos. É, portanto, a responsável pelas propriedades de deformabilidade, elasticidade e reestruturação do eritrócito (Figura 2.3). Defeitos nas interações verticais do eritrócito ocasionam perda de lipídios e formação de esferócitos (esferocitose), deficiências moderadas nas interações horizontais fazem com que os eritrócitos, ao passarem pelos microcapilares, alonguem-se e não voltem à forma normal, constituindo eliptócitos (eliptocitose). Quando as deficiências nas interações horizontais são graves, fazem com que os eritrócitos alonguem-se onde muitos se rompem; dessa maneira, podem ser formados eliptócitos e/ou microesferócitos e/ou esquizócitos (fragmentos).

Hemoglobina

É uma proteína quaternária, sintetizada nos eritroblastos medulares e reticulócitos, formada por uma parte orgânica não proteica, o HEME, e uma parte propriamente proteica, a GLOBINA (Figura 2.4). A junção de um heme com

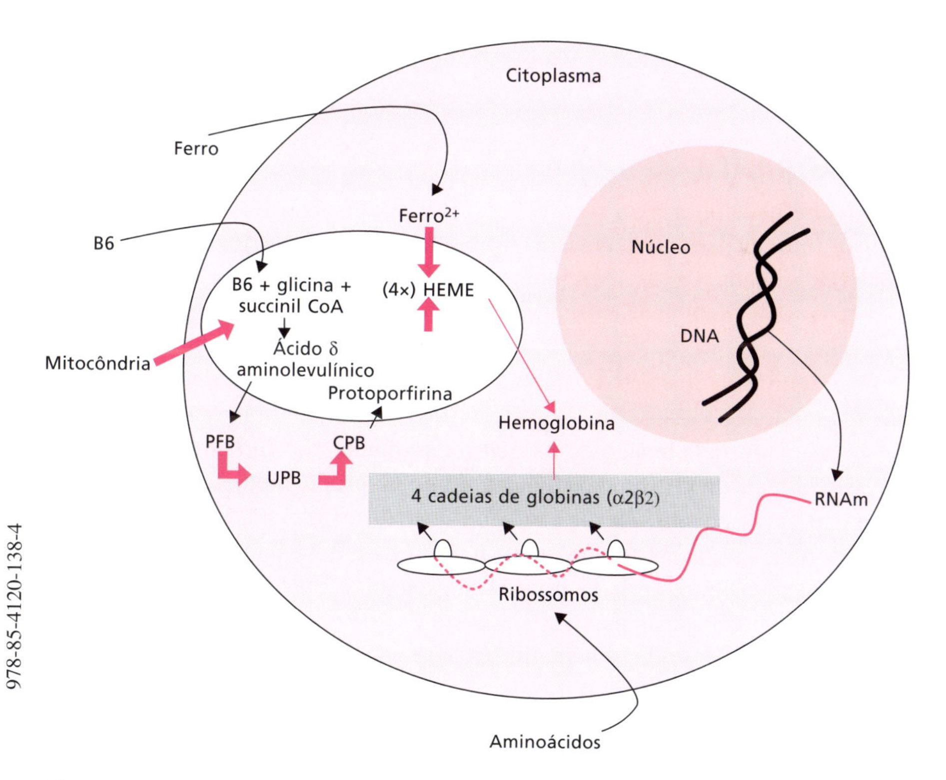

Figura 2.4 – Formação da hemoglobina nos eritroblastos. CoA = coenzima A; CPB = coproporfirinogênio; PFB = porfobilinogênio; UPB = uroporfirinogênio.

978-85-4120-138-4

uma cadeia de globina forma uma *hemeglobina*. A *Hb* é formada pela junção de quatro hemeglobinas, ou seja, quatro unidades hemes envoltas, cada uma, por uma respectiva cadeia de globina. No indivíduo adulto, 96 a 98% das moléculas de Hb são formadas por duas globinas alfa e duas beta ($\alpha_2 \beta_2$).

Cada HEME é constituído por um anel tetrapirrólico com um íon de ferro em seu interior. Para que seja formado necessita de glicina, ácido succínico, que, ao final de um ciclo enzimático (parte do qual ocorre na mitocôndria do eritroblasto), há formação da protoporfirina IX, que por meio de uma ferroquelase específica mitocondrial insere o íon ferroso no anel tetrapirrólico para formar o heme, que se ligará, via nitrogênio imidazólico do resíduo de histidina, à globina.

As cadeias globínicas mudam de acordo com a fase de formação do indivíduo, o heme não. No período embrionário, as Hb embrionárias, com suas respectivas globinas, são a Gower I ($\zeta_2 \varepsilon_2$), Gower II ($\alpha_2 \varepsilon_2$), Portland ($\gamma_2 \zeta_2$), e Fetal (HbF $\alpha_2 \gamma_2$). Durante o período fetal, a HbF corresponde a cerca de 90% do total, a Hb A (normal do adulto) ($\alpha_2 \beta_2$) corresponde a menos de 10%, e o restante, cerca de 2,5%, corresponde à Hb A2 ($\alpha_2 \delta_2$). Após o sexto mês de nascimento, a criança passa a apresentar os mesmos tipos de Hb de indivíduos adultos, ou seja, Hb A ($\alpha_2 \beta_2$) de 96 a 98% da Hb total, a Hb A_2 ($\alpha_2 \delta_2$) 2,5 a 3,7% e a Hb fetal ($\alpha_2 \gamma_2$) menos de 2%.

Eritrocinética

A massa eritrocitária total (o éritron) corresponde ao somatório de todos os constituintes da série vermelha, seja sob a forma de eritrócitos circulantes nos vasos sanguíneos, órgãos e tecidos, seja na forma de precursores imaturos na medula óssea. Pode ser dividida em três componentes básicos: de produção (medula), componente circulatório periférico (vasos) e extravascular (baço).

Esse equilíbrio cinético da massa eritrocitária a valores normais constantes dá-se quando a produção e a destruição dos eritrócitos estão em homeostase, sendo regulado pela tensão de oxigênio circulante. Havendo diminuição nos níveis teciduais de O_2 (hipoxia), há aumento na produção de EPO pelas células renais e consequente elevação na produção de eritrócitos. Com a estabilização dos níveis de oxigênio, há queda natural da EPO e da produção medular.

A avaliação laboratorial do éritron (da capacidade de transporte de oxigênio aos tecidos) pode ser mensurada por meio das determinações do eritrograma (eritrócitos, Hb, Ht, índices hematimétricos e morfologia eritrocitária) em sangue periférico. A produção eritroide pode ser avaliada por exame de medula óssea e contagem de reticulócitos no sangue. O exame de medula consta da determinação do percentual total de celularidade e, dessa quantidade celular, a relação entre células granulocíticas (G) e eritroides (E) – relação G:E, obtida pela contagem diferencial das células medulares.

A quantidade de eritrócitos jovens viáveis, que são lançados na circulação (reticulócitos), equivale à *eritropoese efetiva (eficaz)*. A quantidade de eritrócitos destruídos dentro da medula traduz a *eritropoese ineficaz*. Corresponde, por conseguinte, à diferença entre a eritropoese total e a eficaz. A eritropoese ineficaz é característica de alguns processos anêmicos e se mostra evidente quando a medula está cheia de precursores eritroides e o sangue periférico apresenta poucos reticulócitos.

Destruição do eritrócito senescente

Após aproximadamente 100 a 120 dias na circulação, o eritrócito senil, sob forma de esferócito, é quase sempre destruído pelos macrófagos, principalmente no baço. A cada dia, um indivíduo adulto normal tem cerca de 1% de eritrócitos senis sendo destruídos e, como forma compensatória natural, em torno de 1% de eritrócitos jovens (reticulócitos) é lançado da medula óssea para circulação.

A destruição natural dos eritrócitos ocorre no compartimento extravascular (principalmente no baço). Os componentes da Hb terão destinos distintos. Os aminoácidos, formadores das cadeias globínicas, retornarão ao *pool* hepático onde serão reaproveitados para a síntese de novas proteínas. O ferro será recaptado pela transferrina e retornará para os eritroblastos medulares para formação de novas moléculas de heme, que serão incorporadas às cadeias globínicas para formar nova Hb. Apenas as moléculas de protoporfirina serão degradadas em monóxido de carbono (CO – logo expelido pelos pulmões) e bilirrubina livre (indireta), que será transportada para o fígado, no qual sofrerá conjugação e transformação em bilirrubina direta (BD), que será catabolizada pelas bactérias intestinais e eliminada como urobilinogênio e estercobilinogênio. Caso a hemólise ocorra no compartimento intravascular, haverá, progressivamente, hemoglobinemia, hemoglobinúria e hemossiderinúria.

Patologia dos eritrócitos

As patologias eritrocitárias decorrem ou do excesso, as policitemias, ou da diminuição dos níveis de Hb circulantes, as anemias.

As policitemias podem ser *relativas* (falsas) decorrentes apenas de redução do volume de plasma em relação à massa eritrocitária (que verdadeiramente não aumenta), sendo consequentes da hemoconcentração, como nos desidratados, ou em uso de diuréticos. As *policitemias absolutas*, decorrentes verdadeiramente do aumento da massa eritrocitária podem ser *secundárias* (caracterizadas pela maior produção de eritrócitos decorrentes do aumento dos níveis de EPO – secundário à hipoxia) ou verdadeiras (*policitemia vera*), um distúrbio clonal da célula-tronco que, mesmo sem elevação das taxas de EPO ou de hipoxia, elevam a eritropoese.

Classificação das anemias

Anemia é um estado caracterizado pela diminuição dos níveis de Hb circulante, com ou sem redução do número de eritrócitos, de acordo com idade, gênero e altitude, para indivíduos normovolêmicos. Conforme a Organização Mundial da Saúde (OMS), os limites mínimos aceitáveis de Hb, para indivíduos ao nível do mar, são de 13, 12 e 11 g/dℓ, para homens adultos, mulheres grávidas ou não grávidas, respectivamente.

As anemias são classificadas de acordo com a morfologia (classificação laboratorial), com base nos índices hematimétricos de Wintrobe, ou pela fisiopatologia, (causa – etiologia). A classificação morfoetiológica correlaciona essas duas classificações.

Morfologicamente, as anemias podem ser microcíticas-hipocrômicas, normocíticas-normocrômicas e macrocíticas. Etiologicamente, um indivíduo torna-se anêmico por falta de produção, excesso de destruição (hemólise) ou perda de sangue. O Quadro 2.1 e a Tabela 2.1 mostram a classificação morfológica. O Quadro 2.2 exibe a classificação fisiopatológica e o Quadro 2.3 apresenta a classificação morfoetiológica.

Quadro 2.1 – Classificação morfológica (laboratorial) das anemias[1]

- Anemia normocítica normocrômica: VCM de 80 – 100 fℓ e CHCM de 32 – 36 g/dℓ
- Anemia microcítica hipocrômica: VCM < 80 fℓ e CHCM < 32 g/dℓ. HCM diminuída
- Anemia macrocítica normocrômica: VCM > 100 fℓ e CHCM 32 - 36g/dℓ. HCM elevada

Observação: Os valores estão adaptados para adultos. Para crianças deve-se levar em conta o limite de volume corpuscular médio (VCM) e concentração de hemoglobina corpuscular média (CHCM) para a idade. Algumas anemias macrocíticas podem ser levemente hipocrômicas: VCM > 100 fL e CHCM < 32 g/dL. São os casos dos processos hemolíticos graves com elevada reticulocitose. Os reticulócitos, além de serem células policromáticas, possuem menor quantidade de hemoglobina por volume (baixa concentração – insaturadas), e podem resultar em queda da CHCM.

Tabela 2.1 – Classificação morfológica (laboratorial) das anemias, com base em VCM e RDW automatizados. Adaptado de Bessman[2]

	RDW normal	RDW elevada
VCM < 80 fℓ	***Microcitose homogênea*** Normal em crianças Talassemias heterozigotas Anemia de doenças crônicas Certas esferocitoses hereditárias Certos casos de eliptocitose	***Microcitose heterogênea*** Ferropriva evidente Sem betatalassemia Doença de HbH Fragmentação de eritrócitos Sideroblástica Ferropriva transfundida

Tabela 2.1 – Classificação morfológica (laboratorial) das anemias, com base em VCM e RDW automatizados. Adaptado de Bessman[2] (*Continuação*)

	RDW normal	RDW elevada
VCM = 80 – 100 fℓ	***Normocitose homogênea*** Normal nos adultos Anemia de doenças crônicas Hemoglobinas AS, AC (não anêmicas) Transfusão Quimioterapia LLC LMC Hemorragia Esferocitose hereditária	***Normocitose heterogênea*** Deficiências mistas Início de deficiência de ferro Início de deficiência de folato Hemoglobinas SS, SC e CC Mielofibrose Sideroblástica AHAI
VCM > 100 fℓ	***Macrocitose homogênea*** Anemia aplásica Alcoolismo Pode ocorrer no RN	***Macrocitose heterogênea*** Deficiência de folato Deficiência de vitamina B12 Mielodisplasias AHAI Crioaglutininas LLC com hiperleucocitose Sideroblásticas Pode ocorrer no RN Deficiência de B12 transfundida Deficiência de folato transfundida

Observação: Os valores do volume corpuscular médio (VCM) estão adaptados para adultos. Para crianças, deve-se levar em conta o limite de VCM para a idade. AHAI = anemia hemolítica autoimune; doença de HbH = hemoglobina H; LLC = leucemia linfoide crônica; LMC = leucemia mieloide crônica; RDW = amplitude de distribuição dos eritrócitos; RN = recém-nascido.

Quadro 2.2 – Classificação fisiopatológica das anemias por Barreto[3] modificada por Gomes Oliveira[4-7]

- Anemias por falta de produção
  - Com sistema hematopoético íntegro
    - Deficiência de ferro
    - Deficiência de folato
    - Deficiência de vitamina B12
    - Deficiência de eritropoetina: insuficiência renal crônica; hipotiroidismo; inflamação
    - Deficiência na síntese do heme
      - Anemias sideroblásticas
      - Porfirias congênitas
      - Porfirias adquiridas ou intoxicação por metais pesados (chumbo)

(*Continua*)

Quadro 2.2 – Classificação fisiopatológica das anemias por Barreto[3] modificada por Gomes Oliveira[4-7] (*Continuação*)

- Com sistema hematopoético comprometido
  - Aplasia medular (anemia aplásica)
  - SMD
  - Leucemias
  - Linfomas leucemizados
  - Metástases
  - Mielofibrose
- Anemias por excesso de destruição (hemolíticas) ou por perdas sanguíneas
  - Anemias hemolíticas por defeito hereditário
    - Eritroenzimopatias (metabólicas)
      - Deficiência de G6PD
      - Deficiência de piruvatoquinase
      - Outras eritroenzimopatias
        - Glicolíticas
        - Não glicolíticas
    - Hemoglobinopatias (defeito na síntese de globinas)
      - Com globina de estrutura anormal: anemia falciforme (SS), hemoglobinopatias CC, SC, SD, SE etc.
      - Com globina de estrutura normal: talassemias
    - Por defeitos proteicos da membrana eritrocitária
      - Esferocitose
      - Eliptocitose
  - Anemias hemolíticas por defeito adquirido
    - Imunes
      - AHAI: induzida por drogas, aglutininas a frio etc.
      - Anemia hemolítica aloimune: doença hemolítica do recém-nascido; transfusões
    - Não imunes (dano direto ao eritrócito, sem envolvimento primário de resposta imune)
      - Por trauma mecânico: anemias microangiopáticas, próteses cardíacas, hemoglobinúria da marcha etc.
      - Por danos térmicos: queimados; danos químicos; venenos
      - Tóxicas por agentes infecciosos (protozoários – malária, Babesia; bactérias – *Clostridium* etc.)
    - HPN
  - Anemias por perdas sanguíneas
    - Perdas crônicas
    - Perdas agudas
- Pseudoanemias: resultantes apenas do aumento do volume de plasma
  - Edema (retenção de líquidos): último trimestre de gravidez; tratamento com drogas esteroides; desequilíbrio hidro-osmótico
  - Hiperesplenismo (aumenta a quantidade de glóbulos retidos no compartimento extravascular)
  - Outros: uso de soro intravenoso, atletas em treinamento, macroglobulinemia etc.

Quadro 2.3 – Classificação morfoetiológica das anemias por Gomes Oliveira[4-6] modificada em 2007[7]

- Grupo I – anemias normocíticas normocrômicas: VCM de 80 – 100 fℓ, CHCM de 32 – 36 g/dℓ
  - Por hemólise (hemolíticas): em alguns casos podem ser levemente macrocíticas
    - Congênitas
      - Por defeito de proteínas de membrana: esferocitose e eliptocitose
      - Por defeito da hemoglobina: hemoglobinopatias
        - Hemoglobinas variantes (SS, SC, CC, SD etc.)
          Observação: as talassemias são hemoglobinopatias com perfil microcítico-hipocrômico
      - Por defeito metabólico: eritroenzimopatias
        - Deficiência de piruvatoquinase (PK), deficiência de glicose-6-fosfato desidrogenase (G6DP) etc.
    - Adquiridas
      - Infecciosas: septicemia por *Clostridium perfringens*, malária, bartonelose
      - Química: hipersensibilidade a determinados produtos químicos
      - Física: queimaduras, próteses cardíacas
      - Vasculites (microangiopatias)
      - Venenos de serpentes; favismo (geralmente nas deficiências de G6PD)
      - Imunológicas: autoanticorpos, transfusão incompatível, mediada por drogas
      - Hemoglobinúria paroxística noturna
  - Por insuficiência medular (baixa produção)
    - Primárias, sem causa definida (idiopáticas)
      - Aplasias adquiridas; aplasias congênitas (anemia de Fanconi)
      - Aplasia pura de série vermelha; hipoplasias medulares
      - Leucemias; linfomas; mielofibrose etc.
    - Secundárias
      - Tóxicas: drogas que inibam a hematopoese; irradiações; quimioterápicos; produtos industriais; solventes; benzeno, cloranfenicol etc. (aplasias adquiridas)
      - Parasitas: leishmaniose – calazar etc.
      - Malignas: metástases
  - Por hemorragias agudas: em alguns raros casos podem ser macrocíticas
  - Por falta de eritropoetina: insuficiência renal crônica
  - Por inflamações e/ou infecções crônicas (anemia de doenças crônicas)
- Grupo II – Anemias microcíticas hiporômicas: VCM < 80 fℓ, CHCM < 32 g/dℓ
  - Hipossiderêmicas: ferro sérico baixo
    - Carência de ferro (ferroprivas) por
      - Perda de ferro nos sangramentos crônicos
      - Necessidades aumentadas de ferro com oferta pobre
        - Crianças e adolescentes em fases de grande crescimento
        - Mulheres com excesso de menstruação; gestação
      - Perda de ferro por hemossiderinúria
        - Hemólises intravasculares graves; diálise crônica
      - Defeito de absorção de ferro
        - Gastrite crônica, gastrectomia parcial, ressecção duodenal
    - Desvio do ferro para os macrófagos medulares (não ferroprivas)
      - Anemias de doenças crônicas de longa duração
  - Hipersiderêmicas: ferro sérico normal/elevado
    - Defeito na fabricação da hemoglobina (hemoglobinização) por causas
      - Congênitas
        - Talassemias (alfa e beta)
        - Anemias sideroblásticas
      - Adquiridas
        - Intoxicação pelo chumbo
        - Medicamentos

(*Continua*)

Quadro 2.3 – Classificação morfoetiológica das anemias por Gomes Oliveira[4-6] modificada em 2007[7] (*Continuação*)

- Grupo III – anemias macrocíticas: VCM > 100 fℓ, CHCM de 32 – 36 g/dℓ
  - Megaloblásticas: com megaloblastos na medula óssea. São consequentes do baixo número de mitoses nos eritroblastos, em razão da síntese reduzida de DNA
    - Carência de vitamina B12
      - Anemia perniciosa (doença imune – falta de fator intrínseco)
      - Gastrectomia parcial ou total (falta de fator intrínseco)
      - Gastrite atrófica (falta de fator intrínseco)
      - Ausência isolada de fator intrínseco
      - Vegetarianismo (não ingestão de vitamina B12)
      - Na criança (menor absorção de vitamina B12)
      - Síndrome de Imersland (defeito de absorção de vitamina B12 no íleo)
      - Ressecção intestinal do íleo (impedimento da absorção de vitamina B12)
      - Síndrome de alça cega (impedimento da absorção de vitamina B12)
      - Dieta de peixe cru (depleção dos estoques de vitamina B12 pela tênia do peixe – *Diphilobotrium latum*)
      - Anestesia com óxido nitroso
      - Deficiência de transcobalamina II (defeito no transporte de vitamina B12)
    - Carência de folato (ácido fólico)
      - Má absorção intestinal; diarreia crônica (baixa absorção)
      - Carência nutricional (dieta pobre em vegetais folhosos não cozidos)
      - Prematuros (pouca reserva e metabolização no fígado)
      - Secundária ao excesso de consumo
      - Gestação; anemias hemolíticas crônicas
      - Dermatites esfoliativas; leucemias e outros cânceres
      - Diálise (retenção de folato)
      - Cirrose (pouco estoque e metabolização no fígado)
      - Álcool (competição)
      - *Plasmodium falciparum* (espoliação de reservas)
      - Diminuição da 5-metiltetraidrofolato transferase
      - Antifolatos (metotrexato, pirimetamina etc.)
  - Não megaloblásticas: sem megaloblastos na medula óssea. São consequentes ou da diminuição do número de mitoses por defeitos das células-tronco na medula (aplasias), por maturação defeituosa (síndromes mielodisplásicas), ou do excessivo número de macrócitos policromáticos (reticulócitos) no sangue periférico
    - Anemias aplásicas (aplasia de medula): podem ser normocíticas
    - Síndromes mielodisplásicas: podem ser normocíticas
    - Hepatopatias: podem ser normocíticas
    - Anemias hemolíticas: com intensa regeneração eritroide (elevada reticulocitose – macrócitos policromáticos). Podem ser normocíticas
    - Anemias pós-hemorragias agudas com elevada reticulocitose: são geralmente normocíticas

Protocolos práticos para a avaliação dos eritrócitos no sangue periférico e sua interpretação clínica

Eritrograma

É o retrato da série eritrocitária no sangue periférico, no momento da coleta. Constitui-se de contagem de eritrócitos, dosagem da Hb, Ht, índices hematimétricos e avaliação da morfologia eritrocitária.

CONTAGEM DE ERITRÓCITOS

Os eritrócitos podem ser contados manualmente, em hemocitômetro ou por instrumentos automáticos.

Contagem manual em hemocitômetro

Consiste na determinação do número de eritrócitos por mm^3 (ou µℓ) de sangue, após diluição de amostra de sangue total com solução isotônica, que evite lise dos eritrócitos. A contagem é feita nos cinco quadrados do quadrante central da câmara de Neubauer e o resultado em mm^3 é dado após ajuste dos cálculos para o grau de diluição e local de contagem no hemocitômetro.

- Material:
  - Líquido diluidor.
  - Pipeta graduada de 5mℓ.
  - Frasco tipo penicilina.
  - Lenço de papel ou gaze.
  - Câmara de Neubauer com lamínula.
  - Microscópio.
- Líquidos diluidores:
  - Solução de formol-citrato:
    - Citrato de sódio: 3,8 g.
    - Formol 40%: 2 mℓ.
    - Água destilada qsp: 100 mℓ.
- Procedimento:
  - Pipetar 4 mℓ do líquido diluidor para um frasco tipo penicilina.
  - Aspirar 0,02mℓ (20 µℓ) do sangue total previamente homogeneizado (por meio de micropipeta com ponteira).
  - Limpar cuidadosamente a parte externa da ponteira com papel absorvente, evitando, porém, que esse procedimento retire qualquer quantidade de amostra aspirada.

- Diluir a amostra para o frasco com líquido diluidor, tendo o cuidado de fazer a lavagem do interior da ponteira (por aspiração e expulsão sucessivas da amostra) até que não fique nenhum resquício de amostra no seu interior.
- Agitar levemente.
- Desse modo, a diluição será de 1:200.
- Encher a câmara de Neubauer e proceder à contagem, em aumento de 400× (ocular 10× e objetiva 40×), com condensador baixo.

• Contagem:
  - Somar o número total de eritrócitos obtidos após a contagem de cada um dos cinco quadrados do quadrante central da câmara (os quatro laterais, um do centro), ou seja, um quinto do quadrante central (H1+ H2 + H3 + H4 + H5).
  - Cálculo (contagem por mm^3):
    - Cada um dos nove quadrantes da câmara tem capacidade de conter 0,1 mm^3 (1 mm × 1 mm × 0,1 mm) de volume.
    - Como todo quadrado central contém um volume de 0,1 mm^3 = 1/10 mm^3.
    - Um quinto desse quadrado central = 1/10 × 1/5 = 1/50 mm^3.
    - Diluição = 1/200.
    - Como 1/50 × 1/200 = 1/10.000, o fator de correção para transformar 1/10.000 do mm^3 em 1 mm^3 será o próprio 10.000. Assim: número de eritrócitos/mm^3 = somatório cinco quadrados do quadrante central × 10.000.

$$\text{N}^{\underline{o}}\ \text{eritrócitos/mm}^3 = \Sigma\ (\text{H1} + \text{H2} + \text{H3} + \text{H4} + \text{H5}) \times 10.000$$

Comentários

A contagem manual de eritrócitos em câmara é bastante trabalhosa e imprecisa. Requer muito tempo, experiência, controle rígido no uso do hemocitômetro e contagens repetidas para a mesma amostra. É inviável mesmo em pequenas rotinas e deve ser feita apenas em pacientes anêmicos em laboratórios sem automação (para a classificação morfológica das anemias) ou como rara necessidade em casos de crioaglutinação grave sem correção após o uso do banho-maria, em laboratórios automatizados. Em laboratórios sem automação, é preferível liberar os hemogramas normais sem a contagem de eritrócitos, sem VCM e sem HCM, apenas com Ht, Hb, CHCM e morfologia eritrocitária feitos de fato, a arbitrar valores para eritrócitos, VCM e HCM, por cálculos matemáticos. Sabe-se que o VCM e a contagem de eritrócitos variam muito (VCM varia quase 20 pontos) em indivíduos não anêmicos, o que torna sua suposição matemática uma prática inaceitável e que impede o raciocínio clínico diante de anemia.

A maioria dos contadores atuais é de boa qualidade e com preço acessível e inevitável no setor de hematologia, uma vez que todas as amostras devem ter todos os parâmetros do eritrograma verdadeiramente mensurados.

Contadores automáticos

Os sistemas automatizados contam os eritrócitos utilizando-se de um princípio elétrico, óptico ou ambos. O primeiro baseia-se no impedimento (impedância) da passagem de corrente elétrica contínua em pequena abertura entre dois eletrodos (+ e –) mergulhados em líquido condutor de corrente, quando cada célula atravessa tal abertura (princípio de Coulter) (Figura 2.5). Isso gera um pulso elétrico, no qual cada célula equivale a um pulso, sendo, então, discriminadas pelo seu volume (Figura 2.6).

No princípio óptico, a dispersão de luz a baixos ângulos (luz difratada) é absorvida por uma fotocélula à proporção que um feixe de luz *laser* incide sobre cada célula. Essa luz absorvida é convertida em volume (Figura 2.7).

Independentemente do princípio utilizado, a automação tornou a contagem de eritrócitos um dado preciso e exato; dessa forma, os índices hematimétricos passaram a ser realmente valorizados.

- Valores de referência para adultos:
  - Homens: 4.500.000 a 6.000.000/mm^3.
  - Mulheres: 3.950.000 a 5.400.000/mm^3.

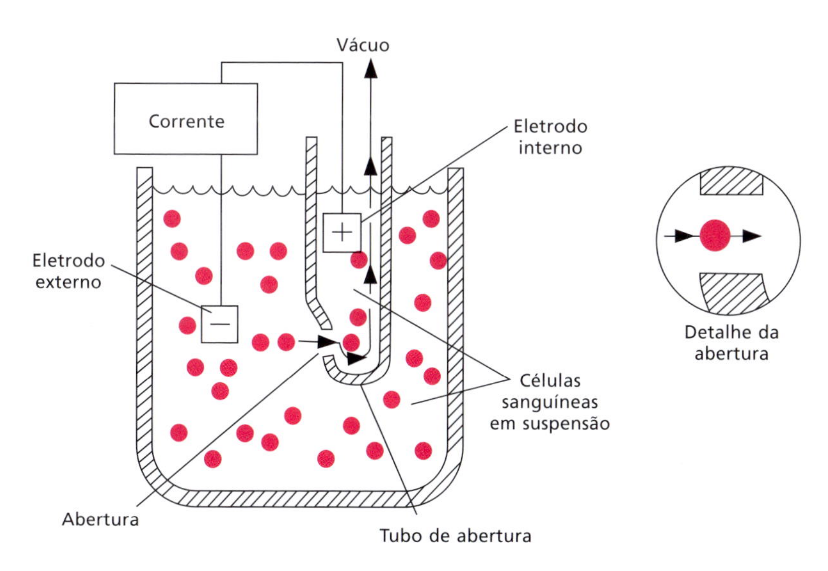

Figura 2.5 – Princípio de Coulter de contagem: impedância elétrica.

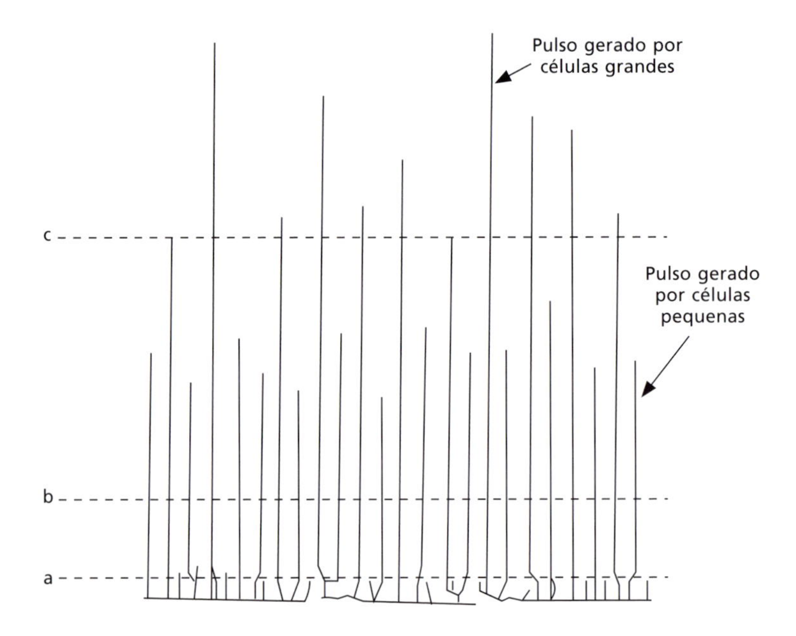

Figura 2.6 – Pulsos elétricos na diferenciação celular: impedância, Coulter. Cada pulso elétrico = célula, com volume específico. Limites a = ruído elétrico; b = discriminador para células pequenas; c = discriminador para células grandes.

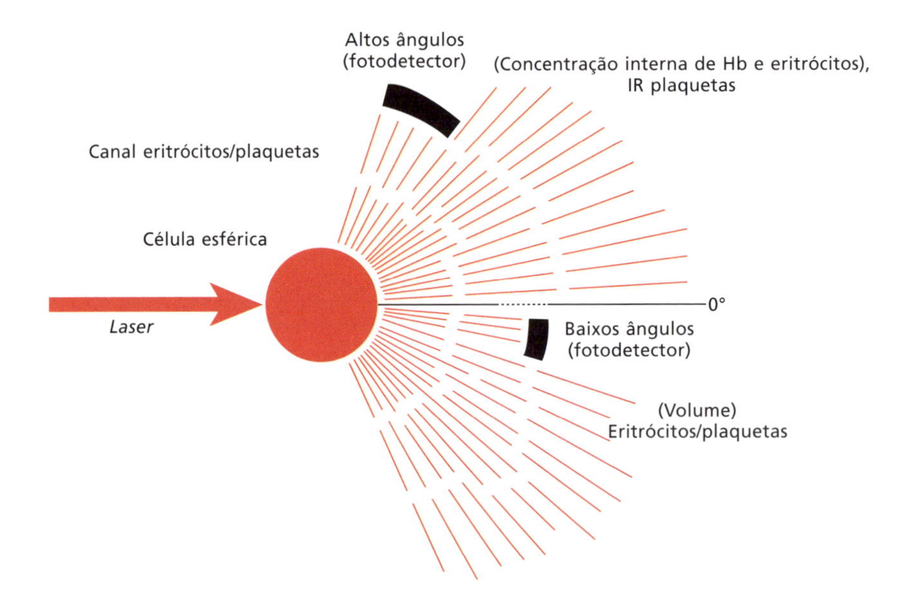

Figura 2.7 – Princípio óptico (dispersão de *laser*): ADVIA 120, Siemens.

Eritrócitos e plaquetas

A contagem automatizada de eritrócitos, independente do fabricante ou do modelo do contador, é feita no mesmo canal destinado à contagem de plaquetas. Por serem de volumes distintos, em geral, elementos celulares com menos de 20 fℓ são consignados como plaquetas e elementos com mais de 20 fℓ são consignados como eritrócitos. Há contadores que usam como limite de distinção entre eritrócitos e plaquetas o valor de 30 fℓ. Por outro lado, há aparelhos que além da distinção pelo volume, diferenciam os eritrócitos das plaquetas em análise integrada do volume com o índice de refração (Figura 2.8), ou por princípio óptico associado à fluorescência (plaqueta óptica) (Figura 2.9). Em ambas há maior confiabilidade na diferenciação dos eritrócitos extremamente microcíticos ou fragmentados (ou outros restos celulares) das plaquetas, e das plaquetas gigantes dos eritrócitos, portanto, reduzindo a necessidade da contagem manual, mesmo em amostras com interferentes, principalmente em plaquetopênicos.

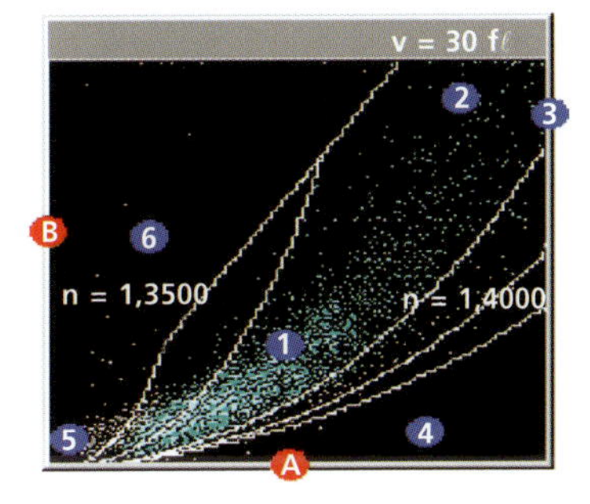

Figura 2.8 – Plaquetas: análise integrada (volume × índice de refração) ADVIA 120, Siemens. A = eixo X, dispersão de luz a altos ângulos (5 a 15°) e baixos ganhos, correspondendo ao índice de refração celular (n). B = eixo Y, dispersão de luz a baixos ângulos (2 a 3°) e altos ganhos, correspondendo ao volume celular (v). 1 = plaquetas; 2 = plaquetas gigantes; 3 = eritrócitos; 4 = fragmentos de eritrócitos; 5 = *debris*; 6 = eritrócitos fantasmas.

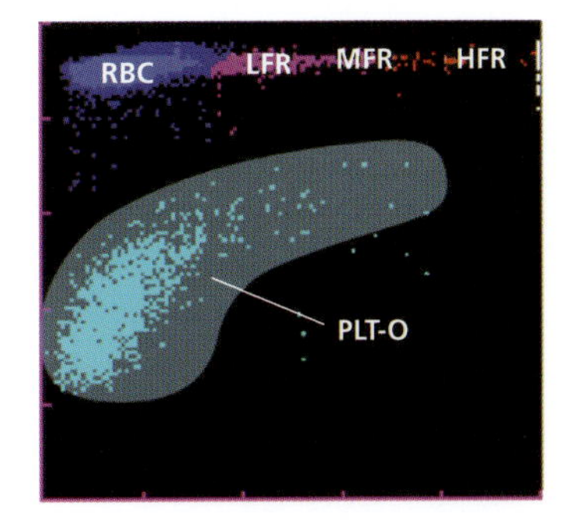

Figura 2.9 – Contagem óptica de plaquetas por fluorescência: Sysmex XT-2000i, XE-2100 e XT-4000i. HFR = fração reticulocitária de alta fluorescência; LFR = fração reiculocitária de baixa fluorescência; MFR = fração reticulocitária de média fluorescência; PLT-O = plaqueta óptica; RBC = eritrócitos.

Determinação espectrofotométrica da hemoglobina

Dosagem manual

É a determinação mais importante do eritrograma. Verdadeiro parâmetro para conceituar uma anemia. Após lise dos eritrócitos, o pigmento hemoglobínico liberado será convertido em um composto corado e medido por um espectrofotômetro (ou fotocolorímetro), em função da luz absorvida ou transmitida. Os resultados serão, então, comparados com os valores de absorbância ou transmitância de uma solução padrão de concentração conhecida.

MÉTODO DA CIANOMETEMOGLOBINA

Tem por princípio básico a oxidação do íon ferroso (divalente), da Hb, oxiemoglobina e carboxiemoglobina a ferro férrico (trivalente), pelo ferricianeto, com formação de metemoglobina. Esta se combina com o cianeto de potássio para produzir cianometemoglobina (cor vermelho-alaranjada), que é medida fotocolorimetricamente em 540 nm ou em filtro verde.

Tanto métodos manuais como automatizados seguem esse mesmo princípio. Por outro lado, há tendência mundial (por questões ambientais – o cianeto é grave poluente) de a maioria dos fabricantes substituírem, progressivamente, o cianeto por reagentes pouco tóxicos e que produzam um composto com mesma coloração. Os resultados obtidos são tão exatos quanto os do método da cianometemoglobina.

- Procedimento manual:
  - Pipetar 5 mℓ do reagente de cor para tubo de ensaio.
  - Aspirar 0,02 mℓ (20 μℓ) da amostra em micropipeta com ponteira.
  - Limpar a parte externa da ponteira com papel absorvente.
  - Lavar três vezes o interior da ponteira, por aspiração e expulsão, para só então fazer a agitação.
  - Aguardar pelo menos 5 min e determinar a absorbância do teste em 540 nm ou filtro verde, acertando o branco com a própria solução de Drabkin.
  - A cor é estável por várias horas.
  - O procedimento de diluição do padrão é o mesmo da amostra.
- Cálculos:
  - Fator de correção:
    - É extremamente importante dosar o padrão em triplicata, utilizando a média das absorbâncias para o cálculo do fator de correção.
    - Fator de correção = concentração em g/dℓ do padrão de Hb usado/média das absorbâncias do padrão.

Hb g/dℓ = absorbância da amostra × fator de correção

- Comentários:
  - Determinações em duplicata não devem ter diferença superior a 0,3 g/dℓ.
  - Nas determinações manuais, ter sempre o cuidado de usar tubos limpos e apropriados para o seu espectrofotômetro.
- Valores de referência[9]:
  - Crianças de seis meses a quatro anos: ≥ 11 g/dℓ.
  - Crianças de cinco a 11 anos: ≥ 11,5 g/dℓ.
  - Crianças de 12 a 14 anos: ≥ 12 g/dℓ.
  - Mulheres não gestantes a partir dos 15 anos: ≥ 12 g/dℓ.
  - Mulheres gestantes: ≥ 11 g/dℓ.
  - Homens a partir dos 15 anos: ≥ 13 g/dℓ.

A OMS recomenda correção de 0,2 g de Hb a cada 300 m de altitude acima do nível do mar.

Dosagem automatizada

Na maioria dos contadores do mercado, principalmente os de 18 parâmetros, parte do sangue aspirado é separada para um canal comum no qual são determinados Hb e leucócitos. Esse sangue é diluído em um líquido hemolisante de eritrócitos. A Hb liberada é convertida em pigmento de cor estável, que é medida espectrofotometricamente, de modo similar à dosagem manual. Os leucócitos não são lisados e, dependendo da sua quantidade (quando acima de 100.000/mm^3), podem promover maior aumento da absorção de luz (absorbância) e superestimar a dosagem de Hb. O uso isolado do cianeto também impede a digestão dos lipídios que podem interferir na elevação da absorção de luz e superestimar a dosagem de Hb.

Contadores mais modernos, a fim de evitar a interferência das hiperleucocitoses e hiperlipemias na dosagem de Hb, separam as câmaras de detecção de Hb e leucócitos, de modo que, uma parte do sangue aspirado é separada especificamente para dosagem de Hb (leucócitos são detectados em outra câmara de contagem). Assim, permite-se que sejam utilizados agentes líticos mais potentes conjuntamente ao cianeto de potássio simples ou outros substitutos menos poluentes e mais potentes que o cianeto, o que permite que os leucócitos também sejam lisados e os lipídios digeridos, evitando a interferência das hiperleucocitoses e das hiperlipemias na dosagem de Hb.

Hematócrito

É um método de separação do sangue em seus elementos celulares e o plasma (*hemato* = sangue; *crito* = separação). Corresponde ao volume relativo de empacotamento dos eritrócitos após centrifugação do sangue total. Traduz a relação percentual entre os eritrócitos e o plasma, obtida pela divisão do volume percentual ocupado pelos eritrócitos empacotados pelo volume de sangue total, que equivale a 100%. Pode ser expresso em valor percentual (p. ex., 39%), ou absoluto, por exemplo, 0,39.

As determinações do Ht podem ser feitas por procedimentos diretos por centrifugação (macro e micrométodo), nos quais realmente há separação do sangue em partes, ou obtidos por automação.

Métodos manuais

MICRO-HEMATÓCRITO

Volume compacto de sangue em capilar de vidro, após centrifugação em microcentrífuga 11.000 rpm/5 min). Esta técnica ainda é bastante utilizada em laboratórios de pequeno porte, que empregam métodos manuais e/ou semiautomáticos para confecção do hemograma. Em laboratórios automatizados ainda pode ser útil para correção de erros nos eritrogramas causados por interferentes. Ainda é o método de referência pelo Comitê Internacional de Padronização em Hematologia (ICSH).

- Procedimento:
  - Aspirar amostra de sangue total em tubos capilares para micro-hematócrito, até aproximadamente dois terços do tubo.
  - Limpar o capilar com papel absorvente.
  - Vedar o capilar de vidro na chama (fogo) ou com massa de vedação (própria para micro-hematócrito). No caso de vedação em chama, a extremidade oposta à que foi utilizada para aspiração (a parte do capilar sem sangue) é que deve ser vedada. No caso de vedação com uso de massa selante, a mesma extremidade usada na aspiração é que deve ser vedada.
  - Colocar o tubo capilar vedado em microcentrífuga (parte vedada para o sentido de fora).
  - Centrifugar por 11.000 rpm, por 5 min.
  - Fazer leitura em escala apropriada, ajustando-se o limite inferior da parte globular à base da escala e o limite superior da camada plasmática à parte superior da escala. O local de separação entre a fase plasmática e a parte celular é o valor do Ht.

MACRO-HEMATÓCRITO

Volume compactado de sangue em tubo de Wintrobe, após centrifugação em macrocentrífuga 3.000 rpm/30 min). Em função de maior inexatidão, gasto de maiores quantidades de amostra, mais tempo para o exame, dentre outros, esta técnica não mais é utilizada, exceto se a estrutura de seu laboratório não dispuser nem mesmo de uma microcentrífuga.

Hematócrito nos contadores automáticos

É um dado indireto, calculado a partir do VCM (mensurado de modo direto) e do número de eritrócitos contados, em que Ht (%) = VCM × eritrócitos em milhões/mm^3/10. Em verdade, o Ht dos contadores automatizados é obtido pela inversão da clássica fórmula do VCM de Wintrobe.

Os contadores da Sysmex e ABX obtêm o Ht como a soma dos pulsos dos eritrócitos em proporção a determinado volume de sangue aspirado (isto ocorre sem separação do sangue em partes). A partir desse Ht, o VCM é calculado indiretamente (pela fórmula tradicional de Wintrobe).

Há diferença, em média, de cerca de 1% entre o micro-hematócrito direto por centrifugação e o Ht automatizado. A multiplicação do micro-hematócrito por 0,984 traz resultados mais próximos àqueles obtidos por automação. Isto gera maior semelhança entre os índices hematimétricos por automação e por tecnologia manual. Essa diferença é decorrente da presença de plasma retido entre os eritrócitos, mesmo após forte centrifugação, no micro-hematócrito.

O Ht está reduzido nas anemias, porém sofre influência das alterações de tamanho, cor e forma do eritrócito. Desse modo, um Ht bem próximo ou no limite inferior da faixa de referência não descarta a possibilidade do nível de Hb já estar baixo e o paciente estar anêmico. Isto pode acontecer em certos casos de anemias hipocrômicas, nos quais os eritrócitos ocupam certo espaço Ht, mas com proporção de Hb menor.

Também não se deve confundir um valor de Ht normal com os valores de referência. Valor normal é aquele que você possui quando em estado não patológico, valor de referência corresponde aos valores médios obtidos por uma população potencialmente normal com variação aceitável de até 2 DP em torno da média (para mais e para menos). Por exemplo, um indivíduo adulto, em estado hígido, que sempre teve seu valor de Ht de 49% e revele Ht de 42%, deve ser considerado com algum mecanismo de anemia, posto ter perdido sete pontos de Ht, mesmo que 42% ainda estejam dentro dos valores de referência para idade e sexo (os valores de referência, comumente aceitos para o Ht de um homem adulto, variam de 40 a 54%).

- Valores de referência para adultos:
  - Homens: 40 a 54%.
  - Mulheres: 37 a 49%.

Índices hematimétricos

Foram criados por Wintrobe em 1932, com a finalidade de traduzir valores médios para volume, peso e saturação de Hb, de uma população de eritrócitos. Servem de base para classificação morfológica e o diagnóstico das anemias. São *VCM*, hemoglobina corpuscular média (*HCM*) e *CHCM*. Foram determinados, originalmente, a partir de cálculos indiretos, com base em determinações prévias de Ht, Hb e número de eritrócitos por mm^3 de sangue. Uma vez que os índices hematimétricos indiretos (manuais) são dependentes das determinações de micro-hematócrito, Hb e contagem de eritrócitos, sua confiabilidade deve estar mais direcionada à CHCM, pois é o único índice não dependente da contagem de eritrócitos (menos precisa que a dosagem de Hb e o Ht).

Com a automação[8], o VCM passou a ser determinado diretamente. Ao final da década de 1970, a linha Coulter passou a estabelecer o grau de anisocitose como coeficiente de variação do volume dos eritrócitos, a RDW. Em meados da década de 1980, a CHCM[10], para uma linha específica de contadores (antiga linha Technicom, absorvida à Bayer, hoje incorporada pela Siemens), passou a ser medida diretamente pela determinação por *laser* da média da concentração de Hb (saturação), obtida eritrócito por eritrócito. Com a obtenção da *CHCM direta*, pôde-se, então, calcular a HDW (grau de anisocromia – variação de cor) como coeficiente de variação da concentração de Hb de uma população de eritrócitos.

O estudo da morfologia eritrocitária na distensão corada de sangue é um dado complementar indispensável à automação. Associados, eles são um poderoso recurso para diagnóstico e avaliação da eficácia terapêutica de anemia.

Volume corpuscular médio

Corresponde ao volume médio de uma população de eritrócitos, expresso em valores da ordem de 10^{-15}do litro (fentolitros – fℓ). Por técnicas manuais, é calculado pela divisão do volume de glóbulos empacotados (Ht) pelo número de glóbulos que ocupam esse volume, por meio da fórmula:

$$\text{VCM} = \frac{\text{Ht} \times 10}{\text{Eritrócitos em milhões por mm}^3}$$

Exemplo:

- Ht = 47%.
- Número de eritrócitos = 4.900.000/mm^3.

$$\text{VCM} = \frac{47 \times 10}{4{,}9} = 95{,}9 \text{ f}\ell$$

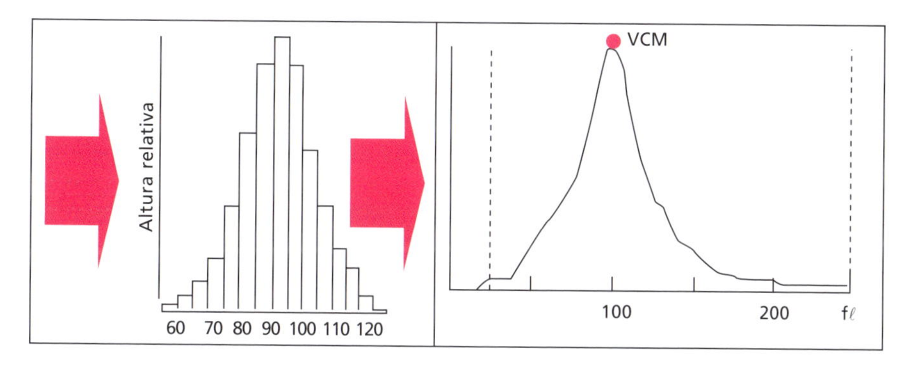

Figura 2.10 – Curva de frequências do volume corpuscular médio (VCM) por automação.

Passou a ser medido diretamente nos contadores automáticos. Cada célula, que passa por pequena abertura, é contada e tem seu volume medido (seja por impedância elétrica ou por dispersão de luz a baixos ângulos). Ao final da contagem, a soma dos volumes é dividida pelo número de eritrócitos contados, gerando, assim, o VCM direto. Ou seja, o VCM é a média de uma curva de frequências de volume dos eritrócitos – *histograma para volume* (Figura 2.10).

- Valores de referência para adultos: 80 a 100 fℓ.

INTERPRETAÇÃO

É o índice mais importante por automação. Por cálculos manuais indiretos, é impreciso e inexato, por depender da contagem de eritrócitos em hemocitômetro.

É a referência para a classificação das anemias.

- Anemias normocíticas: VCM de 80 a 100 fℓ.
- Anemias microcíticas: VCM inferior a 80 fℓ.
- Anemias macrocíticas: VCM acima de 100 fℓ.

Anemias normocíticas podem possuir micrócitos circulantes, desde que seu número não torne o VCM (média dos volumes) abaixo de 80 fℓ, pois, nesse caso, passariam a ser microcíticas. De modo análogo, anemias normocíticas podem ter macrócitos, como ocorre em muitos processos hemolíticos, desde que a quantidade dessas células grandes não seja suficiente o bastante para tornar o VCM superior a 100 fℓ (visto que, nesse caso, passariam a ser classificadas como macrocíticas). Também, VCM normal (p. ex., 90 fℓ) pode ser consequência da presença equilibrada de macrócitos e micrócitos. Desse modo, independentemente do VCM ser normal, isto não indica, necessariamente, não haver micrócitos ou macrócitos.

Hemoglobina corpuscular média

Corresponde ao peso médio de Hb de uma população de eritrócitos, expresso em picogramas (10^{-12} g). É a quantidade média de Hb (conteúdo) em peso em uma população de eritrócitos, calculada pela divisão da Hb dosada pelo número de eritrócitos contados.

$$HCM = \frac{\text{Hb em g/d}\ell \text{ de sangue} \times 10}{\text{Eritrócitos em milhões por mm}^3 \text{ de sangue}}$$

Exemplo:

- Hb = 12,3 g/dℓ.
- Número de eritrócitos = 4.100.000/mm^3.

$$HCM = \frac{12{,}3 \times 10}{4{,}1} = 30 \text{ p}$$

- Valores de referência para adultos: 27 a 32 pg.

INTERPRETAÇÃO

O peso (conteúdo) de Hb em um eritrócito depende do seu volume e da sua concentração (saturação) de Hb. Portanto, haverá aumento da HCM nos casos de macrocitose com CHCM (saturação de Hb) normal. A diminuição da HCM dá-se nos casos de microcitose, com CHCM normal ou reduzida. A queda isolada da CHCM também influencia a redução da HCM. Deve ser o último índice a ser interpretado no eritrograma, pois se deixa influenciar tanto pelo volume (VCM) quanto pela concentração (CHCM) de Hb.

Este índice apresenta-se muito baixo em anemia ferropriva, talassemias e demais anemias microcítico-hipocrômicas. Nas anemias ferroprivas incipientes, a HCM cai primeiro que a CHCM, uma vez que é influenciada pela queda inicial do VCM. Independentemente de ter sua queda mais precoce que a CHCM nas anemias microcíticas-hipocrômicas, a HCM não é o índice que determina a cor dos eritrócitos.

Concentração de hemoglobina corpuscular média

É a média da concentração (saturação) interna de Hb em população de eritrócitos. É o índice hematimétrico que verdadeiramente traduz a cor dos eritrócitos. É a relação entre o soluto (parte, conteúdo) e a solução (todo, continente), ou seja, o conteúdo de determinada substância em determinado volume. Imaginem uma população de eritrócitos, em que cada um deles tenha relação de conteúdo em peso de Hb por volume, isto é, cada uma deles tem concentração específica de Hb. A CHCM é o valor médio dessa concentração de Hb eritrocitária.

A CHCM tradicional dos contadores e as obtidas manualmente são determinadas pela formulação de Wintrobe:

$$\text{CHCM (g/d}\ell\text{)} = \frac{\text{Hb (g/d}\ell\text{)} \times 100}{\text{Ht}}$$

Exemplo:

- Hb = 12,3 g/dℓ.
- Ht = 39%.

$$\text{CHCM} = \frac{12{,}3 \times 100}{39} = 31{,}5 \text{ g/d}\ell$$

A partir de meados da década de 1980[10], a CHCM pôde ser determinada pela automação (dispersão de luz *laser* a altos ângulos), por meio da mensuração da densidade de Hb em cada eritrócito, dividida pelo número de eritrócitos contados. Passou-se, então, a ter a CHCM direta. Esse parâmetro foi idealizado pela antiga Technicom (H1, H2), Bayer (H3 e ADVIA–120), hoje de uso exclusivo da Siemens (ADVIA-120 e ADVIA-2120).

- Valores de referência para adultos: 32 a 36 g/dℓ.

INTERPRETAÇÃO

É o índice o que verdadeiramente traduz a cor dos eritrócitos. Seu aumento pode ocorrer nos casos em que haja perda de área do eritrócito, sem haver perda de conteúdo de Hb em peso ou quando há perda de líquido do eritrócito para o meio extracelular. Justificam-se em esferocitose, coma hiperosmolar, equinocitose, excesso de anticoagulante ou presença de células falciformes irreversíveis e desidratadas, e em estados com eritrócitos fragmentados que perderam mais lipídios de membrana que conteúdo de Hb.

Diminuição da CHCM: traduz a insaturação do glóbulo, ou seja, eritrócitos com concentrações de Hb abaixo do normal, hipocrômicos.

Em metodologia manual, é o índice mais confiável, apesar de queda precoce em razão do encarceramento de plasma entre os eritrócitos no Ht obtido por centrifugação. A CHCM manual é inversamente proporcional ao Ht.

Hipocromia nos eritrócitos começa a surgir quando sua saturação interna de Hb fica abaixo de 32 g/dℓ. Torna-se morfologicamente visível somente em concentrações internas de Hb inferiores a 28g/dℓ.

Valores de CHCM (indireta) excessivamente elevados ou diminuídos, sem justificativa e sem confirmação no esfregaço, em geral são decorrentes de má calibração do aparelho ou por interferentes. A CHCM nos contadores atuais, quando bem ajustados, é um dado que pouco varia. Por ser valor indireto dependente da dosagem de Hb, VCM e contagem de eritrócitos, é excelente parâmetro para controle de qualidade do aparelho. Pacientes normais têm CHCM invariavelmente entre 32,5 e 35 g/dℓ.

Para os contadores que detêm a tecnologia da CHCM *laser* (direta), a disparidade entre os resultados da CHCM indireta e CHCM direta (*laser*) também pode servir como controle de qualidade do aparelho.

Amplitude de distribuição dos eritrócitos

É a determinação quantitativa da variação do volume dos eritrócitos. Corresponde ao grau de anisocitose dos eritrócitos. É um dado exclusivo da automação. Cada eritrócito contado tem seu volume medido, de onde é traçado um histograma. O VCM corresponde ao ápice desse histograma e a RDW é estabelecida (como grau de abertura do histograma), podendo ser expresso como coeficiente de variação (RDW-CV) ou como desvio padrão (RDW-DP) do volume médio dos eritrócitos (Figura 2.11).

$$\text{RDW-CV (\%)} = \frac{\text{1 DP do VCM} \times 100}{\text{VCM}}$$

- Valores de referência (RDW-CV): 11,5 a 15,5% (variam de acordo com o modelo do contador).

$$\text{RDW-DP} = \text{1 DP do VCM}$$

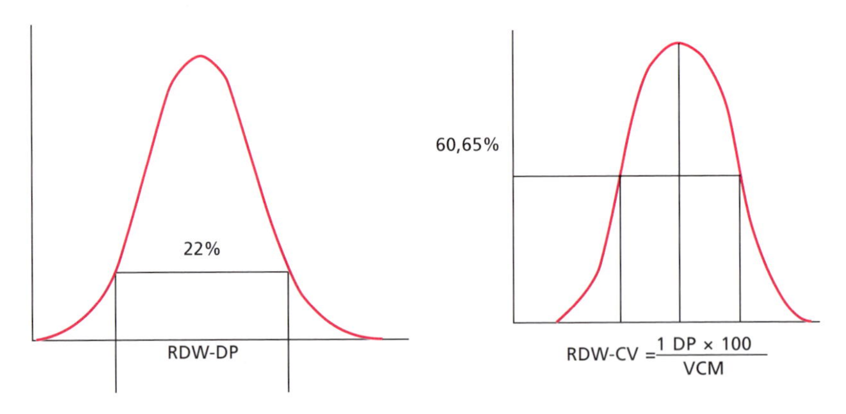

Figura 2.11 – Grau de anisocitose (amplitude de distribuição dos eritrócitos – RDW). Alguns modelos de contadores, como os da Sysmex usam duas diferentes formas de calcular a RDW. RDW-DP = com base no desvio padrão. RDW-CV = com base no coeficiente de variação.

RDW-CV é a RDW (%) tradicionalmente conhecida e que é comumente descrita por todos os contadores do mercado. Ambos os índices, RDW-CV e RDW-DP, refletem o grau de anisocitose; contudo, RDW-DP tem a vantagem de não se deixar influenciar pelo aumento do VCM, (pois RDW-CV é inversamente proporcional ao VCM). Ou seja, em casos de macrocitose intensa, há tendência estatística de a RDW-CV dar resultados falsamente diminuídos. Por exemplo, para dois pacientes que possuam, de fato, o mesmo grau de anisocitose, a RDW-DP trará valores semelhantes para ambos, mesmo que um possua VCM de 60 fℓ e o outro VCM de 120 fℓ. Nesse exemplo descrito, a RDW-CV traria resultado menor (falsamente diminuído) para o paciente com VCM de 120 fℓ em relação ao com VCM de 60 fℓ.

Variação da concentração de hemoglobina (HDW)

Índice obtido apenas em alguns contadores hematológicos, a partir dos valores da concentração interna de Hb de cada eritrócito, determinados diretamente por *laser*, de grande população de glóbulos de uma amostra. É o coeficiente de variação da CHCM direta. Traduz a variação de concentração de Hb de uma população de eritrócitos (anisocromia). É calculado de modo similar à RDW-CV.

$$\text{HDW (\%)} = \frac{\text{desvio padrão da CHCM direta} \times 100}{\text{CHCM direta}}$$

Conteúdo de hemoglobina e variação do conteúdo de hemoglobina

O conteúdo de hemoglobina (CH) de cada eritrócito pode ser calculado pela multiplicação do seu volume (medido diretamente) pela concentração interna de hemoglobina mensurada (também medida diretamente). Imaginem que grande população de eritrócitos tenha seu conteúdo (em peso) determinado. Desse modo, pode-se, então, calcular o conteúdo médio de Hb dessa população de eritrócitos (o CH). É um dado equivalente à HCM tradicionalmente calculada pela fórmula de Wintrobe. Uma vez que se tenha o conteúdo de hemoglobina de todos os eritrócitos, também pode ser calculado o coeficiente de variação do conteúdo de hemoglobina. Esse valor é dado como CHDW.

A capacidade de quantificar a heterogeneidade do conteúdo de Hb individualmente nos eritrócitos (CHDW) permite a caracterização da fragmentação das células talassêmicas *in vivo*. Além disso, o uso da CHCM direta, do seu histograma e da HDW possibilita diferenciar células alfatalassêmicas (com baixa CHCM) das betatalassêmicas (CHCM normal).

COMENTÁRIOS

Quando feitos corretamente, a morfologia eritrocitária por microscopia e os valores dos índices hematimétricos são complementares. Assim, merecem ser comparados. Valores médios normais para VCM, HCM e CHCM, por serem apenas médias, não dão a ideia do grau de divergência de tamanho ou de cor em população de eritrócitos. Por métodos manuais, essa informação só poderá ser obtida pela análise morfológica dos eritrócitos por microscopia. Na automação, VCM, HCM e CHCM devem ser avaliados juntamente com RDW, CHDW e HDW, respectivamente. É sempre bom lembrar que alterações de forma dos eritrócitos, aglutinação, *roleaux*, inclusões eritrocitárias e tipos de eritroblastos e seu aspecto displásico só são determinados por microscopia. Portanto, independente da tecnologia, a análise da morfologia eritrocitária por microscopia é imprescindível nos casos alterados.

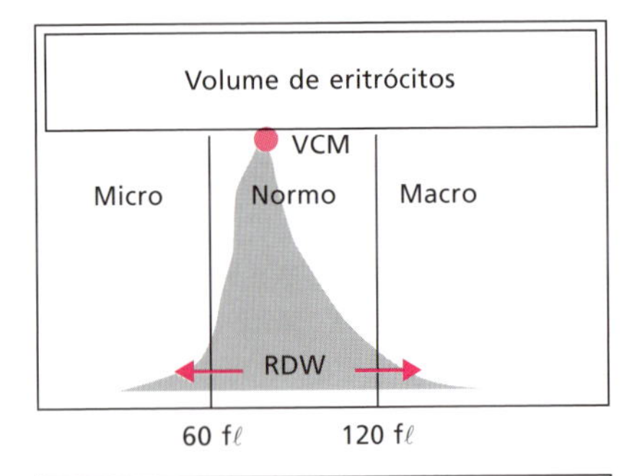

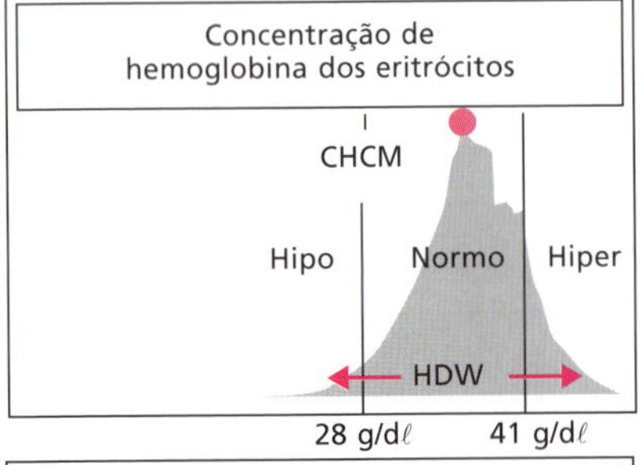

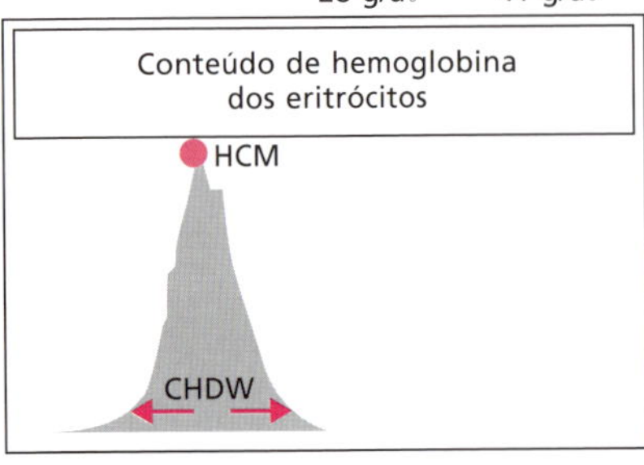

Figura 2.12 – Histogramas de volume corpuscular médio (VCM), concentração de hemoglobina corpuscular média (CHCM) e hemoglobina corpuscular média (HCM) – Siemens. CHDW = variação do conteúdo de hemoglogina; HDW = variação da concentração de hemoglobina; RDW = amplitude de distribuição dos eritrócitos.

Figura 2.13 – Citograma: volume × concentração de hemoglobina nos eritrócitos, ADVIA-2120 – Siemens. A = eixo X, concentração interna de hemoglobina nos eritrócitos (HC – g/dℓ). B = eixo Y, volume dos eritrócitos (V – fℓ). 1 = limite de 60 fℓ; 2 = limite de 120 fℓ; 3 = limite de 28 g/dℓ; 4 = limite de 41 g/dℓ. a = eritrócitos macro/hipo; b = eritrócitos macro/normo; c = eritrócitos macro/hiper; d = eritrócitos normo/hipo; e = eritrócitos normo/normo; f = eritrócitos normo/hiper; g = eritrócitos micro/hipo; h = eritrócitos micro/normo; i = eritrócitos micro/hiper.

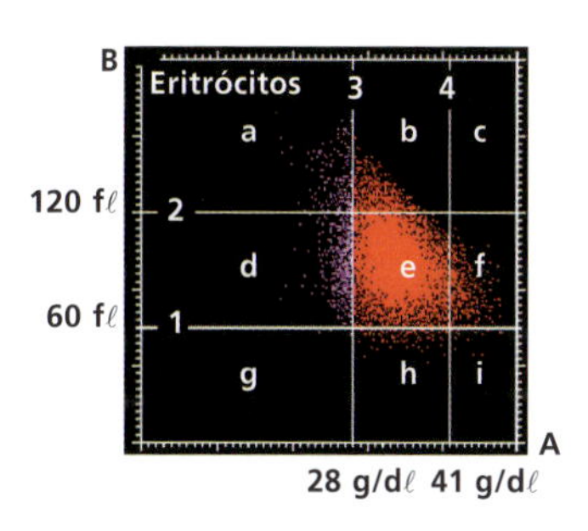

HISTOGRAMAS E CITOGRAMA PARA ERITRÓCITOS

Os atuais contadores automáticos também nos permitem avaliar população de eritrócitos toda por meio dos histogramas para volume (todos os aparelhos) e cor (aparelhos da linha Siemens) (Figura 2.12), bem como citograma (análise integrada, volume *versus* cor – linha Siemens), em que, então, podem ser determinados com precisão o percentual (%) de micrócitos, macrócitos, normócitos, células insaturadas de Hb (hipocrômicas ou policromáticas), normossaturadas (normocrômicas) e hipersaturadas (hipecrômicas) (Figura 2.13).

Morfologia eritrocitária

Critérios morfológicos para avaliação dos eritrócitos

AVALIAÇÃO DA COR

- Células normocrômicas: eritrócitos de coloração normal. Possuem concentração intracelular de Hb normal. São células com discreta tonalidade central mais clara (pela passagem de luz pela região de menor espessura do disco bicôncavo normal) (Figura 2.14).
- Células hipocrômicas – hipocromia: são eritrócitos com descoloração central evidente (sendo acima de um terço da sua área total). Causada pela diminuição da síntese de Hb nos eritroblastos medulares. São células com baixa concentração interna (relação peso por volume – g/dℓ) de Hb. À quantidade de células hipocrômicas dá-se o nome de hipocromia. Exemplos: anemia ferropriva; talassemias (principalmente maior); anemia de doenças crônicas arrastadas; intoxicação por chumbo; anemias sideroblásticas constitucionais etc.

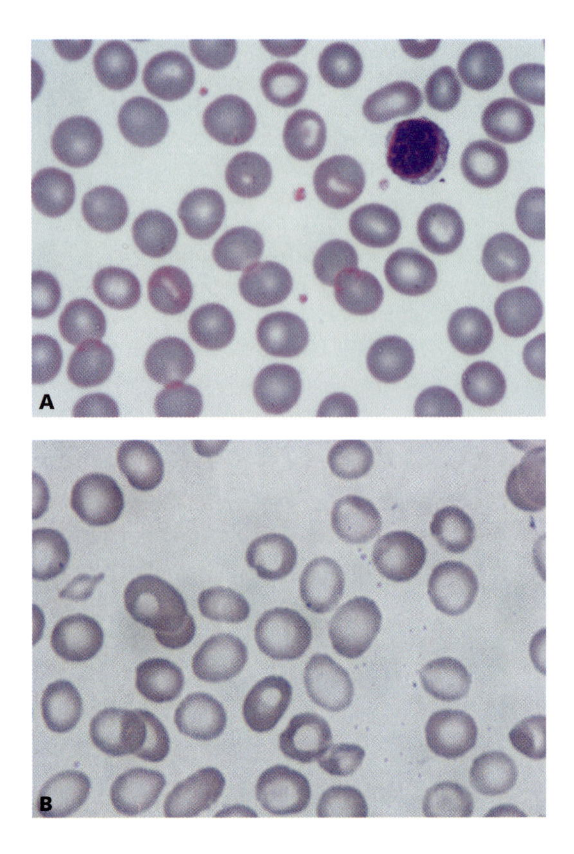

Figura 2.14 – (*A*) Eritrócitos normocrômicos. (*B*) Hipocromia (4+); microcitose (4+); anisocitose (3+); CHCM por *laser* = 28,3 g/dℓ; VCM = 6.

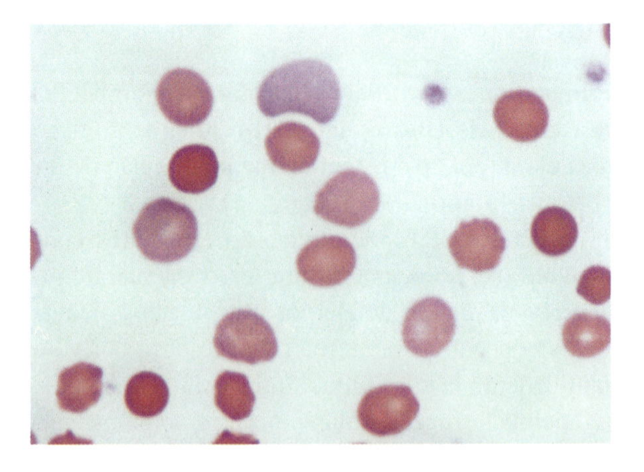

Figura 2.15 – Hipercromia: esferócitos (2+); policromasia (1+).

- Células hipercrômicas – hipercromia: são eritrócitos com concentração interna de Hb aumentada, ou seja, com maior quantidade em peso de Hb por volume. Possuem coloração intensa, sem qualquer halo claro central. Correspondem aos esferócitos, aos equinócitos desidratados ou aos drepanócitos desidratados e irreversíveis (ver adiante). O termo hipercromia caracteriza o grau de células hipercrômicas em população de eritrócitos (Figura 2.15).
  Exemplos: estão nas esferocitoses hereditárias e adquiridas (esferócitos), potencialmente na maioria das anemias hemolíticas (que podem apresentar esferócitos), em certos casos de anemia falciforme (drepanócitos), na doença renal aguda (equinócitos), no coma hiperosmótico (equinócitos) etc.
- Células policromáticas – policromasia: são eritrócitos de tonalidade azul-acinzentada, geralmente de tamanho maior que os eritrócitos normais. À quantidade de células policromáticas dá-se o nome de policromasia. Correspondem aos eritrócitos mais jovens (reticulócitos mais imaturos corados pelo azul de cresil), com quantidade suficiente de RNA para torná-los de tonalidade acinzentada característica. Também são células de menor concentração de Hb (saturação de Hb 5 a 15% mais baixa que a de um eritrócito maduro). Desse modo, são células com menor densidade de Hb (hipodensas), e de maneira similar às células hipocrômicas (com halo claro), também tendem a diminuir a CHCM. Estão em todas as anemias hemolíticas (Figura 2.16).

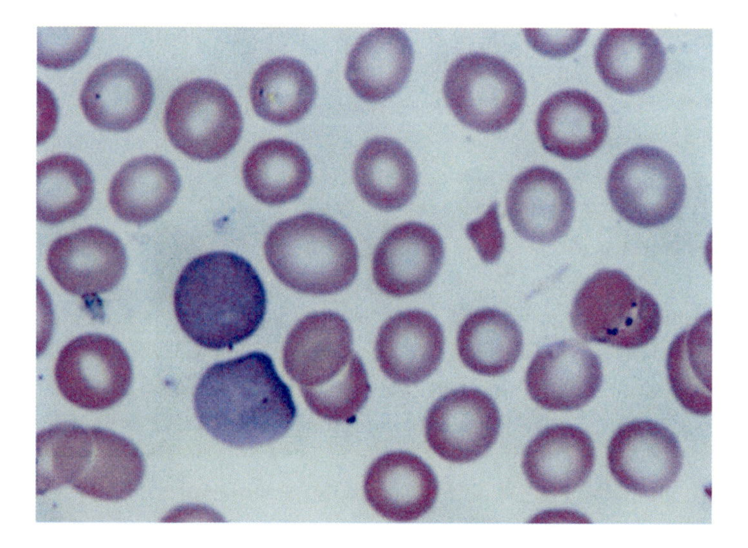

Figura 2.16 – Macrócitos policromáticos (são os dois eritrócitos grandes e em tonalidade azul-acizantada).

AVALIAÇÃO DO TAMANHO

Forma prática de avaliar o tamanho dos eritrócitos é comparar o núcleo dos pequenos linfócitos aos eritrócitos de tamanho normal (normócitos). Como forma de treinamento inicial para profissionais ainda sem experiência, faça algumas extensões padrões a partir de amostras com VCM em torno de 90 fℓ e com RDW inferior a 14% (obtidos de contador bem aferido). Compare, para o seu microscópio, sob as mesmas condições de aumento, o tamanho de um eritrócito de padrão normal e um linfócito pequeno (da sua extensão padrão), com o tamanho dos seus eritrócitos e pequenos linfócitos da sua amostra em análise. A repetição dessa prática lhe dará capacidade de avaliar a morfologia eritroide com maior confiança.

Aconselhamos utilizar aumento de 1.000× (objetiva de 100× e ocular de 10× e prisma de 1×) para morfologia eritroide. O uso de aumentos da ordem de 1.200 ou 1.250× (microscópios com prismas de 1,2× ou 1,25×) superdimensionam o tamanho dos eritrócitos. Nesses casos, é preferível usar a objetiva de 40×.

- Normócitos: eritrócitos de tamanho equivalente ao núcleo de um pequeno linfócito. São eritrócitos de tamanho normal, com diâmetro entre 7 e 8,5 µm. São células geralmente com concentração normal de Hb (normocrômicas). Estão nos sangues normais e nos casos de anemias normocíticas normocrômicas com maturação eritrocitária normal (Figura 2.17).
- Micrócitos: eritrócitos com pequeno volume. À luz da microscopia, o olho humano só consegue discernir eritrócitos pequenos quando seus volumes forem abaixo de 70 fℓ (eminentemente menores que o núcleo do pequeno linfócito). Os contadores conseguem detectá-los de modo preciso, mesmo quando seu volume for inferior a 80 fℓ. Para os contadores da linha Siemens, micrócitos são eritrócitos com volume abaixo de 60 fℓ (Figura 2.18).

  São eritrócitos inferiores a 7 µm de diâmetro. São geralmente insaturados (baixa concentração) de Hb (hipocrômicos). Mesmo aqueles ainda com concentração normal de Hb (CHCM acima de 32g/dℓ – normocrômicos), são sempre de baixo conteúdo (picogramas), ou seja, baixa HCM.

  Exemplos: deficiência de ferro; talassemias; anemia de doenças crônicas arrastadas; nos raros casos de anemias sideroblásticas congênitas; na intoxicação por chumbo etc.
- Macrócitos: são os eritrócitos com volume superior a 100 fℓ (detectados por contadores). À luz da microscopia só são identificados quando seus volumes forem acima de 110 fℓ (eminentemente maior que o núcleo do pequeno linfócito) (Figura 2.19).

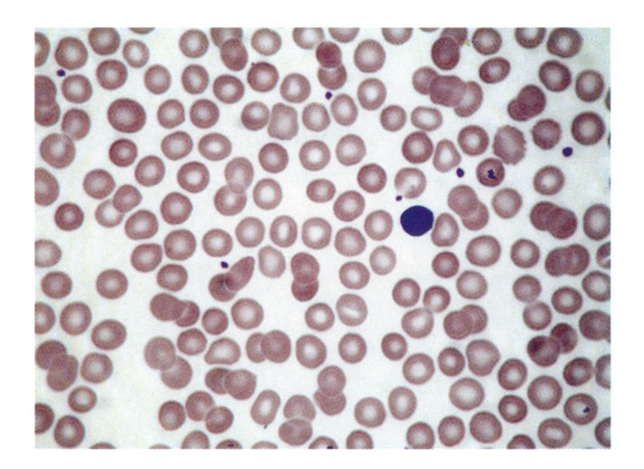

Figura 2.17 – Normócitos. VCM = 85 fℓ; RDW = 13%. Aumento de 400×.

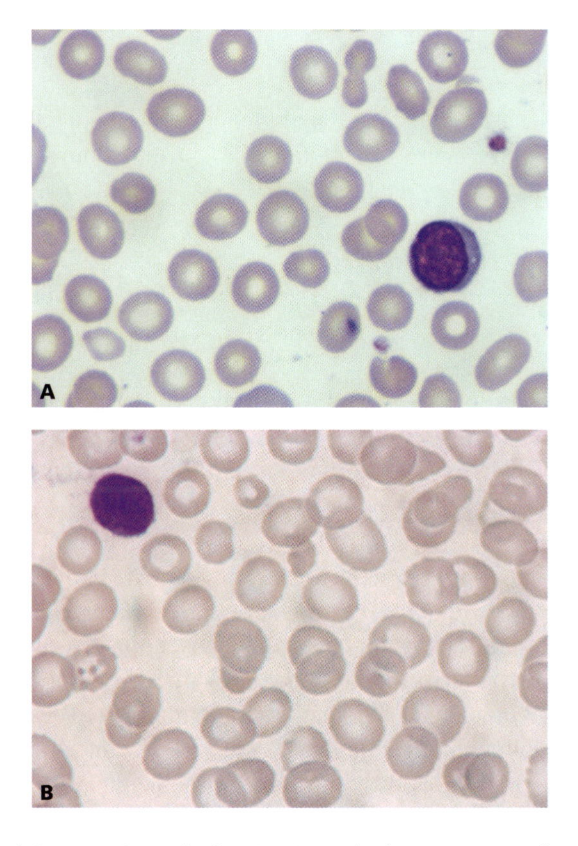

Figura 2.18 – (*A*) Microcitose (3+) anisocitose (1+); VCM = 66,2 fℓ, RDW = 16,3%. (*B*) Microcitose (3+); hipocromia (3+) e anisocitose (3+).

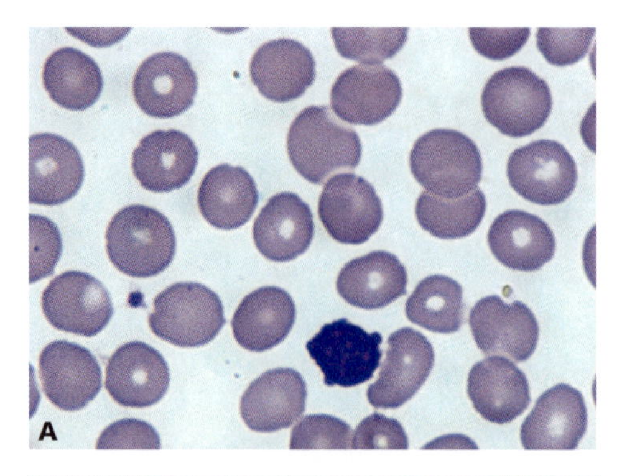

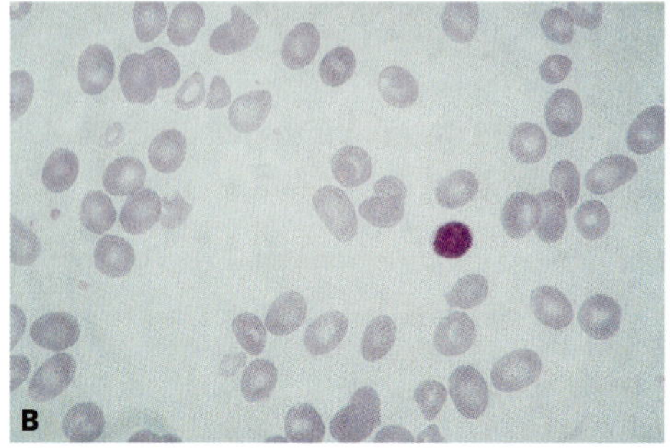

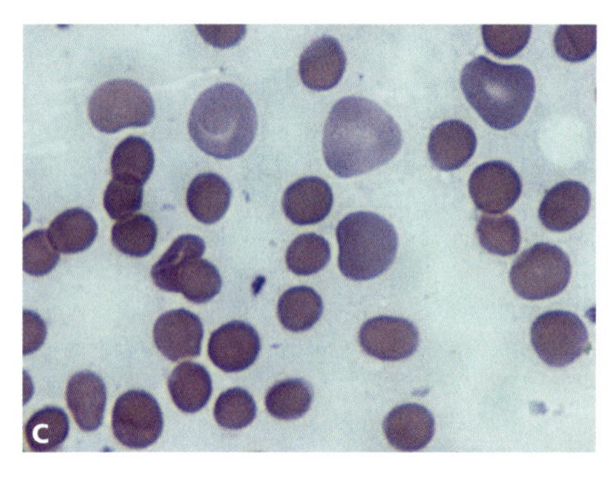

Figura 2.19 – (*A*) Macrocitose (4+); macro-ovalócitos: anisocitose (1+); VCM = 121 fℓ; RDW = 15,7%. (*B*) Macro-ovalócitos. Anemia megaloblástica. (*C*) Macrócitos policromáticos (2+); esferócitos (4+); VCM = 88,3 fℓ, RDW = 23,2%; CHCM por *laser* = 36.

São eritrócitos acima de 8,5 µm. Com frequência, são de forma arredondada – *macrócitos*. Quando ovalados são chamados *macro-ovalócitos* (denominados anteriormente como megalócitos). São decorrentes de maturação celular anormal. Quando arredondados são designados apenas como macrócitos. São células quase sempre de concentração normal de Hb. Quando arredondados e em tom azul-acinzentado são denominados *macrócitos policromáticos*. Estes últimos são células que ainda não completaram seus níveis intracelulares de Hb (reticulócitos) e são características dos processos hemolíticos.

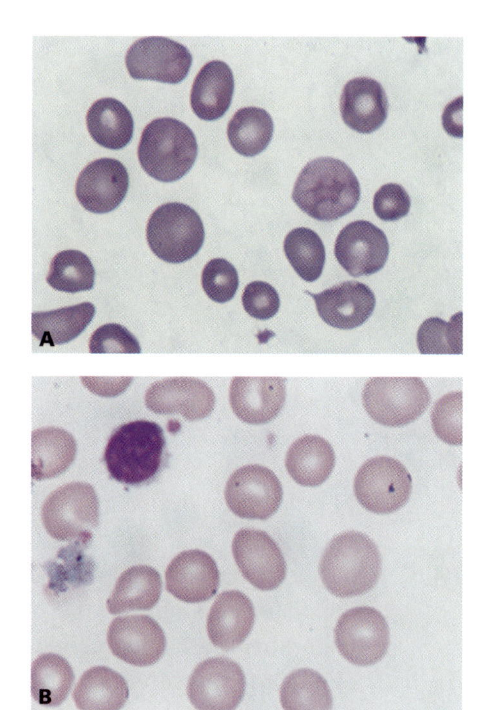

Figura 2.20 – (*A*) Anisocitose (4+); macrocitose (3+); micrócitos (1+); VCM = 117 fℓ; RDW = 21%. (*B*) Anisocitose (2+); macrocitose (3+); VCM = 119 fℓ; RDW = 18,2%.

Exemplos: anemia megaloblástica (macro-ovalócitos); anemia aplásica (macrócitos); hepatopatias (macrócitos); alcoolismo (macrócitos); mielodisplasias (macro-ovalócitos); AIDS em tratamento (macro-ovalócitos); uso de drogas inibidoras da síntese de DNA (macro-ovalócitos); anemias hemolíticas com elevada reticulocitose (macrócitos policromáticos).

- Anisocitose: termo genérico utilizado para caracterizar a variação de tamanho dos eritrócitos, ou seja, presença simultânea de normócitos e micrócitos, de normócitos e macrócitos, ou de macrócitos e micrócitos (Figura 2.20).

AVALIAÇÃO DA FORMA

- Poiquilocitose: termo genérico utilizado para caracterizar as alterações de forma nos eritrócitos. É o somatório de todas as possíveis alterações de forma (Figura 2.21):
  - Tipos de poiquilócitos:
    - Esferócitos: eritrócitos pequenos e hipersaturados (hipercorados) de Hb (elevam a CHCM). Exemplos: esferocitose hereditária; anemia hemolítica autoimune, aloimune; talassemias maior; hemoglobinopatias S e C; pós-esplenectomia; queimaduras; anemias hemolíticas com corpos de Heinz; transfusão incompatível (Figura 2.22).

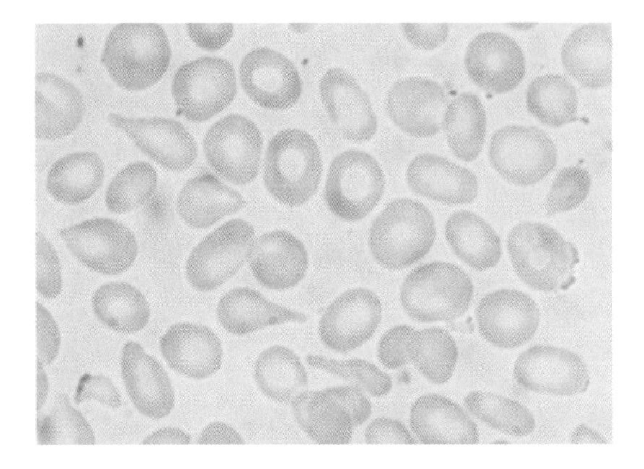

Figura 2.21 – Poiquilocitose: dacriócitos (2+); eliptócitos (2+); microcitose (2+); anisocitose (2+).

- Eliptócitos ou ovalócitos: são eritrócitos alongados em forma ovalada ou elíptica. São decorrentes de defeitos nas interações horizontais nas proteínas de membrana eritrocitária (eliptocitose hereditária) ou como forma alongada em razão da falta de conteúdo por defeito maturativo de hemoglobinização (anemias ferroprivas). Exemplos: eliptocitose hereditária; anemia ferropriva (eliptócitos hipocrômicos – células alongadas, em forma de lápis ou charuto); anemias megaloblásticas (macro-ovalócitos); mielofibrose com metaplasia mieloide. *Observação*: as formas aparentemente elípticas da anemia falciforme, fase anterior à formação da célula em foice desoxigenada, não são nem devem ser referendadas como eliptócitos (Figura 2.23).
- Dacriócitos: eritrócitos em forma de lágrima ou gota. Exemplos: mieloproliferações, principalmente na mielofibrose com metaplasia mieloide; talassemias; anemias megaloblásticas etc.

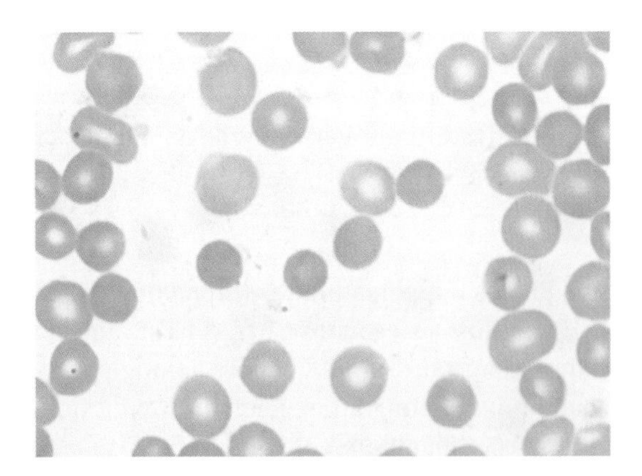

Figura 2.22 – Esferócitos (2+). Células menores e sem halo central (hipercrômicas).

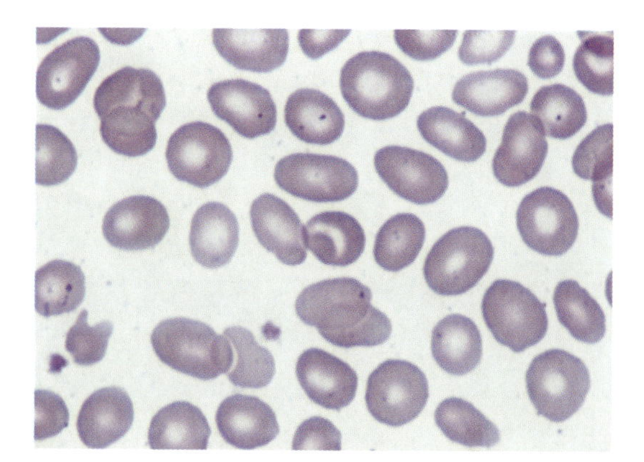

Figura 2.23 – Eliptócitos (3+).

- Células em alvo: são eritrócitos que na circulação apresentam-se em forma de sino (codócitos). Possuem excesso de lipídios na membrana, região intermediária mais delgada (passagem de luz) e região central densa. São também chamadas leptócitos (Figura 2.24). Exemplos: hemoglobinopatias C, S e E (em homo ou heterozigose); talassemias; interações HbS-talassemias; hepatopatias; pós-esplenectomia; deficiência de LCAT, anemia ferropriva (raro, e em apenas poucas células); etc.
- Drepanócitos: são eritrócitos em forma de foice. Tomam tal forma na circulação quando desoxigenadas e mais de 50% do total de suas moléculas de Hb são HbS. As formas não totalmente desoxigenadas aparentam (mas não são) eliptócitos (Figura 2.25). Exemplos: doenças falciformes como a anemia falciforme (SS); doença SC; interações HbS-talassemias; HbS-persistência de Hb fetal; SD; SE etc.
- Equinócitos (eritrócitos crenados): são células com 10 a 30 espículas de pontas finas e uniformemente distribuídas. Na grande maioria dos

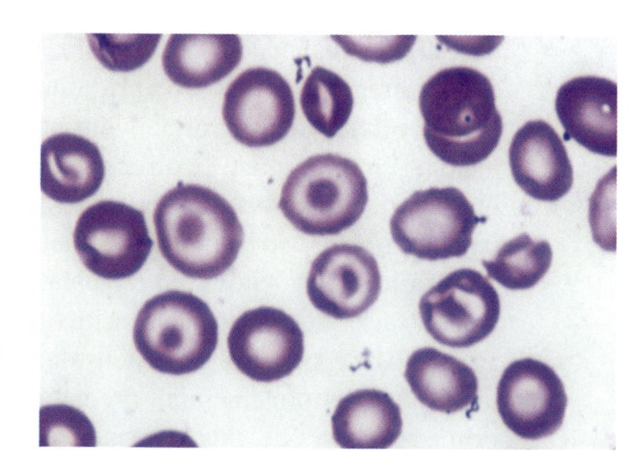

Figura 2.24 – Eritrócitos em alvo (3+).

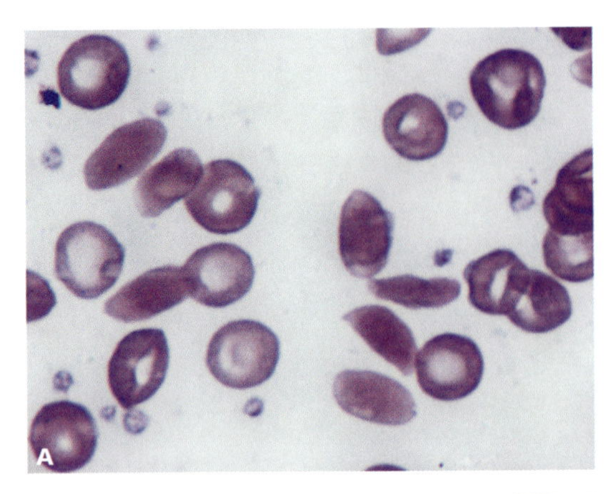

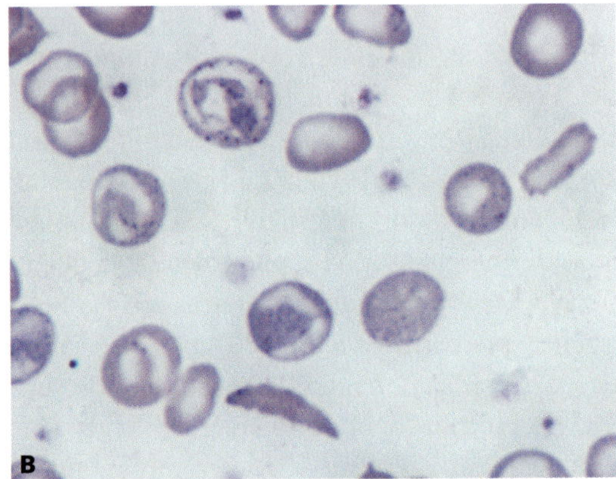

Figura 2.25 – (*A*) Drepanócitos (3+). (*B*) Drepanócitos (uma célula em foice); alvo (3+); policromasia (2+); pontilhado basófilo (2+).

casos, essas células são apenas artefatos, como consequência da depleção de trifosfato de adenosina (ATP, *adenosine triphosphate*) do meio ou por ação do ácido etilenodiaminotetracético (EDTA, *ethylenediaminetetraacetic acid*) (apenas os equinócitos não artefatuais devem ser mencionados como alteração morfológica). Certifique-se de que o esfregaço foi feito a partir de amostra fresca (Figura 2.26). Exemplos: é um achado importante em pacientes com insuficiência renal aguda. Também pode ocorrer em casos de anemia hemolítica por drogas; queimaduras; desidratação; anemia hemolítica microangiopática; uremia; uso de heparina; doença hepática; hipotiroidismo etc.

- Acantócitos: eritrócitos com espículas rombudas, em pequeno número e que se dispõe de modo não simétrico na superfície celular (Figura 2.27). Exemplos: hepatopatas graves; insuficiência renal; acantocitose hereditária (abetalipoproteinemia); prematuros; deficiência de tocoferol dos primeiros meses de vida; esplenectomizados; uremia; alcoolismo etc.

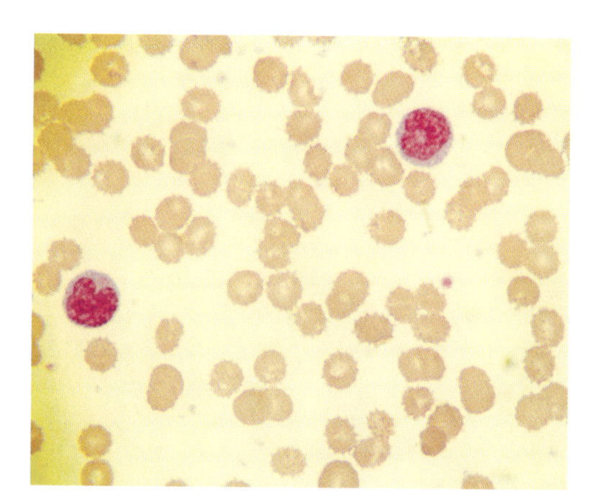

Figura 2.26 – Equinócitos (4+).

- Esquizócitos: são pedaços distorcidos, restos ou fragmentos de eritrócitos sem forma definida. Decorrem de várias etiologias, geralmente por trauma mecânico na vasculatura por filamentos de fibrina ou por próteses cardíacas (Figura 2.28). Exemplos: anemias microangiopáticas: coagulação intravascular disseminada (CIVD); púrpura trombocitopênico trombótica (PTT); síndrome hemolítico-urêmica (SHU), lúpus eritematoso, glomerulonefrites agudas, hipertensão maligna, eclâmpsia, hemangiomas, amiloidose; pacientes com válvulas cardíacas; talassemias maior; anemias hemolíticas por drogas; anemia hemolítica por queimaduras; anemias por traumas mecânicos em geral, na piropoiquilocitose hereditária, ou em casos graves de anemia ferropriva.
- Estomatócitos: eritrócitos com halo central em forma de fenda (Figura 2.29). Exemplos: doenças hepáticas; recém-nascidos; tratamento com asparginase; estomatocitose hereditária.

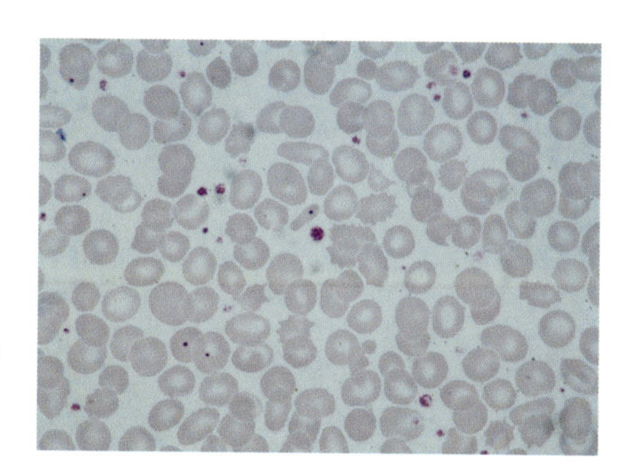

Figura 2.27 – Acantócitos e equinócitos.

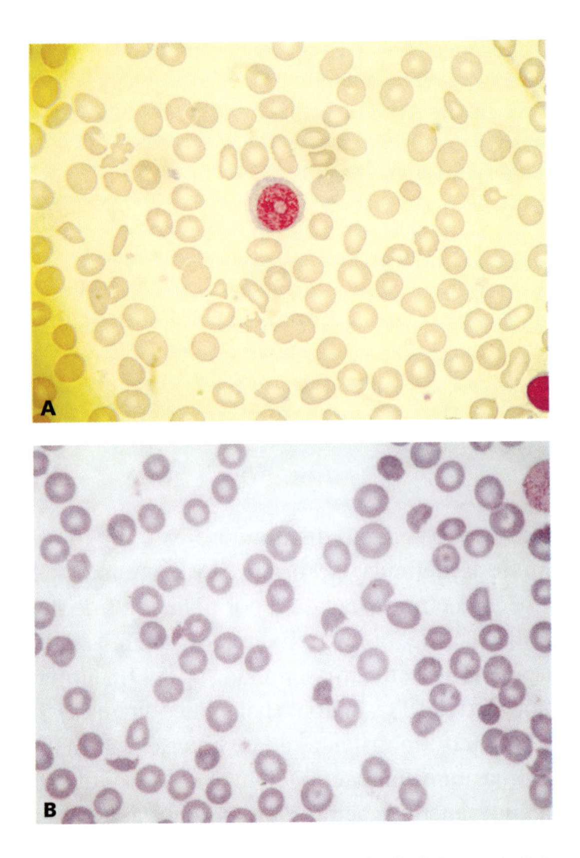

Figura 2.28 – (*A*) Esquizócitos (1+) e eliptócitos (2+). (*B*) Esquizócitos (2+). Paciente com púrpura trombocitopênica trombótica.

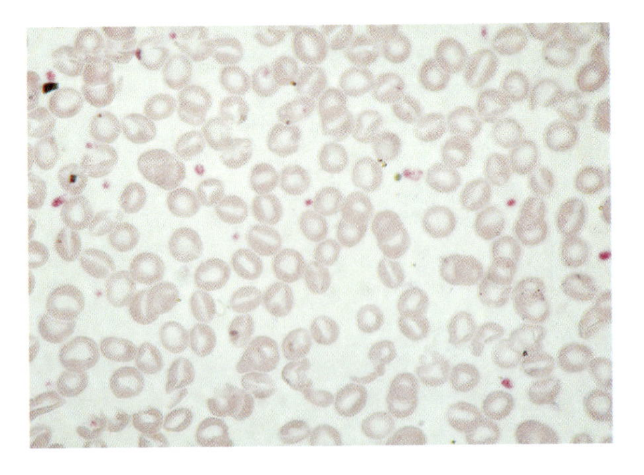

Figura 2.29 – Estomatócitos (4+).

Outros achados morfológicos

- *Roleaux*: empilhamento dos eritrócitos por neutralização da sua natural repulsão (cargas eletronegativas) (Figura 2.30). Exemplos: nas doenças inflamatórias ou infecciosas com aumento de fibrinogênio e globulinas (doenças crônicas graves), nas neoplasias de plasmócitos ou linfoplasmócitos (produtores de imunoglobulinas – paraproteínas), como no mieloma múltiplo, macroglobulinemia de Waldenström/linfoma linfoplasmocítico.
- Aglutinação de eritrócitos: agregação dos eritrócitos por mecanismo imunológico. Anemias associadas às crioaglutininas (Figura 2.31).

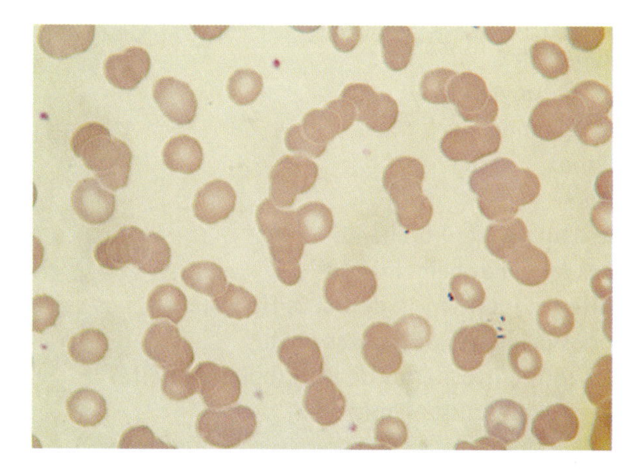

Figura 2.30 – *Roleaux.*

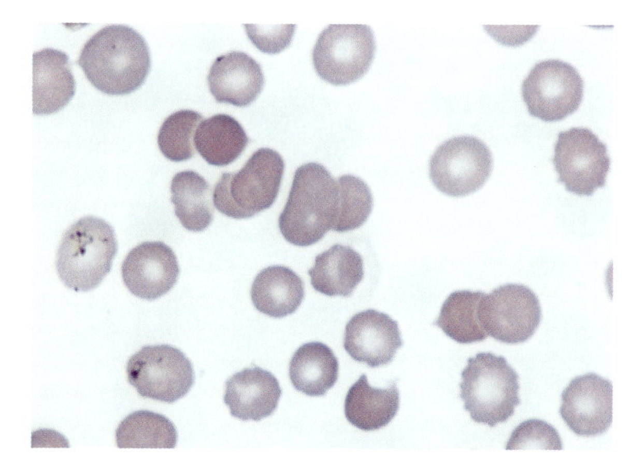

Figura 2.31 – Aglutinação de eritrócitos (1+) e esferócitos (2+).

Inclusões eritrocitárias

Ver Quadro 2.4.

- Pontilhado basofílico: pequenos e inúmeros pontos de cor basofílica de precipitados de ribossomos (RNA) (Figura 2.32). Exemplos: anemias hemolíticas (estados eritropoéticos hiper-regenerativos); talassemias; leucemias; déficit de 5 piridino-nucleotidase; intoxicação por chumbo; benzeno etc.

Quadro 2.4 – Inclusões eritrocitárias

- Corados pelos derivados do Romanowsky (Leishman, Wright etc.)
  - Pontilhado basófilo
  - Corpúsculos de Howell-Jolly
  - Corpos de Pappenheimer
  - Anéis de Cabot
  - *Plasmodium*
- Corados pelo azul de cresil brilhante
  - Reticulócitos (anemias hemolíticas)
  - Corpos de Heinz: (deficiência de G6PD; Hb instáveis; pós-esplenectomia; uso de drogas oxidantes ou toxinas etc.)
  - Precipitados intraeritrocitários de HbH (bolas de golfe)
- Corados pelo azul da Prússia (Perls)
  - Sideroblastos e sideroblastos em anel (ver coloração Perls)

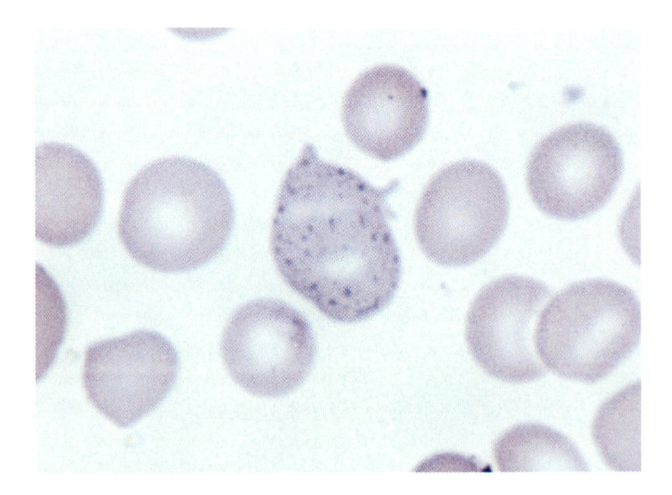

Figura 2.32 – Pontilhado basofílico.

- Corpúsculos de Howell-Jolly: fragmento cromossômico pequeno, denso, basofílico, arredondado, geralmente único, que se desprendeu do restante da cromatina nuclear (Figura 2.33). Exemplos: pós-esplenectomias; anemias hemolíticas graves; nas anemias megaloblásticas e mielodisplasias (são mais numerosos e podem ser múltiplos).
- Corpos de Pappenheimer: precipitados de ferro intraeritrocitários visíveis na coloração do hemograma. Correspondem aos siderócitos na coloração de Perls (Figura 2.34). Exemplos: nas anemias hemolíticas graves transfusão-dependente, na esplenectomia; anemias refratárias das mielodisplasias e anemias sideroblásticas.

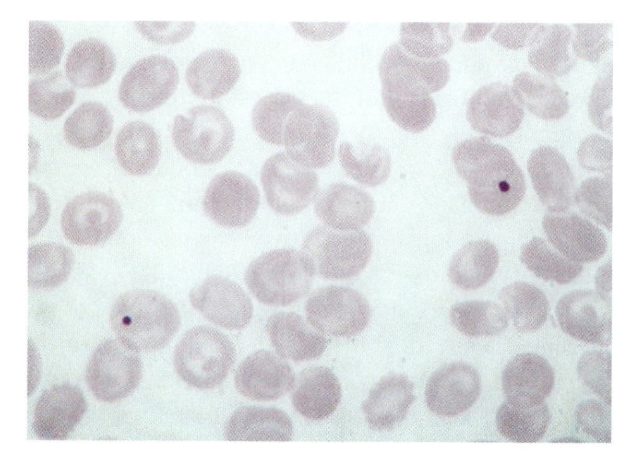

Figura 2.33 – Corpúsculos de Howell Jolly em dois eritrócitos.

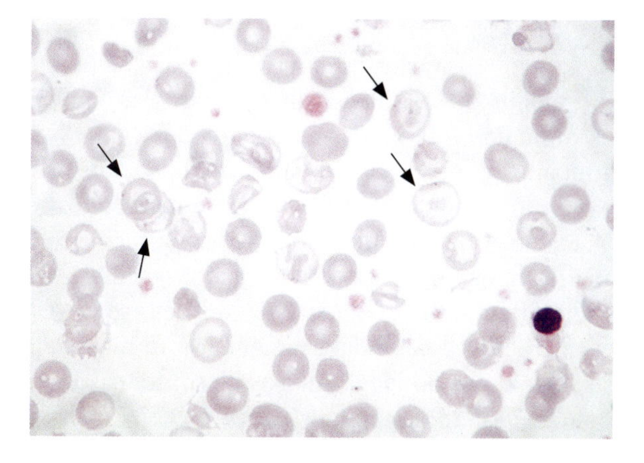

Figura 2.34 – Corpos de Pappenheimer. Betatalassemia maior transfusão-dependente.

- Anel de Cabot: inclusão eritrocitária de cor lilás em forma de anel ou "em oito", como remanescências nucleares do final do fuso mitótico. Exemplos: anemia megaloblástica; leucemias; mielodisplasias; talassemias; intoxicação por chumbo etc.
- Eritroblastos circulantes: precurssores eritroides normalmente encontrados na medula óssea, mas que podem ir para o sangue em casos de anemias hemolíticas graves, metaplasia mieloide ou neoplasias (hematológicas, as leucemias agudas, mieloproliferações crônicas e mielodisplasias ou metástases em medula óssea).

Sistema de escore para avaliação da morfologia eritrocitária

Para hipocromia (quantidade de células hipocrômicas), hipercromia, microcitose, macrocitose, anisocitose, poiquilocitoses (alvo, esferócitos, lágrima etc.): avaliar 5 a 10 campos em aumento 1.000×, em local apropriado à análise da morfologia eritrocitária. Determinar a média. Enquadrar seu resultado médio obtido aos valores relacionados, a seguir, no sistema de escore, de acordo com o tipo de alteração morfológica, obtendo-se, desse modo, o grau de intensidade correspondente (Quadros 2.5 a 2.11 e Tabela 2.2).

O escore para hipocromia é apresentado no Quadro 2.5.

Exemplo: em amostra em local ideal para a avaliação eritrocitária, ao final de 5 a 10 campos (em 1.000×) com aproximadamente 150 eritrócitos (amostra anêmica), foram encontradas em média 20 células hipocrômicas por campo. Como 20 em 150 = 13,3%, então equivale a (2+) de hipocromia.

O sistema de escore para anisocitose serve apenas para casos em que houver variação de tamanho mensurável (micrócitos e normócitos; macrócitos e normócitos ou micrócitos e macrócitos) à luz da microscopia. Na presença de micrócitos e normócitos: o valor da anisocitose será equivalente ao valor correspondente ao número médio de micrócitos por campo. Na presença de macrócitos e normócitos: o valor da anisocitose será equivalente ao valor correspondente ao número médio de macrócitos por campo. Na presença de micrócitos, normócitos e macrócitos: o valor da anisocitose será equivalente ao somatório dos valores médios de micrócitos e macrócitos.

Exemplos: paciente A (macrócitos e normócitos): média de 27 macrócitos por campo em amostra que o campo ideal tinha em média 130 eritrócitos: 27 em 130 = 20,7%; portanto: macrócitos (2+); anisocitose (2+).

Paciente B: (macrócitos e micrócitos): média de 15 macrócitos e 25 micrócitos em amostra que o campo ideal tinha 150 eritrócitos: 15 em 150 = 10%, ou seja, macrócitos (1+); 25 em 150 = 16,7%, ou seja, micrócitos (2+); anisocitose = 10% + 16,7% = 26,7% (3+). Laudo: macrócitos (1+); micrócitos (2+); anisocitose (3+).

Quadro 2.5 – Escore para hipocromia

- < 2% = sem hipocromia (–)
- 2,1 – 10% = hipocromia discreta (1+)
- 10,1 – 25% = hipocromia moderada (2+)
- 25,1 – 50% = hipocromia moderada/acentuada (3+)
- > 50% = hipocromia acentuada (4+)

Quadro 2.6 – Correlação entre hipocromia e CHCM direta

- 31,5 – 35g/dℓ = normocromia
- 30,5 – 31,5 g/dℓ = hipocromia leve (1+)
- 29,5 – 30,5 g/dℓ = hipocromia moderada (2+)
- 28,5 – 29,5 g/dℓ = hipocromia moderada/acentuada (3+)
- < 28,5 g/dℓ = hipocromia acentuada (4+)

Quadro 2.7 – Escore para hipercromia

- Esferócitos + drepanócitos hipercorados + equinócitos desidratados < 2% = sem hipercromia (–)
- Esferócitos + drepanócitos hipercorados + equinócitos desidratados de 2,1 – 10% = hipercromia discreta (1+)
- Esferócitos + drepanócitos hipercorados + equinócitos desidratados de 10,1 – 25% = hipercromia moderada (2+)
- Esferócitos + drepanócitos hipercorados + equinócitos desidratados de 25,1 – 50% = hipercromia moderada/acentuada (3+)
- Esferócitos + drepanócitos hipercorados + equinócitos desidratados de > 50% = hipercromia acentuada (4+)

Quadro 2.8 – Escore para micro ou macrocitose

- < 2% = normal (–)
- 2,1 – 10% = discreta (1+)
- 10,1 – 25% = moderada (2+)
- 25,1 – 50% = moderada/acentuada (3+)
- > 50% = acentuada (4+)

Quadro 2.9 – Escore para anisocitose

- Número médio de micrócitos + macrócitos
  - < 2% = sem anisocitose (–)
  - 2,1 - 10% = anisocitose discreta (1+)
  - 10,1 - 25% = anisocitose moderada (2+)
  - 25,1 - 50% = anisocitose moderada/acentuada (3+)
  - > 50% = anisocitose acentuada (4+)

Na presença apenas de macrócitos de tamanhos equivalentes (VCM elevado, mas RDW normal): sem anisocitose (–). De modo similar, na presença apenas de micrócitos de tamanhos equivalentes (VCM baixo, mas RDW normal): sem anisocitose (–). Exemplos: nas microcitoses das talassemias menor, em boa parte das anemias de doenças crônicas arrastadas, há presença homogênea de micrócitos (aparentemente do mesmo tamanho). Analogamente, em algumas anemias macrocíticas, como na aplasia e no alcoolismo, há presença homogênea de macrócitos, sem anisocitose evidente (RDW normal).

Limitação do sistema de escore para anisocitose: na presença exclusiva de micrócitos, mas com tamanhos distintos na lâmina (microcitose heterogênea) e a anisocitose é definida subjetivamente pela experiência do observador. Idem para casos nos quais apenas macrócitos de tamanhos distintos sejam observados (macrocitose heterogênea). Nesses casos, a automação com a RDW é indispensável.

A correlação entre anisocitose, micrócitos e macrócitos é apresentada no Quadro 2.10.

O escore para poiquilocitose é mostrado na Tabela 2.2.

Exemplo: paciente em crise falciforme. O valor médio de cada tipo de poiquilócito em campos com cerca de 80 eritrócitos foi de: 10 células-alvo = 10 × 100/80 = 12,5% (alvo 1+). 20 drepanócitos = 20 × 100/80 = 25% (drepanócitos 2+). Resultado: poiquilocitose (drepanócitos 2+, células em alvo 1+).

Quadro 2.10 – Correlação entre anisocitose, micrócitos e macrócitos

• Comparação entre VCM e quantidade de micrócitos em adultos	• Comparação entre VCM e quantidade de macrócitos em adultos
– 1+ = 77 - 83 fℓ	– 1+ = 98 - 106 fℓ
– 2+ = 71 - 76 fℓ	– 2+ = 107 - 112 fℓ
– 3+ = 64 - 70 fℓ	– 3+ = 113 - 120 fℓ
– 4+ = < 63 fℓ	– 4+ = > 120 fℓ

Tabela 2.2 – Escore para poiquilocitose

Poiquilócitos	Normal (%)	1+ (%)	2+ (%)	3+ (%)	4+ (%)
Células em alvo	< 2	2 – 10	10,1 – 25	25,1 – 50	> 50
Dacriócitos	< 2	2 – 10	10,1 – 25	25,1 – 50	> 50
Esquizócitos	< 2	2 – 10	10,1 – 25	25,1 – 50	> 50
Eliptócitos normocrômicos	< 2	2 – 10	10,1 – 25	25,1 – 50	> 50
Eliptócitos hipocrômicos	< 2	2 – 10	10,1 – 25	25,1 – 50	> 50
Estomatócitos	< 2	2 – 10	10,1 – 25	25,1 – 50	> 50
Equinócitos	< 2	2 – 10	10,1 – 25	25,1 – 50	> 50
Formas bizarras	< 2	2 – 10	10,1 – 25	25,1 – 50	> 50
Esferócitos	< 1	1 – 10	10,1 – 25	25,1 – 50	> 50
Acantócitos	< 1	1 – 10	10,1 – 25	25,1 – 50	> 50
Drepanócitos	0	0,1 – 10	10,1 – 25	25,1 – 50	> 50

Quadro 2.11 – Escore para policromasia

- 0 – 1% = normocromia (–)
- 1,1 – 5% = policromasia discreta (1+)
- 5,1 – 15% = policromasia moderada (2+)
- 15,1 – 30% = policromasia moderada/acentuada (3+)
- > 30% = policromasia acentuada (4+)

Como se tratam de células de vida média de, no máximo, três a quatro dias, os eritrócitos com policromasia (os reticulócitos) devem ter sistema de escore distinto àquele usado para macro, micro, aniso, hipo, hiper, dos eritrócitos maduros (que podem viver por até 120 dias). Ver Quadro 2.11 para o escore para policromasia.

Para o escore para inclusões eritroides, utilizar o mesmo sistema de escore para policromasia.

Contagem de reticulócitos

Os reticulócitos são eritrócitos jovens, contendo RNA. Em condições normais de maturação, passam de dois a três dias na medula óssea e um dia no sangue periférico, quando, então, tornam-se eritrócitos maduros. A contagem de reticulócitos indica a velocidade de produção eritroide na medula óssea. São células fisiologicamente hipodensas (CHCM abaixo do normal). Sua contagem pode ser feita manualmente ou por contadores (reticulograma).

Contagem manual

- Fundamento: baseia-se na capacidade que os corantes supravitais (como o azul de cresil brilhante ou o novo azul de metileno) têm de corar os precipitados de RNA residual (reticulina), dando aos eritrócitos jovens aspecto característico, sendo, então, chamados reticulócitos.
- Material:
  - Amostra: sangue total em EDTA (obrigatoriamente recém-colhido).
  - Solução corante (azul cresil brilhante ou novo azul de metileno).
  - Tubos de hemólise; banho-maria; cronômetro; micropipeta e ponteiras.
  - Microscópio, óleo de imersão.
    - Solução azul cresil brilhante (usar matéria prima de boa procedência):
      - Azul de cresil: 1 g.
      - Citrato de sódio: 0,4 g.
      - Cloreto de sódio: 0,9 g.
      - Água destilada qsp: 100 mℓ.

      (Acondicionar em frasco âmbar e ao abrigo total da luz.)
    - Solução de novo azul de metileno:
      - Novo azul de metileno: 1 g.
      - Tampão fosfato pH 7,4 qsp: 100 mℓ.
    - Tampão fosfato pH 7,4:
      - (A) NaH_2PO_4 $2H_2O$ (150 mmol/ℓ): 23,4 g/ℓ.
      - (B) Na_2HPO_4 (150 mmol/ℓ): 21,3 g/ℓ.
      - Misturar 18 mℓ da solução A + 82 mℓ da solução (B).
- Procedimento:
  - Em tubo de hemólise, misturar partes iguais de solução corante e sangue (100 μℓ cada).
  - Levar a mistura para banho-maria a 37°C por 30 min.
  - Fazer esfregaço; deixar secar.
  - Proceder à contagem em objetiva de imersão.

Os reticulócitos são eritrócitos que possuem pelo menos dois grãos precipitados de RNA em seu citoplasma. Dependendo da sua preferência, tem-se a opção de sobrecorar o esfregaço com Leishman, Wright etc., para só, em seguida, fazer contagem. Quando corados pelo azul de cresil (ou pelo novo azul de metileno), sem sobrecoloração, os reticulócitos são eritrócitos esverdeados com precipitados de cor azul intensa (Figura 2.35). Quando sobrecorados, passam a adquirir tonalidade alaranjada com precipitados arroxeados.

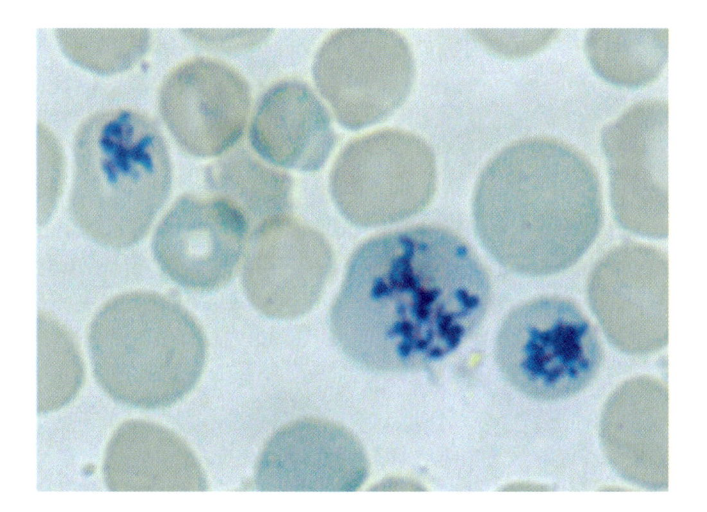

Figura 2.35 – Reticulócitos não contracorados.

CONTAGEM: DETERMINAÇÃO DO PERCENTUAL DE RETICULÓCITOS NÃO CORRIGIDO

Contar em diferentes campos escolhidos ao acaso, em local apropriado para avaliação da morfologia eritrocitária, o número de reticulócitos ao final da contagem de aproximadamente (pelo menos) 1.000 eritrócitos maduros.

Cálculos

- Percentual de reticulócitos (%) – valor não corrigido:
  Por exemplo: em 1.200 eritrócitos foram observados 43 reticulócitos.

$$\begin{array}{l} 1.200 \text{ --------- } 43 \\ 100\% \text{ --------- } X \end{array} \qquad X = \frac{43 \times 100}{1.200} \Rightarrow X = 3,6\%$$

- Valor absoluto de reticulócitos/mm^3 (/µℓ).

Necessita-se da contagem global de eritrócitos/mm^3:

$$\text{Reticulócitos/mm}^3 = \frac{\%\ \text{reticulócitos não corrigido} \times \text{eritrócitos/mm}^3}{100}$$

Por exemplo: paciente com 4.000.000 eritrócitos/mm^3 e percentual de reticulócitos não corrigido = 3,6%

$$\text{Reticulócitos/mm}^3 = \frac{3{,}6 \times 4.000.000}{100} \Rightarrow \text{reticulócitos/mm}^3 = 144.000/\text{mm}^3$$

Correção dos reticulócitos nos casos de anemia

Primeira correção: percentual corrigido

Correção dos reticulócitos para o grau de anemia, sem, entretanto, levar em conta a possível saída prematura do reticulócito da medula.

Pode ser feita por Ht ou Hb:

- Por Hb:
  - Percentual não corrigido × Hb/15 (para homens).
  - Percentual não corrigido × Hb/13,5 (para mulheres).

Por exemplo: Hb = 9,2 g/dℓ (masculino). Percentual não corrigido = 10%.

$$\text{Percentual corrigido} = \frac{10\% \times 9{,}2 \text{ g/d}\ell}{15 \text{ g/d}\ell} \Rightarrow \% \text{ corrigido} = 6{,}1\%$$

- Por Ht:
  - Percentual não corrigido × Ht/45 para homens.
  - Percentual não corrigido × Ht/40 para mulheres.

Por exemplo: Ht = 27% (masculino). Percentual não corrigido = 10%

$$\text{Percentual corrigido} = \frac{10\% \times 27\%}{45\%} \Rightarrow \% \text{ corrigido} = 6\%$$

A contagem de ret/mm^3 tem valor de interpretação equivalente aos obtidos por meio da correção por Ht ou Hb.

Segunda correção: corresponde ao índice reticulocítico

Correção dos reticulócitos para o grau de anemia (primeira correção) e para possível saída prematura do reticulócito da medula em função dos altos níveis de eritropoetina (segunda correção).

É necessária, pois o excesso de eritropoetina causa saída prematura dos reticulócitos da medula para o sangue periférico (desvio reticulocítico) (em vez de um dia, duram de dois a três dias como reticulócitos no sangue). Esses reticulócitos grandes e imaturos exageram o valor percentual de contagem.

Assim, o índice reticulocítico (IR) traduz o real aumento da eritropoese em resposta à eritropoetina, após correção para a saída prematura dos reticulócitos da medula.

Cálculo:

$$IR = \frac{\%\ \text{corrigido (primeira correção)}}{\text{tempo de circulação}}$$

Vejamos a relação do grau de anemia e duração dos reticulócitos na circulação apresentada na Tabela 2.3.

Exemplo:

- Ht = 27% (masculino).
- Ret = 10% (valor não corrigido).
- % corrigido = 6%.

$$IR = \frac{6}{2\ \text{(dias)}} = 3$$

Portanto, o valor real do aumento da produção eritroide é de 3 vezes.

OBSERVAÇÕES TÉCNICAS

A contagem manual de reticulócitos é o método mais simples para avaliação da produção dos eritrócitos. Essa determinação apresenta imprecisão de 30 a 40% para contagens em torno de 1%. Por isso, em casos de reticulócitos normais ou diminuídos a contagem deve ser estendida de 1.000 para cerca de 2.000 eritrócitos. Para contagens mais elevadas (acima de 10%), o grau de imprecisão pode ficar em torno de 10 a 20%, mesmo quando apenas aproximadamente 1.000 eritrócitos são contados.

A utilização de corantes catiônicos ou corantes fluorescentes (fluorocromos) para RNA tornou viável a contagem de reticulócitos pela automação, o que trouxe grande precisão e exatidão para suas contagens e novos parâmetros de avaliação (ver em reticulograma).

Tabela 2.3 – Relação do grau de anemia e duração dos reticulócitos na circulação

Hematócrito (%)	Tempo do reticulócito na circulação (dias)
> 40	1
30 - 40	1,5
20 - 30	2
< 20	2,5

INTERPRETAÇÃO

Reticulócitos normais ou diminuídos em indivíduos anêmicos são sinais de baixa produção medular (anemias por diminuição de produção).

Reticulocitose (valores acima do normal) é bom indicativo da resposta terapêutica nas anemias carenciais. Pacientes com anemia ferropriva ou megaloblásticas tratadas com ferro ou folato/B12, por exemplo, respondem com intensa reticulocitose até a elevação da Hb a níveis normais.

Reticulocitose sem história de perda sanguínea ou de tratamento a anemias carenciais é indicativo de processos hemolíticos.

MODO DE EXPRESSAR RESULTADOS

Preferivelmente em valor absoluto, percentual corrigido ou IR.

CORRELAÇÃO ENTRE O ÍNDICE RETICULOCÍTICO E AS ANEMIAS

Anemias com baixos níveis de EPO, como ocorre nos renais crônicos e doenças hepáticas, por exemplo, não promovem saída prematura dos reticulócitos para o sangue (desvio reticulocítico). Assim, a correção para tempo do reticulócito na circulação gera valores de IR subestimados (baixíssimos), característicos de falência medular.

- IR inferior a 2: indica ineficiência medular na produção de eritrócitos e/ou anemias hipoproliferativas.
- IR maior ou igual a 3: indica aumento da produção eritroide medular e/ou resposta apropriada para anemia.

Os valores de referência estão dispostos no Quadro 2.12.

Quadro 2.12 – Valores de referência

- Percentual (%): corrigido
  - Adulto normal: 0,5 – 2%
  - Recém-nascidos: 2 – 6%
- Valor absoluto por mm^3
  - Adulto normal: 25.000 – 85.000/mm^3
  - Recém-nascidos: 100.000 – 300.000/mm^3
- Índice reticulocítico (IR) (%)
  - Não anêmicos: 0,5 – 2%
  - Anemias hipoproliferativas (baixa produção): $< 2\%$
  - Anemias hemolíticas e com resposta apropriada: $\geq 3\%$

978-85-4120-138-4

Reticulograma automatizado

- A contagem automatizada de reticulócitos pode ser feita por dois princípios distintos: *Dispersão de luz*: reticulócitos dispersam luz, o que não acontece com os eritrócitos maduros (corantes catiônicos que se incorporam ao RNA reticulocitário, como a oxazina 750, alteram a absorção de luz dos reticulócitos, o que permite sua detecção) (Figura 2.36).

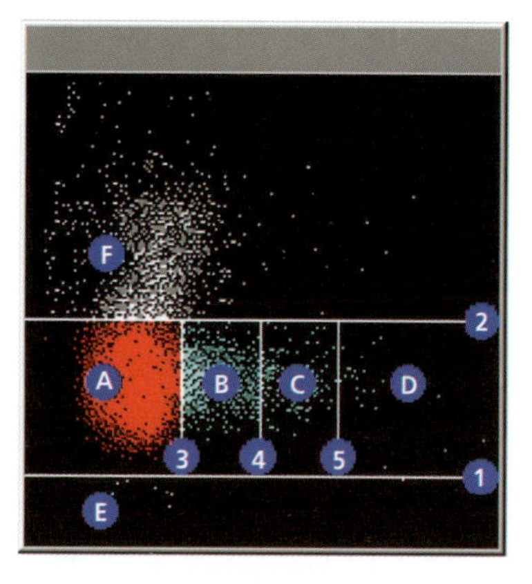

Figura 2.36 – Citograma da maturação de reticulócitos: ADVIA-120, Siemens. A = eritrócitos maduros; B = reticulócitos de baixa absorção de luz; C = reticulócitos de média absorção de luz; D = reticulócitos de alta absorção de luz; E = plaquetas; F = eventos coincidentes. 1 = limite entre plaquetas e reticulócitos; 2 = limite para efeitos coincidentes durante a contagem; 3 = limite de detecção de absorção de luz entre eritrócitos e reticulócitos de baixa absorção; 4 = limite de detecção de absorção de luz entre reticulócitos de baixa e média absorção; 5 = limite de detecção de absorção de luz entre reticulócitos de média e alta absorção.

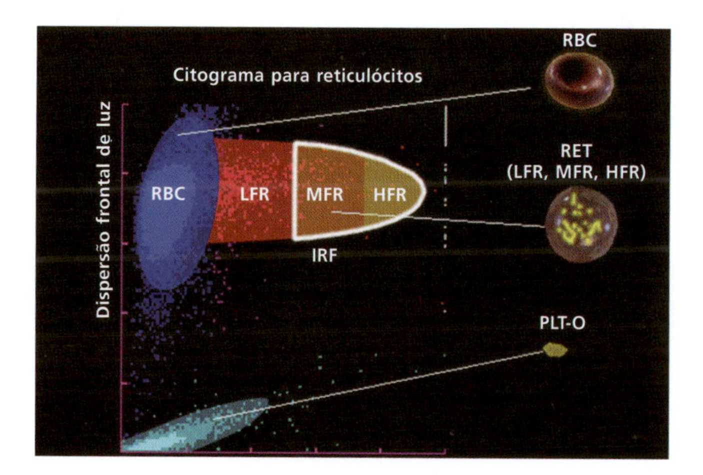

Figura 2.37 – Citograma para RETIC, Sysmex, XT-2000i, XE-2100 e XT 4000. Citograma para reticulócitos: fluorescência lateral, eixo X, *versus* dispersão frontal de luz, eixo Y. HFR = fração reticulocitária de alta fluorescência; IRF = fração de reticulócitos imaturos (MFR + LFR); LFR = fração reticulocitária de baixa fluorescência; MFR = fração reticulocitária de média fluorescência; PLT-O = dispersão óptica das plaquetas; RBC = eritrócitos maduros; RET = reticulócitos.

- *Fluorescência (luminosidade)*: fluorocromos, como a polimetina, se ligam às bases nitrogenadas do RNA dos reticulócitos, que passam a emitir luz fluorescente, que é medida por um fotodetector, a chamada *citometria de fluxo fluorescente* (Figura 2.37).

Além da precisão e da exatidão nas contagens (%, valor absoluto/mm^3), a automação passou a determinar novos parâmetros reticulocitários, tais como as frações de reticulócitos e os índices reticulocitários, principalmente a CHr – Siemens, ou a Hb reticulada equivalente *Ret-He* – Sysmex, que medem o conteúdo de Hb nos reticulócitos.

RETICULOGRAMA NA AVALIAÇÃO DA MATURAÇÃO ERITROIDE NA MEDULA ÓSSEA

Pelo princípio da dispersão de luz a baixos e altos ângulos, associado aos corantes catiônicos – oxazina, há determinação simultânea do volume e da concentração de Hb intracelular dos eritrócitos (HC) e reticulócitos (HCr). Com base nesses dados, eritrócitos e reticulócitos têm obtidos os histogramas e as médias dos seus volumes, como VCM e VCMr, respectivamente. Além disso, pela determinação da HC de cada eritrócito e de cada reticulócito (HCr), também são estabelecidos o histograma e as médias das concentrações intracelulares de Hb de eritrócitos como CHCM *laser*, e reticulócitos como CHCMr *laser*. Também são quantificados o percentual de células hipodensas de Hb (células com menos de 28 g/dℓ de concentração interna de Hb – *Hypo*) e o percentual de células hiperdensas de Hb (células com mais de 41 g/dℓ de concentração interna de Hb – *Hyper*) tanto para eritrócitos como para reticulócitos. A multiplicação do volume pela HC, de eritrócitos e reticulócitos gera o CH (conteúdo de Hb nos eritrócitos – HCM direta) e o *CHr* (conteúdo de Hb nos reticulócitos). De modo similar, a citometria de fluxo fluorescente permite, dependendo do modelo do contador, a determinação do VCM e VCMr e/ou da *Ret-He* (equivalente ao CHr).

Dependendo da quantidade de corante catiônico aderida no reticulócito e da maior absorção de luz; ou da quantidade de fluorocromo incorporado e maior emissão de fluorescência, os reticulócitos são separados em suas frações (três subtipos de reticulócitos): tipo I (com alta carga de RNA – HIGH RETIC): os mais imaturos; tipo II (com moderada carga de RNA – M RETC); e tipo III (com baixa carga de RNA – LOW RETIC): os mais maduros. Os primeiros (tipo I), quando em proporções maiores que aquelas comumente encontradas em relação ao tipo III na circulação indicam a saída prematura de reticulócitos da medula (desvio reticulocitário), e pode, juntamente com todos os demais parâmetros anteriormente descritos, ser muito útil na avaliação da eritropoese medular.

A avaliação simultânea de VCM, VCMr, CHCM *laser*, CHCMr *laser*, percentual micro, percentual macro, percentual hipo, percentual hiper em eritrócitos e reticulócitos pela automação é uma maneira muito precisa para o estudo das mudanças celulares durante a maturação eritroide normal e nos diferentes tipos de anemias. Como regra, o VCM dos eritrócitos maduros é menor que o dos reticulócitos (VCMr). A CHCM dos eritrócitos maduros é maior que a dos reticulócitos (CHCMr). Em indivíduos normais, a proporção de reticulócitos tipo III é maior que o tipo II que é maior que o tipo I. Em alguns tipos de anemias pode haver maior proporção de reticulócitos tipo I em relação ao que é comumente encontrado em indivíduos normais ou que alguns outros subtipos de anemias. Na Tabela 2.4 são expressos os resultados de VCM, VCMr, CHCM, CHCMr, os valores absolutos (/mm^3) e o percentual de reticulócitos imaturos, percentual macrócitos e percentual de micrócitos em eritrócitos e reticulócitos, em indivíduos normais e pacientes com doenças falciformes, demonstrando diferenças significativas e de aplicação diagnóstica entre a anemia falciforme (HbSS) e a doença falciforme/talassemia alfa (HbSS/alfa tal), e entre a doença de HbSC com a interação da HbSC e alfatalassemia (SC/alfa tal).

Alguns subtipos de anemias hemolíticas hereditárias intracorpusculares, como na esferocitose hereditária (EH), o VCMr é menor que o VCMr de anemias hemolíticas extracorpusculares como nas esferocitoses não hereditárias da anemia hemolítica autoimune (AHAI – Coombs +) ou que o VCMr de indivíduos normais. Isto sugere que na EH haja perda imediata de área de superfície (volume) dos reticulócitos sem haver perda de conteúdo de Hb, provavelmente ocorrida logo nas suas primeiras passagens pelo baço. Na EH, os reticulócitos são produzidos já com defeitos nas interações verticais das proteínas de membrana, o que faz com que percam facilmente lipídios de membrana durante sua passagem no baço. Assim, na EH a CHCMr é maior que a CHCMr dos pacientes com AHAI ou que a CHCMr de indivíduos normais.

Frações de reticulócitos

A quantidade de reticulócitos no sangue indica a velocidade e a capacidade da produção de eritrócitos viáveis na medula óssea.

A *fração imatura de reticulócitos* (IRF) corresponde à soma dos reticulócitos tipo I e II, ou seja, à soma das frações de alta (HIGH RETIC) e média (MEDIUM RETIC) fluorescência. É o marcador mais precoce para avaliação da regeneração da eritropoese. A IRF aumenta muito mais rápido (horas) que a

Tabela 2.4 – Perfil de Hb, reticulócitos/μL, percentual de reticulócitos imaturos (tipo I), VCM, VCMr, percentuais macro e micro, CHCM, CHCMr, percentuais hipo e hiper, em indivíduos normais e em pacientes com doenças falciformes[11]

	Indivíduos normais	**SS**	**SS/talα 1del**	**SC**	**SC/talα 1del**
Parâmetros*	*n = 100*	*n = 29*	*n = 18*	*n = 34*	*n = 6*
Hb (g/dℓ)	14,1 ± 1	8,3 ± 2,5	8,3 ± 2,7	12 ± 1,3	12,2 ± 1
Reticulócitos/μℓ	69.500 ± 18.800	369.400 ± 87.000	320.100 ± 102.900	188.600 ± 62.700	221.100 ± 78.900
% reticulócitos imaturos	2,3 ± 1,6	14,4 ± 6,7	11,9 ± 0,6	6,5 ± 3,6	4,1 ± 2,6
VCM	88,6 ± 2,8	88,8 ± 8,4**	81,4 ± 7,4**	81 ± 4,6***	75,3 ± 3,2***
% macro	0,3 ± 0,4	3,2 ± 6,2**	0,7 ± 0,8**	0,7 ± 2,3***	0***
% micro	0,6 ± 0,3	4,7 ± 3,5**	8,7 ± 6,7**	6,6 ± 4***	10,9 ± 4,8***
VCMr	105,8 ± 3,2	108,4 ± 6,5**	96,7 ± 6,2**	95 ± 6,9***	88,9 ± 2,3***
% macro-r	5,8 ± 4,6	21,1 ± 11,6**	7,7 ± 5**	2,1 ± 3,7	0,8 ± 0,6
% micro-r	0,1 ± 0,1	2 ± 0,3**	4,8 ± 4**	3,2 ± 2,8	3,8 ± 3,2
CHCM	33,7 ± 0,9	35,3 ± 0,2**	33,4 ± 1,1**	36,4 ± 1,3	36,7 ± 0,9
% hipo	1,4 ± 1	4,6 ± 0,1**	10,7 ± 8,4**	1,7 ± 0,9	1,5 ± 0,7
% hiper	1,3 ± 1,2	10,1 ± 0,5**	5,7 ± 2,3**	8,6 ± 5,5	10,7 ± 4,3
CHCMr	30,1 ± 1,1	30,2 ± 1,1	29,9 ± 0,8	32,2 ± 2,4	34 ± 1
% hipo-r	22 ± 13	19,9 ± 4,9**	29,1 ± 14,6**	4,9 ± 2,7	3,6 ± 1,2
% hiper-r	0,1 ± 0,1	3,3 ± 1,7	3,1 ± 1,9	5 ± 3,6	3,6 ± 2,8

* Média ± 1 DP.
** Diferença estatisticamente significativa entre as amostras do grupo SS e SS/talα 1del (p < 0,01).
*** Diferença estatisticamente significativa entre as amostras do grupo SC e SC/talα 1del (p < 0,01).
% hiper = percentual de eritrócitos com concentração interna de Hb > 41 g/dℓ; % hiper-r = percentual de reticulócitos com concentração interna de Hb > 41 g/dℓ; % hipo = percentual de eritrócitos com concentração interna de Hb < 28 g/dℓ; % hipo-r = percentual de reticulócitos com concentração interna de Hb < 28 g/dℓ; n = número de amostras incluindo homens e mulheres; % macro = percentual de eritrócitos com volume > 120 fℓ; % macro-r = percentual de reticulócitos com volume > 120 fℓ; % micro = percentual de eritrócitos com volume < 60 fℓ; % micro-r = percentual de reticulócitos com volume < 60 fℓ.

contagem de reticulócitos (dias) na resposta eritropoética à anemia. É considerada como o parâmetro de monitoramento de transplantes de células-tronco e transplante de medula óssea. Em cerca de 80% dos pacientes com pega do transplante, a IRF eleva-se (a valores acima de 5%) até três dias antes que o aumento das taxas de neutrófilos (a valores superiores a 500/mm^3 – tradicional marcador de boa resposta ao transplante de medula ou de células-tronco).

Nas anemias hemolíticas (bilirrubina indireta elevada) e nas anemias por perda aguda de sangue (bilirrubina indireta normal), a fração de reticulócitos mais imaturos (tipo I) se eleva de modo proporcional ao aumento da contagem de reticulócitos/mm^3. Nas anemias por baixa produção, mesmo com elevadas taxas de EPO, não há aumento nem da contagem de reticulócitos/mm^3, nem da fração imatura de reticulócitos.

Como nas anemias hemolíticas a produção não está prejudicada (a destruição é que é maior que a produção), os elevados níveis de EPO promovem grande elevação dos reticulócitos, os quais saem precocemente da medula (passam menos de um dia na medula, em vez de três dias). Isso pode ser detectado pelo aumento da fração de reticulócitos imaturos no sangue (há aumento da IRF, com incremento da contagem absoluta/mm^3).

Nas anemias por baixa produção sem diseritropoese, como em hipoplasias, aplasias, anemias ferroprivas, renais crônicos (sem tratamento com eritropoetina), anemias de doenças crônicas, deficiência de piridoxina etc., os reticulócitos estão diminuídos ou normais e a proporção de reticulócitos imaturos é mantida, ou seja, não há aumento da contagem absoluta, e a IRF se mantém relativamente baixa.

Por outro lado, nas anemias por baixa produção associadas à doença medular, como nas leucemias agudas, parte das mielodisplasias (diseritropoese), anemias megaloblásticas, a IRF aumenta, mesmo sem elevação da contagem absoluta de reticulócitos.

Aplicações clínicas dos CHr e Ret-He

O conteúdo de Hb nos reticulócitos (CHr – Siemens) e o seu equivalente (Ret-He – Sysmex) traduzem a síntese da Hb nos eritroblastos medulares. São considerados marcadores celulares do estoque de ferro.

Os estados funcionais do ferro podem ser classificados em: (a) normal: ferro em estoque e eritropoese normal; (b) deficiência latente de ferro: pacientes com redução de ferro, mas ainda sem comprometimento da eritropoese; (c) anemia por deficiência de ferro: há depleção dos estoques do ferro funcional e diminuição da hemoglobinização dos eritrócitos; e (d) deficiência funcional de ferro com estoques normais: há diminuição da hemoglobinização dos eritrócitos, mesmo com estoques normais de ferro. Isto ocorre em 20% dos pacientes com anemias de doenças crônicas.

Os valores de CHr ou Ret-He mostram-se diminuídos na eritropoese com deficiência de ferro, mesmo nas fases em que os marcadores bioquímicos clássicos do perfil do ferro, como ferritina e saturação de transferrina, ainda se mostram ineficientes para tal finalidade (como nas anemias de doenças crônicas). Possuem valor preditivo na avaliação das anemias como indicador sensível de eritropoese sideropênica. CHr ou Ret-He são os marcadores mais precoces no monitoramento da terapia com ferro intravenoso (elevam-se logo após um a dois dias do início da terapia). Aumento de CHr ou Ret-He após terapia com ferro caracterizam que o paciente possuía deficiência funcional de ferro, muito comum em vários tipos de anemias, como no doente renal crônico, anemias de doenças crônicas e anemias associadas ao câncer.

O conteúdo de Hb nos reticulócitos (CHr) diagnostica a deficiência funcional de ferro em pacientes renais crônicos recebendo eritropoetina humana recombinante (r-HuEPO). Serve para o monitoramento da terapia com ferro e r-HuEPO em pacientes com insuficiência renal crônica (IRC) que fazem hemodiálise. É útil no diagnóstico precoce da deficiência de ferro (anemia ferropriva) em crianças. O CHr demonstrou maior sensibilidade (100%) e especificidade (80%) que a ferritina sérica (71,4 e 60%) e saturação de transferrina (57,1 e 80%) na detecção da deficiência funcional de ferro. CHr inferior a 26 pg indica disponibilidade

Tabela 2.5 – Índices hematimétricos eritrocitários e reticulocitários (r) em indivíduos normais e pacientes anêmicos[14]

	Média (± desvio padrão)			
Índices	***Normal (n = 64)***	***Ferropriva (n = 58)***	***Betatalassemia menor (n = 40)***	***Macrocitose (n = 27)***
VCM (fℓ)	89,9 (±4,03)	74,3 (±4,89)	68,6 (±3,56)	111,5 (±5,55)
VCMr (fℓ)	111,7 (±6,77)	100,1 (±8,78)	92,3 (±6,87)	139 (±11)
CHCM (g/dℓ)	31,6 (±1,02)	27,3 (±1,48)	28,5 (±1,28)	31 (±1,12)
CHCMr (g/dℓ)	26,3 (±1,5)	20,4 (±2,09)	22,3 (±1,74)	25,7 (±1,19)
CH (pg)	27,7 (±1,42)	19,7 (±2,05)	18,9 (±1,64)	33,7 (±2,12)
CHr (pg)	28,6 (±1,6)	19,6 (±2,46)	19,9 (±2,04)	34,9 (±3,87)

CH = média do conteúdo de hemoblogina dos eritrócitos, obtida pela multiplicação do volume (V), pela concentração interna de hemoglobina de cada eritrócito (HC); CHCM = média da concentração interna de hemoglobina dos eritrócitos, obtida diretamente por dispersão de luz *laser*; CHCMr = CHCM dos reticulócitos; CHr = CH dos reticulócitos; VCM = volume corpuscular médio dos eritrócitos, obtido diretamente por difração *laser*; VCMr = VCM dos reticulócitos.

inadequada de ferro para ótima produção de eritrócitos, o qual aumenta (em dois dias) após tratamento com ferro intravenoso. O diagnóstico de anemia ferropriva pode ser feito facilmente pelo CHr, a partir da triagem de microcitoses no eritrograma automatizado, obtendo-se resultados mais rápidos, sensíveis e de baixo custo, em comparação às determinações tradicionais do perfil do ferro. Adicionalmente, o CHr pode monitorar a resposta ao tratamento com anemia megaloblástica[12]. Na Tabela 2.5 são demonstrados os valores de referência dos IR (incluindo a CHr) em indivíduos normais, bem como valores médios de pacientes com anemia ferropriva, betatalassemia menor e anemias macrocíticas, que podem auxiliar no diagnóstico diferencial dessas doenças.

Estudos de Thomas *et al.*[13], tendo como valor limite (28 pg de hemoglobinização), avaliando pacientes com processos inflamatórios agudos, (proteína C-reativa acima de 5 mg/ℓ), comprovaram que o Ret-He apresentou 71,6% de sensibilidade e 69,1% de especificidade para detecção da deficiência funcional de ferro. Para os pacientes sem inflamação aguda (proteína C-reativa inferior a 5 mg/ℓ), a sensibilidade do Ret-He foi de 82,8% e especificidade de 94,2% para o diagnóstico da deficiência funcional de ferro.

Velocidade de hemossedimentação

A VHS é o teste laboratorial que determina a velocidade com que os eritrócitos sedimentam por ação gravitacional, *in vitro*, em uma pipeta própria (Westergren [WG]) colocada em posição vertical, em espaço de tempo predeterminado de 60 min.

Nos dias atuais, a VHS pode ser medida por tecnologia automatizada, com a vantagem técnica da rapidez nos resultados e menor risco de contaminação, muito embora o método de referência continue a ser em pipeta de WG[15].

Fundamento

A velocidade de empilhamento e queda dos eritrócitos é diretamente relacionada ao potencial de repulsão que ocorre entre os eritrócitos carregados eletronegativamente, em razão do grupo carboxil do ácido siálico presente em suas superfícies.

O empilhamento dos eritrócitos (*roleaux*) e posterior sedimentação dependem do número, da forma, das forças de repulsão dos eritrócitos eletronegativos (potencial zeta), da viscosidade sanguínea e da possibilidade da agregação dos eritrócitos às macromoléculas, formando grumos e facilitando a sedimentação.

A sedimentação é inversamente proporcional ao número de eritrócitos: quanto maior o número de eritrócitos, maior proximidade entre eles e consequente maior força repulsiva, criando assim uma tensão contra as paredes do tubo, o que dificulta seu empilhamento e queda.

Estados inflamatórios e/ou infecciosos e/ou imunes nos quais haja aumento da produção, principalmente de fibrinogênio e globulinas (macromoléculas proteicas) facilitam a sedimentação dos eritrócitos suspensos no plasma.

Observações técnicas

Paciente terá de estar em jejum e procedimento técnico deve ser feito em até 4 h após coleta. A heparina não deverá ser usada como anticoagulante, pois altera o potencial zeta dos eritrócitos. Atualmente utiliza-se apenas da primeira hora, como forma de expressar os resultados.

Método de Westergren modificado

É o método de referência atual[15]. A modificação do método de WG original foi basicamente o uso de amostras de sangue coletadas em sal tripotássico de EDTA (K_3EDTA), sem qualquer diluição adicional. Originalmente, as amostras utilizadas eram de sangue anticoagulado com citrato de sódio (não especificamente como um sal tripotássico), as quais eram submetidas à diluição em solução salina de NaCl (0,85%) para, só então, serem colocadas na pipeta.

No procedimento técnico atual deve-se encher a pipeta de WG com sangue coletado em EDTA tripotássico (sem necessidade de qualquer diluição em solução salina), colocar a pipeta em posição perpendicular, em suporte apropriado; cronometrar o tempo e anotar leitura após 60 min (leitura apenas da primeira hora), exatamente no limite entre a camada eritrocitária e o plasma.

Valores de referência

- Homens:
  - Abaixo de 50 anos: até 15 mm/h.
  - Acima de 50 anos: até 20 mm/h.
  - Acima de 85 anos: até 30 mm/h.
- Mulheres:
  - Abaixo de 50 anos: até 20 mm/h.
  - Acima de 50 anos: até 30 mm/h.
  - Acima de 85 anos: até 42 mm/h.

Causas de erros técnicos

Concentração incorreta do anticoagulante: excesso de EDTA eleva VHS; no método original, as diluições erradas para mais retardavam a VHS; hemólise;

tubo inclinado (em posição não perpendicular) aumenta VHS; demora na realização do teste (mais de 4 h pós-coleta) diminui a VHS; tubos sujos ou não totalmente secos.

Causas de alterações decorrentes da amostra

Redução do número de eritrócitos acelera VHS. Poliglobulias retardam VHS. Desfibrinação retarda VHS. Fibrinogênio, globulinas e albumina elevam significativamente a VHS.

Valor clínico

Apesar de inespecífico, é um teste barato e ainda muito solicitado pela clínica médica, porém extremamente impreciso. Deve ter valor digno de crédito apenas quando alterado. VHS normal não exclui estado patológico. Em processos inflamatórios, imunes (produção exacerbada de imunoglobulinas – paraproteinemias) ou neoplásicos em que haja aumento da produção das proteínas de fase aguda, a VHS acelera tanto quanto maior for a gravidade. Portanto, é válido para monitoramento de processo patológico e avaliação do sucesso terapêutico.

Variações fisiológicas

- Gestação após segundo mês: VHS acelerada.
- Recém-nato: VHS retardada.
- Lactentes: VHS acelerada.
- Idade: elevação em média de 0,85 mm a cada cinco anos (diminuição dos andrógenos).

Variações patológicas

- Diminuição: policitemias, anemia falciforme, anemias hemolíticas (hemoglobinopatias, esferocitose hereditária, deficiência de piruvatoquinase, LLC), CIVD (hipofibrinogenemia); uso de anti-inflamatórios; corticoides; altas doses de ácido acetilsalicílico (AAS); asparaginase; choque; caquexia; hipofibrinogenemia congênita; afecções hepáticas extensas (não há produção fibrinogênio) etc.
- Aumentos moderados: doenças malignas controladas; infecções bacterianas (principalmente) e virais (menor intensidade); anticoncepcionais etc.
- Grandes elevações: artrite reumatoide; febre reumática; sepse; nefrites; nefroses; pneumonia aguda; infarto do miocárdio; neoplasias avançadas etc.

Velocidade de hemossedimentação manual (Westergren) versus automatizada

Os sistemas automatizados atuais podem ser fechados (ditos automatizados) ou abertos (semiautomatizados). Nestes últimos, há necessidade de abertura do tubo antes da aspiração da amostra. Eles geram valores comparáveis aos do método de WG.

As variações aceitáveis entre os sistemas automatizados e os valores de WG são: para valores de VHS inferiores a 30 mm, aceitam-se diferenças de até 12 mm. Para valores acima de 30 mm, a diferença aceitável é de até 24 mm. Em geral, há tendência de o WG resultar mais elevado que os VHS obtidos por automação, principalmente em amostras patológicas com VHS muito elevada.

Para amostras anêmicas (Ht abaixo de 35%), os resultados obtidos pelo método de WG merecem correção pelo Ht, de acordo com a fórmula a seguir:

$$\text{WG corrigido} = \text{valor em mm do } \frac{\text{WG} \times 15}{55 - \text{Ht}}$$

Ajuste do fator diário nas máquinas: deve ser feito à sua instalação e a cada manutenção técnica corretiva feita pelo fabricante, sempre com base nos valores obtidos pelo método de WG. Haverá necessidade imediata de ajuste do fator diário do aparelho quando a diferença de resultados em relação ao WG estiver, em média, acima de 30 mm.

REFERÊNCIAS

1. Wintrobe MM. Anemia – classification and treatment on the basis of differences in the average volume and hemoglobin content in the red cell corpuscles. Arch Intern Med. 1934;54:256.
2. Bessman JD, Gilmer PR, Gardner FH. Improvedclassificationofthe anemias by VCM and RDW. Am J Clin Pathol. 1983;80:322-6.
3. Barretto OCO. Como diagnosticar e tratar anemias. Rev Bras Med. 1992;49(10):711-33.
4. Gomes Oliveira RA. et al. As classificações e o diagnóstico das anemias. Laes & Haes. 2004;147:104-22.
5. Gomes Oliveira RA. et al. O eritrograma: de Wintrobe à tecnologia do laser. News Lab. 2004;62:102-18.
6. Gomes Oliveira RA, Poli-Neto A. Anemias e Leucemias. São Paulo: Roca; 2004. 421p.
7. Gomes Oliveira, RA. Hemograma: como fazer e interpretar. São Paulo: Livraria Médica Paulista; 2007. 497p.
8. Coulter WH. High speed automatic blood cell counter and cell size analyzer. Proceedings of the national electronics conference. 1956;12:1034-40.
9. WHO. Worldwide prevalence of anaemia. 1993-2005.
10. Tycko DH et al. Flow cytometric light scatering measurement of red blood cells volume and hemoglobin concentration. J Applied Optics. 1985;24:1355-65.

11. Maier-Redelsperger M. et al. Automated analysis of mature red blood cells and reticulocytes in SS and SC disease. Blood Cells Mol. Dis. 2004;33(1):15-24.
12. Brugnara C. Reticulocyte cellular indices: a new approach in the diagnosis of anemias and monitoring of erythropoietic function. Crit Rev Clin Lab Sci. 2000;37(2):93-130.
13. Thomas L. et al. Reticulocyte hemoglobin measurement comparison of two methods in the diagnosis of iron restricted erythropoiesis. Clin Chem Lab Med. 2005;43(11):1193-02.
14. D'Onofrio G. et al. Simultaneous measurement of reticulocyte and red blood cell indices in health subjects and patients with microcytic and macrocytic anemia. Blood. 1995;85(3):818-23.
15. International council for standardization in haematology – ICSH (expert panel on blood rheology): recommendation for measurement of erythrocyte sedimentation rate. J Clin Pathol. 1993;46:198-03.

LEITURA COMPLEMENTAR

Advia™ 120 analyser. Clin Lab Haem. 1999;21:113-17.

Brugnara C, et al. Automated reticulocyte counting and measurement of reticulocyte celular indices. Am J Clin Pathol. 1994;102:623-32.

Buttarello M, et al. Laboratory evaluation of the Miles H.3 automated reticulocyte counter. Arch Pathol Lab Med. 1995;119:1141-1148.

Dacie JV, Lewis SM. Practical haematology. 8. ed. International Student Edition. New York: Churchill Livingstone, 1996, 609 p.

Greer JP, et al. Wintrobe's clinical hematology. 11. ed. Philadelphia: Lippincott Williams & Wilkins; 2003. 2719 p.

O'Connor BH. A color atlas and instruction manual of peripheral blood cell morphology. Baltimore: Williams & Wilkins; 1984. 316 p.

Roche review. Ret-He e Ret-Y: auxílio ao diagnóstico e tratamento da deficiência de ferro. Fascículo de revisão científica da Roche Diagnostics. 2008 Out/Nov; Ano 1 – nº 5.

SYSMEX™ XE-2100 Automated Hematology Analyser Guide.

Wintrobe MM. A simple and accurate hematocrit. J Lab Clin Med. 1929;15:287.

Anemias Causadas por Metabolismo Anormal do Ferro: Anemia Ferropriva, Anemia de Doença Crônica e Anemia Sideroblástica

Rodolfo Delfini Cançado • Helena Zerlotti Wolf Grotto

Introdução

O ferro é um elemento essencial na maioria dos processos fisiológicos do organismo humano, desempenhando função central no metabolismo energético celular. Suas principais funções metabólicas são: produção de energia oxidativa, transporte de oxigênio, respiração mitocondrial, inativação de radicais livres e síntese de DNA[1,2].

A dependência crítica do organismo humano pelo ferro fez com que os organismos superiores desenvolvessem, durante o processo de evolução natural, mecanismos elaborados e altamente eficazes que permitissem sua absorção, transporte, distribuição, armazenamento e conservação do ferro no organismo. Distúrbios em quaisquer desses mecanismos podem resultar em deficiência ou acúmulo de ferro no organismo[3,4].

A causa básica da deficiência de ferro é o desequilíbrio entre quantidade absorvida e consumo e/ou perdas, que ocorrem por diversas vias, resultando na redução do ferro corpóreo total, com exaustão dos estoques e algum grau de deficiência tissular[5].

Na prática, a deficiência de ferro, geralmente, resulta da combinação de dois ou mais fatores, tais como necessidade aumentada de ferro (fatores fisiológicos: crescimento, menstruação, gestação, lactação); diminuição da oferta ou da absorção do ferro (fatores nutricionais: baixa quantidade e/ou biodisponibilidade do ferro da dieta, doenças inflamatórias intestinais crônicas, ressecção gástrica e/ou intestinal – gastrectomia, gastroplastia); ou "perda" de ferro (fatores patológicos: perda de sangue, principalmente pelo trato genital e gastrintestinal, doação de sangue etc.)[6].

Investigação dos distúrbios do metabolismo do ferro

Diversos testes laboratoriais são propostos para avaliarem os diferentes compartimentos de ferro (estoque, transporte e funcional) na investigação dos distúrbios do seu metabolismo. O comprometimento desses compartimentos se dá de maneira sequencial, à medida que o déficit de ferro corpóreo progride, ou seja, inicialmente há queda do ferro em estoque, seguida pela deficiência no transporte e, por fim, redução no compartimento funcional ou eritroide.

A Tabela 3.1 lista os testes que podem ser utilizados na investigação dos distúrbios do ferro, de acordo com o compartimento avaliado, suas vantagens e desvantagens ou limitações.

Compartimento funcional

Compreende as medidas relacionadas à produção dos eritrócitos de acordo com a disponibilidade de ferro para a eritropoese.

INVESTIGAÇÃO LABORATORIAL DE ANEMIA

Deve iniciar-se pelas informações fornecidas pelo hemograma, sobretudo por eritrograma (dosagem de hemoglobina e índices hematimétricos), contagem de reticulócitos e análise microscópica da extensão sanguínea.

Os contadores automáticos, bastante difundidos em nosso meio, passaram a fornecer avaliação mais fiel do tamanho eritrocitário e da sua hemoglobinização, e são capazes de mensurar diretamente o número dos eritrócitos, o VCM, a HCM, a CHCM e a RDW.

Embora a dosagem de Hb e dos índices hematimétricos seja amplamente usada no diagnóstico das anemias e os indicadores que primeiro sinalizam para o clínico possível alteração no estado do ferro, esses parâmetros eritrocitários têm sensibilidade e especificidade baixas na identificação de alterações precoces da eritropoese. Alterações mais evidentes desses índices são encontradas somente quando já há anemia. Portanto, o emprego desses parâmetros para a avaliação da deficiência de ferro é de pouca utilidade, uma vez que esses índices se alteram tardiamente no processo de evolução da deficiência de ferro[3].

Anemia é condição patológica decorrente da diminuição do número de eritrócitos ou da concentração de Hb circulante. Independentemente da sua

Tabela 3.1 – Principais testes laboratoriais para investigação das anemias por distúrbios no metabolismo do ferro. Adaptado de Cook[9]

Teste	Compartimento avaliado	Vantagens	Limitações ou desvantagens
Ferro medular	Estoque	Bem padronizado Altamente específico	Invasivo, alto custo
Ferritina sérica	Estoque	Bem padronizado Custo accessível	Sofre alterações na presença de processos infecciosos, inflamatórios ou neoplásicos
Transferrina sérica	Transporte	Precisão Rapidez	Não está totalmente padronizado
TIBC	Transporte	Baixo custo	Baixa especificidade Alterado na presença de processos infecciosos e inflamatórios
ST	Transporte	Baixo custo	Baixa especificidade
Hemoglobina	Funcional	Baixo custo, universalmente disponível	Baixas sensibilidade e especificidade
HCM	Funcional	Baixo custo, universalmente disponível	Indicador tardio Baixa especificidade
RDW	Funcional	Baixo custo, útil no diagnóstico diferencial	Disponibilidade limitada a determinados equipamentos
ZPP	Funcional	Baixo custo	Necessita equipamento específico Sofre interferência pela exposição ao chumbo
Ferro sérico	Funcional	Baixo custo	Baixa especificidade
sTfR	Funcional	Não altera nas inflamações (?)	Alto custo
CHr, Ret-He, VCMr	Funcional	Indicadores precoces da deficiência do ferro Estabilidade	Disponibilidade limitada a determinados equipamentos
Eritrócitos hipocrômicos (%)	Funcional	Baixo custo Indicador precoce da deficiência de ferro	Disponibilidade limitada a poucos equipamentos

CHr = conteúdo de hemoglobina nos reticulócitos; HCM = hemoglobina corpuscular média; RDW = amplitude de distribuição dos eritrócitos; Ret-He = tamanho e conteúdo de hemoglobina dos reticulócitos; ST = saturação da transferrina; sTfR = receptor solúvel da transferrina; TIBC = capacidade total de ligação do ferro à transferrina; VCMr = volume corpuscular médio dos reticulócitos; ZPP = zincoprotoporfirina.

causa, a anemia ocasiona redução da oxigenação tecidual consequente à menor capacidade de transporte de oxigênio aos tecidos[7-9].

Quanto à definição de anemia, a maioria dos estudos médico-científicos adota os critérios propostos pela OMS, que são: valores de Hb circulante inferiores a 13 g/dℓ para homens (maior ou igual 15 anos); 12 g/dℓ para mulheres (maior ou igual 15 anos, não gestantes) e para crianças de 12 a 14 anos; 11,5 g/dℓ para crianças de 5 a 11 anos; e 11 g/dℓ para gestantes e crianças de seis meses a quatro anos[10].

Entretanto, é sempre bom lembrar que os valores de normalidade da Hb sofrem influência de fatores, como altitude, etnia e idade; podendo haver variação média de 0,5 a 1 g/dℓ desses valores para mais ou para menos[11].

Anemia com microcitose e hipocromia (VCM abaixo de 80 fℓ e HCM inferior a 27 pg) é característica de distúrbios na fase de hemoglobinização, o que pode ser decorrente da deficiência de ferro, mas também de outras condições, como hemoglobinopatias e anemia da inflamação ou anemia de doença crônica[12].

O índice RDW expressa o coeficiente de variação do volume dos eritrócitos, ou seja, o grau ou a medida de anisocitose. Os valores de referência da RDW estão entre 11 e 14%; valores mais baixos indicam população eritrocitária mais homogênea que a normal e valores mais altos indicam heterogeneidade da população eritrocitária na amostra estudada.

Na deficiência de ferro, a diminuição da oferta de ferro à eritropoese provoca elevação dos valores da RDW, antes mesmo da diminuição do VCM. É um parâmetro laboratorial utilizado no diagnóstico diferencial das anemias hipocrômicas e microcíticas, principalmente entre anemia ferropriva (AFe) e betatalassemia menor ou heterozigota, encontrando-se geralmente mais elevado na primeira e normal, ou pouco elevado, na segunda.

No entanto, RDW aumentada não é específica de deficiência de ferro, pois também pode estar elevada nas anemias hemolíticas (hemoglobinopatias e talassemias), na anemia sideroblástica e nas síndromes mielodisplásicas[13].

A contagem de reticulócitos fornece informações importantes sobre o nível de atividade eritropoética da medula óssea; é parte integrante do processo de investigação do paciente com anemia e, portanto, deve ser sempre solicitada. O número de reticulócitos na AFe, em geral, está normal ou reduzido.

Além da contagem do número de reticulócitos em valores absolutos, o conteúdo de Hb dos reticulócitos pode fornecer informação adicional em relação ao déficit de hemoglobinização dos eritrócitos e é apontado como indicador precoce da deficiência de ferro[14]. Na Tabela 3.2 estão relacionadas as diferentes nomenclaturas para parâmetro, tipo de sistema automatizado que o fornece e valores de referência sugeridos[15].

Tabela 3.2 – Indicadores de conteúdo de hemoglobina dos reticulócitos fornecidos por diversos sistemas automatizados, valores de normalidade sugeridos e principais aplicações clínicas[5]

Indicadores do conteúdo de hemoglobina dos reticulócitos	Sistema	Valores de normalidade
VCMr (fℓ)	ADVIA/Siemens	103,2 - 126,3
		92,4 - 120,2
		100 - 114
CHr (pg)	ADVIA/Siemens	25,9 - 30,6
		27,1 - 33,9
CHCMr (g/dℓ)	ADVIA/Siemens	23,5 - 28,7
		26,7 - 33
Ret-He (pg)	Sysmex	29,9 - 37,7
		24,1 - 35,8
MRV (fℓ)	Horiba-Medical	91 - 111
MRV (fℓ)	Coulter	93 - 117,8
		98 - 120

Aplicações clínicas: valores aumentados indicam: resposta ao tratamento de AFe ou com EPO; atividade medular intensificada. Valores diminuídos indicam: indicador precoce da deficiência de ferro, ácido fólico ou vitamina B12. Outras aplicações: monitoramento da deficiência de ferro em pacientes renais crônicos em tratamento com EPO; preditor precoce de deficiência de ferro; preditor precoce da resposta ao tratamento com hidroxiureia em pacientes com anemia falciforme; avaliação da administração de EPO em atletas.

AFe = anemia ferropriva; CHCMr = concentração de hemoglobina corpuscular média dos reticulócitos; CHr = conteúdo de hemoglobina nos reticulócitos; EPO = eritropoetina; MRV = volume reticulocitário médio; Ret-He = tamanho e conteúdo de hemoglobina dos reticulócitos; VCMr = volume corpuscular médio dos reticulócitos.

978-85-4120-138-4

Sinais de deficiência na formação da Hb podem ser observados nos eritrócitos circulantes por meio da análise microscópica da extensão sanguínea, prática que deve ser encorajada nas suspeitas de anemia, principalmente para excluir outras causas não decorrentes de deficiência de ferro[16].

Eritrócito microcítico é o resultado final do defeito quantitativo da produção do heme ou da globina. Deficiência de ferro, anemia de doença crônica, anemia sideroblástica são as principais condições resultantes do distúrbio da síntese do heme, enquanto as talassemias são as principais condições resultantes do defeito da síntese da globina. Na betatalassemia heterozigótica, a microcitose é mais acentuada, ao passo que a hipocromia é mais evidente na AFe[3,8,16].

Outras alterações no hemograma, que podem ser observadas nos pacientes com AFe, são contagem de leucócitos ligeiramente diminuída, com granulocitopenia que pode vir acompanhada de pequeno número de neutrófilos hipersegmentados. Nessa circunstância, deve ser afastada a possibilidade da associação com deficiência de folato. O número de plaquetas pode estar aumentado, sobretudo nos pacientes com sangramento ativo, ou reduzido nos casos de anemia grave[17].

ZINCOPROTOPORFIRINA ERITROCITÁRIA

A síntese de protoporfirina eritrocitária representa o penúltimo estágio da via de síntese do heme, imediatamente antes da incorporação do ferro. Quando há redução da oferta de ferro às células precursoras eritrocitárias, há diminuição da síntese de heme e, como consequência, acúmulo da concentração de protoporfirina livre dentro dos eritrócitos. O zinco substitui o ferro no anel de protoporfirina IX, formando a zincoprotoporfirina (ZPP), que permanece no eritrócito e é passível de medição, sendo, por conseguinte, indicador funcional da utilização do ferro durante o processo de maturação. A ZPP é um teste simples, usa quantidade muito pequena de sangue e pode ser medida no sangue total usando-se hematofluorômetro. Esse teste não está ainda totalmente automatizado e consiste na colocação de uma gota de sangue em uma lâmina de vidro que é inserida no instrumento e a fluorescência da ZPP é medida. O uso de um equipamento, exclusivamente direcionado para uma reação, pode representar limitação e são poucos os laboratórios que o possuem[18]. O valor normal no adulto é abaixo de 70 µmol/mol heme. Nas mulheres é um pouco mais elevado.

A dosagem de ZPP é útil no diagnóstico diferencial das microcitoses, particularmente entre AFe e betatalassemia menor, encontrando-se quase sempre aumentada na deficiência de ferro e normal ou pouco elevada na betatalassemia menor.

Em geral, doenças crônicas que reduzem a concentração de ferro sérico, mas não os seus estoques, elevam os níveis de protoporfirina. Outras causas que cursam com aumento da ZPP são intoxicação por chumbo e anemia hemolítica[3].

A associação de ZPP aumentada e Hb normal sugere eritropoese deficiente em ferro e, portanto, é um parâmetro capaz de detectar deficiência de ferro antes mesmo do desenvolvimento de anemia. Esse teste tem se mostrado particularmente útil como valor preditivo positivo de deficiência de ferro em crianças e também em serviços de hemoterapia, como método de triagem de deficiência de ferro em doadores de sangue[3].

DETERMINAÇÃO DO FERRO SÉRICO

O ferro é transportado no plasma pela transferrina e sua concentração sérica reflete o equilíbrio entre a liberação do ferro dos macrófagos e a sua captação pelos normoblastos.

Para determinar a concentração do ferro circulante, este deve ser dissociado da proteína transportadora pela adição de um ácido que precipitará a proteína. O ferro liberado será, então, quantificado pela adição de um cromógeno, resultando em reação de cor.

A quantificação do ferro sérico está sujeita a algumas variáveis, que devem ser consideradas na análise dos resultados obtidos. Essas variáveis estão relacionadas a alguns procedimentos técnicos, como contaminação durante a coleta do sangue, armazenamento ou realização do teste por resíduos metálicos, até variações fisiológicas.

A concentração do ferro circulante tem ritmo circadiano, sendo mais alta de manhã entre 7 e 10 h e atingindo os menores valores perto das 21 h. Essas alterações, aparentemente, não implicam erro diagnóstico e não diminuem a confiabilidade do resultado[10]. Por outro lado, a associação com determinadas condições clínicas podem interferir nos resultados, que devem ser analisados, com cautela, na presença de processos inflamatórios agudos ou crônicos, processos neoplásicos e após infarto agudo do miocárdio, situações em que os níveis de ferro sérico podem estar reduzidos. Altas concentrações são encontradas na doença hepática, anemia hipoplásica, eritropoese ineficaz e sobrecarga de ferro[19,20].

O intervalo de referência normal depende principalmente do método utilizado e em geral varia entre 75 e 175 μg/dℓ (13 a 31 μmol/ℓ) em homens adultos e aproximadamente entre 65 e 165 μg/dℓ (12 a 29 μmol/ℓ) nas mulheres[21]. A determinação do ferro sérico isoladamente é de valor limitado, devendo ser analisada em combinação com os outros parâmetros, como a saturação da transferrina e ferritina sérica.

RECEPTOR SOLÚVEL DA TRANSFERRINA

Considera-se como bom indicador do estado do ferro funcional porque não sofre as influências sistêmicas a que estão sujeitos o ferro sérico e a ferritina. A síntese do receptor solúvel da transferrina (sTfR) é regulada pelos níveis teciduais de ferro e sua concentração sérica aumenta progressivamente e em relação inversamente proporcional à redução da ferritina, constituindo-se em importante parâmetro na avaliação da eritropoese deficiente em ferro, quando a oferta de ferro é inadequada à eritropoese, e importante indicador do grau de intensidade da deficiência de ferro[22].

A determinação do sTfR pode ser realizada por testes imunoenzimáticos, como teste de ensaio imunoabsorvente ligado à enzima (ELISA, *enzyme linked immunosorbent assay*) e por nefelometria. Pacientes com anemia aplásica apresentam níveis intensamente reduzidos de sTfR, compatíveis com a baixa massa de precursores eritroides na medula óssea. Indivíduos com insuficiência renal crônica podem manifestar níveis diminuídos de sTfR, já que a atividade eritropoética muitas vezes está reduzida em razão da síntese inadequada de eritropoetina pelos rins. Valores elevados de sTfR são encontrados na deficiência de ferro e quando a atividade eritropoética está acelerada, como em diversos tipos de anemias hemolíticas hereditárias e adquiridas[20,22,23].

Sua principal indicação é na diferenciação entre AFe e anemia da inflamação (AI) ou anemia de doença crônica, já que está elevado na AFe e normal na AI[22,23]. Os valores de referência variam de acordo com o método utilizado, não havendo, até o momento, padronização deles.

A relação sTfR/log da ferritina é proposta por alguns autores como melhor parâmetro na diferenciação entre AFe, AI e a combinação AFe + AI, embora haja alguma sobreposição de valores na última condição clínica[24-26]. Pacientes com depleção de estoque de ferro, acompanhada ou não de processo infeccioso/inflamatório, apresentam valores maiores dessa relação do que pacientes com AI com estoques de ferro repletos[26].

ÍNDICES RETICULOCITÁRIOS E PORCENTAGEM DE ERITRÓCITOS HIPOCRÔMICOS

Alguns equipamentos hematológicos fornecem a porcentagem de eritrócitos hipocrômicos circulantes, considerados indicadores diretos da deficiência funcional de ferro. Valores reduzidos detectam a eritropoese deficiente de ferro antes do aparecimento da microcitose. Do mesmo modo, a redução do conteúdo de Hb nos reticulócitos precede a porcentagem de eritrócitos hipocrômicos e acontece poucos dias após a instalação da deficiência de ferro. Nessa fase, a eritropoese já estará comprometida, mas os níveis de Hb ainda estão preservados[27-29]. O uso desse parâmetro ainda está limitado a poucos sistemas automatizados.

Compartimento de transporte

Os parâmetros laboratoriais que avaliam o transporte do ferro incluem: transferrina sérica (TS), capacidade total de ligação de ferro (CTLF) e índice de saturação da transferrina (IST).

Esses parâmetros, geralmente, só se alteram no segundo estágio da deficiência de ferro, quando já ocorreu a depleção completa das reservas de ferro e há redução da oferta de ferro à eritropoese[3,8]. Nessas circunstâncias, os achados característicos são redução do ferro sérico, aumento da CTLF e redução do IST.

TRANSFERRINA SÉRICA

Esta proteína pode ser quantificada diretamente por ensaio imunológico como imunonefelometria. Trata-se de técnica rápida e precisa, mas pouco difundida entre os laboratórios clínicos e com grande variabilidade de resultados, dependendo do ensaio utilizado[3].

CAPACIDADE TOTAL DE LIGAÇÃO DO FERRO À TRANSFERRINA

A capacidade total de ligação do ferro à transferrina (TIBC) é uma medida indireta da transferrina circulante.

Em 100 mℓ de soro há transferrina suficiente para se ligar a 250 a 450 μg de ferro. Como a concentração normal de ferro no soro é cerca de 100 μg/ℓ, normalmente a transferrina está saturada em um terço de sua capacidade total. Adicionando-se excesso de ferro, os sítios não ocupados (UIBC = transferrina não saturada ou capacidade latente de ocupação da transferrina) serão preenchidos e medidos. A soma do UIBC com o ferro sérico medido representa o TIBC. Na deficiência de ferro há aumento na síntese de transferrina, cuja capacidade de ligação estará elevada. Havendo diminuição da síntese de transferrina, como acontece na vigência de processo inflamatório, ou elevação do ferro circulante como na hemocromatose, o TIBC estará reduzido. A gravidez e o uso de anticonceptivos orais aumentam o TIBC[17].

ÍNDICE DE SATURAÇÃO DA TRANSFERRINA

É o resultado da relação entre o ferro sérico e a capacidade total de ligação do ferro multiplicada por 100; reflete como está a oferta de ferro necessária para garantir e manter a eritropoese normal.

O IST, normalmente, varia entre 20 e 45%. Valores inferiores a 16% são indicativos de déficit de suprimento de ferro para o desenvolvimento dos eritrócitos. A especificidade do teste é limitada, porque tanto o ferro como o TIBC têm seus valores reduzidos na inflamação. Alguns autores sugerem que o IST é mais útil na identificação da sobrecarga de ferro (IST acima de 45%) do que na sua deficiência[3,8]. Em indivíduos com sobrecarga de ferro, o IST eleva-se precocemente e, na maioria das vezes, antes de haver aumento significativo das concentrações séricas de ferritina.

Compartimento de estoque

PESQUISA DE FERRO NA MEDULA ÓSSEA

Obtida pela análise de material proveniente de punção da medula óssea submetido à reação de Perl ou azul da Prússia. Grânulos de hemossiderina reagem com ferrocianeto de potássio, resultando em coloração azulada. Os grânulos corados podem estar localizados dentro ou fora dos macrófagos e estarão ausentes na deficiência de ferro[30]. É considerado o teste mais preciso para o diagnóstico da deficiência de ferro, mas em razão de seu caráter invasivo e ser desconfortável ao paciente, na prática, só é realizado em casos mais complexos e não diagnosticados pelos métodos usuais. O resultado é dado como negativo ou de 1+ a 5+, sendo 2+ considerado normal e 5+ correspondendo ao estoque de ferro marcadamente elevado. Com frequência, pequeno número de grânulos azuis pode ser visualizado nos macrófagos. Na deficiência de ferro, esses grânulos são raros ou ausentes. Do mesmo modo, a porcentagem de sideroblastos está diminuída na AFe (inferior a 20%)[31].

FERRITINA SÉRICA

Embora grandes quantidades de ferritina estejam estocadas nos tecidos do fígado e baço, somente pequenas quantidades estão no soro. Essa ferritina circulante é essencialmente livre de ferro.

Os métodos para determinação da ferritina sérica, atualmente empregados, são imunoenzimáticos utilizando anticorpos antiferritina humana, por meio de técnicas de ELISA ou eletroquimioluminescência, disponibilizados em *kits* comerciais. A automatização dessas técnicas tem assegurado resultados confiáveis e rápidos a custo bastante razoável[3].

A importância da determinação da ferritina sérica é que a sua quantificação representa medida precisa do ferro total do compartimento de estoque: 1 ng/mℓ de ferritina sérica corresponde a 8 a 10 mg de ferro em estoque em indivíduo adulto normal[32,33].

Normalmente, a concentração média de ferritina sérica é menor em crianças que em adultos; no homem adulto é duas a três vezes maior que na mulher no período pré-menopausa; e, após a menopausa, esses valores são similares para ambos os gêneros[20]. Os valores de normalidade nos homens variam entre 15 e 300 ng/mℓ e, nas mulheres em idade fértil, entre 15 e 200 ng/mℓ.

É um teste preciso e muito usado para avaliar os estoques de ferro. A concentração da ferritina sérica diminui progressivamente com a redução dos estoques de ferro. Pacientes com ferritina abaixo de 30 ng/mℓ já apresentam deficiência de ferro e quando esse valor é inferior a 12 ng/mℓ, quase sempre já não se observa ferro nos macrófagos da medula óssea, ou seja, indica a exaustão dos estoques do ferro.

De maneira geral, valores baixos de ferritina sérica confirmam a depleção dos depósitos de ferro. A única exceção em que a ferritina pode estar reduzida na ausência de deficiência de ferro é quando há deficiência de vitamina C concomitante[34].

Por outro lado, é claramente demonstrada a existência de indivíduos com ausência de ferro na medula óssea, porém com concentrações normais ou, até mesmo, elevadas de ferritina sérica. A explicação desse achado deve-se ao fato de a ferritina se tratar de proteína de fase aguda, a síntese de apoferritina está aumentada em condições inflamatórias, infecciosas e neoplásicas, principalmente em decorrência do estímulo da interleucina-1 (IL-1) e da interleucina-6 (IL-6)[35,36].

Pacientes que manifestam anemia e condição inflamatória associada, os valores mínimos de ferritina considerados para o diagnóstico de deficiência de ferro podem variar de acordo com a doença subjacente. Os valores de ferritina sérica, abaixo dos quais a maioria dos pacientes com doença renal crônica dialítica, doença inflamatória (como artrite reumatoide) ou hepatopatia (hepatite, cirrose) tem deficiência de ferro, são: menos de 200 ng/mℓ, inferior a 70 ng/mℓ e abaixo de 50 ng/mℓ, respectivamente.

Em geral, valores de ferritina abaixo de 12 ng/mℓ são característicos de deficiência de ferro e valores acima de 100 ng/ℓ são contrários a esse diagnóstico, mesmo na presença de inflamação. Valores de ferritina entre 15 e 100 µg/ℓ devem ser interpretados, com cautela, na vigência de estado inflamatório ou infeccioso porque podem ocultar deficiência de ferro associada[3].

Nessas situações clínicas, história clínica detalhada, exame físico e dosagem de proteína C-reativa (PCR) podem auxiliar na confirmação de processo infeccioso ou inflamatório concomitante. A associação anemia, ferritina inferior a 30 ng/mℓ e PCR normal praticamente confirma o diagnóstico de anemia ferropriva, enquanto na associação anemia, ferritina normal ou elevada, e PCR elevada, a confirmação da deficiência de ferro só será possível se a concentração do receptor solúvel da transferrina estiver elevada[8,9].

Apesar dessas limitações, a ferritina sérica é um dos parâmetros mais importantes na avaliação dos estoques de ferro corpóreo. É método quantitativo, reprodutível, sensível e de fácil realização.

Concentrações elevadas de ferritina sérica indicam sobrecarga de ferro primária (hemocromatose hereditária) ou secundária (após múltiplas transfusões de eritrócitos). Doenças hematológicas malignas também podem cursar com níveis elevados de ferritina e essa alteração, muitas vezes, está relacionada ao grau de atividade tumoral. Causa mais rara, que cursa com níveis elevados de ferritina, é a síndrome caracterizada por hiperferritinemia e catarata. Descrita em 1995, trata-se de doença hereditária autossômica dominante e resulta de mutação no cromossomo 19q, no qual é codificado o gene para a subunidade L da ferritina. O excesso de ferritina acumula no cristalino e a catarata torna-se sintomática, em geral, a partir da segunda década de vida. O ferro sérico e o TIBC estão em níveis normais[37,38].

Estágios da deficiência de ferro, diagnóstico laboratorial e diagnóstico diferencial

A deficiência de ferro desenvolve-se, na maioria das vezes, de maneira lenta e progressiva e, didaticamente, pode ser dividida em três estágios: depleção dos estoques de ferro, eritropoese deficiente em ferro e AFe. A Tabela 3.3 apresenta os diferentes estágios da deficiência de ferro.

Com relação ao diagnóstico diferencial de AFe, vale a pena ressaltar as seguintes entidades, que também cursam como anemia microcítica: talassemias (alfa e beta) e outras hemoglobinopatias (E, C, Lepore), anemia de doença crônica (anemia da inflamação), anemia sideroblástica, intoxicação por chumbo e uso de medicamentos, como pirazinamida e isoniazida[39]. Entretanto, o diagnóstico diferencial mais importante de AFe é a betatalassemia menor. A Tabela 3.4 relaciona os principais parâmetros que auxiliam o diagnóstico diferencial entre essas duas entidades clínicas.

A associação de deficiência de ferro no paciente com betatalassemia menor influi na dosagem da Hb A_2, diminuindo sua concentração; assim, quando há suspeita dessa associação, recomenda-se corrigir a deficiência de ferro e a anemia para, posteriormente, quantificar a Hb A_2[40].

Resistência globular aumentada é exame diagnóstico auxiliar no diagnóstico de betatalassemia menor. Em alguns casos, apenas a análise molecular do DNA pode fornecer o diagnóstico definitivo[39].

Anemia de doença crônica ou anemia da inflamação

A anemia de doença crônica (ADC) é síndrome clínica que se caracteriza pelo desenvolvimento de anemia em pacientes que exibem doenças infecciosas crônicas, inflamatórias ou neoplásicas[35]. Essa síndrome tem como aspecto peculiar a anemia associada à diminuição da concentração do ferro sérico e da saturação da transferrina, e, paradoxalmente, ferritina sérica e quantidade do ferro medular normal ou aumentada[35,36].

Tabela 3.3 – Estágios e diagnóstico laboratorial da deficiência de ferro[5,6]

Variável	Depleção dos estoques de ferro	Eritropoese deficiente em ferro	Anemia ferropriva
Comentários	As reservas de ferro estão diminuídas ou ausentes, mas ainda não há comprometimento da oferta de ferro à eritropoese	Há redução da oferta de ferro à eritropoese, porém, não há redução dos valores de Hb; observam-se sinais de falha na hemoglobinização dos eritrócitos	A menor oferta de ferro à medula óssea reduz a síntese e o conteúdo de Hb nos precursores eritrocitários
Ferro medular	Ausente	Ausente	Ausente
Ferro sérico (μg/dℓ)	Normal	Diminuído	Diminuído
Capacidade total de ligação do ferro (μg/dℓ)	Normal	Aumentada	Aumentada
Saturação da transferrina (%)	Normal	Diminuída	Diminuída
Ferritina sérica (ng/mℓ)	Diminuída	Diminuída	Diminuída
Hipocromia/microcitose Anisocitose/poiquilocitose	Não	Sim	Sim
VCM e HCM	Normal	Diminuído	Diminuído
RDW (%)	Normal	Aumentada	Aumentada
CHr/Ret-He	Normal	Diminuído	Diminuído
Eritrócitos hipocrômicos (%)	Normal	Aumentada	Aumentada
Contagem de reticulócitos	Normal	Normal/diminuída	Diminuída em relação ao grau de anemia
sTfR	Normal/aumentado	Aumentado	Aumentado
sTfR/log da ferritina	Normal/aumentada	Aumentada	Aumentada
ZPP	Normal/aumentada	Aumentada	Aumentada
Número de eritrócitos	Normal	Normal	Diminuído
Hb (g/dℓ)	Normal	Normal	< 13 homens < 12 mulheres < 11 gestantes

Tabela 3.4 – Diagnóstico diferencial entre anemia ferropriva e betatalassemia menor[5,6]

Variável	Anemia ferropriva	Betatalassemia menor
Número de eritrócitos	Diminuído	Normal ou aumentado
Hemoglobina	Diminuída	Diminuída ou normal
VCM	Diminuído	Diminuído
RDW	Aumentada	Normal ou diminuída
Contagem de reticulócitos	Normal ou diminuída	Normal ou aumentada
Morfologia do sangue periférico	Hipocromia	Microcitose, pontilhado basófilo
Saturação transferrina	Diminuída	Normal ou aumentada
Ferritina (ng/mℓ)	Diminuída	Normal ou aumentada
Eletroforese Hb	Hb A_2 normal	Hb A_2 aumentada

ADC é a causa mais frequente de anemia em pacientes hospitalizados, particularmente quando se analisam pacientes com idade superior a 65 anos, e a segunda causa mais comum de anemia, após a anemia por deficiência de ferro[35]. Em pacientes com artrite reumatoide, a frequência de ADC varia entre 27 e 58%; essa frequência é ainda maior nos casos em que a doença de base está em atividade clínica[35,41].

Dos vários mecanismos envolvidos na etiopatogenia da ADC, os três principais são: diminuição da sobrevida dos eritrócitos, resposta medular inadequada diante de anemia e distúrbio do metabolismo do ferro[35,36,41,42].

A ADC compreende uma das alterações de complexo de respostas metabólicas em consequência da estimulação do sistema imunológico celular. Essa resposta inicia-se com a ativação dos macrófagos e a elaboração e a secreção de citocinas inflamatórias. Tem sido cada vez mais evidente a participação central de monócitos e macrófagos na patogênese da ADC.

Diminuição da sobrevida dos eritrócitos

A constatação de que eritrócitos de indivíduo normal, administrados ao paciente com artrite reumatoide, passa a apresentar sobrevida menor, ao passo que eritrócitos de indivíduo com artrite reumatoide, administrados ao indivíduo normal, passam a manifestar sobrevida normal demonstrando mecanismo hemolítico extraglobular. Esse achado é atribuído à hiperatividade do sistema mononuclear fagocitário desencadeado por processo infeccioso, inflamatório ou neoplásico. Tal estado hiper-reativo resulta em remoção precoce dos eritrócitos circulantes e, portanto, diminuição da sobrevida dos eritrócitos, que varia entre 80 e 90 dias, considerando o normal entre 110 e 120 dias[35,36,41].

Outros fatores, como febre (que pode lesar membrana eritrocitária), liberação de hemolisinas (em algumas neoplasias) e liberação de toxinas bacterianas, podem acarretar condição de hiper-hemólise[36].

Resposta medular inadequada

No paciente com ADC, a eritropoese está normal ou discretamente aumentada e a contagem de reticulócitos normal ou inadequadamente elevada perante grau de anemia do paciente.

A resposta medular inadequada observada deve-se, basicamente: à secreção inapropriadamente baixa de EPO, à diminuição da resposta da medula óssea à EPO e à redução da eritropoese consequente à menor oferta de ferro à medula óssea[35,41].

Em condições normais, a medula óssea é capaz de aumentar seis a oito vezes sua atividade eritropoética e, por conseguinte, facilmente compensaria a diminuição modesta da sobrevida dos eritrócitos. No entanto, não é isto que se observa nos pacientes com ADC. Tal falha do aumento da eritropoese deve-se, sobretudo, à secreção inapropriadamente baixa de EPO.

Na ADC nota-se discreta diminuição da sobrevida dos eritrócitos, porém o principal mecanismo para o desenvolvimento da anemia resulta da incapacidade da medula óssea em elevar sua atividade eritropoética suficientemente para compensar a menor sobrevida dos eritrócitos[35,36,41].

Uma das explicações para essa resposta medular inadequada está diretamente relacionada à ativação dos macrófagos e à liberação de citocinas inflamatórias, principalmente da IL-1 e da IL-6, do fator de necrose tumoral alfa (TNF-alfa) e do interferon gama (IFN-gama), que atuam inibindo a proliferação dos precursores eritrocitários e, dessa forma, inibindo a eritropoese. Além disso, a ação supressora dessas citocinas sobre a eritropoese supera a ação estimuladora da EPO, resultando na redução da resposta da medula óssea à EPO e na diminuição da eritropoese[35].

Distúrbio do metabolismo do ferro

O ferro é um elemento essencial na maioria dos processos fisiológicos do organismo humano, desempenhando função central no metabolismo energético celular. Em adultos normais, a quantidade de ferro absorvida diariamente equivale à quantidade excretada e o ferro do organismo é continuamente reciclado por meio de eficiente sistema de reutilização desse metal das fontes internas, em especial do ferro proveniente da hemoglobina dos eritrócitos após hemólise extravascular[36].

Na ADC ocorre distúrbio da reutilização do ferro que se mantém sob a forma de depósito. Esse bloqueio deve-se ao aumento da síntese da lactoferrina, promovido pela IL-1, que é proteína semelhante à transferrina secretada pelos neutrófilos, que compete com essa. A lactoferrina difere funcionalmente da transferrina em três importantes aspectos: tem maior afinidade pelo ferro, em particular em pH mais baixos, não transfere o ferro às células eritropoéticas e é "retida" rápida e ativamente pelos macrófagos. Portanto, dificulta a mobilização do ferro de depósito e, por conseguinte, a eritropoese[35,36,41].

Vários estudos demonstraram a participação do linfócito T ativado, que liberando IL-2, TNF-alfa e IFN-gama, promove ativação dos macrófagos, que por sua vez, liberam IL-1, IL-6 e TNF-alfa e atuam promovendo a retenção do ferro no sistema mononuclear fagocitário[41].

O IFN-gama, considerado o inibidor mais potente da proliferação de unidades formadoras de colônia eritroides, pela formação de óxido nítrico, que também atua interferindo na biossíntese do heme pela inibição de proteínas envolvidas nessa reação. O IFN-gama atua, ainda, favorecendo a retenção de ferro em monócitos e macrófagos, diminuindo a expressão da ferroportina, principal proteína exportadora de ferro presente em macrófagos, hepatócitos e enterócitos[43-46].

A IL-6 é importante ativador de hepatócitos, que sintetizarão várias proteínas de fase aguda, como PCR e fibrinogênio. Além disso, a IL-6 estimula a síntese de hepcidina pelos hepatócitos. A hepcidina, considerada a principal proteína envolvida na homeostase do ferro corpóreo, se liga à ferroportina e esse complexo é internalizado e degradado[47]. Dessa forma, há redução da absorção intestinal de ferro e retenção do ferro nos macrófagos limitando, assim, a disponibilidade de ferro para a eritropoese.

Diagnóstico: critérios clínicos e laboratoriais

Cartwright *et al.* caracterizaram a ADC como "relativamente comum, mas clinicamente sem importância". Relativamente comum porque é a segunda causa mais frequente de anemia em pacientes hospitalizados e clinicamente sem importância porque, na maioria dos casos, caracteriza-se por anemia leve a moderada[48].

Quanto às características clínicas, geralmente os sintomas estão relacionados à doença de base e não à anemia propriamente dita. A anemia desenvolve-se nos primeiros 30 a 90 dias, costuma não progredir e, com frequência, normaliza-se com o tratamento da doença de base. Aspecto relevante é a correlação positiva entre anemia e atividade e/ou intensidade da doença de base, ou seja, quanto maior a intensidade dos sintomas do paciente, maior o grau de anemia e, uma vez instituído o tratamento, a anemia tende a melhorar e, até mesmo, a se normalizar. Assim, presença e/ou intensidade da anemia pode ser utilizado como parâmetro laboratorial no monitoramento do curso clínico da doença, bem como da eficácia do tratamento instituído[35,36].

ADC caracteriza-se por anemia normocítica/normocrômica do tipo hipoproliferativa com ferro sérico e saturação da transferrina diminuídos e, paradoxalmente, aumento da ferritina e da concentração do ferro de depósito[35].

A anemia é de intensidade leve a moderada (hemoglobina entre 9 e 12 g/dℓ), raramente o valor da hemoglobina é inferior a 8 g/dℓ e o hematócrito varia entre 25 e 40%. Os eritrócitos são normocrômicos e normocíticos, embora em 50% dos casos sejam hipocrômicos (CHCM varia entre 26 e 32 g/dℓ) e, em 20 a 50%, microcíticos. Entretanto, quando há microcitose, esta não costuma ser tão intensa quanto a observada no paciente com AFe e, raramente, o VCM é inferior a 72 fℓ. À extensão do sangue periférico, pode-se observar anisocitose e poiquilocitose discretas, alterações estas menos evidentes que as encontradas na AFe[36]. A contagem de reticulócitos é normal ou pouco elevada, ou melhor, inadequadamente aumentada em relação ao grau de anemia.

A concentração sérica da ferritina está normal ou elevada. Todavia, como a ferritina é uma proteína de fase aguda, pacientes com doença inflamatória ou neoplásica podem apresentar valores normais ou elevados, porém, que não expressam de maneira correta a quantidade de ferro do organismo. Portanto, esses pacientes podem exibir deficiência de ferro mesmo com valores normais de ferritina.

A análise do ferro medular revela presença normal ou aumentada de ferro, que se deve, sobretudo, ao distúrbio da mobilização e/ou à reutilização do ferro pelos precursores eritrocitários hematopoéticos. A série eritrocitária está normal ou discretamente hiperplásica.

Pode haver outras alterações bioquímicas no paciente com ADC, tais como aumento do fibrinogênio e da PCR; elevação da ceruloplasmina; diminuição da haptoglobina; aumento da VHS; incremento do cobre sérico; queda da albumina e da transferrina sérica. Assim como a anemia, a alteração desses parâmetros tem relação direta com a fase aguda da doença de base e podem ser utilizados para monitorar o curso clínico da doença e a eficácia do tratamento instituído.

A dosagem sérica das citocinas: IL-1, Il-6, TNF-alfa e IFN-gama, está aumentada e da EPO, normal ou pouco aumentada.

Tabela 3.5 – Diagnóstico laboratorial diferencial entre anemia de doença crônica e anemia ferropriva. Modificado de Weiss *et al.*[42]

Teste laboratorial	Anemia de doença crônica	Anemia ferropriva
Ferro sérico	*Diminuído* ou normal	Diminuído
Transferrina sérica	*Diminuída* ou normal	Aumentada
Saturação da transferrina	*Diminuída* ou normal	Diminuída
Ferritina sérica	Normal ou *aumentada*	Diminuída
sTfR	Normal	Aumentado
sTfR/log da ferritina	Diminuída (< 1)	Aumentada (> 4)

As palavras em itálico indicam a alteração mais frequentemente observada.

978-85-4120-138-4

O diagnóstico diferencial mais importante com ADC é AFe. Na prática clínica, ferritina sérica inferior a 15 ng/mℓ confirma o diagnóstico de deficiência de ferro, ao passo que valores acima de 100 ng/mℓ quase excluem esse diagnóstico, mesmo em pacientes com doença inflamatória ou neoplásica.

Valores de ferritina entre 15 e 100 µg/ℓ devem ser interpretados, com cautela, na vigência de estado inflamatório ou infeccioso porque podem ocultar deficiência de ferro associada[3]. Nesses casos, a determinação da concentração do sTfR e, mais precisamente, do índice sTfR/logFerritina, é de grande importância para confirmar ou não a existência de deficiência de ferro nesses pacientes.

Os testes laboratoriais, bem como seus resultados característicos observados nessas duas condições específicas, podem ser observados na Tabela 3.5.

Anemias sideroblásticas

Anemias sideroblásticas (AS) compreendem um grupo heterogêneo de doenças que resultam da síntese alterada do componente heme da molécula de Hb[49]. Caracteriza-se por anemia moderada a grave, com níveis de Hb variando entre 4 e 10 g/dℓ; os eritrócitos são hipocrômicos e microcíticos, embora, frequentemente, observa-se dupla população eritrocitária (dimorfismo eritrocitário), ou seja, população de eritrócitos hipocrômicos (em decorrência da síntese deficiente do anel de protoporfirina, o que determina menor grau de hemoglobinização das células acometidas) e microcíticos e outra normocrômico e normocítico. Mais de 15% de sideroblastos em anel na medula óssea é achado fortemente favorável ao diagnóstico de AS[50]. Além disso, AS deve ser sempre considerada nos pacientes com diagnóstico de AFe refratários ao tratamento com ferro[51,52].

Atualmente, os sideroblastos podem ser classificados em três diferentes tipos: Tipo 1, com menos de cinco grânulos sideróticos distribuídos no citoplasma; Tipo 2, com cinco ou mais grânulos sideróticos, mas sem distribuição perinuclear; Tipo 3 ou sideroblastos em anel, com cinco ou mais grânulos sideróticos com distribuição perinuclear, envolvendo todo o núcleo ou pelo menos um terço da circunferência nuclear[53].

É comum eritropoese ineficaz com aumento dos valores de bilirrubina indireta, desidrogenase lática e contagem de reticulócitos, e o achado paradoxal de anemia hipocrômica associada à elevação da saturação da transferrina e da ferritina sérica[52].

Eritropoese ineficaz está relacionada à redução da síntese hepática de hepcedina com consequente aumento da absorção intestinal de ferro. Nos casos mais graves, pode-se constatar complicações relacionadas à sobrecarga de ferro, como hepatomegalia e elevação da aminotransferases, diabetes melito, miocardiopatia ou arritmia cardíaca[51,52].

AS podem ser classificadas como: hereditária (ligada ao X, autossômica dominante ou recessiva); adquirida (idiopática [anemia refratária com sideroblastos em anel] ou associada ao tratamento quimioterápico ou radioterápico prévio); induzida por droga; causas raras (protoporfiria eriropoética, síndrome de Pearson, deficiência de cobre, intoxicação por zinco, hipotermia)[54,55].

Anemias sideroblásticas hereditárias

AS hereditárias são formas incomuns de AS e ocorrem predominantemente em pacientes do sexo masculino com padrão de herança ligada ao X. Manifestam-se na infância ou na adolescência, embora indivíduos com formas mais leves da doença possam ser diagnosticados na idade adulta[54].

A intensidade da anemia é bastante variável, mas invariavelmente o VCM é baixo e a RDW elevado. À extensão do sangue periférico, observa-se dimorfismo eritrocitário, mais comumente encontrado em pacientes do sexo feminino com anemia de intensidade leve e em pacientes cuja reposição de piridoxina foi suficiente para corrigir a anemia, mas inadequada para recuperação do VCM a valores normais; anisocitose, poiquilocitose e alguns siderócitos podem ser vistos. Uma vez confirmado o diagnóstico de AS, deve-se proceder ao estudo familiar[51,52,54].

Anemias sideroblásticas idiopáticas adquiridas

Correspondem à maioria das AS; originam-se de distúrbio clonal da eritropoese e acometem predominantemente indivíduos idosos[54].

É comum o achado de anemia hipocrômica com eritrócitos macrocíticos (diferentemente das formas hereditárias, nas quais predomina microcitose), além de leucopenia e plaquetopenia. Quase todos os casos apresentam evidências de diseritropoese na medula óssea, podendo-se verificar graus variados de alterações displásicas também nos precursores mieloides e megacariocíticos. Anemia refratária com sideroblastos em anel correspondem à mesma entidade clínica definida pelo grupo FAB para as síndromes mielodisplásicas[54,55].

Nota-se alteração citogenética em cerca de 60% dos casos, sobretudo, monossomia do cromossomo 7, deleção do braço longo do 5, 7, 11 ou 20. Cariótipo normal confere prognóstico favorável; trissomia do 8 parece não estar associada ao pior prognóstico, enquanto monossomia do 7 ou deleção do braço longo do 7 (7q-), deleção 20 (20q-) e múltiplas anormalidades conferem pior prognóstico em razão da maior chance de progressão para leucemia aguda[54].

Quando a AS é adquirida após tratamento quimioterápico ou radioterápico, as alterações cromossômicas são encontradas com maior frequência e tendem a ser mais numerosas, e o prognóstico, em geral, é pior[49,50,54]

Anemias sideroblásticas associadas às drogas ou às toxinas

Número expressivo de medicamentos é associado às formas reversíveis de AS.

Consumo excessivo de bebida alcoólica por período prolongado pode induzir AS na ausência de qualquer deficiência vitamínica concomitante. O álcool interfere no metabolismo da piridoxina e seu papel essencial é como coenzima do ácido delta-aminolevulínico sintase na síntese de porfirina. Ademais, o álcool atua como toxina mitocondrial, podendo ocasionar a disfunção dessa importante organela intracelular.

As alterações medulares observadas nesses casos são reversíveis com a suspensão da ingestão do álcool. Geralmente, os sideroblastos em anel desaparecem em até duas semanas da parada de ingestão de bebida alcoólica, seguindo-se de reticulocitose.

Outros medicamentos, que podem interferir no processo de síntese do anel de protoporfirina e, portanto, do heme, são: cloranfenicol e isoniazida. Cloranfenicol pode ocasionar supressão, quase sempre irreversível, da eritropoese e, o que é mais grave, de anemia aplásica (incidência de caso em cada 20 mil pessoas expostas). Uso de doses superiores a 2 g/dia, vacuolização dos eritroblastos e sideroblastos em anel podem ser vistos em quase todos os casos. Com relação à isoniazida, administração de 25 a 50 mg de piridoxina concomitante à isoniazida frequentemente corrige essas alterações[51,55].

Deficiência de cobre é relatada em prematuros, desnutridos e em pacientes em uso prolongado de nutrição parenteral, e pode estar associada à AS, à vacuolização dos eritroblastos, à parada de maturação dos precursores mieloides, à osteoporose, à despigmentação da pele e cabelos, além de anormalidades do sistema nervoso central. A suplementação com 2 a 3 mg/dia de sulfato de cobre oral ou 100 a 500 mg/dia intravenosa (IV), é capaz de reverter esse quadro.

A intoxicação por zinco costuma estar relacionada à sua suplementação alimentar ou medicamentosa. Os efeitos são idênticos aos da deficiência de cobre, cursando com baixas concentrações séricas de ceruloplasmina e cobre. A suspensão da ingesta de zinco é suficiente para corrigir essas alterações.

A intoxicação por chumbo também é causa de AS e pode provocar sintomas e sinais gastrintestinais (anorexia, vômitos, dor abdominal, obstipação); neurológicos (irritabilidade, sonolência, incoordenação, convulsão, coma, papiledema e pigmentação retiniana, paralisias de pares cranianos, pleiocariocitose com aumento de proteínas no liquor e da pressão liquórica)[51,55].

Laboratorialmente, a anemia é hipocrômica microcítica com pontilhado basófilo grosseiro nos eritrócitos. A dosagem da ZPP está elevada, mas o que confirma o diagnóstico é o aumento da concentração corpórea de chumbo[7,52].

REFERÊNCIAS

1. Baynes RD. Iron deficiency. In: Brock JH, Halliday JW, Pippard MJ, Powell LW. Iron metabolism in health disease. London: W.B. Saunders; 1994. p. 189-25.
2. Brittenham GM. Disorders of iron metabolism: Iron deficiency and overload. In: Hematology basic principles and practice. 2nd ed. In: Hoffman R, Benz Jr EJ, Shattil SJ et al, editors. Churchill Livingstone: New York; 1995.
3. Worwood M. Iron-deficiency anaemia and iron overload. In: Lewis SM, Bain BJ, Bates I, editors. Practical haematology. 10th ed. London: Churchill Livigstone; 2006. p. 132-60.
4. Andrews N. Disorders of iron metabolism. N Engl J Med. 1999;23:1986-95.
5. Grotto ZWH. Diagnóstico laboratorial da deficiência de ferro. Rev Bras Hematol Hemoter. 2010;32:22-28.
6. Cançado RD, Chiattone CS. Anemia ferropênica no adulto: causas, diagnóstico e tratamento. Rev Bras Hematol Hemoter. 2010; 32:240-46.
7. Tefferi A. Anemia in adults: A contemporary approach to diagnosis. Mayo Clin Proc. 2003;78:1274.
8. Cook JD. Newer aspects of the diagnosis and treatment of iron deficiency. Hematology. 2003;53-61.
9. Cook JD. Diagnosis and management of iron-deficiency anaemia. Best Pract Res Clin Haematol. 2005;2:319-32.
10. Benoist B, McLean E, Egli I et al., editors. Worldwide prevalence of anaemia 1993-2005: WHO global database on anaemia
11. Beutler E, Waalen J. The definition of anemia: what is the lower limit of normal of the blood hemoglobin concentration? Blood. 2006;107:1747-50.
12. Lewis SM. Reference ranges and normal values. In: Lewis SM, Bain BJ, Bates I, editors. Practical Haematology. 10th ed. London: Churchill Livigstone; 2006. p. 11-24.

13. Lima CSP, Reis ARC, Grotto HZW, Saad STO, Costa FF. Comparison of red cell distribution width and a red cell discriminat function incorporating volume dispersion for distinguishing iron deficiency from beta thalassemia trait in patients with microcytosis. São Paulo Medical Journal. 1996;114(5):1265-69.
14. Beutler E, Hoffbrand AV, Cook JD. Iron deficiency and overload. Hematology American Society – Hematology Education Program. 2003;40-61.
15. Grotto HZW. Interpretação clínica do hemograma. In: Lopes AC, Grotto HZW, editores. São Paulo: Atheneu; 2009.
16. Bain BJ. Diagnosis from the blood smear. N Engl J Med. 2005;353:498-07.
17. Elghetany MT, Davey F. Distúrbios eritrocitários. In: Henry JB, editor. Diagnósticos clínicos e tratamento por métodos laboratoriais. 20ª ed. São Paulo: Manole; 2008. p. 632.
18. Cook JD, Baynes RD, Skikne B. Iron deficiency and the measurement of iron status. Nutrition Res Rev. 1992;5:189-202.
19. Dale JC, Burritt MF, Zinsmeister AR. Diurnal variation of serum iron, iron-binding capacity, transferrin saturation, and ferritin levels. Am J Clin Pathol. 2002;117:802-8.
20. Worwood M. Influence of disease on iron status. Proc Nutr Society. 1997;56:409-19.
21. Hristova EM, Henry JB. Intermediários metabólicos, íons inorgânicos e marcadores bioquímicos do metabolismo ósseo. In: Henry JB, editor. Diagnósticos clínicos e tratamento por métodos laboratoriais. 20ª ed. São Paulo: Manole; 2008. p. 220.
22. Worwood M. Serum transferrin receptor assays and their application. Ann Clin Biochem. 2002;39:221-30.
23. De Lima GAFM, Grotto HZW. Laboratory assessment of iron status and reticulocyte parameters in differential diagnosis of iron deficiency anemia and heterozygous β-thalassemia. J Bras Patol Med Lab. 2002;38(4):273-80.
24. Wians FH, Urban JE, Keffer JH, Kroft SH. Discriminating between iron deficiency anemia and anemia of chronic disease using traditional indices of iron status vs transferrin receptor concentration. Am J Clin Pathol. 2001;115:112-18.
25. Remacha AF, Sarda MP, Parellada M, Josep U, Mantiga R. The role of serum transferrin receptor in the diagnosis of iron deficiency. Haematologica. 1998;83:963-66.
26. Punnonen K, Irjala K, Rajamaki A. Serum transferrin receptor and its ratio to serum ferritin in the diagnosis of iron deficiency. Blood. 1997;89:1052-7.
27. Thomas C, Thomas L. Biochemical markers and hematologic indices in the diagnosis of functional iron deficiency. Clin Chem. 2002;48:1066-76.
28. Brugnara C. Use of reticulocyte cellular indices in the diagnosis and treatment of hematological disorders. Int J Clin Lab Res. 1998;28:1-11.
29. Bartels PCM, Schoorl M, Schoorl M. Hemoglobinization and functional availability of iron for erythropoiesis in case of thalassemia and iron deficiency anemia. Clin Lab. 2006;52:107-14.
30. Swirsky D, Bain BJ. Erythrocyte and leucocyte cytochemistry – leukemia classification. In: Lewis SM, Bain BJ, Bates I, editors. Practical Haematology. 9th ed. London: Churchill Livigstone; 2001. p. 269-95.
31. Davey FR, Hutchison RE. Hematopoese. In: Henry JB, editor. Diagnósticos clínicos e tratamento por métodos laboratoriais. 20ª ed. São Paulo: Manole; 2008. p. 220.
32. Cook JD. Clinical evaluation of iron deficiency. Semin Hematol. 1982;19:6-18.
33. Baynes RD. Assessment of iron status. Clin Biochem. 1996;29:209-15.
34. Chapman RWG, Hussain MAM, Gorman A, Laulicht M, Politis D, Flynn DM et al. Effects of ascorbic acid deficiency on serum ferritin concentration in patients with β-thalassaemia major and iron overload. J Clin Pathol. 1982;35:487-91.
35. Weiss G, Goodnough LT. Anemia of chronic disease. N Engl J Med. 2005;352:1011.
36. Cançado RD, Chiattone CS. Anemia de doença crônica. Rev Bras Hematol Hemot. 2002;2:127-36.
37. Girelli D, Olivieri O, De Franceschi L, Corrocher R, Bergamaschi G, Cazzola M. A linkage between hereditary hyperferritinaemia not related to iron overload and autosomal dominant congenital cataract. Br J Haematol. 1995;90:931-34.

38. Beaumont C, Leneuve P, Devaux I, Scoazec J-Y, Berthier M, Loiseau M-N et al. Mutation in the iron responsive element of the L ferritin mRNA in a family with dominant hyperferritinemia and cataract. Nat Genet. 1995;11:444-46.
39. Figueiredo MS, Vicari P. Diagnóstico diferencial das anemias. In: Lopes AC., editor. Tratado de Clínica Médica. São Paulo: Roca; 2006. p. 1978-82.
40. Cançado RD. Deficiência de ferro. Prática Hospitalar. 2009;61:48-51.
41. Means RT Jr. Recent developments in the anemia of chronic disease. Curr Hematol Resp. 2003;2:116-21.
42. Weiss G. Advances in the diagnosis and management for the anemia of chronic disease. Hematology. 2000;42-5.
43. Cartwright GE. The anemia of chronic disorders. Semin Hematol. 1996;3:351-75.
44. Weiss G. Iron and anemia of chronic disease. Kidney Int. 1999;69:12-7.
45. Means RT Jr, Krantz SB. Progress in understanding the pathogenesis of the anemia of chronic disease. Blood. 1992;80:1639-47.
46. Ganz T. Hepcidin, a key regulator of iron metabolism and mediator of anemia of inflammation. Blood. 2003;102:783-8.
47. Andrews N. Anemia of inflammation: the cytokine-hepcidin link. J Clin Invest. 2004;113:1251-3.
48. Nemeth E, Tuttle MS, Powelson J. Hepcidin regulates cellular iron efflux by binding to ferroportin and inducing its internalization. Science. 2004;306:2090-3.
49. Bottomley SS. Sideroblastic anemia. Clin Haematol. 1982;11:389-09.
50. May A, Fitzsimons E. Sideroblastic anemia. Baillieres Clin Haematol. 1994;7: 851-79.
51. Figueiredo MS, Vicari P. Diagnóstico diferencial das anemias. In: Lopes AC, editor. Tratado de Clínica Médica. São Paulo: Roca; 2006. p. 1978-82.
52. Vicari P, Figueiredo MS. Diagnóstico diferencial da deficiência de ferro. Rev Bras Hematol Hemoter. 2010;32:29-31.
53. Mufti GJ, Bennett JM, Goasguen J, Bain BJ, Baumann I, Brunning R et al. Diagnosis and classification of myelodysplastic syndrome: International Working Group on Morphology of myelodysplastic syndrome (IWGM-MDS) consensus proposals for the definition and enumeration of myeloblasts and ring sideroblasts. Haematologica. 2008;93(11):1712-7.
54. Camaschella C. Recent advances in the understanding of inherited sideroblastic anaemia. Br J Haematol. 2008;143(1):27-38.
55. Alcindor T, Bridges KR. Sideroblastic anaemias. Br J Haematol. 2002;116(4):733-43.

Capítulo 4

Metabolismo Anormal do Ferro: Diagnóstico Laboratorial das Sobrecargas de Ferro

Paulo Caleb Júnior de Lima Santos

Introdução

Alterações nas concentrações de ferro no organismo acarretam anemia, na deficiência, ou sobrecarga de ferro, quando há um fator cumulativo. A fisiopatologia e o diagnóstico laboratorial da anemia por deficiência de ferro foram abordados no capítulo anterior. Este capítulo abordará principalmente o metabolismo fisiológico do ferro, as causas que acarretam anormalidades nessa homeostasia e como realizar o diagnóstico laboratorial diferencial.

A sobrecarga de ferro pode ocorrer em razão do aumento de absorção do ferro, por alterações em proteínas fundamentais, ou pode estar associada às causas secundárias diversas. Para maior entendimento, o metabolismo do ferro será descrito inicialmente.

Metabolismo do ferro

A funcionalidade das proteínas envolvidas no metabolismo de ferro é essencial para o equilíbrio deste no organismo. As principais células relacionadas são enterócitos, macrófagos, eritroblastos e hepatócitos (Figura 4.1).

Enterócitos

Nos enterócitos, o ferro do alimento pode estar na forma inorgânica (Fe^{3+}) ou como hemoglobina ou mioglobina. O Fe^{3+} em complexo solúvel é reduzido a Fe^{2+} por uma proteína redutora chamada DcytB (citocromo b duodenal) e transportado para os enterócitos duodenais através da proteína transportadora de metais divalentes (DMT1). Existem indicações de que a internalização do heme no enterócito, após a digestão enzimática da hemoglobina e da mioglobina, é realizada pela proteína de transporte do heme chamada de HCP1. Assim, dentro da célula, o heme é degradado pela heme oxigenase e o Fe^{2+} é liberado da protoporfirina.

O ferro no enterócito, em condições fisiológicas, pode ser armazenado como ferritina se a taxa de saturação de transferrina estiver normal ou aumentada no sangue periférico. Ou, ao contrário: se os valores da saturação da transferrina

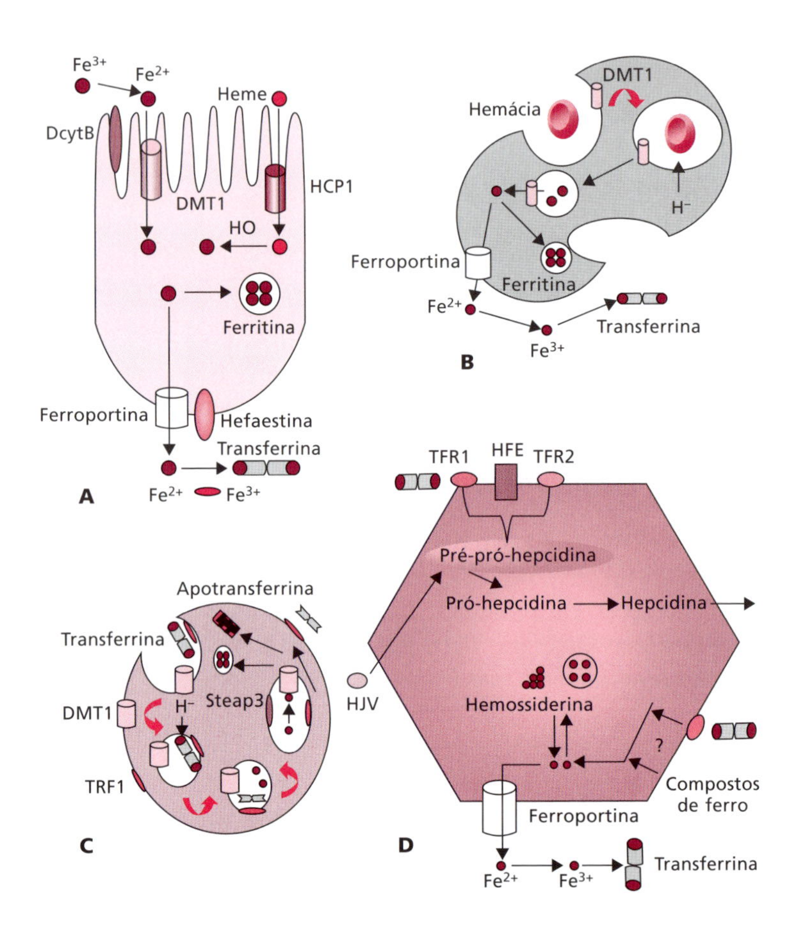

978-85-4120-138-4

Figura 4.1 – Proteínas associadas ao metabolismo do ferro nos enterócitos (*A*), macrófagos (*B*), eritroblastos (*C*) e hepatócitos (*D*). Compostos de ferro = ferritina, hemoglobina, heme e ferro não ligado à transferrina; DcytB = citocromo b duodenal; DMT1 = transportador de metais divalente; HCP1 = proteína de transporte do heme; HJV = hemojuvelina; HO = Heme oxigenase; Steap3 = proteína redutora de ferro; TFR1 = receptor de transferrina 1; TFR2 = receptor de transferrina 2; HFE = proteína HFE. Adaptado de Swinkels *et al.*[11]; Santos *et al.*[12].

estiverem baixos no sangue periférico, pode ser transportado para a circulação pela ferroportina localizada na membrana basolateral. O Fe^{2+} transportado pela ferroportina é oxidado a Fe^{3+} pela hefaestina, permitindo a ligação do ferro à transferrina.

Nos últimos anos, vários estudos demonstraram a estreita relação entre a hepcidina e a função da ferroportina, sendo a primeira um modulador da exportação de ferro. Por exemplo, em caso de maior concentração de hepcidina no plasma, grande parte do ferro será retida como ferritina no enterócito e perdida no lúmen intestinal com as fezes[1-5].

Macrófagos

Nos macrófagos reticuloendoteliais é realizada a reciclagem do ferro. Estes fagocitam os eritrócitos com perda de flexibilidade e os digerem em compartimentos fagolisossomais, no qual a hemoglobina é degradada e o ferro é liberado do grupo heme. O ferro é armazenado como ferritina ou exportado pela ferroportina, sendo reutilizado predominantemente na medula óssea na formação da hemoglobina dos eritrócitos[6,7].

Eritroblastos

Os eritroblastos recebem o ferro pela transferrina, que disponibiliza, via enterócitos ou macrófagos, o mineral para a formação do eritrócito. A transferrina liga-se ao receptor de transferrina 1 (TFR1) na superfície da célula e o complexo formado invagina-se para formar o endossomo. Neste, há diminuição do pH, induzindo a liberação do ferro da transferrina. Nesse momento, o Fe^{3+} é convertido a Fe^{2+} pela proteína redutora chamada *six-transmembrane epithelial antigen of prostate 3* (STEAP3), permitindo o transporte do ferro para fora do endossomo através da DMT1. O ferro é transportado principalmente para as mitocôndrias para síntese do grupo heme da hemoglobina[4,5,7,8].

Hepatócitos

Nos hepatócitos há o armazenamento do ferro, como ferritina e hemossiderina, ou este pode ainda ser exportado pela ferroportina. Também é reconhecida a síntese da hepcidina nos hepatócitos e esta surgiu como o principal regulador da exportação de ferro celular. Proteínas HFE, receptor de transferrina 1, receptor de transferrina 2 e hemojuvelina modulam essa síntese, além das concentrações de ferro no organismo.

Até o momento, estudos indicam que a hepcidina age da seguinte forma: interage com a ferroportina, sendo o complexo internalizado nas células, ocorrendo defosforilação, ubiquitinação e degradação de ambas as proteínas. Desse modo, há redução da exportação de ferro para o plasma nas superfícies de enterócitos e macrófagos[5,9,10].

Sobrecarga de ferro

Classifica-se em primária ou secundária. A primária, mais conhecida como hemocromatose hereditária, é causada por alterações em genes que codificam proteínas importantes na absorção de ferro. Já a sobrecarga de ferro secundária é provocada por diversas doenças de base abordadas a seguir.

Hemocromatose hereditária

A hemocromatose hereditária (HH) é a doença autossômica recessiva mais comum em indivíduos com ancestralidade europeia e caracteriza-se pelo aumento da absorção intestinal de ferro.

O dano tecidual acarretado pela sobrecarga é mais frequente em fígado, coração, pâncreas e pele. Entretanto, o fígado é geralmente o órgão mais envolvido e a fibrose hepática poderá evoluir para quadro de cirrose. A deposição de ferro no miocárdio poderá resultar em dilatação ventricular, clinicamente manifestada como insuficiência cardíaca congestiva e arritmias. A seletiva deposição de ferro em células de ilhotas pancreáticas pode ocasionar diabetes insulinodependente. Hipogonadismo hipogonadotrópico é comum em ambos os sexos e a artropatia se desenvolve em 25 a 50% dos pacientes[13].

A principal causa da doença é a mutação p.C282Y no gene *HFE*. Esta acarreta a troca da tirosina por cisteína na posição 282 da proteína HFE. A associação entre esta mutação e a presença de HH foi elucidada por meio do estudo de Feder *et al.*[14], que identificou 83% dos pacientes apresentando genótipo homozigoto mutado[14]. A prevalência da p.C282Y é alta nas populações caucasianas, especialmente no norte europeu, manifestando frequência do alelo mutado de aproximadamente 10%. Também a mutação p.H63D, que consiste na troca de histidina por ácido aspártico na posição 63 da proteína HFE, está associada à doença quando na presença da p.C282Y.[5,14].

O mecanismo, pelo qual a mutação p.C282Y está associada à sobrecarga de ferro, é explicado por duas hipóteses. Uma delas considera que a proteína HFE anômala não interage adequadamente com TFR1 e, assim, a transferrina permanece livre para se ligar ao seu receptor, acarretando a sobrecarga de ferro. A outra hipótese sugere que a mutação p.C282Y isoladamente ou em heterozigose com a mutação p.H63D estaria associada à diminuição da síntese hepática da hepcidina, que, consequentemente, aumentaria a absorção de ferro via ferroportina (Figura 4.2)[15-17].

Além da hemocromatose hereditária causada por mutações no gene *HFE*, outras alterações genéticas raras podem estar presentes. Desse modo, existe uma classificação da HH em tipos: 1, 2A, 2B, 3 e 4, de acordo com o gene envolvido (Tabela 4.1).

Para as HH dos tipos 2A e 2B (forma juvenil), está bem conhecido que a causa da sobrecarga de ferro é a diminuição na síntese e, consequentemente, em menores níveis de hepcidina. Em modelos animais e em pacientes com HH relacionada às mutações no gene *TFR2*, níveis diminuídos de hepcidina também foram observados (Figura 4.2).

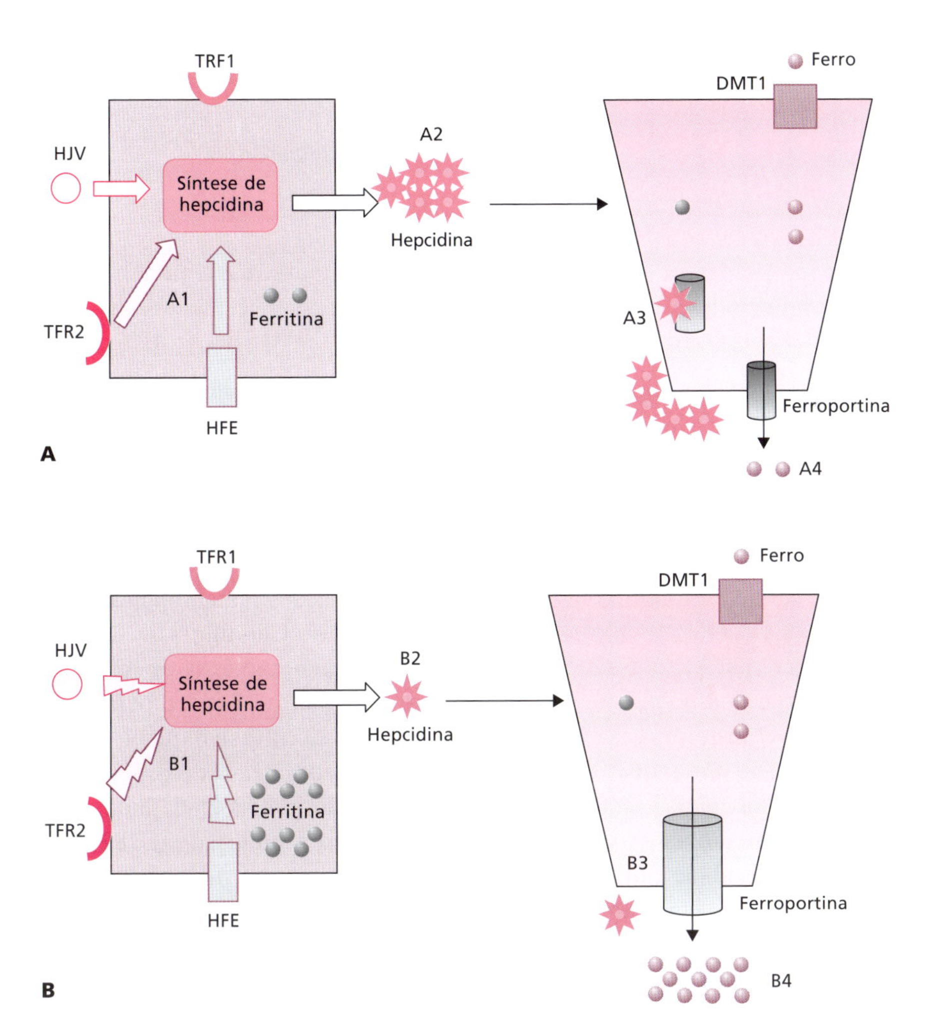

Figura 4.2 – Condições: normal (*A*) e hemocromatose hereditária (*B*). A1 = proteína HFE, hemojuvelina (HJV) e receptor de transferrina 2 (TFR2) modulam a síntese da hepcidina nos hepatócitos. A2 = níveis normais de hepcidina. A3 = interação hepcidina-ferroportina com internalização e degradação da ferroportina nos enterócitos. A4 = absorção normal de ferro. B1 = mutações nos genes que codificam a proteína HFE ou HJV ou TFR2 alteram a modulação da síntese da hepcidina. B2 = níveis diminuídos de hepcidina. B3 = diminuição da interação hepcidina-ferroportina e aumento da atividade da ferroportina. B4 = sobrecarga de ferro observada nas hemocromatoses hereditárias tipos 1, 2 e 3.

Tabela 4.1 – Classificação da hemocromatose hereditária segundo alteração genética

Tipo de HH	Gene relacionado	Proteína codificada	Referência
1	HFE	HFE	14
2A	HJV	Hemojuvelina	18
2B	HAMP	Hepcidina*	19
3	TFR2	Receptor de transferrina 2	20
4	SLC40A1	Ferroportina	21

* Hepcidina é um polipeptídio.

978-85-4120-138-4

Diagnóstico laboratorial das sobrecargas de ferro

O diagnóstico laboratorial da sobrecarga de ferro pode ser realizado por exames bioquímicos que avaliam ferro no organismo, por exemplo: concentrações de ferro sérico, da CTLF, da ferritina sérica e do sTfR. Sendo o índice da saturação da transferrina a razão obtida entre as concentrações de ferro sérico e CTLF, multiplicado por 100, e é considerada como o teste laboratorial de rotina mais sensível para a avaliação de sobrecarga de ferro no organismo, além de ser de fácil feitio (características e informações metodológicas sobre estes exames laboratoriais podem ser encontradas no Capítulo 3).

Em contrapartida, a biopsia hepática, mesmo sendo um teste de referência para mensurar diretamente a concentração hepática de ferro e permitindo avaliação da histologia hepática, consiste em método invasivo, não isento de complicações, que requer técnicas laboratoriais padronizadas e profissionais especializados. Desse modo, tem-se proposto a não indicação da biopsia em pacientes portadores de genótipo homozigoto para a mutação p.C282Y que apresente atividade normal nas transaminases e concentração de ferritina sérica inferior a 1.000 µg/ℓ[7,22].

Em relação aos valores indicativos de sobrecarga de ferro para os exames bioquímicos, há recomendação do American College of Physicians que valores de saturação da transferrina acima de 45% nas mulheres ou superior a 55% nos homens, ou valores de ferritina sérica maiores que 200 µg/ℓ nas mulheres ou acima de 300 µg/ℓ nos homens podem ser utilizados como critérios para a detecção de casos[23]. Porém, alguns autores definem que, geralmente, valores de saturação de transferrina maior ou igual a 50% em mulheres e maior ou igual a 60% em homens estão na sobrecarga de ferro causada pela hemocromatose genética. E também consideram mais preditivo o valor da saturação da transferrina em relação à ferritina sérica, já que esta última tem valor preditivo para existência de processos inflamatórios e danos hepáticos[24,25].

Principais causas de sobrecarga de ferro secundária

As mais frequentes causas de sobrecarga de ferro secundária são anemias hemolíticas crônicas (talassemias, esferocitose hereditária, anemia por enzimopatias, doença falciforme, anemias autoimunes, entre outras), anemia sideroblástica, síndromes mielodisplásicas, transfusões sanguíneas repetidas, doenças hepáticas (hepatite C, esteatose hepática não alcoólica), síndrome metabólica e etilismo. Essas doenças de base devem ser identificadas por exames bioquímicos, hematológicos e/ou imunológicos, a fim de se conhecer a causa da sobrecarga de ferro[26].

Avaliação molecular da hemocromatose hereditária

Pode ser indicada a partir da exclusão de causas secundárias ou, ainda, da suspeita de concomitância entre causas secundária e genética. Assim, a associação do quadro clínico com valores aumentados da saturação de transferrina, ferro sérico e ferritina sérica caracteriza a HH (sobrecarga de ferro primária), cujo diagnóstico genético, no entanto, deve ser realizado, inicialmente, pela pesquisa de mutações no gene *HFE*.

A principal solicitação realizada, no intuito de estabelecer o diagnóstico da alteração molecular relacionado à HH, é a pesquisa das mutações p.C282Y e p.H63D no gene *HFE*[27-29]. As metodologias empregadas e as interpretações desta análise são abordadas no Capítulo 15.

REFERÊNCIAS

1. Nemeth E, Tuttle MS, Powelson J, Vaughn MB, Donovan A et al. Hepcidin regulates cellular iron efflux by binding to ferroportin and inducing its internalization. Science. 2004;306:2090-3.
2. Shayeghi M, Latunde-Dada GO, Oakhill JS, Laftah AH, Takeuchi K, Halliday N et al. Identification of an intestinal heme transporter. Cell. 2005;122:789-1.
3. Qiu A, Jansen M, Sakaris A, Min SH, Chattopadhyay S, Tsai E et al. Identification of an intestinal folate transporter and the molecular basis for hereditary folate malabsorption. Cell. 2006;127:917-28.
4. Weiss G. Genetic mechanisms and modifying factors in hereditary hemochromatosis. Nat Rev Gastroenterol Hepatol. 2010;7:50-8.
5. Santos PC, Pereira AC, Cançado RD, Schettert IT, Sobreira TJ, Oliveira PS, Hirata RD et al. HFE gene mutations in patients with primary iron overload: is there a significant improvement in molecular diagnosis yield with HFE sequencing? Blood Cells Mol Dis. 2010;45(4):302-7.
6. Moura E, Noordermeer MA, Verhoeven N, Verheul AF, Marx JJ. Iron release from human monocytes after erythrophagocytosis in vitro: an investigation in normal subjects and hereditary hemochromatosis patients. Blood. 1998;92(7):2511-9.
7. Nemeth E, Ganz T. The role of hepcidin in iron metabolism. Acta Haematol. 2009;122(2/3):78-86.
8. Ohgami RS, Campagna DR, Greer EL, Antiochos B, Mcdonald A, Chen J et al. Identification of a ferrireductase required for efficient transferrin-dependent iron uptake in erythroid cells. Nat Gen. 2005;37(11):1264-9.
9. Anderson GJ, Darshan D, Wilkins SJ, Frazer DM. Regulation of systemic iron homeostasis: how the body responds to changes in iron demand. BioMetals. 2007;20(3/4):665-74.

10. De Domenico I, Mcvey Ward D, Kaplan J. Regulation of iron acquisition and storage: consequences for iron-linked disorders. Nat Rev Mol Cell Biol. 2008;9(1):72-81.
11. Swinkels DW, Janssen MC, Bergmans J, Marx JJ. Hereditary hemochromatosis: genetic complexity and new diagnostic approaches. Clin Chem. 2006;52(6):950-68.
12. Santos PC, Cançado RD, Terada, CT, Shinohara, EMG. Alterações moleculares associadas à hemocromatose hereditária. Rev Bras Hematol Hemoter. 2009;31(3):192-02.
13. Barton JC, Mcdonnell SM, Adams PC, Brissot P, Powell LW, Edwards CQ et al. Management of hemochromatosis: hemochromatosis management working group. Ann Int Med. 1998; 129(11):932-9.
14. Feder JN, Gnirke A, Thomas W, Tsuchihashi Z, Ruddy DA, Basava, A et al. A novel MHC class I-like gene is mutated in patients with hereditary haemochromatosis. Nature Gen. 1996;13(4):399-08.
15. Feder JN, Penny DM, Irrinki A, Lee VK, Lebron JA, Watson N et al. The hemochromatosis gene product complexes with the transferrin receptor and lowers its affinity for ligand binding. Proc Nat Acad Science United States of America. 1998;95(4):1472-7.
16. Bridle KR, Frazer DM, Wilkins SJ, Dixon JL, Purdie DM, Crawford DHG et al. Disrupted hepcidin regulation in HFE-associated haemochromatosis and the liver as a regulator of body iron homoeostasis. Lancet. 2003;361(9358):669-73.
17. Bozzini C, Campostrini N, Trombini P, Nemeth E, Castagna A, Tenuti I et al. Measurement of urinary hepcidin levels by SELDI-TOF-MS in HFE-hemochromatosis. Blood Cells, Mol Dis. 2008;40(3):347-52.
18. Papanikolaou G, Samuels ME, Ludwig EH, Macdonald MLE, Franchini PL, Dube MP et al. Mutations in HFE2 cause iron overload in chromosome 1q-linked juvenile hemochromatosis. Nat Gen. 2004;36(1):77-82.
19. Park CH, Valore EV, Waring AJ, Ganz T. Hepcidin, a urinary antimicrobial peptide synthesized in the liver. J Biol Chem. 2001;276(11):7806-10.
20. Kawabata H, Yang R, Hirama T, Vuong PT, Kawano S, Gombart AF et al. Molecular cloning of transferrin receptor 2: a new member of the transferrin receptor-like family. J Biol Chem. 1999;274(30):20826-32.
21. Donovan A, Brownlie A, Zhou Y, Shepard J, Pratt SJ, Moynihan J et al. Positional cloning of zebrafish ferroportin1 identifies a conserved vertebrate iron exporter. Nature. 2000;403 (6771):776-81.
22. Guyader D, Jacquelinet C, Moirand R, Turlin B, Mendler MH, Chaperon J et al. Noninvasive prediction of fibrosis in C282Y homozygous hemochromatosis. Gastroenterol. 1998;115(4):929-6.
23. Qaseem A, Aronson M, Fitterman N, Snow V, Weiss KB, Owens D. Screening for hereditary hemochromatosis: a clinical practice guideline from the American College of Physicians. Ann Intern Med. 2005;143(7):517-21.
24. Adams PC. Nonexpressing homozygotes for C282Y hemochromatosis: minority or majority of cases? Mol Gen Metabol. 2000;71(1/2):81-6.
25. Brissot P, Troadec MB, Bardou-Jacquet E, Le Lan C, Jouanolle AM, Deugnier Y, et al. Current approach to hemochromatosis. Blood Rev. 2008;22(4):195-10.
26. Gattermann N. The treatment of secondary hemochromatosis. Dtsch Arztebl Int. 2009;106(30): 499-04.
27. Santos PC, Cançado RD, Pereira AC, Schettert IT, Soares RA, Pagliusi RA et al. Hereditary hemochromatosis: mutations in genes involved in iron homeostasis in Brazilian patients. Blood Cells Mol Dis. 2011;46(4):302-7.
28. Santos PC, Krieger JE, Pereira AC. Molecular diagnostic and pathogenesis of hereditary hemochromatosis. Int J Mol Sci. 2012;13(2):1497-551.
29. Santos PC, Dinardo CL, Cançado RD, Schettert IT, Krieger JE, Pereira AC. Non-*HFE* hemochromatosis. Rev Bras Hematol Hemoter. 2012;34(4), *in process*.

Capítulo 5

Anemias de Desenvolvimento Nuclear Anormal: Anemia por Deficiência de Vitamina B12 e Ácido Fólico

Diogo André Pilger • Simone Martins de Castro

Definição

Historicamente, entre todos os tipos de anemias, a mais prevalente e que causa o maior impacto na saúde pública mundial é a anemia ferropênica. Entretanto, nas últimas duas décadas, com a deficiência nutricional observada na população, especialmente em países em desenvolvimento como o Brasil, o impacto de outros tipos de anemias carenciais tem colocado a anemia megaloblástica (AM) em destaque.

As AM são anemias macrocíticas, caracterizadas pela presença de precursores celulares anormais, que resultam de um processo conhecido como hematopoese megaloblástica. O termo é utilizado para definir o conjunto de alterações caracterizadas pela síntese comprometida de ácidos nucleicos, resultando em células com imaturidade nuclear, enquanto o citoplasma desenvolve-se normalmente.

Com frequência, a hematopoese megaloblástica está associada à pancitopenia, na qual se observa a diminuição nas contagens das três linhagens celulares (eritrócitos, leucócitos e plaquetas). No entanto, deve-se destacar que os quadros de anemia são mais comuns que a neutropenia e a trombocitopenia. Nesse sentido, explica-se a consagração do termo "anemia megaloblástica". Ainda, como reflexo da divisão celular prejudicada, oriunda da síntese comprometida de DNA, as alterações atingem outros locais de grande proliferação celular além da medula óssea, como intestino delgado, língua e útero. Também se verifica aumento do volume celular que, no caso dos eritrócitos, é expresso pelo aumento do VCM, evidenciado tanto no sangue periférico como nos progenitores medulares, além de alterações específicas na aparência da cromatina nuclear.

Este capítulo pretende apresentar as características clínico-laboratoriais das macrocitoses, com ênfase para diagnóstico laboratorial da AM, evidenciando os principais exames que auxiliam sua identificação na rotina laboratorial.

Etiologia

Em geral, os quadros de megaloblastose são atribuídos à deficiência dos principais fatores envolvidos na biossíntese dos ácidos nucleicos: vitamina B12 (cobalamina) e/ou ácido fólico (folato). Em países como o Brasil, a carência vitamínica é um agente etiológico importante. Além dessas causas, denominadas aqui como "megaloblásticas", outras, não diretamente relacionadas à carência vitamínica, podem ser observadas, as quais serão classificadas como "não megaloblásticas".

A carência nutricional é muito mais comum em vegetarianos do que em não vegetarianos, visto que as principais fontes dessas vitaminas são as carnes de origem animal. Contudo, tanto a deficiência de vitamina B12 como a de ácido fólico não podem ser unicamente relacionadas à carência nutricional e ao vegetarianismo. Diversos trabalhos sugerem alterações nas vias bioquímicas das vias de absorção desses nutrientes também como potencialmente causadoras do seu déficit.

Macrocitoses megaloblásticas

A origem do aumento do tamanho celular (macrocitose) é exclusivamente a carência vitamínica. A deficiência de folato e de vitamina B12 resulta na síntese inadequada de DNA, prejudicando a divisão celular, tornando os precursores eritroides, observados na medula óssea, maiores que os eritrócitos maduros. Além da macrocitose, a deficiência vitamínica provoca alterações nas vias bioquímicas envolvendo esses substratos, ocasionando, por exemplo, a elevação sérica dos níveis de homocisteína e ácido metilmalônico.

Macrocitose não megaloblásticas

A causa da macrocitose não megaloblástica não envolve a carência de vitamina B12 e ácido fólico. Normalmente, os mecanismos propostos estão associados ao aumento secundário na produção de eritrócitos (compensatório) à destruição celular (hemólise) ou sua perda (hemorragia), o que se traduz no sangue periférico como reticulocitose. Os reticulócitos são naturalmente macrocíticos e, quando visualizados com coloração convencional para hemograma, aparecem na forma de eritrócitos policromatofílicos. Não são verificadas alterações celulares no núcleo e no citoplasma, características dos processos megaloblásticos.

Quadro 5.1 – Principais causas de macrocitose

- Causas relacionadas ao metabolismo da vitamina B12 (processo megaloblástico)
  - Carência vitamínica oriunda de dieta inadequada prolongada (anos)
  - Alterações nos mecanismos de transporte e metabolismo de vitamina B12
    - Deficiência na transcobalamina I e II, metilcobalamina e adenosilcobalamina
    - Liberação inadequada da ligação à proteína R
  - Flora bacteriana intestinal alterada
    - Infecção por *Diphyllobothrium latum*
  - Alterações anatômicas intestinais
    - Diverticulose, fístula, anastomose intestinal
    - Ressecção ileal, doença de Crohn, síndrome de Imerslund-Gräsbeck
  - Secreção inadequada de fator intrínseco
    - Anemia perniciosa
    - Deficiência congênita de fator intrínseco
    - Gastrectomia parcial ou total com remoção das células secretoras do fator intrínseco
  - Ingestão de material cáustico
  - Acloridria
  - Má absorção induzida por drogas
    - Ácido aminosalicílico, neomicina, biguanidas, cloreto de potássio de baixa liberação, colestiramina
- Causas relacionadas ao metabolismo do ácido fólico (processo megaloblástico)
  - Carência vitamínica oriunda de dieta inadequada
  - Utilização crônica de álcool com bloqueio do metabolismo de folato
  - Má absorção às anormalidades do jejuno
    - Doença celíaca, ressecção jejunal
  - Má absorção induzida por drogas
    - Metotrexato, sulfassalazina, fenitoína, fenobarbital
  - Aumento na utilização
    - Crianças, gravidez, prematuridade, anemias hemolíticas crônicas, neoplasias
  - Aumento na perda
    - Doenças de pele, diálise de longo período
  - Alterações hereditárias no metabolismo do folato
- Causas independentes do metabolismo de vitamina B12 e ácido fólico (processo não megaloblástico)
  - Anemias hemolíticas e pós-hemorrágicas (com reticulocitose)
  - Anormalidades adquiridas na síntese de ácidos nucleicos
    - Análogos das purinas (azatioprina, 6-mercaptopurina, aciclovir)
    - Análogos das pirimidinas (5-fluoruracila, citarabina, zidovudina)
  - Anormalidades hereditárias na síntese de ácidos nucleicos
  - Mecanismos desconhecidos
    - Terapia anticonvulsivante
    - Doença hepática
    - Abuso crônico de álcool
    - Síndromes mielodisplásicas
    - Anemias aplásicas, sideroblásticas adquiridas
    - Hipotireoidismo
    - Macrocitose espúria (paraproteinemia, inflamação)

978-85-4120-138-4

Cabe ressaltar aqui que a presença de eritrócitos policromatofílicos deve ser pesquisada, com atenção, no hemograma de paciente anêmico, uma vez que não é identificada com a utilização de automação.

Quando a carência vitamínica de origem alimentar não explica os quadros de macrocitose, sua causa mais comum é a utilização de drogas que interferem diretamente na síntese de DNA, por exemplo, drogas antineoplásicas e antirretrovirais.

No Quadro 5.1 estão relacionadas diferentes causas para o desenvolvimento de quadros de macrocitose, considerando os processos megaloblásticos e não megaloblásticos envolvidos na sua formação.

Prevalência

A proporção de casos de anemias macrocíticas tem crescido nos últimos anos, talvez reflexo de novos hábitos alimentares ou resultado da situação econômica e social das populações analisadas; porém, este último aspecto ainda controverso. No que se refere à carência vitamínica, a deficiência de vitamina B12 é mais frequente do que a de ácido fólico.

Em relação à deficiência de vitamina B12, é rara na infância e na adolescência e tende a ser mais incidente a partir da meia-idade. No recém-nascido só ocorre quando a mãe apresenta a carência vitamínica. O mesmo não acontece em relação à deficiência de ácido fólico, cuja incidência é desprezível em todas as faixas etárias.

A situação mais prevalente nos laboratórios de hematologia retinge-se aos casos de macrocitose sem a presença concomitante de anemia. Recentes trabalhos mostram que em torno de 47% de adultos não anêmicos manifestam níveis de vitamina B12 e ácido fólico abaixo dos valores de referência; a deficiência de vitamina B12 é cinco vezes mais comum que a de ácido fólico. Essa diferença talvez possa ser atribuída ao nível socioeconômico da população analisada, por exemplo, reflexo da não utilização de carnes como fonte de alimentos. Nos hemogramas normalmente realizados, cerca de 10% dos pacientes em geral apresentam VCM acima de 96 fℓ e aproximadamente 2% acima de 100 fℓ (valores de referência de VCM entre 80 e 100 fℓ).

Síntese de DNA e metabolismo das vitaminas

Característica comum na AM é a deficiência na síntese de DNA. A divisão celular é lenta, porém o desenvolvimento citoplasmático progride normalmente. As células hematopoéticas permanecem mais tempo na fase de síntese (fase S) do ciclo celular, com consequente duplicação do seu material genético e não divisão do citoplasma. As células acabam por morrer no interior da medula óssea, traduzindo hematopoese ineficaz. A anemia periférica é a consequência principal.

O bloqueio na síntese de DNA afeta mais os tecidos que produzem células de maneira intensa e rápida, como a medula óssea e o trato gastrintestinal.

Metabolismo da vitamina B12

Os seres humanos obtêm a vitamina B12 unicamente por meio da dieta, sendo a proteína animal sua maior fonte na alimentação, além de peixes, ovos e derivados lácteos em menor proporção. Nenhum vegetal é capaz de funcionar como fonte dessa vitamina, visto que é produzida por bactérias presentes no intestino de animais. Embora vários trabalhos sugiram que seja estável inclusive após o cozimento dos alimentos a altas temperaturas, a associação ao ácido ascórbico prontamente reduz sua atividade.

Dieta padrão de indivíduo não vegetariano normalmente contém em torno de 5 a 20 μg de cobalamina, o que é suficiente para suprir as necessidades diárias e manter o equilíbrio em relação a sua perda. Além disso, a vitamina é estocada no organismo na forma de sua enzima inativa; do total de 2 a 5 mg, parte fica armazenada no fígado. O restante é eliminado principalmente pelas fezes, urina e bile. Por meio de um cálculo matemático simples, nota-se que, em condições normais, a quantidade absorvida é muito maior que a eliminada; sendo assim, o tempo necessário para o esgotamento das reservas da vitamina pode levar em torno de três a quatro anos.

As cobalaminas são um grupo de moléculas com estrutura semelhante, no qual a vitamina B12 é um tipo de cobalamina, a cianocobalamina. Entretanto, convencionou-se a utilização do termo vitamina B12 para englobar todos os tipos de cobalaminas. As formas inativas de estoque (adenosilcobalamina e metilcobalamina) sofrem digestão peptídica no estômago, ocorrendo, dessa forma, a liberação da ligação com as proteínas animais dos alimentos. Cabe ressaltar que alterações no pH estomacal, como acontece com pacientes com acloridria e hipocloridria, podem interferir no processo de absorção da vitamina. Após sua liberação das proteínas, a cobalamina liga-se a duas outras proteínas distintas: primeiramente à proteína R (haptocorrina) e posteriormente ao fator intrínseco (FI). A haptocorrina está na saliva e no suco gástrico e sua ligação com a vitamina B12 é rompida pelo pH alcalino presente no jejuno, permitindo sua ligação ao FI, produzido pelas células parietais do estômago. O complexo formado, vitamina B12-FI, apresenta receptores de absorção específicos, cálcio-dependentes, que permitem sua absorção no íleo.

Nesse momento, vale a pena rápida consideração em relação à anemia perniciosa, na qual a perda das células parietais acarreta má absorção da vitamina, levando a longo prazo a carência vitamínica (Quadro 5.2).

Uma vez absorvida pelos enterócitos ileais, a vitamina B12 liga-se à transcobalamina II, sendo difundida para os tecidos na forma de holotranscobalamina II.

Quadro 5.2 – Anemia perniciosa

É o tipo de carência de vitamina B12 mais comum. Normalmente causada por gastrite atrófica autoimune, na qual existe a formação de anticorpos diretamente contra as células parietais e o fator intrínseco diminuindo a absorção da cobalamina. Além disso, nesses pacientes, não ocorre secreção adequada de ácido clorídrico. Com menos frequência, pode ser provocada por gastrite não autoimune secundária à infecção por *Helicobacter pylori* e síndrome de Zollinger-Ellison, podendo também estar relacionada aos distúrbios da glândula tireoide

É mais comum em pacientes com idade mais avançada (acima de 60 anos) e de origem caucasiana, sendo rara antes dos 35 anos de idade. Todas essas condições parecem estar ligadas à predisposição genética, sendo observadas em aglomerados familiares. Diversos trabalhos já sugeriram a presença de marcadores moleculares, como o HLA-DR, em pacientes com anemia perniciosa. As principais manifestações clínicas incluem as de anemia comum (fraqueza e fadiga), além de língua lisa, diarreia, formigamento e adormecimento de mãos e pés. Manifestações neurológicas são mais raras

Atualmente, o diagnóstico é realizado pela presença concomitante de anemia macrocítica resultado dos baixos níveis da vitamina B12, gastrite atrófica e identificação da deficiência do fator intrínseco. Embora apresente restrições para sua realização, o teste de Schilling ainda é alternativa para a avaliação da deficiência do fator intrínseco e a confirmação diagnóstica

A vitamina B12 não circula livre no sangue. Uma menor parte da cobalamina sérica encontra-se ligada à transcobalamina II, enquanto a grande maioria (cerca de 80%) permanece ligada à proteína R. Após o processo de pinocitose pelos lisossomos, há liberação intracelular da cobalamina pela quebra da ligação com a transcobalamina II, ocorrendo, então, ligação praticamente toda cobalamina com a metilmalonil-CoA mutase e metionina sintase.

Basicamente, duas reações no organismo humano são dependentes de vitamina B12. A primeira é a metilação da homocisteína pela metionina sintase, convertendo a homocisteína em metionina. A segunda é conversão da metilmalonil-CoA em succinil CoA pela metilmalonil-CoA mutase. O mau funcionamento da primeira provoca o acúmulo de homocisteína e da segunda do ácido metilmalônico. Atualmente, a dosagem sérica dessas duas substâncias é prática comum em grande parte dos laboratórios de análises clínicas.

Metabolismo do ácido fólico

O folato é necessário para produção e manutenção de novas células. Essa função é muito importante em períodos nos quais a divisão e o crescimento celular são intensos, como na infância e durante a gestação.

Os folatos são encontrados tanto em alimentos de origem animal como vegetal. Dieta-padrão de um indivíduo, normalmente, contém em torno de 400 μg de folato/dia. No entanto, os folatos são destruídos pelo calor e 30 a 90% podem ser perdidos durante o processo de cozimento dos alimentos.

As necessidades diárias de um indivíduo adulto são cerca de 100 a 200 μg/dia, o que é de magnitude maior que da vitamina B12. Durante períodos de aumento da demanda metabólica, como gravidez, lactação ou hemólise, as necessidades podem se elevar para 200 a 800 μg/dia.

Os principais locais de absorção são o duodeno e o jejuno proximal. Logo após ser absorvido, o folato circula no plasma como metiltetra-hidrofolato sob a forma de monoglutamato, ligado às proteínas. Ao penetrar nas células o grupamento metil é retirado por uma enzima dependente de vitamina B12 (metionina sintase), liberando no citoplasma o tetra-hidrofolato (THF), já na forma de poliglutamato, a forma ativa da vitamina. Todas as funções biológicas do ácido fólico são realizadas pelos derivados do THF. Na forma de uma série de compostos de THF, os derivados do folato são substratos em uma série de reações de transferência de um único carbono.

O principal reservatório corpóreo de folato é o fígado. O fígado de um adulto tem capacidade de armazenar de 8 a 20 mg de folato. O folato é secretado na bile, para ser reabsorvido no jejuno, além de ser excretado no suor e na urina. Em razão da grande necessidade diária e da alta taxa de regeneração, os estoques de folato podem ficar depletados muito mais rapidamente que os de vitamina B12. Dieta severamente deficiente de folato pode desenvolver macrocitose dentro de cinco meses.

Entre as principais vias metabólicas, os folatos na forma de N_5,N_{10}-metileno tetra-hidrofolato cedem um radical -CH3 (metil) à deoxiuridina monofosfato (dUMP) transformando-a em timidina monofosfato (dTMP), que será incorporada ao DNA. As vias que levam à formação de THF iniciam quando o folato é reduzido a di-hidrofolato e depois reduzido a THF. Ambas as reações são catalisadas pela folato redutase e utilizam NADPH. O 5-metiltetra-hidrofolato transforma-se, na forma ativa, no THF; a vitamina B12 atua como coenzima dessa reação, na conversão de homocisteína em metionina (Figura 5.1).

Várias drogas interferem na biossíntese do THF. A maioria é inibidor da folato redutase, tais como trimetoprima, pirimetamina, sulfonamidas e drogas antineoplásicas, como o metotrexato.

Patogênese

Como sabemos, a timidina é um nucleotídio essencial que compõe o DNA. Existem duas vias para gerar o nucleotídio timidilato que é resultado da ligação da base timina a um grupamento fosfato e outro grupamento açúcar, importante para a síntese de DNA.

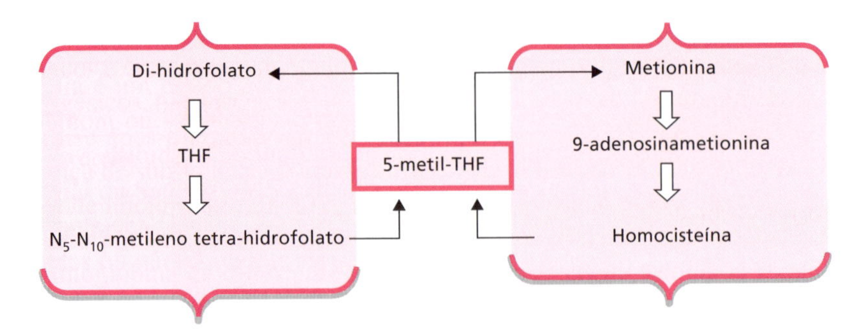

Figura 5.1 – Via metabólica do ácido fólico simplificada.

A primeira via leva em conta a fosforilação do nucleosídio timidina do DNA senil para formação de timidilato, porém essa via é insuficiente para a síntese adequada de DNA.

A via alternativa, conta com a participação do folato, na forma de N_5-N_{10}-metilenotetra-hidrofolato, que participa desse processo por meio da cedência de um grupamento metila ao dUMP transformando-o em dTMP. Já a vitamina B12 é a coenzima da reação responsável pela conversão de homocisteína em metionina, com formação simultânea de THF. Na ausência de vitamina B12, há formação de 5-metiltetra-hidrofolato, inútil para síntese de timidina.

Na deficiência de vitamina B12 e/ou folato, ocorre interrupção na síntese de dUMP em dTMP pela timidilato sintase, já que a uracila não faz parte do DNA, somente a timina. Embora existam vias metabólicas alternativas para a síntese de dTMP, as demandas necessárias não são atingidas pelo mau funcionamento da timidilato sintase. Esse processo interfere nas proteínas nucleares (DNA) e não nas citoplasmáticas (RNA), visto que este último não necessita de timidina para sua síntese. Dessa maneira, o núcleo celular apresentará alterações, porém o citoplasma manterá as características adequadas de desenvolvimento.

Deficiência de ácido fólico

Na maioria dos países a principal causa de deficiência de ácido fólico é a carência vitamínica oriunda de dieta inadequada. As causas desse tipo de anemia incluem dietas pobres em ácido fólico (observado em pessoas de baixa renda, idosos e pessoas que não consomem frutas frescas ou vegetais), consumo de alimentos cozidos em excesso, alcoolismo crônico, história de síndromes de má absorção (doença celíaca e espru) e o uso de certos medicamentos. Pode haver também deficiência por aumento das necessidades de folato durante a gestação (em consequência das necessidades de crescimento do feto).

A AM normalmente se desenvolve após a 36ª semana de gestação, próxima ao período do nascimento ou logo após o parto. Outras situações em que existe elevação das necessidades de folato decorrente do aumento da proliferação celular são as anemias hemolíticas crônicas, mielofibrose idiopática, doenças malignas (leucemia, linfoma, mieloma e carcinoma) e doenças inflamatórias crônicas, tais como artrite reumatoide.

Deficiência de vitamina B12

Conforme discutido anteriormente, a instalação de um quadro de falta de vitamina de B12 pode demorar anos a partir do início do balanço negativo da vitamina. Situações abruptas com diminuição importante na absorção vitamínica, tais como gastrectomia total proporciona lenta e progressiva diminuição dos estoques que persiste durante anos a partir de sua instalação. O processo de perda progressiva dos estoques pode ser dividido em fases:

- *Inicial*: diminuição da concentração sérica e saturação da holotranscobalamina II, porém ainda com níveis normais de vitamina B12;
- *Secundária*: redução na concentração sérica da vitamina B12, mas sem manifestações clínicas. Com a continuidade da depleção vitamínica, há elevação da concentração de ácido metilmalônico e homocisteína, com manifestações clínicas leves. A partir desse momento, com a evolução da perda vitamínica, manifestações clínicas hematológicas e neurológicas importantes começam a se manifestar.

Manifestações clínicas

Casos de AM são comuns em populações que não ingerem carnes de maneira geral. A maioria das crianças tende a ser moderada ou gravemente desnutrida, com manifestações comuns da anemia, como anorexia, irritabilidade, fraqueza e outras manifestações clínicas comuns de qualquer outro quadro de anemia. Manifestações específicas à AM incluem palidez com pele amarelada (combinação de palidez com icterícia), hipersegmentação das articulações e falanges terminais, hepatomegalia e esplenomegalia e distúrbios gastrointestinais. Manifestações hemorrágicas, como petéquias, são raras. Aspecto interessante e peculiar é que os pacientes são capazes de tolerar baixíssimos níveis de hemoglobinas, pois a anemia megaloblástica é anemia de instalação insidiosa.

A deficiência vitamina B12 e/ou ácido fólico em crianças é relacionada como causa de disfunção neurológica e prejuízo no crescimento. A AM por deficiência dessas vitaminas gera a formação de hemogramas laboratorialmente indistinguíveis, porém com manifestações clínicas distintas.

A diferença básica entre a deficiência de ácido fólico e vitamina B12 é o comum envolvimento do sistema nervoso no último grupo, e menos frequente no primeiro, atribuídos principalmente à neuropatia periférica e ao processo de desmielinização progressiva. As manifestações neurológicas iniciais podem acontecer já com hemograma absolutamente normal. O grau das manifestações clínicas é proporcional à citopenia do paciente.

Do ponto de vista prático, as manifestações clínicas entre a deficiência de ácido fólico e vitamina B12 são pouco distinguíveis, que incluem parestesia nas extremidades, dificuldade no caminhar, fraqueza muscular e perda de memória. Outras alterações menos comuns são dificuldades visuais, distúrbios psiquiátricos, disfunções cognitivas, impotência, perda do controle do esfíncter retal e urinário, entre outras.

Outras manifestações não neurológicas podem ser observadas tanto na deficiência de ácido fólico quanto de vitamina B12, como distúrbios gastrintestinais, perda de peso, alterações da pele, perda de cabelo e infertilidade.

No caso específico da anemia perniciosa, característica clínica clássica é a perda de papilas da língua, que fica lisa, brilhante e intensamente vermelha ("língua careca"), que ocorre mesmo na ausência de anemia.

A deficiência de folato não está relacionada aos sintomas neurológicos, mas ao aumento na incidência de defeitos de tubo neural em crianças, e estudos têm demonstrado relação entre deficiência de folato com câncer e com doenças vasculares em adultos. O ácido fólico tem papel fundamental na formação neurológica do feto durante a gestação. A deficiência de ácido fólico está associada aos abortos de repetição, à prematuridade e ao baixo peso. A ingestão adequada de ácido fólico ajuda a proteger o bebê contra malformações congênitas, incluindo defeitos do tubo neural. Os defeitos do tubo neural resultam em malformação da espinha (espinha bífida), crânio e cérebro (anencefalia). Os riscos dos defeitos de tubo neural são reduzidos quando se utiliza suplementação de ácido fólico desde o primeiro mês de gestação. Desde que se descobriu a associação entre a deficiência de folato e os defeitos no tubo neural, os governos têm recomendado a adição de ácido fólico em farinhas, cereais, pães, massas e outros produtos à base de grãos.

Diagnóstico laboratorial

Processos megaloblásticos são caracterizados pela presença de macro-ovalócitos e hipersegmentação dos neutrófilos. Já nos processo não megaloblásticos não são verificadas as formas anteriores, evidenciando-se macrócitos e macrorreticulócitos. Cabe ressaltar que essa divisão é meramente didática, visto que, na prática laboratorial, é difícil separar os dois processos.

As AM são tipicamente macrocíticas, embora nem todos os casos de AM apresentem macrocitose, e nem todas macrocitoses sejam exclusivamente decorrentes dos casos de AM, como já vimos anteriormente. Casos leves ou mesmo incipientes de AM podem cursar com macrocitose sem anemia ou mesmo sem anemia e sem macrocitose. Costuma-se dizer que a macrocitose precede a anemia.

Alguns autores consideram que a macrocitose seja bom indicativo da AM, enquanto outros somente a identificam pelas alterações megaloblásticas da medula óssea. Levando-se em conta esse aspecto, um laboratório que não realiza mielograma simultâneo dos pacientes dificilmente conseguirá atribuir a etiologia exata da macrocitose.

Em geral, o diagnóstico laboratorial da AM é realizado pelo estabelecimento do tipo da deficiência (vitamina B12 ou ácido fólico) e sua origem. O aumento do conteúdo de DNA das células megaloblásticas é morfologicamente caracterizado pela elevação do núcleo com aspecto imaturo e cromatina finamente particulada, além do grande citoplasma com características de maturidade. Essa diferença em relação aos aspectos do núcleo e citoplasma, um imaturo e outro maduro, evidencia que os dois processos acontecem de maneira independente. Novamente, a essa assincronia dá-se o nome de megaloblastose.

Diagnóstico laboratorial no sangue periférico

Os achados característicos da AM no sangue periférico são pancitopenia associada à macrocitose. Entretanto, nem sempre todas as características são observadas concomitantemente (Quadro 5.3).

O hemograma da falta de vitamina B12 é idêntico ao da carência de ácido fólico. O número de eritrócitos e os níveis de hemoglobina estão diminuídos, com uma peculiaridade importante em relação a maior diminuição da contagem de eritrócitos do que de hemoglobina; aumento do VCM (VCM superior a 100 fℓ, podendo chegar a 170 fℓ); CHCM é normal (CHCM, 32 a 36 g/dℓ). A análise dos índices hematimétricos anteriores permite a classificação da AM como anemia macrocítica e normocrômica. A contagem de reticulócitos é normal ou diminuída em razão da destruição do frágil e anormal precursor eritroide megaloblástico dentro da medula óssea, o cálculo do índice de reticulócitos corrigido indica anemia hipoproliferativa.

A contagem de plaquetas pode estar diminuída. Comumente, os valores de plaquetas estão entre 30.000 e 100.000/μℓ; a leucopenia é ocasionada pela neutropenia e pode chegar a 2.000 leucócitos/μℓ. Os neutrófilos podem mostrar hipersegmentação no núcleo, sendo um dos sinais mais precoces da diminuição da granulocitopoese. Isto se deve provavelmente à redução da produção e à vida útil prolongada compensatória para neutrófilos circulantes, números que aumentam os segmentos do nuclear com a idade. É oportuna a definição de neutrófilos hipersegmentados: 1) achado de apenas um neutrófilo apresentando seis lobos ou mais; 2) pelo menos 5% de neutrófilos apresentando cinco lobos. A citação do termo "presença de neutrófilos hipersegmentados", no laudo do hemograma, pode acontecer na existência de um ou outro critério anterior. A Figura 5.2 mostra macrocitose evidente e hipersegmentação neutrofílica característica.

Na Figura 5.3 pode ser observada a contagem automatizada de um hemograma característico da AM, evidenciando a anemia com macrocitose importante, sem leucopenia e trombocitopenia. A revisão microscópica indicou neutrófilos hipersegmentados. A atenção ao gráfico de dispersão da população de eritrócitos permite a fácil identificação da diminuição da massa eritrocitária e seu deslocamento no eixo para a direita, no sentido da macrocitose (a distribuição esperada da população está achurada no gráfico e a distribuição do paciente com AM é visualizada pela linha contínua).

Outros achados na observação do esfregaço sanguíneo podem auxiliar no diagnóstico diferencial dessas anemias. Macrocitose com anisocitose, poiquilocitose com macro-ovalócitos, dacriócitos, corpúsculos de Howell-Jolly, anel de Cabot, eritroblastos e megaloblastos presentes de acordo com o grau de anemia. Entretanto, deve-se chamar atenção para a dificuldade da observação de certas alterações microscópicas na rotina laboratorial, tais como anel de Cabot, o que desvalorizam determinados critérios para o estabelecimento da etiologia.

Várias são as causas de macrocitose, mas a verificação de VCM superior a 120 fℓ é compatível com quadros de AM. Também é possível encontrarmos AM normocítica, principalmente quando associada com a anemia ferropriva, caracterizando anemia multicarencial.

A evolução dos contadores hematológicos fez da determinação automatizada do VCM medida confiável. Garantidos os padrões de qualidade dos

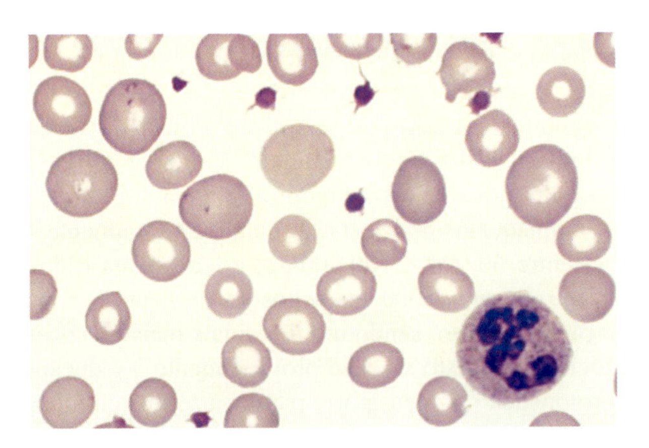

Figura 5.2 – Macrocitose e hipersegmentação característica da anemia megaloblástica. Imagem cedida pelas Dras. Sandrine Wagner e Sandra Fritsh (arquivo pessoal).

978-85-4120-138-4

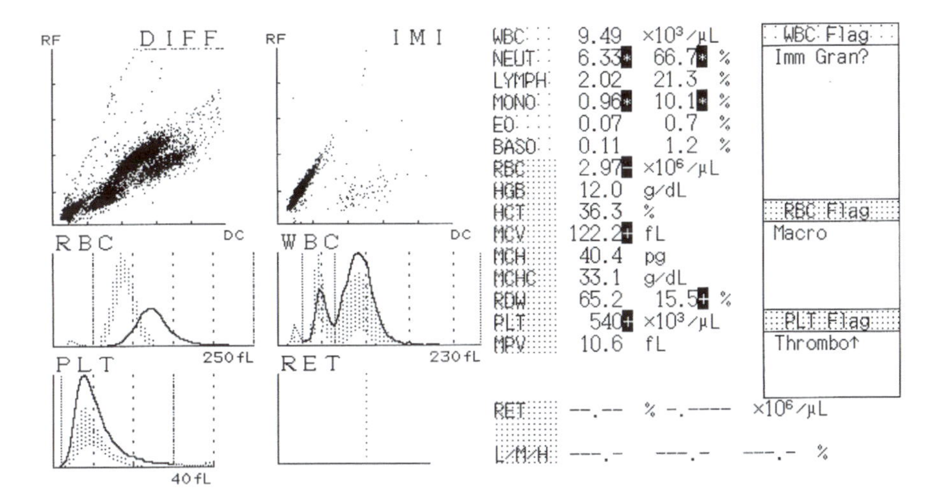

Figura 5.3 – Hemograma característico da anemia melagoblástica (Sysmex SE 9500).

equipamentos, não há porque o microscopista desconfiar da sua medida, mesmo que aparentemente a macrocitose não seja evidente na lâmina. Somente VCM acima de 110 a 115 fℓ podem ser identificados sem o auxílio do valor automatizado, por meio da simples observação microscópica. Porém, não se aconselha a citação desse termo no laudo do hemograma sem o valor correspondente oriundo da automação.

A macrocitose é um achado comum em contagens automatizadas, aparecendo em até 5% dos casos. Entretanto, acredita-se que este valor seja maior, uma vez que a maioria dos pacientes com macrocitose não manifesta anemia e a macrocitose, por si só, não represente complicações importantes.

Diagnóstico laboratorial na medula óssea

Os achados citológicos da medula óssea são característicos, apresentando importante hiperplasia, principalmente eritroide, os megaloblastos. Existe assincronia núcleo-citoplasma: os eritroblastos evidenciam núcleo de aspecto

Quadro 5.3 – Características clássicas de um hemograma com anemia megaloblástica

- Pancitopenia
- Hemoglobina: diminuída
- VCM: aumentado
- CHCM: normal
- Reticulócitos: normais ou diminuídos
- Presença de neutrófilos hipersegmentados

imaturo, cromatina frouxa, demonstrando atraso na maturação do núcleo quando comparado ao citoplasma, aspectos já destacados na análise do sangue periférico. Destaca-se aspecto significante em relação à AM: é anemia hiper-regenerativa na medula óssea e hiporregenerativa no sangue periférico, uma vez que os precursores eritroides são destruídos ainda no interior da medula, o que justifica abaixa contagem de reticulócitos realizada no sangue periférico.

Também são observadas alterações nos precursores granulocíticos e plaquetários. Os precursores granulocíticos estão de tamanho aumentado, com a presença de mielócitos e metamielócitos com núcleos gigantes.

Os estoques de ferro encontram-se aumentados na medula óssea, em função da diminuição da eritropoese. Sideroblastos podem ser notados.

Dosagens vitamínicas

O diagnóstico diferencial da AM em razão da carência de ácido fólico ou vitamina B12 deve ser feito pela dosagem das vitaminas, por achados clínicos e exames pertinentes às causas respectivas. A análise isolada do hemograma pouco acrescenta à suspeita médica. Para isso, os níveis séricos de vitamina B12 e ácido fólico no sangue devem ser solicitados. A grande maioria dos diagnósticos passou a ser realizada a partir das dosagens rotineiras e não mais baseado somente na apresentação clínica da anemia. A elevada especificidade das dosagens vitamínicas para o diagnóstico de anemia megaloblástica tem substituído, na maioria dos casos, o aspirado de medula óssea.

Níveis séricos de referência de vitamina B12 situam-se entre 100 e 900 pg/mℓ, variando em função da metodologia utilizada. Deficiências graves são consideradas quando os níveis situam-se abaixo de 100 pg/mℓ. Já o folato sérico apresenta níveis de referência entre 2,5 e 20 ng/mℓ. Valores séricos abaixo de 2 ng/mℓ tornam provável o diagnóstico de carência de folato. O folato deve ser coletado sempre em jejum, recomendando-se 4 h. Essa observação não é necessária para a dosagem de vitamina B12.

Devemos lembrar que a deficiência de vitamina B12 pode acarretar aumento de folato no sangue, pois a cobalamina é necessária para a manutenção do folato no interior das células; em sua ausência, este se desvia para o soro. Deve-se atentar para análogos da cobalamina no plasma humano. Normalmente, formam-se a partir da degradação de comprimidos polivitamínicos utilizados na forma de suplementação alimentar. Eles ligam-se fortemente à proteína R e com menor intensidade à transcobalamina II. Esses metabólitos não substituem a cobalamina nas reações metabólicas, mas podem competir com esta pelos sítios de ligação com a proteína R, embora não se liguem ao fator intrínseco. Na avaliação laboratorial de vitamina B12, deve-se atentar ao fato de não se estar também dosando os análogos da cobalamina, o que poderia fornecer níveis vitamínicos normais em pacientes com anemia perniciosa, por exemplo. Para evitar isso, já estão disponíveis no mercado *kits* que não fazem uso da avaliação pela proteína R.

Pesquisa de metabólitos

Nos últimos anos, tem se buscado o desenvolvimento de testes mais eficientes para o diagnóstico diferencial entre a carência de ácido fólico e vitamina B12, permitindo diagnóstico precoce e avaliação em pacientes assintomáticos ou aparentemente saudáveis, os quais poderiam estar desenvolvendo importante insuficiência funcional dessas vitaminas.

A introdução de novos marcadores, como dosagem de transportadores (holo-Tc), e de metabólitos, como o ácido metilmalônico e a homocisteína, tem sido o melhor parâmetro para o diagnóstico diferencial deste grupo de anemias. A distinção entre essas deficiências vitamínicas é fundamental, pois o uso de folato pode corrigir as anormalidades hematológicas, mas não as neurológicas da deficiência de cobalamina, podendo até agravá-las.

A medição do ácido metilmalônico está elevada na deficiência de cobalamina e não é elevada na deficiência de ácido fólico. Seus valores de referência situam-se entre 70 e 270 nmol/ℓ. Em pacientes deficientes em cobalamina, podem-se encontrar níveis de 3.500 até 2.000.000 nmol/ℓ.

A homocisteína tem seus valores elevados tanto na deficiência de cobalamina quanto na de folato. Seus intervalos de referência situam-se entre 5 e 14 nmol/ℓ. A determinação laboratorial da homocisteína aumentou bastante na última década, quando foi descrita como fator de risco independente para doenças cardiovasculares. Além disso, a pesquisa das principais mutações presentes na enzima metilenotetra-hidrofolato redutase tem se tornado prática comum nos laboratórios. Entretanto, salienta-se que a análise molecular somente justifica-se após a identificação do aumento da homocisteína e não como teste de rastreamento como atualmente sugerido por alguns clínicos.

Sendo o diagnóstico de AM estabelecido por deficiência de vitamina B12, a sua etiologia pode ser confirmada com o teste de Schilling e pela dosagem do anticorpo antifator intrínseco. O teste de Schilling avalia a absorção de vitamina B12 marcada com cobalto e só é solicitado quando a origem da deficiência de cobalamina não é esclarecida nas avaliações iniciais, o que é raro. Já a dosagem dos anticorpos antifator intrínseco e anticélulas parietais podem auxiliar no diagnóstico da anemia perniciosa.

Dica importante no que se refere à dosagem da enzima desidrogenase lática (LDH), é que nos quadros de AM ocorre sua elevação com presença concomitante de hiperbilirrubinemia indireta consequente da hemólise intramedular.

Diagnóstico diferencial

Macrocitoses não associadas à anemia megaloblástica

Deve-se considerar que, não necessariamente, as macrocitoses estão associadas ao processo patológico. Por exemplo, eritrócitos de recém-nascidos são normalmente maiores que eritrócitos de adultos, quase sempre identificado pela policromatofilia marcada. Como já vimos anteriormente, a macrocitose sem anemia também pode ser uma variante normal sem um agente etiológico identificável, podendo ser observado em membros de uma mesma família, sugerindo predisposição genética.

Algumas condições patológicas, como hipotireoidismo, doença hepática e renal, doença pulmonar obstrutiva crônica e mielodisplasia, frequentemente elevam pouco o VCM. Além disso, a retirada do baço pode causar macrocitose pela ausência do processamento celular fisiológico desempenhado. Nesse caso específico, deve-se atentar para a presença concomitante de acantócitos e corpúsculos de Howell-Jolly, característicos da hipofunção esplênica. A anemia macrocítica na doença hepática é multifatorial, resultado da diluição devido à hipervolemia, decorrência da dificuldade da medula óssea em responder prontamente à anemia periférica. Algumas infecções parasitárias, como o *Diphyllobothrium latum*, por meio de um mecanismo de competição por vitamina B12, pode também causar carência dessa vitamina na hematopoese normal.

Deve-se realizar o diagnóstico diferencial entre condições como as anteriormente citadas e a AM. Duas condições básicas devem ser consideradas neste contexto: a celularidade e a presença da macrocitose. Normalmente, a macrocitose da AM não está ligada à pancitopenia intensa, ficando essa associação restrita aos quadros de anemia aplásica. A série eritrocítica é a primeira a sofrer com a carência vitamínica e quadros de neutropenia e trombocitopenia intensa são raros.

Macrocitoses causadas por drogas

Com o avanço da infecção pelo HIV e a elevada sobrevida dos seus portadores, é comum na rotina laboratorial a realização de exames de monitoramento da evolução desses pacientes. Além da determinação da carga viral e da contagem de linfócitos CD4 e CD8, a realização do hemograma é prática corrente.

O tratamento da infecção pelo HIV com inibidores da transcriptase reversa pode provocar aumento do VCM, pois interferem diretamente no metabolismo dos ácidos nucleicos, ocasionando alterações megaloblásticas. Normalmente, esses pacientes apresentam macrocitose com ou sem anemia (Figura 5.4).

Outros grupos de drogas, que comumente causam macrocitose, merecem destaque, entre eles os anticonvulsivantes (ácido valproico, fenitoína e carbamazepina), antagonistas do folato (metotrexato), quimioterápicos (agentes alquilantes, pirimidina, inibidores das purinas) e biguanidas (metformina).

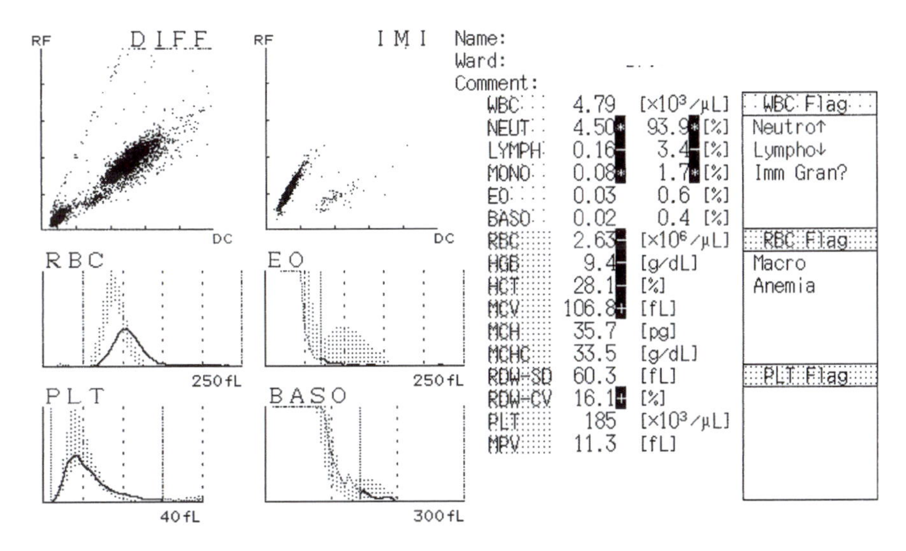

Figura 5.4 – Hemograma com macrocitose de paciente HIV-positivo (Sysmex SE 9500).

UTILIZAÇÃO CRÔNICA DE ÁLCOOL

A macrocitose pode estar presente tanto no usuário crônico intenso quanto no moderado, podendo ou não cursar com anemia. As causas tanto da anemia como da macrocitose são diversas, porém poucas vezes associada diretamente à carência vitamínica. A macrocitose alcoólica costuma estar ligada à ação direta do agente sobre a medula óssea. Anticorpos produzidos contra o acetaldeído podem ser detectados em mais de 90% dos pacientes e produzem modificações nas proteínas eritroides ainda na medula óssea.

O uso crônico de álcool pode causar macrocitose, mais pelo seu efeito tóxico do que pela interferência no metabolismo do folato. Os valores do VCM, em geral, apresentam-se inferiores a 110 fℓ, comuns a inúmeras outras etiologias e, dessa forma, não se presta como critério para identificação de usuário de álcool. A parada na sua utilização acarreta evidente correção dessa elevação.

Tratamento da anemia megaloblástica

Inicialmente, a macrocitose deve ser investigada para definição do seu fator causal. Se a carência vitamínica for alimentar, a orientação de dieta adequada deve direcionar o tratamento.

Os pacientes com deficiência de vitamina B12, independentemente de sua etiologia, recebem cianocobalamina intramuscular ou subcutânea 1.000 μg por semana por, pelo menos, um mês. Quando fica detectada baixa ingestão vitamínica ou mesmo em casos de má absorção de cobalamina e anemia perniciosa, a administração oral de cobalamina entre 1.000 a 2.000 μg por dia, durante um mês, tem mostrado resultados satisfatórios. Menos frequentemente, cobalamina nasal ou sublingual tem sido útil no restabelecimento dos estoques de vitamina B12. No caso da anemia perniciosa, o tratamento é para toda a vida, uma vez que a falta do fator intrínseco não é revertida. Para esses casos, a administração parenteral é indicada.

Na deficiência de folato, sua reposta à dieta é mais efetiva sendo desnecessária a terapia prolongada. Dosagens de 5 a 10 mg por dia já mostra melhora clínica e recuperação dos índices do hemograma. Tanto as dosagens de cobalamina quanto de ácido fólico podem ser aplicadas para pacientes grávidas, nas quais a AM é sempre causa frequente de anemia. Especificamente para este grupo, sugere-se, previamente à gravidez, a suplementação semanal com 3 mg de ácido fólico. Após seu início, a administração diária é recomendada.

A avaliação do hemograma após duas semanas, depois do início do tratamento com vitamina B12 ou folato, é indicada, evidenciando recuperação da anemia e diminuição do VCM. O restabelecimento dos níveis normais destes parâmetros deverá ser observado somente dois a três meses, com o desaparecimento dos precursores eritroides megaloblásticos da medula óssea dentro de três a seis dias após o começo do tratamento. Os sintomas neurológicos, quando presentes, melhoram a partir do primeiro ano após o início do tratamento.

LEITURA COMPLEMENTAR

Annibale B, Lahner E, Fave GD. Diagnosis and management of pernicious anemia. Curr Gastroenterol Rep. 2011 Dec;13(6):518-24. Aslinia F, Mazza JJ, Yale SH. Megaloblastic anemia and other causes of macrocytosis. Clin Med Res. 2006;4(3):236-41.

Bain BJ. Diagnosis from the blood smear. N Engl J Med. 2005;353(5):498-07.

Beck WS. Diagnosis of megaloblastic anemia. Annu Rev Med. 1991;42:311-22.

Chandra, J. Megaloblastic anemia: back in focus. Indian J Pediatr. 2010;77(7):795-9.

Failace R. Hemograma: manual de interpretação. 5th ed. Porto Alegre: Artmed; 2009.

Goonewardene M, Shehata M, Hamad A. Anaemia in pregnancy. Best Pract Res Clin Obstet Gynaecol. 2012 Feb;26(1):3-24. Epub 2011 Dec 3.

Hoffman R, Shattil SJ, Furie B, Cohen HJ, Silberstein LE, McGlave P. Hematology: basic principles and practice. 4th ed. New York: C. Livingston; 2005.

Kaferle J., Strzoda CE. Evaluation of macrocytosis. Am Fam Physician. 2009;79(3):203-8.

Lahner E, Annibale B. Pernicious anemia: new insights from a gastroenterological point of view. World J Gastroenterol. 2009 Nov 7;15(41):5121-8.

Panitz C. Fisiopatologia da deficiência de vitamina B12 e seu diagnóstico laboratorial. J Bras Patol Med Lab. 2005;41(5):323-334.

Vitale G, Barbaro F, Ianiro G, Cesario V, Gasbarrini G, Franceschi F, Gasbarrini A. Nutritional aspects of Helicobacter pylori infection. Minerva Gastroenterol Dietol. 2011 Dec;57(4):369-77.

Wickramasinghe SN. Diagnosis of megaloblastic anaemias. Blood Rev. 2006;20(6):299-18.

Capítulo 6

Anemias do Desenvolvimento Anormal da Globina: Hemoglobinopatias

Claudia Regina Bonini Domingos

Aspectos gerais das hemoglobinopatias

As anemias hereditárias são as mais comuns dentre as doenças geneticamente determinadas e compreendem um grupo de condições de considerável complexidade. Alguns tipos de anemias hereditárias são raros e pouco importantes do ponto de vista de saúde pública; entretanto, dois grupos se destacam: as doenças hereditárias por alterações das hemoglobinas e a deficiência da enzima eritrocitária glicose-6-fosfato desidrogenase (G-6-PD). Aproximadamente 12 a 15% da população mundial são portadores assintomáticos de uma ou mais formas de anemias hereditárias, notadamente de hemoglobinopatias, talassemias e deficiência de G-6-PD. Estima-se que essas três alterações juntas causem a morte de cerca de três a quatro crianças em cada mil recém-nascidos em todo o mundo, induzindo também significativa morbidade crônica[1,2].

Milhões de pessoas carregam, em seu patrimônio genético, hemoglobinas anormais em várias combinações, com consequências que variam das quase imperceptíveis às letais. Sua correta identificação e classificação têm grande importância nas áreas médica, genética e bioquímica. O contínuo progresso que se tem obtido, em genética humana, sobre as alterações que originam doenças hereditárias, requer novas estratégias e métodos para a identificação dos mutantes. No entanto, a extensa heterogeneidade molecular e os vários sítios de mutação em cada gene causavam, até algum tempo atrás, sérias limitações. Com a introdução das análises de DNA e reação em cadeia de polimerase aumentaram os subsídios para a solução desses entraves diagnósticos. Atualmente, mutações em determinado gene podem ser detectadas por uma gama de opções metodológicas[3,4].

O *locus* das hemoglobinas humanas (Hb) é bem conhecido e seu estudo fornece dados principalmente em duas áreas: ação gênica e dinâmica dos genes na população. A organização do gene da globina humana tem sido extensivamente estudada, da mesma forma como se conhece a relação entre a estrutura gênica, a sua função e o produto final e a distribuição nas diferentes populações, resultando em aproximadamente 1.461* variantes, envolvendo todos os genes da globina e 400 diferentes modificações nos genes que originam talassemias, o que fornece dados importantes sobre o papel da seleção natural, miscigenação racial e migrações humanas[4].

O Brasil, país de proporções continentais, caracteriza-se por significativa miscigenação, na qual o processo de colonização teve grande influência na dispersão de genes, notadamente dos que provocam as hemoglobinopatias e as talassemias. Assim, a distribuição das hemoglobinas anormais, provenientes de formas variantes e talassemias, está intimamente relacionada às etnias que compõem nossa população. Análises realizadas em indígenas brasileiros não miscigenados revelaram ausência de hemoglobinas anormais entre diversas tribos de diferentes regiões[5].

As duas hemoglobinas variantes mais frequentes na população brasileira, Hb S e Hb C, ambas de origem africana, mostram a intensa participação do negro africano na composição populacional brasileira, fato esse que é bem caracterizado nos estudos de prevalência de hemoglobinopatias realizado em diferentes regiões do Brasil. As talassemias do tipo beta diagnosticadas em nossa população têm, por sua vez, origem predominante nos povos provenientes das regiões do mediterrâneo. Assim, o diagnóstico de hemoglobinopatias e talassemias deve considerar as características intrínsecas da formação da população em cada região[5,6].

Síntese e ontogenia das hemoglobinas

Hemoglobinas normais

A Hb é um tetrâmero formado por quatro subunidades, com peso molecular de 64.458 Daltons, o que equivale a 64.458 vezes o peso molecular do átomo de hidrogênio. Cada subunidade é composta de duas porções: a globina, fração proteica que varia geneticamente, e o grupo heme, grupo prostético que contém o ferro, o qual se combina com o oxigênio, conferindo à molécula sua capacidade de transportar o oxigênio dos pulmões para os tecidos, e parte do gás carbônico no sentido inverso. A fração proteica da molécula de Hb é formada por quatro cadeias, em total de 574 aminoácidos. Duas delas são constituídas por 141 aminoácidos cada e são denominadas cadeias

* http://globin.cse.psu.edu/– acesso em março de 2011.

do tipo alfa. As outras duas possuem 146 aminoácidos cada e são estabelecidas cadeias do tipo beta[1,2].

O complexo gênico da família da globina do tipo alfa está localizado no braço curto do cromossomo 16, compreendendo três genes funcionais denominados *zeta* 2, *alfa* 2 e *alfa* 1 ($\zeta2$, $\alpha2$, $\alpha1$) – dispostos na ordem de sua ativação durante o desenvolvimento – e três pseudogenes ($\psi\zeta$, $\psi\alpha2$, $\psi\alpha1$). Os pseudogenes são sequências de DNA não funcionais que apresentam alto grau de homologia com um gene funcional. Outro membro dessa família é o gene *teta* (θ), que aparenta codificar um polipeptídio que não é incorporado à molécula de Hb e, por isso, a globina θ pode ser desprovida de função[7]. O complexo gênico da família da globina beta está agrupado no cromossomo 11 e inclui cinco genes funcionais denominados *epsilon*, *gama alanina*, *gama glicina*, *delta* e *beta* (ε, γ^A, γ^G, δ e β), dispostos na ordem de ativação segundo o período de desenvolvimento, e um pseudogene ($\psi\beta$)[1,2,4]. Os genes das globinas possuem elementos reguladores que determinam a expressão tecido/específica e são dependentes das diferentes fases do desenvolvimento.

A família gênica da globina alfa possui uma região controladora que se localiza a 40 Kb do gene ζ e denomina-se HS-40. Essa região contém sítios hipersensíveis, a *Dnase I*, e sítios de ligação de fatores de transcrição[1,2]. A família gênica da globina beta possui importante região reguladora denominada *região controladora do locus* (LCR), que se localiza a aproximadamente 6 a 20 Kb a montante do gene ε. A LCR consiste em cinco sítios hipersensíveis à *Dnase I* e é responsável pelo controle da expressão balanceada dos genes da globina beta e da expressão específica dos genes da globina nos eritrócitos[1-8].

As hemoglobinas diferenciam-se entre si por possuírem características físico-químicas e mobilidades eletroforéticas distintas. As funções das hemoglobinas são marcantes desde os primeiros dias de gestação, adaptando-se ao constante desenvolvimento do embrião e do feto, até estabilizar-se por volta dos seis meses após o nascimento. As primeiras Hb sintetizadas são as embrionárias, que predominam nos estágios iniciais de gestação. Nesse período, são encontradas as Hb Gower 1 ($\zeta2\varepsilon2$), Gower 2 ($\alpha2\varepsilon2$), Hb Portland I ($\zeta2\gamma2$) e Hb Portland II ($\zeta2\beta2$). Ao término desse período não ocorre mais a síntese das Hb embrionárias, predominando a produção da Hb F ($\alpha2\gamma2$), que tem início por volta da quarta semana de gestação e aumenta progressivamente durante o desenvolvimento fetal[2]. A Hb A ($\alpha2\beta2$) é sintetizada a partir da décima semana e se mantém em concentrações próximas a 10% até o nascimento. A Hb A_2 ($\alpha2\delta2$), por sua vez, começa a ser sintetizada na 25ª semana, em concentrações reduzidas que permanecem até o nascimento, e que depois aumentam gradativamente, até se estabilizarem no sexto mês de vida. No indivíduo adulto, os valores normais de Hb A são de 96 a 98%; Hb A_2 de 2,5 a 3,5%; e Hb F de 0 a 1%[5].

Cada gene estrutural da globina humana possui três *s* (sequências que codificam a globina) e duas sequências não codificadoras denominadas *íntrons*, que são transcritos nas células eritroides. O RNA heterogêneo, ou transcrito primário, é um mosaico de regiões codificadoras e não codificadoras, com tamanho duas a três vezes maior que o RNA mensageiro (RNAm)[1]. Semelhante ao que acontece em outras proteínas, o transcrito primário é modificado em suas extremidades 5' e 3', até chegar à forma original de RNAm funcional. Essas modificações incluem o processamento do RNA, no qual os *íntrons* são retirados e os *éxons* unidos; a formação do capuz metilado na extremidade 5', por adição de sequência de ácido guanílico metilado; e, por fim, a formação da cauda de poli-A na extremidade 3', com a adição de uma série de ácidos adenílicos. O capuz 5' é fundamental para a formação do complexo RNA-ribossomo, o qual controla o início da síntese da cadeia polipeptídica e protege o RNAm contra o ataque de endonucleases nessa extremidade, mantendo, assim, sua estabilidade[1,2]. A cauda de poli-A, na extremidade 3', é importante para o transporte do RNAm do núcleo para o citoplasma e também para a sua estabilidade. O processamento é fundamental para a formação do RNAm final que será traduzido na globina específica. Notável característica do RNAm da globina é sua excepcional estabilidade sob condições de intensa síntese, o que contribui para que os reticulócitos continuem a sintetizar hemoglobina por vários dias, mesmo após a perda do núcleo. Mutações nas regiões de processamento do RNA e em outras regiões não traduzidas resultam em fenótipos talassêmicos, por diminuição ou adição de segmentos extras, além de provocar a instabilidade do RNAm processado[7,8].

Hemoglobinas anormais

HEMOGLOBINAS VARIANTES E TALASSEMIAS

As hemoglobinas anormais, que apresentam alterações envolvendo genes estruturais, com a formação de moléculas de hemoglobina com características bioquímicas diferentes das hemoglobinas normais, são denominadas variantes. Mutações que promovem desequilíbrio do conteúdo quantitativo das cadeias e, consequentemente, dos tipos normais de hemoglobinas, ocasionam as talassemias. Dessa forma, as hemoglobinas variantes e as talassemias são classificadas como hemoglobinas anormais hereditárias.

HEMOGLOBINAS VARIANTES – HEMOGLOBINOPATIAS ESTRUTURAIS

A maioria das variantes estruturais é originada por simples substituições de aminoácidos, resultantes de mudanças nas sequências dos nucleotídios. As alterações estruturais, com consequências nas atividades físico-químicas da molécula, estão na dependência da extensão do processo mutacional e dos locais em que esses ocorrem. Assim, as hemoglobinas anormais podem originar-se por[9]:

- *Substituição de um aminoácido por outro, de características diferentes, na porção externa da molécula.* Pode haver também a substituição de dois aminoácidos em uma mesma cadeia, sendo, entretanto, condição muito rara. As substituições de aminoácidos na superfície externa, com exceção feita à hemoglobina S, não produzem alterações significativas no comportamento funcional da molécula.
- *Substituição de aminoácidos na porção interna da molécula*, envolvendo resíduos polares e não polares, em especial nos locais invariantes da molécula. Destaque para aqueles que fazem parte do "pacote hidrofóbico" em torno do grupo heme, cuja principal função é protegê-lo da entrada de água e daqueles que participam dos contatos alfa 1 beta 1. Qualquer substituição na região interna da molécula causa instabilidade, geralmente iniciada pela oxidação do grupo heme, com consequente formação de hemoglobinas instáveis.
- *Substituição de aminoácidos que participam dos contatos alfa 1 beta 1*, das ligações químicas com o 2,3-difosfoglicerato (2,3-DPG) e do resíduo histidina C-terminal da cadeia beta, que provocam a formação de hemoglobinas com alterações na afinidade pelo oxigênio;
- *Substituição dos resíduos de histidinas distal ou proximal*, que estão ligados ao grupo heme, ou de outros resíduos, que têm importância fundamental na constituição do "pacote" de aminoácidos que protege o grupo heme contra oxidação. Causa anormalidades na molécula provocando excessiva formação de metemoglobina por hemoglobina M.
- *Adição de aminoácidos ao C-terminal das cadeias alfa e beta.* A hemoglobina Constant Spring apresenta 31 resíduos a mais na cadeia alfa, e a hemoglobina Tak é uma molécula anormal com 10 resíduos a mais na cadeia beta.
- *Deleção de aminoácidos.* Esse processo produz profundas alterações na molécula de hemoglobina, tornando-a instável.
- *Fusão entre duas cadeias.* Resulta na formação de um tipo anormal de hemoglobina, a hemoglobina Lepore. Dependendo do local onde ocorre a fusão, formam-se diferentes tipos dessa variante: Hb Lepore Holanda, com fusão de cadeia beta no resíduo de aminoácido 22 da cadeia delta; Hb Lepore Baltimore, fusão no resíduo 50 da cadeia delta; Hb Lepore Boston, fusão no resíduo 87 da cadeia delta. A fusão de cadeias beta e delta, ou anti-Lepore, foi descrita em dois tipos de hemoglobinas anormais:

Hb Miyada, com fusão de cadeia delta no resíduo 12 da cadeia beta, e Hb Nilotic com fusão no resíduo 22. A fusão de cadeias gama e beta foi descrita na hemoglobina Kenya, no resíduo 81 da cadeia gama, e na Hb Steinheim, no resíduo 121.
- *Perda espontânea de aminoácidos*, resultando em hemoglobina variante, foi relatada na Hb Koellicker, em que o resíduo C-terminal da cadeia alfa, a arginina, separa-se do resto da cadeia e pode ser detectada na urina.

A grande maioria das variantes de hemoglobina origina-se por substituição de um único aminoácido da cadeia polipeptídica. Poucas se encontram associadas às manifestações clínicas e/ou hematológicas que, quando presentes, têm seu grau de expressão intimamente relacionado ao local e extensão da mutação[10]. Assim, as hemoglobinas variantes podem ser classificadas segundo suas características funcionais, em cinco grupos:

- *Hemoglobinas sem alterações fisiológicas*: inclui a maioria das variantes e, embora essas hemoglobinas sejam de interesse bioquímico, genético e antropológico, não apresentam efeitos clínicos significativos nem alterações hematológicas.
- *Hemoglobinas de agregação*: as hemoglobinas S e C exibem, respectivamente, a formação de tactoides e cristais, com repercussões clínicas e hematológicas variáveis.
- *Hemoglobinas instáveis*: as hemoglobinas instáveis mostram graus variáveis de manifestações clínicas e hematológicas, expressando-se laboratorialmente por meio de intensa instabilidade molecular quando submetidas ao calor ou aos agentes químicos, e pela presença de corpos de inclusão nos eritrócitos.
- *Hemoglobinas com alterações funcionais*: esse grupo inclui as hemoglobinas que causam metemoglobinemias por Hb M e alterações na afinidade pelo oxigênio.
- *Hemoglobinas variantes com fenótipo talassêmico*: as hemoglobinas Lepore e Constant Spring são duas formas variantes que apresentam fenótipos de talassemias beta e alfa, respectivamente.

O grupo das Hb variantes mais frequentes no Brasil compreende as Hb S e Hb C, mutações originárias da África, e Hb D-Los Angeles ou Punjab, de origem indiana[11]. Algumas outras variantes encontradas na população brasileira, como as Hb Hasharon e Hb Deer Lodge, de origem europeia; Hb Korle-Bu e Hb K-Woolwich, de origem africana e Hb E de origem asiática, evidenciam a grande diversidade étnica na formação da população brasileira[1-12].

HEMOGLOBINA S

Biologia molecular da Hb S

Em 1978 foi descrito o polimorfismo de DNA, para o gene betaglobina, por meio da localização de um sítio de clivagem pela enzima Hpa I, localizado em 5 Kb 3'. A frequente associação de sua ausência com o alelo da Hb S foi utilizada pelos autores como ferramenta para o diagnóstico pré-natal[13]. Após esses achados, grande número de outros sítios polimórficos no gene beta foi identificado. As mutações envolvendo a troca de um único nucleotídio nos genes da globina ocorrem a uma razão entre 10^{-9} e 10^{-8} substituições de nucleotídios por ano[1]. O complexo gênico da betaglobina possui uma região de 70 Kb, que contém numerosas sequências variantes. Esses sítios variantes formam um *cluster* 5' (haplótipo β 5') e um *cluster* 3' (haplótipo β 3'), os quais estão em desequilíbrio de ligação com os sítios dentro de cada *cluster*, mas não entre os dois. Estima-se que a região de 9 Kb entre o *cluster* 5' e 3' tenha taxa de recombinação que é 3 a 30 vezes o normal, propondo-se que essa região seja um "ponto quente" de recombinação. Os haplótipos de mutações estruturais do DNA têm sido usados, nas últimas décadas, para mostrar a história de diferentes populações que carregam os genes para mutações estruturais, comuns da cadeia betaglobínica[14,15].

As características clínicas da anemia falciforme são marcadas por grande variabilidade entre seus portadores, principalmente relacionadas ao grau de anemia, à quantidade e à composição de Hb F, entre outras características hematológicas[13]. Fatores ambientais estão envolvidos na variabilidade clínica e não devem ser desprezados na análise global, dentre os quais destacamos o clima e as condições socioeconômicas. Entretanto, a grande maioria das diferenças clínicas e hematológicas deve-se aos fatores genéticos relacionados aos outros genes que podem ou não estar ligados ao gene da Hb S e que são capazes de modificar a expressão da doença. Dentre esses fatores, três merecem destaque: o haplótipo herdado, a associação de Hb S com alfatalassemia e a presença de reguladores da Hb F. São relatados quatro sítios de origem da mutação para Hb S: Benin, Bantu, Senegal e Arábia Saudita-Índia. Essas quatro variantes podem ser identificadas por análises de endonucleases de restrição; os haplótipos Benin e Bantu estão associados à maior gravidade clínica da doença falciforme e são os mais frequentes no Brasil. Os portadores dos haplótipos Senegal e Arábia Saudita apresentam níveis de Hb F significativamente elevados, e, portanto, com clínica mais branda. Na África, os indivíduos portadores de anemia falciforme são haplotipicamente homozigotos. Nas Américas, em razão do alto grau de miscigenação, os indivíduos com anemia falciforme são haplotipicamente heterozigotos e é comum a associação aos haplótipos atípicos[16,17].

O gene da Hb S apresenta alta prevalência em várias regiões da África e outras partes do mundo onde a malária por *Plasmodium falciparum* é endêmica, ou onde existam grupos de imigrantes portadores do gene S[5-13]. A alta prevalência de Hb S, nessas áreas, pode ser explicada por dois mecanismos: seleção de heterozigotos em áreas altamente malarígenas e imigração espontânea ou forçada dos portadores do gene alterado.

Alteração molecular

A hemoglobina S é causada por mutação no gene beta da globina, produzindo alteração estrutural na molécula. Por ser alteração da cadeia beta, as características clínicas do estado homozigoto só serão percebidas após a estabilização da produção dessas cadeias, o que ocorre por volta dos seis meses de idade[5]. No gene da globina beta S, há a substituição de um códon (GTG para GAG), resultando na substituição do ácido glutâmico (Glu), na posição seis da cadeia, por valina (Val). A Val é um aminoácido neutro, enquanto o Glu é carregado negativamente. Essa troca resulta em mobilidade mais lenta da Hb S quando comparada à Hb A em eletroforese de pH alcalino. Por outro lado, a carga negativa do Glu auxilia no afastamento das moléculas de hemoglobina, ao passo que a Val, neutra, favorece a polimerização sob condições de baixo teor de oxigênio. No estado oxigenado, a molécula de Hb S está "relaxada"; nessa conformação, as betaglobinas estão próximas. No estado desoxigenado, ou "tenso", as cadeias beta ficam mais separadas. Essa mudança de estado favorece o contato entre as regiões da desoxi-hemoglobina, o que não é possível no estado oxigenado[5,13,15]. As regiões de contato são tanto laterais (Val-6 em relação à Phe-85 e Leu-88 da globina beta), quanto axiais (Glu-22 e Glu-121 da cadeia beta), e estão envolvidas na formação do polímero de hemoglobina. Existem algumas teorias que sugerem período de atraso na polimerização que envolve a formação de um núcleo. Quando esse núcleo atinge o tamanho crítico, a formação dos polímeros é energeticamente favorecida[16,17].

Uma vez formado o polímero, a célula passa da forma discoide, flexível, para a forma alongada e rígida, característica da Hb S[13]. Contudo, o tempo que a célula leva para atravessar os capilares sanguíneos é menor do que o período utilizado para a formação do polímero e a produção da célula falciforme, não ocorrendo, por conseguinte, a vasoclusão contínua. A irreversibilidade da célula falciforme é dada pela formação de citoesqueleto oriundo de proteínas da membrana celular. A polimerização da hemoglobina e a falcização da célula são dependentes da concentração de Hb S e podem ser mediadas por perda de oxigênio e desidratação das células, fatos que as tornariam mais densas e facilitariam o processo de falcização[1].

Alteração celular

A polimerização da Hb S deforma o glóbulo vermelho, fazendo com que a célula perca seu aspecto discoide, tornando-se alongada, com filamentos nas suas extremidades. Essas mudanças alteram a estabilidade da bomba de sódio e potássio, com consequente perda de potássio e água, além do aumento da concentração de Hb S, fato que favorece a polimerização. Há também elevação da concentração intracelular de cálcio, pela falência da bomba de cálcio/ATPase, e da permeabilidade da membrana a esse íon[13].

As alterações de membrana, resultantes da polimerização, podem ser revertidas com a reoxigenação celular. Quando o processo de falcização é repetitivo, as alterações funcionais aumentam e a célula torna-se irreversivelmente falcizada. O tempo para a ocorrência do processo de falcização varia de 2 a 4 min, enquanto o tempo que as hemácias permanecem na circulação venosa é de 10 a 15 s[18]. Dessa forma, em áreas de estase, a vulnerabilidade à falcização é maior. A vasoconstrição da circulação capilar resulta em estase e aumento do tempo de contato da hemácia com áreas com baixo teor de oxigênio. A desidratação do organismo também favorece a desidratação celular, bem como o aumento da concentração da Hb S[13]. Os homozigotos (HbSS) possuem de 4 a 44% de hemácias falciformes irreversíveis na circulação periférica. As hemácias falciformes irreversíveis podem formar-se logo após sua liberação da medula óssea e são, nesse caso, retiradas rapidamente da circulação – um terço por hemólise intravascular e dois terços por fagocitose – e causam sobrecarga do sistema reticuloendotelial (SRE)[18,19]. Dentre as alterações de membrana na doença falciforme, vale destacar os seguintes eventos: (a) rearranjo das proteínas espectrina-actina; (b) diminuição de glicoproteínas; (c) geração de radicais oxidantes; (d) orientação anormal de fosfolipídios. A instabilidade da molécula de hemoglobina também ocasiona a formação de hemicromos, produzindo auto-oxidação. A deficiência de vitamina E no plasma e nas hemácias facilita a auto-oxidação[19].

Alteração do fluxo sanguíneo

A alteração celular provocada pelo processo de falcização influencia intensamente o fluxo sanguíneo, aumentando sua viscosidade. As hemácias falciformes irreversíveis têm capacidade elevada de adesão ao endotélio vascular, que provavelmente deriva das forças eletrostáticas, em especial em consequência da alta viscosidade do sangue e também da elevação dos níveis de fibrinogênio, que se dá como resposta natural às infecções[18]. A deposição de grande número de eritrócitos alterados na superfície endotelial reduz a luz dos capilares tornando a estase inevitável, que pode ainda ser agravada pela diminuição da temperatura ambiente. Como consequência da estase, ocorre a hipoxia tecidual, que leva mais moléculas de Hb S ao estado desoxi, exacerbando, assim, situação circulatória já desfavorável e lesando os tecidos perfundidos por esses capilares[13-19]. Eventualmente, há oclusão total dos capilares com tromboses; formação de fibrina, com a contribuição das plaquetas ativadas pela orientação anormal dos fosfolipídios da membrana celular; e também ativação do mecanismo de coagulação. Os tecidos com deficiência de irrigação sofrem infartos com necrose e formação de fibrose, sendo mais recorrentes principalmente em baço, medula óssea e placenta. Todos esses eventos provocam lesões teciduais agudas (crises) e crônicas da anemia falciforme[19].

Traço falciforme

O traço falciforme caracteriza o portador assintomático, heterozigoto da Hb S, sendo representado por Hb AS; não padece de doença e nem possui alterações no número de hemácias. Os processos vasoclusivos, sob condições fisiológicas, inexistem e, portanto, não têm influência na expectativa de vida de seu portador. Nessa condição heterozigota, ocorre a herança de um gene beta S e outro beta A, resultando na produção de cadeias beta normais (Hb A) e beta S (Hb S), sempre com predomínio de Hb A. O diagnóstico laboratorial é feito por técnicas eletroforéticas; indivíduos que manifestam mais Hb S do que Hb A devem ser mais bem investigados, pois podem ser portadores de Hb S/beta mais talassemia.

O traço falciforme pode estar associado, ocasionalmente, às condições clínicas graves, que incluem hipostenúria, hematúria, aumento no risco às infecções do trato urinário durante a gravidez e retardo constitucional da puberdade. Os portadores de Hb AS, quando iniciam quadro de hipoxia, raramente desenvolvem sintomas relacionados à vasoclusão. No entanto, existem relatos de morte súbita e complicações clínicas em portadores de Hb AS expostos às condições de baixa tensão de oxigênio, como anestesias prolongadas, esforços físicos extenuantes e trabalho sob condições adversas. Mutações em sítios de regulação dos genes gamaglobina podem conferir fenótipo mais grave ao portador de Hb AS, conforme relatado na literatura. Casos em que a anemia leve é persistente devem ser investigados quanto ao perfil do ferro e a possível ocorrência de variantes similares à Hb S.

Doença falciforme

É um termo genérico usado para determinar um grupo de alterações genéticas caracterizadas pelo predomínio de Hb S. Essas alterações incluem a anemia falciforme, que é a forma homozigota da Hb S (Hb SS), as interações da Hb S com síndromes talassêmicas e a associação às outras variantes. Dentre as doenças falciformes com quadro clínico mais grave destacam-se as resultantes de dupla heterozigose (Hb S/Hb O; Hb S/Hb C; Hb S/Hb D), em que a formação de cristais é facilitada pela presença das hemoglobinas anormais, promovendo a transformação da hemácia. A associação da Hb S com talassemias gera melhora do quadro clínico ao seu portador, quando comparada à anemia falciforme, pelo fato de que a concentração de Hb S, nessas associações, ser menor que no estado homozigoto (Hb SS). O portador de Hb S/betatalassemia apresenta hemoglobinas S, Fetal e A_2 – no caso de ser do tipo beta zero talassemia/Hb S, e verificam-se hemoglobinas A, S, Fetal e A_2 no tipo beta mais (+) talassemia/Hb S. Assim, a diminuição da concentração de Hb S minimiza o curso clínico da doença, com episódios de crises mais espaçados. As doenças falciformes são mais bem classificadas pelo genótipo conforme ilustra a Tabela 6.1; a mais prevalente e com maior gravidade, sob o ponto de vista clínico, é a anemia falciforme. As doenças falciformes são encontradas com maior frequência em afrodescendentes e, no Brasil, estão amplamente distribuídas devido à miscigenação[5].

Homozigotos para o gene beta S associados à alfatalassemia (Hb SS/alfatalassemia) mostram curso clínico benigno, com expectativa de vida elevada, o mesmo sendo verificado naqueles portadores de doenças falciformes com significativa Hb F[19]. A herança de outras alterações da hemoglobina com a Hb S diminui a tendência de polimerização da Hb S, contribuindo para a melhora da sobrevida e curso clínico do paciente. Especificamente no caso de alfatalassemia associada à Hb S, existem compensações para o paciente, pelo fato de ocorrer aumento do nível de hemoglobina e hematócrito e diminuição da quantidade de reticulócitos, sugerindo que o grau de hemólise está reduzido. Tais observações incentivam estudos nos genes responsáveis pela Hb F, gama-alanina e gamaglicina, além de sítios reguladores em outros genes[20]; sua presença altera o processo de polimerização da Hb S e afeta a expressão do gene beta S, o mesmo acontecendo com o locos para os genes alfa[19]. Assim, alguns estudos têm sido realizados, para ativar os genes gama, em indivíduos adultos, com o objetivo de aumentar a produção de Hb F e, assim, minimizar as consequências clínicas das alterações ligadas à Hb S[17-19].

Há características fisiopatológicas importantes nas doenças falciformes: anemia hemolítica crônica, processo inflamatório crônico e vasoclusão com danos teciduais[18,19]. A anemia hemolítica é causada por propriedades anormais da Hb S e/ou por crises sucessivas de falcização que acarretam irreversibilidade da membrana da hemácia e destruição eritrocitária. A lesão tecidual é principalmente produzida por hipoxia resultante da obstrução dos vasos sanguíneos em razão do acúmulo de hemácias falcizadas[18]. Órgãos que sofrem maiores riscos

Tabela 6.1 – Síndromes da doença falciforme e seu significado clínico

Doença falciforme	Hemoglobinas presentes (%)	Nível de Hb A2	VCM	Gravidade clínica***	Características clínicas
Hb SS	Hb S: 80 – 95 Hb F: 2 – 20	Normal	Normal	++/+++	Anemia grave com crises de falcização
Hb S/beta^0 Talassemia	Hb S: 75 – 90 Hb F: 5 – 25	Aumentado	Diminuído	++/+++	Semelhante a SS
Hb S/beta$^+$ Talassemia	Hb S: 55 – 85 Hb F: 5 – 10 Hb A: 10 – 30	Aumentado	Diminuído	+/+++	Menos que Hb SS
Hb S/alfa Talassemia**	Hb S: 80 – 90 Hb F: 10 – 20	Normal	Diminuído	++/+++	Menos que Hb SS
Hb SC	Hb S: 45 – 50 Hb F: 2 – 5 Hb C: 45 – 50	Normal	Normal	+/+++	Menos que Hb SS
Hb S/PHHF*	Hb S: 65 – 80 Hb F: 15 – 30	Normal	Normal	0/+	Geralmente assintomático
Hb AS*	Hb S: 32 – 45	Normal	Normal	0/+	Assintomático

* Estas condições não provocam doença falciforme e foram colocadas a título de comparação.
** Pode ser detectada a presença de Hb H (2 a 5%) por eletroforese, ou agregados de Hb H intraeritrocitários em eritrócitos incubados com azul de cresil brilhante, além da pesquisa do alelo mutante.
*** Intensidade: leve (+); moderada (++); grave (+++).
Hb = hemoglobina; PHHF = persistência hereditária de hemoglobina fetal; VCM = volume corpuscular médio.

são aqueles com *sinus* venoso por onde a circulação do sangue é lenta e a tensão de oxigênio e o pH são baixos (p. ex., rim, fígado e medula), ou aqueles com limitada suplementação de sangue arterial (p. ex., olhos e cabeça do fêmur). Os sintomas da hipoxia também podem ser agudos, com crises dolorosas ou insidiosas, caracterizadas por necrose asséptica de quadris e retinopatia por célula falciforme. Os efeitos dos danos teciduais agudos ou crônicos podem, em último caso, resultar na falência do órgão, principalmente em pacientes com idade avançada[19]. A interação dinâmica entre eritrócitos e endotélio vascular resulta em episódios de oclusão microvascular e isquemia, seguidos de restauração do fluxo sanguíneo, o que aumenta a lesão tecidual mediada por reperfusão[21]. Esses ciclos de isquemia e reperfusão causam estresse oxidativo, com a ativação de oxidases vasculares, e processos inflamatórios, elevando a expressão de moléculas de adesão de células endoteliais e a síntese de citocinas inflamatórias que podem causar leucocitose[17-19].

Problema adicional e menos reconhecido nas pessoas com síndromes falciformes é a vida sob condições de estresse psicossocial. Esses indivíduos possuem não somente o estresse advindo do fato de serem portadores de doença crônica, mas também, convivem com o problema da natureza de sua doença, cuja repetição das crises afeta sua atuação, tanto na escola quanto no trabalho, e reduz potencialmente seu senso de autoestima[5-16].

O diagnóstico baseia-se principalmente em técnicas eletroforéticas, hemogramas e dosagem de Hb fetal e detecção da mutação específica; a associação de metodologias de diagnóstico é decisiva[22]. Há casos em que o padrão eletroforético da anemia falciforme é similar aos de associações entre Hb S/betatalassemia, Hb S/deltabetatalassemia e Hb S/PHHF (persistência hereditária de hemoglobina fetal)[5]. Nessas situações, as análises laboratoriais devem ser precisas, já que o quadro clínico do paciente pouco difere em cada uma delas. Por exemplo, os sintomas dos pacientes com Hb S/betatalassemia zero são parecidos aos dos pacientes com Hb SS, enquanto aqueles que apresentam Hb S/deltabetatalassemia possuem poucos sintomas e os portadores de Hb S/PHHF são assintomáticos, apesar da similaridade no padrão eletroforético de todos eles. Quantificações de Hb A_2 e Hb F podem ajudar a distinguir essas alterações[13]. Em geral, a Hb A_2 está aumentada (acima de 3,5%), nos casos de associações com betatalassemia zero, e baixa em pacientes com Hb S/deltabetatalassemias e Hb S/PHHF. A Hb F está mais alta em portadores de Hb S/betatalassemia do que em pacientes com Hb SS. Entretanto, os valores dos índices de VCM são fundamentais no direcionamento dos resultados. Nos casos em que se suspeita de Hb S/PHHF, a pesquisa de distribuição intraeritrocitária de Hb F nos pais deverá ser realizada. A análise molecular complementará os achados laboratoriais clássicos e, em conjunto com a clínica, possibilitará a conclusão diagnóstica[16].

Hemoglobinopatias talassêmicas

As hemoglobinopatias são definidas, geralmente, como hemoglobinas anormais com uma ou mais mudanças estruturais, ocasionadas, na maioria das vezes, por substituição de um único aminoácido na cadeia globínica, que é sintetizado com taxas normais ou próximas do normal causando alterações fisiopatológicas aos seus portadores[5-13]. Por outro lado, mutações talassêmicas são tradicionalmente definidas como aquelas alterações que não modificam a estrutura da cadeia globínica, mas resultam em redução quantitativa na síntese da cadeia. A caracterização de mutações no gene da globina tem mostrado modificações que alteram tanto a estrutura quanto a síntese da cadeia em questão. Algumas hemoglobinas estruturalmente anormais são clínica e hematologicamente acompanhadas de expressão talassêmica, como consequência de diferentes mecanismos[22].

Essas variantes surgem da ligação às condições talassêmicas, da mutação no códon normal de terminalização, de anormalidades nos sítios de processamento ou de mutações altamente instabilizadoras. Em cada caso, o fenótipo decorre da diminuição ou término prematuro da síntese do gene envolvido, da redução da quantidade de RNAm normalmente processado, ou da rápida degradação proteolítica pós-sintética sofrida pelas cadeias afetadas[23]. Por exemplo: Hb E [beta(26)Glu-Lys] e Hb Knossos [beta(27)Ala-Ser] são mutações

Tabela 6.2 – Hemoglobinopatias talassêmicas – mecanismos moleculares e alteração estrutural

Mecanismos moleculares	Alteração estrutural na cadeia globínica
Ativação do sítio de *splicing*	Hb E beta (26) Glu-Lys Hb Knossos beta (27) Ala-Ser
Perda do sítio de terminalização	Cadeias globínicas mais longas Hb Constant Spring alfa(142)Ter-Gln Hb Icaria alfa(142)Ter-Lys Hb Koya Dora alfa(142) Ter-Ser Hb Seal Rock alfa(142)Ter-Glu Hb Tak beta(147) Ter-Thr
Instabilidade da cadeia ou da molécula	Hb Indianápolis beta(122) Cys-Arg Hb Quong Sze alfa(125) Leu-Pro
Mecanismos desconhecidos • Diminuição de RNAm • Instabilidade pós-tradução	Hb Vicksburg beta (75) Leu-O Hb North Shore beta (134)Val-Glu Hb Suan-Dok alfa(109) Leu-Arg Hb Petah Tikvah alfa(110)Ala-Asp

Com base nas citações de *glogin gene server* (http://globin.cse.psu.edu/).
RNAm = ácido ribonucleico mensageiro.

978-85-4120-138-4

que criam um sítio de *splicing* alternativo, resultando em decréscimo de RNAm da betaglobina. Já a Hb Constant Spring é um exemplo em que a estrutura e a síntese das cadeias alfa estão alteradas por mutação e cujo fenótipo é alfatalassêmico. Além disso, o *crossing over*, que resulta na Hb Lepore origina um gene híbrido [5,delta3,beta], cujo produto é sintetizado em taxa muito baixa, fazendo com que o fenótipo da Hb Lepore também seja talassêmico[24].

Existem aproximadamente 150 variantes estruturais do gene alfa já descritas, que resultam da substituição de um único aminoácido[22]. A expressão desses genes varia segundo o *locus* afetado; o fenótipo quase sempre se assemelha ao da alfatalassemia. Alguns exemplos representativos dessas variantes identificadas em populações brasileiras são: Hb Constant Spring, com fenótipo alfatalassêmico; e as Hb Lepore e E com fenótipo betatalassêmico[24]. A Tabela 6.2 ilustra os mecanismos moleculares descritos para essas afecções de hemoglobinas.

HEMOGLOBINA C E OUTRAS VARIANTES DE HEMOGLOBINAS

Hemoglobina C

A hemoglobina C (Hb C) é uma hemoglobina anormal originada por substituições de um aminoácido na posição seis da cadeia de betaglobina; o Glu, original nessa posição em hemoglobinas normais, é substituído por lisina. Essa troca de aminoácidos altera sensivelmente a mobilidade eletroforética da hemoglobina, sendo facilmente diferenciável da Hb A em pH alcalino e ácido. É comum em povos da África Ocidental, nos quais atinge valores entre 15 e 30%[5]. Os heterozigotos (Hb AC) não possuem anemia e não apresentam evidências de diminuição do número de eritrócitos. A análise da morfologia eritrocitária pode exibir células em alvo. A diferenciação desses portadores é feita por métodos eletroforéticos, no qual, em pH alcalino, a fração atinge 25 a 45% da hemoglobina total[22].

Como outras hemoglobinas anormais migram na mesma posição em eletroforese de pH alcalino, em razão da semelhança de seus pontos isoelétricos, a diferenciação pode ser feita em pH ácido e isoeletrofocalização. O diagnóstico dos portadores heterozigotos é fundamental do ponto de vista do aconselhamento genético, já que essa variante em homozigose ou em associação com Hb S e talassemias apresenta alterações clínicas detectáveis. A expressão patológica dessa hemoglobina é, por conseguinte, encontrada primariamente em portadores homozigotos (Hb CC) e nas associações com Hb S (Hb SC) e betatalassemia (Hb C/betatalassemia)[23,24].

A fisiopatologia da Hb C resulta da falta de maleabilidade e do aumento da viscosidade dos eritrócitos que a contém. A rigidez conferida pela tendência de formação de cristais e tactoides intraeritrocitários torna as células mais suscetíveis à destruição, principalmente pelo baço, reduzindo o tempo de vida dos eritrócitos[5]. A elevação da viscosidade propicia a ocorrência de oclusão de pequenos vasos sanguíneos. No caso de indivíduos portadores de homozigose para Hb C, observam-se anemia hemolítica crônica moderada, esplenomegalia e alguns sintomas clínicos[2]. A Hb C é menos solúvel que a hemoglobina A encontrada nos eritrócitos e também em tampão fosfato diluído *in vitro*. Portanto, a formação de cristais intracelulares pode ser acentuada por desoxigenação e desidratação osmótica. Essa característica físico-química da Hb C permite, sob condições especiais de secagem parcial, verificar que o processo de hemólise causa a cristalização da hemoglobina dentro dos eritrócitos. Esse fenômeno explica as diferenças morfológicas dos eritrócitos nos quais a Hb C mostra cristais no sangue periférico, ao passo que na anemia falciforme existem hemácias em foice, tornando fácil a identificação e a diferenciação dessas duas hemoglobinas[5].

Os portadores de dupla heterozigose (Hb SC; Hb C/betatalassemia; Hb C/alfatalassemia) mostram anemia hemolítica crônica com graus variáveis, porém sem maior gravidade, e quase sempre acompanhada de esplenomegalia[2]. As queixas incluem cansaço, fraqueza, icterícia, dor abdominal, dor óssea, colelitíase e, raramente, sintomas semelhantes aos da anemia falciforme, porém de forma mais amena. Hematologicamente, os eritrócitos podem apresentar-se normocrômicos e normocíticos, ou com microcitose, hipocromia e reticulocitose, e é bastante característico o achado de número elevado de células em alvo no sangue periférico. A anemia pode agravar-se após infecções, mas o prognóstico geral é considerado bom[1,2].

Hemoglobinas variantes sem alterações fisiológicas

Grande número de variantes de hemoglobina tem sido descrito com frequência, devido ao aperfeiçoamento técnico para detecção de novos mutantes[5]. A grande maioria desses resulta em hemoglobinas variantes sem alterações fisiológicas e grande parte delas foi descoberta em estudos populacionais ou em associação às talassemias e à Hb S. Dentre as hemoglobinas classificadas nesse grupo destacaremos as Hb D, E, J e I, por serem mais comuns no Brasil[24].

HEMOGLOBINA D

Toda informação sobre mutações na molécula de hemoglobina humana torna-se importante para o entendimento da fisiopatologia das doenças da hemoglobina, desenvolvimento de terapias, elucidação da dinâmica de alteração das sequências nas populações e conhecimento dos detalhes das relações da estrutura da proteína e sua função. A Hb D caracteriza-se por ter migração eletroforética, em fita de acetato de celulose pH 8,6, mais lenta que a Hb A, migrando em posição similar à da Hb S. Porém, em ágar com pH 6,2, separa-se da Hb S, ficando na mesma posição de Hb A. Vários são os tipos de hemoglobinas caracterizados como D, em razão desse padrão de migração; o exemplo mais comum é o tipo D Los Angeles ou Punjab, que apresenta a substituição da glutamina pelo Glu na posição 121 da cadeia beta [121 (GH4) Glu → Gln], sendo descrita no mundo inteiro[2].

A variante de Hb D Los Angeles é encontrada em grande número de pessoas no Paquistão e principalmente no noroeste da Índia. Sua frequência em Punjab é de 3%, o que faz com que a região seja considerada o principal reservatório da variante. Também podemos encontrá-la, embora em menor porcentagem, próximo ao Afeganistão e ao Irã[4]. A origem dessa variante é ainda incerta. Contudo, a área onde é frequentemente encontrada na Ásia corresponde à região que foi invadida pelos Mongóis. Por ocorrer intensa ligação entre a Índia e a Europa, não é de se surpreender que essa variante seja também encontrada em populações europeias. No continente europeu foi relatada sua presença entre Portugueses, Franceses e Britânicos; todos os envolvidos apresentavam alguma ligação com Indianos. Em levantamento realizado pelo Centro de Referência de Hemoglobinas da Universidade Estadual Paulista – UNESP, Campus de São José do Rio Preto – SP, observou-se que 1,43% das 101.654 amostras analisadas, pertenciam às hemoglobinas variantes de rara frequência, dentre elas, o tipo D[5-10].

Os heterozigotos (Hb AD) geralmente não manifestam qualquer quadro fisiopatológico. Quando em homozigose (Hb DD), a condição está associada ao discreto grau de anemia hemolítica, sendo, assim, assintomática. Interações do alelo para Hb D com o alelo da Hb S, referidas como doença da Hb SD, são quase sempre encontradas no Brasil e o diagnóstico correto e a orientação genético-educacional são de grande importância[2]. Quando há interação entre Hb D-Los Angeles e Hb S, são verificados sintomas mais graves, semelhantes aos da Hb S em homozigose. Os portadores de Hb D-Los Angeles associada à betatalassemia apresentam anemia microcítica e hipocrômica, que varia de grave a moderada. No Brasil, já foram relatados casos de associação entre Hb D-Los Angeles/Hb S e Hb D-Los Angeles/ betatalassemia. Também foi encontrado um caso de associação entre Hb D-Los Angeles e Hb Lepore, em que o portador evidenciou anemia discreta[9].

HEMOGLOBINA E

É uma variante de cadeia beta em que o aminoácido lisina da posição 26 é substituído por um Glu. Em eletroforese de pH alcalino migra na mesma posição que a Hb C e a diferenciação ocorre em eletroforese de pH ácido e cromatografia líquida de alta *performance* (HPLC)[5]. No teste de solubilidade, comporta-se como a Hb A e apresenta ainda discreta instabilidade molecular. Portadores heterozigotos (Hb AE) exibem 30 a 45% de hemoglobina anormal e são assintomáticos. Homozigotos (Hb EE) mostram esplenomegalia e graus de anemia discretos, acompanhados de microcitose e células em alvo no sangue periférico. A hemólise, nesses indivíduos, é mínima, mas pode ser agravada em caso de febre e gripe. Observa-se também redução da fragilidade osmótica eritrocitária. Sintomas clínicos mais acentuados são verificados nas associações dessa hemoglobina com Hb S ou talassemias[9].

HEMOGLOBINA J

A variante hemoglobínica J possui mobilidade eletroforética característica em pH alcalino, migrando discretamente mais rápido que a Hb A; em pH ácido, porém, move-se na mesma posição de A. Existem mais de 20 tipos de Hb J, que surgem por substituição de aminoácidos tanto da cadeia alfa quanto beta[9]. Os portadores heterozigotos (Hb AJ) são assintomáticos e apresentam valores hematológicos normais. Quando associados à betatalassemia, observa-se discreto grau de anemia[23,24]. Em razão da ocorrência dessa variante ser rara, sua descoberta se dá geralmente em estudos populacionais, já que seus portadores são assintomáticos.

O mutante mais comum de Hb J de cadeia beta é o J Baltimore, no qual há substituição do aminoácido glicina na posição 16 por um ácido aspártico [$_{\beta}$16 (A13) Gly→Asp]. Estudos ao nível de DNA, para a variante Baltimore, não são conhecidos no Brasil, entretanto, a variante J Rovigo, que possui uma mutação no códon 53 do gene $\alpha 2$ [$_{\alpha}$53 (E2) Ala→Asp], foi estudada juntamente com outras variantes[23]. Em trabalho realizado no Japão com a variante J Lome, que possui mutação pontual no códon 59 do éxon 2 da cadeia beta, foram testadas várias funções bioquímicas, sendo os resultados essencialmente normais. Encontrou-se a hemoglobina J Baltimore em negros americanos, porém, esta ainda não foi descrita no oeste da África, como ocorre para várias outras variantes de baixa frequência. Essa aparece como endêmica na Europa, sendo encontrados numerosos exemplos em Irlanda, Inglaterra, França, Alemanha, Dinamarca e Holanda. Zamaro[22] encontrou perfis eletroforéticos e cromatográficos de Hb J confirmados posteriormente por biologia molecular.

HEMOGLOBINA I

Essa hemoglobina variante apresenta mobilidade eletroforética bastante rápida quando comparada com a Hb A. A mutação que a origina envolve sempre a mesma troca de aminoácidos: lisina por Glu, tanto em cadeias alfa quanto em cadeias beta; nos mutantes de cadeia alfa a ocorrência do componente menor I_2 é observada migrando na posição de Hb S[2]. Em eletroforese de pH alcalino, a Hb I migra na mesma posição da Hb H. Em pH ácido, a Hb I move-se em direção ao polo negativo enquanto a Hb H permanece no ponto de aplicação. O perfil por HPLC permite boa definição desses mutantes, e a identificação do ponto mutacional deve ser efetivada para a orientação adequada. Os portadores heterozigotos de Hb I (Hb AI) são assintomáticos e os portadores de interações com talassemias tendem a apresentar alterações discretas[5].

Alguns autores têm proposto mecanismos homeostáticos, por exemplo, o efeito materno, para manutenção dos polimorfismos de cadeias beta, como as hemoglobinas S, C e betatalassemia, sendo o abortamento preferencial a hipótese mais atraente neste caso[2-23]. Porém, os dados são bastante controversos; no Brasil, esse mecanismo de fertilidade preferencial para manutenção das altas frequências de heterozigotos AS e A/β talassemia contraria os dados obtidos anteriormente por outros autores[25].

Diversas técnicas são empregadas atualmente para detectar, ao nível da molécula de DNA, substituições de pares de bases acarretando modificações de aminoácidos, refletindo em deficiência da proteína que será traduzida e, assim, comprometer o funcionamento normal do organismo. A realização do diagnóstico pré e pós-natal, juntamente com o aconselhamento genético, pode alertar possíveis portadores de hemoglobinas anormais e talassemias dos riscos de nascimento de crianças com as formas sintomáticas das alterações de hemoglobina[23,24].

HEMOGLOBINAS SIMILARES À HEMOGLOBINA S

A Hb S é uma variante de Hb bem caracterizada, que apresenta prevalência variável nas diferentes regiões do Brasil, dependente dos grupos étnicos formadores. Várias outras Hb variantes foram relatadas na população brasileira. Dentre elas há uma variedade de mutantes "S-*like*", que mostra padrão de migração eletroforética semelhante ao da Hb S em pH alcalino, como as Hb D-Los Angeles, Hb D-Iran, Hb Korle-Bu, Hb Hasharon, Hb Queens, Hb Montgomery, Hb Q-India e Hb Lepore. Essas Hb variantes podem ser equivocadamente diagnosticadas com o uso de metodologias de diagnóstico pouco eficiente e, consequentemente, ter suas frequências subestimadas[26]. A Hb D-Los Angeles, também chamada Hb D-Punjab, é a mais comum das Hb D. Em pH alcalino, a Hb D-Los Angeles evidencia mobilidade eletroforética semelhante à da Hb S, enquanto em pH ácido, apresenta migração na posição da Hb A. Um outro tipo de Hb D foi descrito com características eletroforéticas idênticas às da Hb D-Los Angeles e denominada Hb D-Iran[24]. Ela foi encontrada em uma família da parte central do Irã. A origem dessa Hb variante é uma transversão na primeira base do códon GAA para CAA, acarretando substituição do Glu pelo aminoácido glutamina, na posição 22 da porção externa da cadeia betaglobina[4]. Em heterozigose, não exibe sinais de anemia e a morfologia eritrocitária é normal. No norte da Calábria, na Itália, onde a incidência desta Hb variante é de 0,4%, foi relatado um caso de associação entre Hb D-Iran e betatalassemia, em que o portador apresentou características típicas da betatalassemia heterozigota, com valor de Hb A_2 acima da normalidade. Em um caso de Hb D-Iran em homozigose, em criança de descendência paquistanesa, foi relatada condição relativamente benigna com anemia microcítica, poiquilocitose e hemólise mínima[24-26].

A Hb Korle-Bu é um mutante de cadeia beta que também mostra padrão eletroforético semelhante ao da Hb D-Los Angeles. A mutação responsável por essa Hb variante é a transição da primeira base do códon GAT para AAT, no gene da betaglobina, resultando na troca do ácido aspártico, com cadeia lateral negativa, pelo aminoácido asparagina, que contém cadeia lateral polar, na posição 73 da porção externa da cadeia betaglobina. Tanto em heterozigose quanto em homozigose, e clínicas[26]. No entanto, a interação entre Hb Korle-Bu e Hb C pode causar anemia hemolítica moderada, com presença de células microcíticas, hipocrômicas e em alvo. Há relatos de que a interação entre Hb Korle-Bu, Hb E e alfatalassemia provoca anemia microcítica e hipocrômica moderada. A Hb Korle-Bu é mais comum na África, todavia, também é encontrada em diversas populações devido às correntes migratórias. A sua correta identificação faz-se necessária para tratamento adequado nos casos mais graves, como nas associações com outras hemoglobinopatias[22-26].

A Hb Hasharon é um mutante de cadeia alfa que migra em posição semelhante a da Hb S, em pH alcalino. É originada de uma transversão na primeira base do códon GAC para CAC no gene $\alpha 2$, resultando na substituição do aminoácido ácido aspártico pelo aminoácido histidina, na posição 47 da externa da cadeia alfaglobina. Apresenta maior ocorrência em italianos, judeus e em outras populações do leste europeu[22]. Em heterozigose não exibe anormalidades hematológicas, nem alterações na afinidade pelo oxigênio, na maioria dos casos. A Hb Hasharon pode apresentar instabilidade aumentada quando comparada à Hb normal, ocasionando anemia hemolítica branda, com leve reticulocitose, em consequência da destruição prematura dos eritrócitos. Foi verificada diminuição dos sintomas da talassemia em indivíduos com associação entre Hb Hasharon e betatalassemia. Isto se deve à instabilidade da cadeia alfa mutante, que é removida mais rapidamente que a cadeia alfa normal, reduzindo o efeito deletério das cadeias em excesso. Também foi observada diminuição nos sintomas clínicos em portadores de betatalassemia homozigota e Hb Hasharon[24-26].

A Hb Queens é uma variante de cadeia alfa encontrada principalmente em populações orientais[4]. É originada por uma transversão na segunda base nitrogenada do códon CTG para CGG no gene $\alpha 2$ ou $\alpha 1$. Essa alteração acarreta substituição do aminoácido com cadeia lateral apolar, leucina, pelo aminoácido arginina, com cadeia lateral positiva, na posição 34 da cadeia da globina alfa, na região de contato entre as cadeias alfa 1 e beta 1. Em heterozigose não são verificadas anormalidades hematológicas. Porém, a Hb Queens evidencia afinidade pelo oxigênio um pouco aumentada e é relativamente instável quando comparada com a Hb normal[22].

A Hb Montgomery é uma Hb variante rara, mutante de cadeia alfa, que foi descrita, pela primeira vez, durante um programa de rastreamento de Hb anormais no Alabama[4]. Origina-se pela transversão na segunda base nitrogenada do códon CTG para CGG no gene $\alpha 2$, resultando em substituição do aminoácido leucina pelo arginina, na posição 48 da porção externa da cadeia da alfaglobina. Em heterozigose não foram relatados sintomas clínicos. Em um afro-americano, portador de Hb S em homozigose, com crises falcêmicas, foi constatada a associação à Hb Montgomery. Nesse caso, verificou-se alta concentração de tetrâmeros formados pela cadeia alfa variante e cadeia beta S, mostrando estabilidade aumentada da cadeia alfa variante e alta afinidade com a cadeia beta variante[4-22].

A Hb Q-India é originada por uma transversão na primeira base nitrogenada do códon GAC para CAC no gene $\alpha 1$[4], resultando na troca do ácido aspártico pelo aminoácido histidina, na posição 75 da porção externa da cadeia. É encontrada, principalmente, em populações indianas com prevalência menor que 0,5%. Portadores de Hb Q-India, em heterozigose, com ou sem associação de betatalassemia, podem apresentar microcitose e anemia leve. Heterozigotos com deficiência de ferro evidenciam níveis menores de Hb Q-India, ao passo que a associação com alfatalassemia pode provocar elevação da Hb variante. A associação com betatalassemia também afeta os valores de Hb Q-India[2].

A Hb Lepore é uma variante originada pela fusão dos genes delta e beta após o pareamento desigual dos cromossomos homólogos na meiose. A globina variante contém uma sequência de aminoácidos idêntica à porção carboxi-terminal da cadeia beta e uma sequência aminoterminal idêntica a da cadeia delta. Foram descritos três tipos de Hb Lepore com diferentes pontos de quebra durante a meiose, distinguíveis por análise molecular: Hb Lepore-Washington-Boston, mutação mais comum com distribuição mundial, que mostra ponto de quebra entre os códons 87 e 116; Hb Lepore-Baltimore, que exibe ponto de quebra entre os códons 50 e 86; e Hb Lepore-Holanda, variante mais rara, que apresenta ponto de quebra entre os códons 22 e 50. Os portadores de Hb Lepore, em heterozigose, podem manifestar anemia branda com microcitose e hipocromia. Interações com outras Hb variantes podem produzir fenótipos variáveis[4]. A associação com alfatalassemia não altera a formação da Hb variante, nem o fenótipo. Em consequência da grande diversidade genética da população brasileira, são encontrados vários tipos de Hb variantes[22,24,26].

DETECÇÃO DE HEMOGLOBINAS VARIANTES

O método usual para análise de hemoglobinas é a eletroforese em pH alcalino, por ser técnica rápida e barata para uso na investigação de proteínas variantes. O princípio eletroforético é aplicado na detecção de mutantes que apresentam alteração da carga da molécula de hemoglobina. Entretanto, em algumas mutações, não há alteração de carga, o que limita a sensibilidade do método, sendo necessário, portanto, o uso de testes complementares. Algumas variantes comigram em sistemas eletroforéticos, como é o caso das Hb A_2, Hb C, Hb O, Hb E e Hb S, Hb D, Hb G, dentre outras[5-9]. A eletroforese em pH ácido pode identificar algumas das hemoglobinas citadas anteriormente; contudo, não é possível a separação das Hb E e Hb O ou Hb D e Hb G. A focalização isoelétrica é uma metodologia bastante precisa, utilizada na detecção de hemoglobinas variantes, separando macromoléculas por seu ponto isoelétrico, com diferenças de unidades de pH de até 0,001, sendo um método muito utilizado em estudos populacionais[9]. Outra forma de detecção de hemoglobinas variantes é a eletroforese de cadeias globínicas, que pode ser realizada em pH alcalino ou ácido, e constitui pré-análise molecular, indicando qual cadeia globínica apresenta-se mutada[9].

A cromatografia, com o uso da HPLC em sistema automatizado, fornece dados quantitativos das hemoglobinas variantes, mesmo que estas estejam presentes em pequenas quantidades, tornando-se método importante para o diagnóstico diferencial das hemoglobinas variantes. Entretanto, tal técnica não apresenta resolução necessária para diferenciar algumas variantes, tais como Hb E e Hb Lepore da Hb A_2, limitando sua utilização em alguns casos[23].

A espectrometria de massa tem revolucionado as estratégias para detecção das hemoglobinas variantes, por ser método que determina a massa molecular da proteína. Sendo assim, quando há substituição de um aminoácido, o peso molecular da hemoglobina é alterado, o que possibilita sua detecção. Mesmo com grande sensibilidade, esse método não consegue identificar algumas variantes de hemoglobinas instáveis. A alta resolução e a sensibilidade têm tornado a espectrometria de massa a estratégia básica no rastreamento de hemoglobinas variantes em estudos populacionais[26]. Apesar das vantagens na detecção de hemoglobina anormais e sua grande popularidade nos Estados Unidos, a espectrometria de massa é um método de diagnóstico com custo bastante elevado, dificultando, dessa forma, sua implantação como método de rotina na detecção dessas afecções genéticas em amplos programas populacionais, em países como o Brasil.

As técnicas moleculares utilizadas para identificação de hemoglobinas variantes têm como base a reação em cadeia da polimerase, que explora a capacidade de duplicação do DNA. Uma fita simples de DNA é usada como molde para a síntese de novas cadeias complementares, sob a ação da enzima

DNA polimerase, capaz de adicionar os nucleotídios presentes na reação segundo a fita molde[24]. A reação em cadeia da polimerase-RFLP associa dois procedimentos moleculares, a amplificação do DNA seguida pela digestão enzimática, com enzimas selecionadas de acordo com a mutação ser estudada. Essa técnica baseia-se nos diferentes tamanhos de fragmento gerados após a digestão com as enzimas de restrição. A reação em cadeia da polimerase alelo-específica detecta diretamente a mutação responsável pelas doenças genéticas. Além de ser método não radioativo, não requer clivagem enzimática e os resultados são visualizados após simples migração eletroforética, podendo complementar a rotina dos métodos laboratoriais para determinar o genótipo em questão. A técnica de sequenciamento é um método enzimático de terminação da cadeia que teve grande avanço com o desenvolvimento da reação em cadeia de polimerase, por ser método rápido e eficiente de preparação de pequenas sequências moldes de DNA. O objetivo é a determinação da sequência de nucleotídios de uma região da molécula de DNA de interesse[23-26].

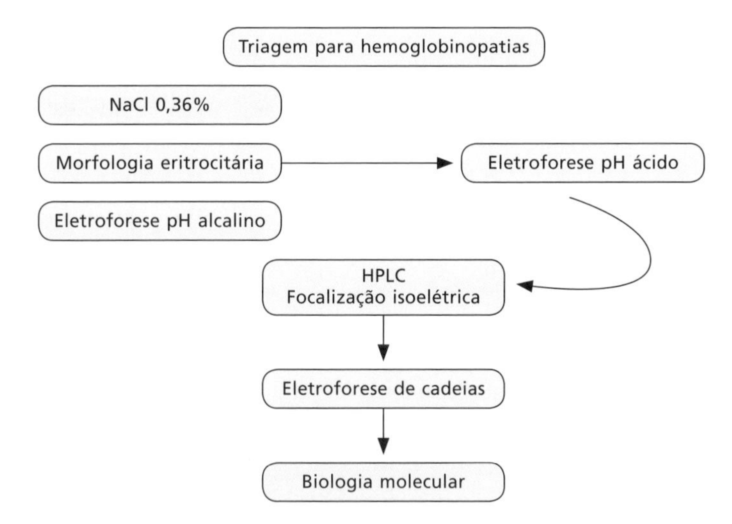

978-85-4120-138-4

Figura 6.1 – Esquema representativo da triagem de hemoglobinopatias. O raciocínio diagnóstico se fundamenta no conhecimento inicial da morfologia, resistência osmótica (NaCl 0,36%) e perfil eletroforético em pH alcalino. Com base nos resultados da triagem e na comparação entre o padrão de migração em eletroforese pH alcalino e pH ácido, as possíveis moléculas alteradas são separadas. A quantificação das frações, o perfil por cromatografia líquida de alta *performance* (HPLC) e a migração em pontos isoelétricos específicos indicará a provável cadeia (alfa, beta, gama ou delta) mutada. A migração das cadeias globínicas em eletroforese de cadeias (pH alcalino e/ou ácido) fundamentam em qual gene está a mutação, para que seja estabelecida a metodologia de biologia molecular mais adequada para a confirmação da suspeita.

Assim, em caso de diagnóstico de hemoglobinopatias e com as características da população brasileira, é fundamental que se estabeleça roteiro de triagem, com metodologias simples e de baixo custo, para direcionar o raciocínio diagnóstico quanto à possível alteração. A partir desses resultados laboratoriais iniciais, outras metodologias, quantitativas e qualitativas são necessárias para estabelecer o diagnóstico adequado. A Figura 6.1 mostra um fluxograma de resultados laboratoriais nas metodologias de rotina diagnóstica das hemoglobinas e as alternativas para confirmação da suspeita. Os métodos clássicos de diagnóstico estão detalhados a seguir, para que seja possível incluí-los em sua rotina.

Métodos de diagnóstico das hemoglobinopatias

As metodologias relacionadas a seguir incluem testes de triagem e confirmação. Devem ser observados os critérios de adaptação às condições de análise dos principais laboratórios e componente étnico do Brasil.

Preparação de hemolisados

Para que as amostras sejam submetidas aos procedimentos eletroforéticos e aos testes bioquímicos – para caracterizar as hemoglobinopatias – é necessário lisar as células, a fim de se obter uma solução de hemoglobinas:

- Hemolisado rápido: com saponina.
- Solução de hemoglobina: com clorofórmio.
- Solução de hemoglobina: com KCN 0,05%.

HEMOLISADO RÁPIDO: COM SAPONINA

Esse procedimento técnico é recomendável para estudo populacional, nas suspeitas de hemoglobinas instáveis e talassemias do tipo alfa. Não é aconselhável utilizá-lo para dosagens bioquímicas de hemoglobinas, especialmente de Hb F.

- Reativo hemolisante:
  - Saponina P.A.: 1 g.
  - Água destilada: 100 mℓ.
- Procedimento:
  - Em placa de Kline colocar 1 volume de sangue com 1 volume de reativo hemolisante.
  - A homogeneização deve se processar até a hemólise completa da mistura.
  - Utilizar o hemolisado após 5 min e, no máximo, 24 h depois da sua preparação.

Solução de hemoglobina: com clorofórmio

A obtenção de hemolisado entre 10 e 15 g/dℓ de hemoglobina, como no método descrito a seguir, é importante para a dosagem de Hb F, Hb A_2 e metemoglobina. Para eletroforese qualitativa de hemoglobina é aconselhável usar hemolisados com concentrações de hemoglobina variáveis entre 4 e 6 g/dℓ.

Procedimento:

- Centrifugar 1 mℓ de sangue com solução salina a 0,85%, a 1.500 rpm, durante 5 min e desprezar o sobrenadante, por duas a três vezes.
- Ao volume de eritrócitos lavados, adicionar outro de água destilada. Homogeneizar e, a seguir, adicionar um volume de clorofórmio, idêntico ao do hemolisado formado. Agitar vigorosamente e centrifugar a 2.000 rpm, por 15 min.
- A solução de hemoglobina sobrenadante, ou hemolisado, é retirada por meio de pipeta Pasteur e transferida para um tubo limpo com identificação da amostra. A concentração do hemolisado, preparado conforme a metodologia apresentada é variável entre 10 e 15 g/dℓ.

Solução de hemoglobina: com KCN

- KCN: 0,05 g.
- Água destilada: 100 mℓ.

Este procedimento é empregado para eluir as amostras colhidas em papel de filtro. Picotar o círculo de papel de filtro (um oitavo) com a amostra e colocar em placa de Kline ou tubo de ensaio com 50 μℓ de solução fisiológica a 0,85%, aquecida a 37°C, e 100 μℓ dessa solução hemolisante. Deixar eluir por, no mínimo, 15 min. O procedimento auxilia na diminuição dos resíduos de metaHb gerados pela coleta em papel.

Testes de triagem

RESISTÊNCIA GLOBULAR OSMÓTICA EM CLORETO DE SÓDIO 0,36%

Princípio

Técnica usada para detectar talassemias do tipo beta, principalmente na forma heterozigota, pois, nesses casos, os eritrócitos microcíticos são mais resistentes à hemólise na solução. A resistência globular não é específica para betatalassemia heterozigota, já que resultados positivos são encontrados também em anemias carenciais e outras hemoglobinopatias, como nos heterozigotos para Hb C. Todavia, cerca de 97% dos portadores de betatalassemia heterozigota apresentam positividade para esse teste.

Reagentes

- Solução estoque – NaCl 10% – pH 7,4:
  - NaCl: 9 g.
  - Na_2HPO_4: 1,36g.
  - $NaH_2PO_4.H_2O$: 0,28 g.
  - Água destilada q.s.p.: 100 mℓ.
- Solução trabalho:
  - NaCl 10%: 36 mℓ.
  - Água destilada q.s.p.: 1.000 mℓ.

Procedimento

Em tubo de hemólise colocar 2 mℓ de solução de NaCl 0,36% e 10 μℓ de sangue total. Agitar por inversão, suavemente, e aguardar 10 min para leitura.

Interpretação

Colocar o tubo de hemólise com a amostra na solução de NaCl 0,36% a 2 cm de uma folha branca com linhas negras. A resistência aumentada à hemólise do eritrócito torna a amostra opaca e não se visualizam as linhas negras. Em amostras com resistência normal à hemólise visualizam-se facilmente as linhas através da solução. Submeter as amostras com resistência elevada aos exames posteriores para o diagnóstico da betatalassemia heterozigota.

ANÁLISE, A FRESCO, DA MORFOLOGIA ERITROCITÁRIA

Em esfregaço sanguíneo a fresco analisam-se o tamanho, a forma e a quantidade de Hb nos eritrócitos. Os indivíduos portadores de betatalassemia heterozigota apresentam moderada anisopoiquilocitose, com prevalência de microcitose e hipocromia, facilmente visualizadas ao microscópio óptico. Os resultados podem ser divulgados da seguinte maneira, segundo padronização do Laboratório de Hemoglobina e Genética das Doenças Hematológicas (LHGDH) para cada um dos parâmetros avaliados.

- Alterações discretas: (+).
- Alterações moderadas: (++).
- Alterações acentuadas: (+++).

ELETROFORESE EM pH ALCALINO EM ACETATO DE CELULOSE

Princípio

É técnica utilizada para qualificação e quantificação de hemoglobinas normais e grande parte das anormais. As diferentes mobilidades eletroforéticas das hemoglobinas anormais são originadas por alteração de carga elétrica, causada por substituições de aminoácidos diferentes nas cadeias formadoras das moléculas. As hemoglobinas anormais que se originam de mutações em que não há mudança de carga elétrica, migram na posição de Hb A. Nesses casos, para a caracterização dessas hemoglobinas, usam-se outros processos eletroforéticos.

Reagentes

- Tampão Tris-EDTA-borato (TEB): pH 8,6.
- Tris hidroximetil aminometano: 10,2 g.
- Ácido etilenodiaminotetracético: 0,6 g.
- Ácido bórico: 3,2 g.
- Água destilada q.s.p.: 1.000 mℓ.

Conservar em geladeira.

Corantes

- *Negro de amido:*
  - Negro de amido 10B: 0,5 g.
  - Álcool metílico: 45 mℓ.
  - Ácido acético glacial: 5 mℓ.
  - Água destilada: 45 mℓ.
- *Ponceau:*
  - Ponceau S: 0,5 g.
  - Ácido tricloroacético: 5 g.
  - Água destilada q.s.p.: 100 mℓ.

Solução descorante

- Ácido acético glacial: 100 mℓ.
- Metanol: 50 mℓ.
- Água destilada q.s.p.: 1.000 mℓ.

Procedimento:

- Embeber as fitas de acetato de celulose por 15 min, no mínimo, e, no máximo, por 6 h, em tampão TEB.
- Secar as fitas entre duas folhas de papel absorvente e colocá-las na cuba de eletroforese, conectando-as com os compartimentos eletrolíticos através de tiras de papel mata-borrão, papel filtro.
- Aplicar as amostras de solução de hemoglobinas a 1 cm da extremidade da fita que está em contato com o polo negativo.
- Passar 300 volts por 30 min.

- Analisar as frações sem coloração e posteriormente corar com Negro de amido ou Ponceau, embebendo as fitas em um dos corantes por 5 min e, posteriormente, em solução descorante por 30 min, com agitação da vasilha. A identificação segue mapa de migração de hemoglobinopatias. Em gel de agarose (CELM) obedece ao mesmo princípio anteriormente descrito. Porém, o gel vem pronto para aplicação e com tampão de corrida específico. Fornece boa separação das frações de hemoglobinas variantes.

Testes complementares para o diagnóstico diferencial

ELETROFORESE DE DIFERENCIAÇÃO EM ÁGAR-FOSFATO, PH 6,2

Princípio

A eletroforese em gel de ágar-fosfato pH 6,2 é específica para diferenciar alguns tipos de hemoglobinas mais lentas que a Hb A, por exemplo, Hb S e Hb D; Hb C e Hb E, que, em eletroforese alcalina, migram em posições semelhantes, dificultando a correta identificação. Por esse método, as Hb S e Hb C se separam da Hb A, enquanto as Hb D e Hb E migram na mesma posição da Hb A. Esse método permite também a caracterização semiquantitativa de hemoglobina fetal.

Reagentes

- Tampão fosfato pH 6,2 – para uso nos compartimentos eletrolíticos e confecção do gel.
  - Na_2HPO_4: 2,02 g.
  - $NaH_2PO_4.H_2O$: 7,66 g.
  - Água destilada q.s.p.: 1.000 mℓ.

Conservar em geladeira.

- Gel de ágar-fosfato
  - Ágar-agar: 500 mg.
  - Tampão-fosfato pH 6,2: 25 mℓ.

Procedimento

- Em um Erlenmeyer de 250 mℓ, aquecer os componentes do gel de ágar-fosfato até a completa dissolução.
- Pipetar 5 mℓ do gel em cinco lâminas de microscópio. Deixar gelificar à temperatura ambiente.
- Aplicar as amostras na porção média da lâmina, inserindo o aplicador com cuidado para não partir totalmente o gel.

- Para conexão do gel com os compartimentos eletrolíticos, usar folha dupla de papel de filtro.
- Passar 100 volts por 30 min.
- Analisar inicialmente sem corar.
- Para melhor interpretação das frações, corar com Ponceau ou Negro de Amido.

Interpretação

Consultar o mapa de diferenciação das disposições de hemoglobinas em eletroforese pH ácido. Gel de agarose da CELM obedece ao mesmo princípio anteriormente descrito; o gel vem pronto para aplicação e com tampão de corrida específico. Fornece boa separação das frações de Hb variantes.

Eletroforese de cadeias polipeptídicas

PRINCÍPIO

A caracterização estrutural das hemoglobinas anormais é realizada em condições especiais devido ao alto custo e às dificuldades inerentes aos métodos utilizados. Para dar sequência ao estudo de hemoglobina anormal não identificável pelos métodos de qualificação e quantificação, utiliza-se a eletroforese de cadeias polipeptídicas. A separação eletroforética de cadeias globínicas constitui análise pré-molecular, muitas vezes conclusiva para o diagnóstico de hemoglobina anormal, sem que haja necessidade de se aplicar métodos de disposição bidimensional de peptídios e análises de aminoácidos, ou biologia molecular.

EM pH ALCALINO

Reagentes

- Tampão Tris-EDTA-borato pH 8,6
- Corante Negro de Amido
- Ureia
- 2-mercaptoetanol

Procedimento

- No dia anterior ao teste preparar o tampão trabalho, misturando 36 g de ureia e 70 mℓ de tampão Tris-EDTA-borato pH 8,6 (tampão Tris-ureia), em um "becker". Deixar a solução homogeneizando em agitador magnético até o momento do uso, em temperatura ambiente. O tempo de dissolução deve ser superior a 12 h.

- Preparar as amostras misturando 50 μℓ do tampão Tris-ureia, 50 μℓ de 2-mercaptoetanol e 50 μℓ de hemolisado preparado com clorofórmio, em um pequeno tubo. Deixar em repouso por 1 h à temperatura ambiente.
- Adicionar 6,4 mℓ de 2-mercaptoetanol ao tampão Tris-ureia restante, misturar bem e colocar a solução tampão Tris-ureia-mercaptoetanol nos compartimentos eletrolíticos. Reservar quantidade suficiente dessa solução para embebimento do acetato de celulose por 1 h.
- Retirar o excesso da solução tampão do acetato entre duas folhas de papel de filtro e colocá-lo bem esticado na cuba de eletroforese, fazendo conexões com os compartimentos eletrolíticos com papel-filtro duplo.
- Aplicar as amostras na porção superior do acetato, próximo ao polo positivo da cuba.
- Passar 110 volts por 40 min; após esse tempo alterar a voltagem para 220 volts e deixar por mais 20 min.
- Corar as fitas com Negro de amido ou outro corante de proteínas. Colocar em solução descorante.

Controle

É importante realizar esse processo comparando com cadeias polipeptídicas de hemoglobinas já caracterizadas, por exemplo, Hb AS, Hb AC, ou Hb SC.

Interpretação

Deve seguir mapas de migração específicos.

EM pH ÁCIDO

Segue o mesmo princípio da eletroforese de cadeias globínicas em pH alcalino, permitindo a separação das frações de globinas por suas afinidades diferenciadas em pH ácido. Possibilita boa visualização das gamaglobinas. Metodologia bastante precisa para a separação de globinas, podendo também ser utilizada para quantificação das frações.

Reagentes

- Solução estoque gel poliacrilamida 60:0,4:
  - Acrilamida: 15 g.
  - Bis-acrilamida: 0,1 g.
  - H_2O q.s.p.: 25 mℓ.
- Ureia: 8 M.
  - Ureia: 12 g.
  - H_2O q.s.p.: 25 mℓ

- 2-mercaptoetanol: 1 M:
  - 2-mercaptoetanol: 35 μℓ.
  - H_2O q.s.p.: 500 μℓ.
- Tampão para corrida – ácido acético 5%:
  - Ácido acético glacial: 50 mℓ.
  - H_2O q.s.p.: 1.000 mℓ.
- Gel de poliacrilamida: 12%:
  - Solução estoque: 2,5 mℓ.
  - Ácido acético: 625 μℓ.
  - Ureia 8M: 9,375 mℓ.
  - Triton X-100: 250 μℓ.
  - Persulfato de amônio a 25%: 30 mg.
  - Tetrametiletilenodiamina (TEMED): 100 μℓ.
- Tampão de amostra:
  - Ureia 8M: 1,25 mℓ.
  - Ácido acético glacial: 125 μℓ.
  - 2-mercaptoetanol: 125 μℓ.
  - Pironina Y: 1 mg.

Preparação do gel de poliacrilamida

- Misturar a solução estoque de acrilamida-bisacrilamida (60:0,4%), ureia 8M, ácido acético glacial, persulfato de amônio, TEMED. Colocar a solução do gel nas placas, previamente limpas e montadas, utilizando espaçadores. Após esse procedimento, introduzir o molde para a formação das canaletas. Aguardar 30 min para a polimerização em temperatura aproximada de 30°C.
- Após polimerização do gel, submeter a 200 volts, por 1 h, com tampão ácido acético 5% nos compartimentos eletrolíticos e o polo positivo. Esse procedimento é realizado para homogeneização do pH entre o gel e o tampão.
- Trocar o tampão de corrida dos compartimentos eletrolíticos, retirando o excesso de tampão das canaletas e, em seguida, aplicar 10 μℓ de 2-mercaptoetanol 1M em cada canaleta e submeter o gel a 150 volts por 1 h.

Preparação da amostra

- Centrifugar 100 μℓ de sangue com solução salina 0,85%, 1.500 rpm, durante 5 min e desprezar o sobrenadante. Repetir por, no mínimo, quatro vezes. Ao volume de eritrócitos lavados, adicionar 10 vezes o volume de água destilada, para romper os eritrócitos e liberar a hemoglobina.
- Preparar as amostras para aplicação misturando 1,5 μℓ do hemolisado, descrito anteriormente, com 10 μℓ do tampão de amostra.

Procedimento

- Após a realização das pré-corridas trocar novamente o tampão de corrida, aplicar as amostras e submeter à corrente constante de 50 mA (200V) por 3 h.

Interpretação

A interpretação das cadeias polipeptídicas deverá ser feita seguindo o mapa de migração específico.

Controle

É importante a utilização de uma amostra controle, por exemplo, a Hb AC.

Focalização isoelétrica em gel de agarose

PRINCÍPIO

Método específico para o fracionamento de espécies moleculares de Hb que diferem somente nas suas quantidades de cargas. Assim, como a separação não é devida a qualquer efeito seletivo do tamanho da molécula, o seu transporte através do meio se faz com ótima resolução, separando as macromoléculas por seu ponto isoelétrico, com diferenças de unidades de pH de até 0,001.

REAGENTES (PHARMACIA FINE CHEMICALS)

- Agarose I.E.F.
- Anfolinas pH 5-8.
- Anfolinas pH 3-10.
- Tampão ácido fosfórico:
  - Ácido fosfórico: 3,8 mℓ.
  - Água deionizada: 50 mℓ.
- Tampão hidróxido de sódio:
  - NaOH: 4 g.
  - Água deionizada: 100 mℓ.
- Gel para corrida:
  - Agarose: 22 mg.
  - Água deionizada: 13,2 mℓ.

PREPARAÇÃO DO GEL

- Pesar 22 mg de agarose em um Erlenmeyer de 25 ou 50 mℓ, e adicionar 13,2 mℓ de água deionizada.

- Colocar o Erlenmeyer dentro de um Becker de 100 mℓ, com água em ebulição e observar constantemente a dissolução da agarose que deverá ocorrer dentro de 5 a 10 min.
- Após esse período adicionar as anfolinas nas seguintes proporções: 0,6 mℓ, de pH 5-8; 0,4 mℓ, de pH 3-10.
- Colocar o gel rapidamente em placas de vidro, pois a polimerização é rápida.
- Enquanto o gel se solidifica, as amostras devem ser preparadas.

PREPARAÇÃO DOS HEMOLISADOS

O hemolisado deve ser feito com amostra recente. Os eritrócitos devem ser lavados por três vezes com solução salina. Ao volume dos eritrócitos lavados, adicionar três a cinco volumes de água deionizada. Centrifugar e utilizar o sobrenadante.

PROCEDIMENTO

- Pré-focalização: a placa com o gel deverá ser colocada em cuba refrigerada. Na extremidade catódica da placa colocar uma tira de papel de filtro embebido em tampão NaOH. Na extremidade anódica, o papel de filtro deverá estar embebido em tampão ácido fosfórico. A seguir, conectar os eletrodos e aplicar corrente de 5 mA por 10 min, para que se forme o gradiente de pH. Após esse período, desconectar os eletrodos e remover a placa para aplicação das amostras.
- Embeber pequenas tiras de papel-filtro com as amostras e colocar sobre o gel, em sua porção mediana. As tiras de papel-filtro devem estar unidas por fita adesiva para facilitar o manuseio.
- Focalização: aplicar corrente de 5 mA até que as amostras sejam transferidas do papel para o gel. Nesse momento, retirar as tiras de papel-filtro e aumentar a potência para 8 mA. Acompanhar a migração com ajuste da miliamperagem, que deve se manter constante, até perfeita separação da amostra, o que deverá ocorrer por volta de 40 min.

FIXAÇÃO, SECAGEM E COLORAÇÃO

As placas de agarose devem ser fixadas com ácido tricloroacético 20%, por 3 min. A seguir, a placa deve ser lavada em água destilada por aproximadamente 1 min. Para secagem, deixar à temperatura ambiente por 12 a 15 h. A coloração pode ser feita com Ponceau ou Negro de Amido, por 10 a 15 min, e a descoloração, em água destilada, com lavagens sucessivas até descoloração completa do gel.

INTERPRETAÇÃO

Após o fracionamento é possível visualizar em amostra normal as Hb A, Hb A_2, Hb F e Hb A1c; esta última com migração mais rápida que a Hb A. A resolução dessa técnica é superior à dos métodos eletroforéticos convencionais, permitindo a separação de metemoglobinas e sulfo-hemoglobinas, dentre outras. A identificação das frações segue padrão de migração.

Cromatografia líquida de alta performance

O equipamento utilizado é o VARIANT (BIO-RAD), com dois diferentes *kits* de análise, *betatalassemia heterozigota* e *sickle cell*. O *kit* para betatalassemia heterozigota, além de ser utilizado para o diagnóstico da betatalassemia em amostras de indivíduos adultos, quantificando as Hb A_2 e Hb F, permite a caracterização das Hb S, Hb C e Hb D Los Angeles, através de janelas específicas, e também de algumas hemoglobinas variantes pelo padrão cromatográfico, tempos de retenção e porcentagem dos diferentes picos. Para amostras de recém-nascidos, o *kit sickle cell* possibilita a caracterização qualitativa das hemoglobinas variantes – Hb S, Hb C, Hb D e Hb E – além de algumas variantes de migração rápida, sendo bastante empregado no diagnóstico neonatal de hemoglobinopatias.

A HPLC, nesse equipamento, consiste da cromatografia de troca iônica em sistema fechado, no qual duas bombas de êmbolo duplo e uma mistura de tampões de diluição, com controles de gradientes pré-programados, passam (415 e 690 nm) monitora a eluição da hemoglobina na coluna, detectando as alterações de absorbância a 415 nm. O filtro secundário corrige a linha de base para efeitos provocados pela mistura de tampões com forças iônicas diferentes. As mudanças na absorbância são monitoradas e exibidas como um cromatograma da Absorbância × Tempo. Os dados de análise provenientes do detector são processados por um integrador embutido e impressos no relatório da amostra, de acordo com o tempo de retenção. O tempo de retenção é aquele transcorrido entre a injeção da amostra até o ápice do pico da hemoglobina. Cada hemoglobina tem um tempo de retenção característico. No final da análise da amostra, uma cópia do cromatograma e os dados do relatório são automaticamente impressos.

PROCEDIMENTO

- Para *kit* betatalassemia heterozigota: misturar, em um tubo, 5 μℓ de sangue total com 1 mℓ de solução hemolisante, fornecida no *kit* de análise.
- Para *kit sickle cell*: misturar 5 μℓ de sangue total com 1 mℓ de água MiliQ.

- Após hemólise total acondicionar as amostras nos recipientes adequados e colocá-los no equipamento, que realizará os procedimentos pré-programados de leitura das amostras.

INTERPRETAÇÃO

- Para *kit* betatalassemia heterozigota: a quantificação das diferentes frações de hemoglobina em uma amostra é realizada a partir dos valores de porcentagem e tempo de retenção, comparados com os valores de calibração específicos fornecidos pelo fabricante.
- Para *kit sickle cell*: a caracterização das diferentes frações de hemoglobina é realizada comparando-se o tempo de retenção com os valores de calibração específicos fornecidos pelo fabricante.

REFERÊNCIAS

1. Honig GR, Adams III JG. Human Hemoglobin Genetics. New York: Springer- Verlag Wien; 1986.
2. Weatherall DJ, Clegg JB. Inherited haemoglobin disorders: an increasing global health problem. Bulletin of the World Health Organization. 2001;79(8):704-12.
3. Weatherall DJ. Hemoglobinopathies worldwide: present and future. current molecular medicine. 2008;8:592-9.
4. Huisman HJ. et al. HbVar: A Database of Human Hemoglobin Variants and Thalassemias. Summaries of mutation categories. Pennsylvania University USA and McMaster University in Canada, 1996. Disponível em <http://globin.cse.psu.edu/>. Acesso em: 11 março 2011.
5. Bonini-Domingos CR. Hemoglobinopatias no Brasil: variabilidade genética e metodologia laboratorial [tese]. São José do Rio Preto: Instituto de Biociências, Letras e Ciências Exatas, Universidade Estadual Paulista; 1993.
6. Cançado RD, Jesus J A. A doença falciforme no Brasil. Rev Bras Hematol Hemot. 2007; 29(3):316-8.
7. Bunn HF, Forget BG. Hemoglobin: molecular genetic and clinical aspects. Philadelphia, PE: Saunders; 1986.
8. Stamatoyannopoulos G. et al. The molecular basis of blood diseases. Philadelphia: Saunders; 1987.
9. Naoum PC. Hemoglobinopatias e talassemias. São Paulo: Sarvier; 1997.
10. http://globin.cse.psu.edu/.
11. Leoneli GG. Hemoglobina D – Caracterização eletroforética e molecular. [dissertação]. São José do Rio Preto: Instituto de Biociências Letras e Ciências Exatas, Universidade Estadual Paulista; 2001.
12. Ondei LS. Perfil eletroforético e cromatográfico das hemoglobinas "S-like". [dissertação]. São José do Rio Preto: Instituto de Biociências Letras e Ciências Exatas, Universidade Estadual Paulista; 2005.
13. Naoum PC, Naoum FA. Doença das células falciformes. São Paulo: Sarvier; 2004.
14. Nagel RL, Ranney HM. Genetic epidemiology of structural mutations of the beta globin genes. Seminars in Hematology 1990;27(4):342-59.
15. Smith R A et al. Recombination breakpoints in the human β-globina gene cluster. Blood. 1998;92(11):4415-21.
16. Belini Jr. E. Estresse oxidativo em doentes falciformes: Influência dos haplótipos e uso de medicação Específica. [dissertação]. São José do Rio Preto: Instituto de Biociências Letras e Ciências Exatas, Universidade Estadual Paulista; 2010.

17. Silva DGH. Expressão fenotípica da homozigose para hemoglobina S em relação aos haplótipos da beta globina, polimorfismos da glutationa S-transferase e enzimas de detoxificação [dissertação]. São José do Rio Preto: Instituto de Biociências Letras e Ciências Exatas, Universidade Estadual Paulista; 2011.
18. Ohene-Frempong K, Steinberg MH. Clinical aspects of sickle cell anemia in adults and children. In: STEINBERG, M. H et al. Disorders of Hemoglobin: Genetics, Pathophysiology, and Clinical Management. Cambridge: Cambridge University, 2001.
19. Frenette PS, Atweh GF. Sickle cell disease: old discoveries, new concepts and future promise. J Clin Invest 2007;117:850-8.
20. Langdon S D, Kaufman R E. Gamma-globin gene promoter elements required for interaction with globin enhancers. Blood. 1998;91:309-18.
21. Zago MA, Pinto ACS. Fisiopatologia das doenças falciformes: da mutação genética à insuficiência de múltiplos órgãos. Rev Bras Hematol Hemot 2007;299(3):207-14.
22. Zamaro, PJA. Contribuição para o estudo dos defeitos moleculares da hemoglobina humana na população brasileira [tese]. São José do Rio Preto: Instituto de Biociências Letras e Ciências Exatas, Universidade Estadual Paulista; 2007.
23. Bonini-Domingos, C. R. Metodologias Laboratoriais para o diagnóstico de Hemoglobinopatias e Talassemias. São José do Rio Preto: HN; 2006.
24. Zamaro PJA, Bonini-Domingos CR. Hemoglobinas variantes – Contribuição para o estudo dos defeitos moleculares da hemoglobina humana na população brasileira. São José do Rio Preto: HN; 2010.
25. Silva ID, Ramalho AS. Maternal effect: an additional mechanism maintaining balanced polymorphisms of haemoglobinopathies?. Annals of Human Genetics. 2003;6(11):538-42.
26. Bonini-Domingos CR, Ondei LS, Zamaro PJA. Hemoglobinas similares a S no Brasil – um guia prático de identificação. São José do Rio Preto: HN; 2006.

Capítulo 7

Anemias do Desenvolvimento Anormal da Globina: Talassemias

Claudia Regina Bonini Domingos

Introdução

As Hb humanas são genericamente constituídas por duas cadeias alfa e duas cadeias beta. As globinas pertencentes à família alfa incluem as cadeias alfa (α) e zeta (ζ), enquanto as pertencentes à família beta incluem as cadeias épsilon (ε), gama (γ), delta (δ) e beta (β). As cadeias gama apresentam genes duplicados, denominados γ^G e γ^A, de acordo com a presença de um aminoácido glicina ou alanina na posição 136 da cadeia proteica[1]. A cadeia gama alanina possui um sítio polimórfico na posição 75, que pode ser ocupado por uma isoleucina (${}^I\gamma^A$), ou por uma treonina (${}^T\gamma^A$)[1-3].

Nos diversos períodos do desenvolvimento humano, sete tipos de cadeias globínicas são sintetizados: alfa, zeta, épsilon, gamaglicina, gama-alanina, delta e beta. A cadeia zeta é sintetizada logo no início da vida embrionária e é rapidamente substituída pela cadeia alfa. A primeira das globinas beta a ser detectada, nos primeiros meses após a concepção, é a cadeia épsilon, sendo substituída, com rapidez, pelas cadeias gama[1]. A síntese de cadeias beta tem início no segundo ou no terceiro mês de vida intrauterina e, logo após o nascimento, substituem completamente a síntese das cadeias gama que, passados seis meses, representam menos de 10% do total das globinas tipo beta. A produção de cadeias delta tem início após o nascimento, mas não atinge níveis superiores a 3,5% do total de hemoglobinas, em condições normais. São encontradas durante as fases do desenvolvimento as seguintes hemoglobinas: Hb Gower I ($\zeta_2\varepsilon_2$), Hb Gower II ($\alpha_2\varepsilon_2$), Hb Portland I ($\zeta_2\gamma_2$), Hb Portland II ($\zeta_2\beta_2$), Hb F ($\alpha_2\gamma_2$), Hb A ($\alpha_2\beta_2$) e Hb A_2 ($\alpha_2\delta_2$). No neonato encontra-se a Hb F com valores médios de 96%. Com o passar dos meses, há redução na síntese da Hb F. Outra importante modificação observada reside nas proporções entre as cadeias gamaglicina e gama-alanina. A relação entre essas cadeias é de 7:3 no período fetal e passa a 4:6 no período pós-nascimento e adulto. Em adultos normais, a Hb F representa menos de 1% das hemoglobinas totais, com frequências médias de 0,4%. O perfil de hemoglobinas no adulto normal é de Hb A: 96 a 98% e Hb A_2: 2,5 a 3,5%[2,3].

As talassemias constituem um grupo heterogêneo de alterações hereditárias que se caracterizam por defeito na síntese de uma ou mais cadeias polipeptídicas da hemoglobina, gerando um desequilíbrio entre essas subunidades, o que dificulta o processo de eritropoese e causa hemoglobinização deficiente dos eritroblastos. Em nível periférico, as talassemias expressam-se com quadros morfológicos alterados, de intensidade variável, conforme o tipo. Nas talassemias, geralmente, a estrutura primária da hemoglobina é normal, o que as diferencia das hemoglobinas variantes, já que essas são formadas por uma cadeia de globina estruturalmente anômala[3].

Além da sua importância médica como o grupo mais comum de afecção monogênica na população mundial, as talassemias proporcionam uma variedade de modelos, de ocorrência natural, para o estudo de regulação da síntese das hemoglobinas, do seu desenvolvimento genético e da sua relação antropológica. As talassemias são classificadas segundo a cadeia polipeptídica afetada. As talassemias do tipo alfa e do tipo beta são mais comuns e mais bem definidas, mas também são conhecidas as talassemias do tipo delta-beta, delta e gama-delta-beta. Existe ainda outro grupo, mais raro, que se caracteriza pela manutenção de Hb F em quantidades aumentadas, na vida adulta, designado por PHHF, uma forma compensada de deltabetatalassemia. Como são consideradas anemias hemolíticas faremos breve revisão desse tópico para melhor compreensão das talassemias[2].

Anemias hemolíticas

Em condições normais, a eritropoese no adulto ocorre na medula óssea, que produz em torno de 200 milhões de eritrócitos diariamente, para substituir as células que são perdidas em razão do seu esgotamento metabólico e das alterações degenerativas. Após cerca de 120 dias em circulação, os eritrócitos são removidos e destruídos, especialmente em baço, fígado e medula óssea[3]. Nos processos hemolíticos, os eritrócitos são destruídos antes de seu período de vida normal. Os estados hemolíticos, na maioria das vezes, são assintomáticos, e menos frequentemente, resultam em anemia, quando a eritropoese não é suficiente para repor os eritrócitos perdidos[2,3].

Há dois mecanismos hemolíticos: o intravascular e o extravascular. A hemólise intravascular é a destruição de eritrócitos na circulação, com liberação do conteúdo celular para o plasma. A hemoglobina assim liberada liga-se a haptoglobina, proteína plasmática sintetizada pelo fígado, e o complexo formado é levado ao fígado e catabolizado. Entretanto, se a quantidade de hemoglobina plasmática exceder a capacidade de ligação da haptoglobina, a hemoglobina é filtrada pelos rins, podendo ser reabsorvida ou excretada na urina. As hemólises extravasculares mais comuns são a remoção e a destruição dos eritrócitos, com alterações na membrana, pelos macrófagos de baço e fígado[3]. Na anemia hemolítica, o excesso de ferro decorrente da destruição dos eritrócitos e das transfusões sanguíneas periódicas pode acarretar produção de radicais livres, o que resulta em danos de órgãos e tecidos, por catalisar reações de oxidação de biomoléculas[3,4].

Estudos sobre os mecanismos de danos oxidativos têm confirmado a ação de metais nas reações que provocam essas lesões. O ferro, metal pesado mais abundante nos organismos, é um catalisador de reações de oxidação e, em excesso, estimula a lipoperoxidação de membranas celulares, destruindo sua estrutura e função[4,5].

As anemias hemolíticas podem ser adquiridas ou herdáveis. As formas adquiridas, resultantes de fatores extrínsecos aos eritrócitos, podem ser ocasionadas por anticorpos, por ruptura mecânica dos eritrócitos, por agentes químicos, biológicos ou microrganismos, por sequestro no baço[4]. As formas herdáveis, que são intrínsecas aos eritrócitos, podem ser ocasionadas por defeitos na hemoglobina, nas vias metabólicas ou na membrana do eritrócito[3]. As alterações na síntese da hemoglobina incluem as hemoglobinas variantes e as talassemias. Dentre as enzimopatias, a alteração mais comum é a deficiência da G-6-PD, uma das alterações mais prevalentes no mundo[3,4].

Talassemias

A denominação talassemia abrange um grupo heterogêneo de afecções genéticas da síntese de hemoglobina, caracterizado por redução na produção de uma ou mais cadeias polipeptídicas de globina, que quase sempre resulta no desenvolvimento de anemia microcítica e hipocrômica. A redução na síntese de determinada cadeia globínica pode ser parcial ou total, provocando desequilíbrio entre os seus tipos. Dessa forma, as talassemias podem ser classificadas segundo a cadeia polipeptídica de globina afetada: alfa, beta, delta, delta-beta e gama-delta-beta. Ainda que a hipocromia dos eritrócitos seja manifestação comum da talassemia, ela não está em todos os tipos, por exemplo, no caso das talassemias delta, que afetam pequena quantidade de cadeia. De modo geral, o desequilíbrio entre as cadeias globínicas altera o processo de eritropoese, causando hemoglobinização deficiente dos eritroblastos, que se expressam em nível periférico com quadros morfológicos específicos, de intensidade variável segundo o tipo de cadeia afetada[3].

O termo talassemia foi usado, pela primeira vez, em 1936, para designar anemia altamente incidente na região do mar mediterrâneo, que havia sido descrita por Cooley e Lee, em 1925, em crianças descendentes de italianos, gregos e sírios[3,4]. Continuou sendo chamada também anemia de Cooley, em homenagem a esse autor que primeiro a descreveu e a caracterizou como entidade clínica. Dentre as características observadas por Cooley, podemos citar: anemia hemolítica grave com aumento no volume do fígado e baço, alterações ósseas, resistência osmótica dos eritrócitos aumentada e leucocitose[4].

Com a caracterização eletroforética da Hb S por Pauling em 1949, alterações hemoglobínicas relacionadas às talassemias começaram a ser investigadas, o que culminou em sua classificação entre as hemoglobinopatias hereditárias. Estudos posteriores foram definindo as talassemias como grupos especiais de alterações hemoglobínicas; a talassemia clássica passou a ser designada talassemia beta. As outras formas foram classificadas segundo a alteração da respectiva cadeia. O conceito de talassemia passou, então, da simples designação dada por Cooley, de uma entidade mórbida, para um termo mais genérico, abrangendo os diversos enfoques clínicos e genéticos[3-5].

A diferenciação das talassemias é complexa, considerando-se o amplo espectro de variações das manifestações clínicas dos diferentes alelos afetados e a associação desses com outras hemoglobinopatias. De modo geral, a classificação inicial, segundo o tipo de cadeia afetada, pode, hoje, ser designada pelos tipos de alterações genéticas que as originaram, sendo caracterizadas molecularmente centenas de subtipos de talassemias. Estima-se em 270 milhões de portadores, dos quais 80 milhões possuem mutações para a betatalassemia[6]. No Brasil, tanto a alfa quanto a betatalassemia tem alta incidência. Isso se deve à intensa miscigenação da população brasileira, resultante, nesse caso, da grande imigração ocorrida no final do século XIX até início do século XX, em que o Brasil recebeu milhões de imigrantes europeus e asiáticos. A frequência das síndromes talassêmicas reflete a diversidade de origens étnicas, com prevalências diferenciadas em cada região do país[3-7]. Muitas vezes, novos pontos de mutação são indicados na literatura e o avanço da tecnologia para análise molecular permite que novas mutações causadoras de talassemias sejam encontradas[8].

Os mecanismos que determinam as talassemias podem ser agrupados em dois tipos: os que se relacionam as mutações nas porções codificadoras e os relacionados às alterações em regiões não codificadoras, mas de importância na expressão gênica. As mutações que condicionam o fenótipo talassêmico são muitas e interferem na produção de globina em nível de transcrição, processamento do RNAm, tradução, ou mesmo após a tradução da cadeia afetada. À medida que novas técnicas de análises foram tornando-se disponíveis, número crescente dessas diferentes alterações pôde ser identificado: deleções gênicas, mutações em regiões promotoras, mutações que afetam o processamento do RNAm, mutações no sítio de poliadenilação, mutações no códon de iniciação, mutações que determinam a terminação prematura (por mutações geradoras de códons que não codificam qualquer aminoácido, ou que alteram a matriz de leitura), mutações no códon de terminalização e mutações geradoras de globinas altamente instáveis[7,8].

A maioria das talassemias pode ser definida laboratorialmente por estudos hematológicos, eletroforese de hemoglobina e quantificação de hemoglobinas A_2 e fetal. A determinação molecular permite a caracterização dos diferentes mutantes e haplótipos herdados. Os tipos de talassemias mais prevalentes em nosso país, com números que variam segundo a origem étnica da população analisada, são as alfa e betatalassemias, que se manifestam por meio das formas heterozigota, homozigota e interativa[3-7].

Betatalassemia

As betatalassemias constituem um grupo de alterações genéticas da síntese de hemoglobina extremamente diverso e que resulta na diminuição das cadeias de globina beta. Clinicamente, há grande variabilidade com relação aos sintomas e às manifestações e essas condições são resultantes de fatores genéticos e adquiridos. A variabilidade clínica e hematológica sugere heterogeneidade genética, que é confirmada pela gama de mutações e alterações gênicas que originam as betatalassemias e cuja classificação é realizada por análise de DNA[3].

O gene β, responsável pela síntese da globina beta, está localizado no braço curto do cromossomo 11 (11p15.4), em uma região de 70 Kb que contêm um grupamento com cinco genes funcionais e um pseudogene: 5' $\varepsilon - \gamma^G - \gamma^A - \pi\beta - \delta - \beta$ 3'.Antes do início do complexo da globina beta localiza-se a LCR, que é essencial para a expressão de todos esses genes. A região transcrita do gene beta está contida em três regiões codificantes chamadas éxons, separadas por duas não codificantes, os íntrons, ou sequências intercalantes (IVS). Sequências importantes para a função gênica são encontradas nas junções exon-íntron e na região não traduzida 3' (3'-UTR) no final das sequências do RNAm[6].

Nas betatalassemias, o excesso de cadeias alfa pode combinar-se com cadeias delta e gama, contribuindo para o aumento das hemoglobinas A_2 e fetal. Esses índices alterados são importantes ferramentas para o diagnóstico das betatalassemias. Deve-se salientar, no entanto, que o mecanismo gerador dessas afecções interfere, muitas das vezes, na síntese de cadeia gama, podendo envolver também o gene da cadeia delta (nas deltabetatalassemias), quando, então, permanecem inalterados ou diminuídos os níveis de Hb F e/ou Hb A_2. A porcentagem de Hb A_2, porém, apresenta-se elevada em cerca de 95% dos casos de betatalassemia[3,5,7].

A quantidade e a intensidade dos achados clínicos e hematológicos dependem do genótipo (homozigoto ou heterozigoto) e do tipo de mutação; de fatores que tendem a restaurar o equilíbrio entre as cadeias de globina (associação à alfa-talassemia, elevação da produção de cadeias gama, capacidade de proteolizar as cadeias alfa em excesso); da ligação das mutações aos diferentes haplótipos; e do estado de saúde geral do indivíduo[3].

Nas betatalassemias, as mutações pontuais são as principais causas de redução ou ausência na síntese da cadeia polipeptídica. Quando a expressão gênica é parcial denominam-se betatalassemias$^+$ e quando a expressão é ausente, são chamadas betatalassemias^0. Mais de 200 mutações, afetando o gene da globina beta, foram descritas, sendo encontradas em populações oriundas da região mediterrânea e do sudeste asiático. No Brasil, a frequência de portadores na população caucasoide é cerca de 1%, sendo os alelos beta^0 39 (C→T), beta$^+$IVS-I-6 (T→C), beta$^+$IVS-I-110 (G→A) e beta^{0}IVS-I-1 (G→A) responsáveis pela quase totalidade dos casos nas regiões sul e sudeste. No nordeste, além destes, também é encontrado o alelo beta$^+$IVS-I-5 (G→C)[9-11].

A betatalassemia manifesta heterogeneidade molecular e expressão fenotípica variável, podendo ser assintomática ou resultar em anemia que pode variar de leve a intensa. As variações quantitativas na síntese da cadeia beta da globina e, consequentemente, na síntese da Hb A e cadeias alfa livres, são responsáveis por parte da variabilidade clínica. A taxa normal de síntese de cadeias alfa resulta no seu acúmulo nos eritrócitos durante a eritropoese[9]. No entanto, elas se tornam insolúveis, instáveis e não formam tetrâmeros entre si. Sua precipitação, dentro das células, danifica a membrana, destruindo prematuramente os eritrócitos e provocando anemia. Tentando equilibrar essa perda, a eritropoese é aumentada na medula, mas grande parte do processo é ineficaz, e os eritrócitos são destruídos ainda na fase de desenvolvimento, sem terem sido liberados para a circulação periférica. Eritrócitos talassêmicos têm taxa de destruição de 10 a 15 vezes maior que a observada em eritrócitos normais[11].

Nos processos hemolíticos, a liberação do grupo heme e do ferro produz metemoglobina e espécies reativas de oxigênio, que alteram o potencial de oxirredução do eritrócito, ocasionando elevação de danos oxidativos[12]. A causa exata da destruição acelerada intramedular de células eritroides e a curta vida dos eritrócitos periféricos não estão totalmente esclarecidas. Apesar disso, há hipóteses de que as cadeias alfa livres possam se acumular nas betatalassemias e exercer efeito prejudicial sobre a membrana do glóbulo, modificando sua permeabilidade e elasticidade[3]. As mitocôndrias de eritroblastos ficam carregadas de ferro e existe a possibilidade de que esse fato afete a atividade do ATP, promovendo destruição intramedular. Hemoglobina oxidada associada às proteínas de membrana compromete a estabilidade do glóbulo, pelo "estresse oxidativo", desempenhando importante papel na hemólise dessas células. Os mecanismos que facilitam a oxidação via formação de radicais livres, são multifatoriais e resultam de cadeias globínicas livres, alto conteúdo intracelular de ferro e baixa concentração de hemoglobina normal nos glóbulos[5-12].

O desequilíbrio da síntese de cadeias, que se verifica nas talassemias, faz com que os eritrócitos apresentem aumento de superfície em relação ao volume da célula e também elevação na rigidez da membrana. Em meio hipertônico, os glóbulos de talassêmicos diferem significativamente daqueles pertencentes a não talassêmicos, sugerindo que a rigidez do glóbulo daqueles é influenciada, não somente pela viscosidade citoplasmática determinada pela concentração de hemoglobina na célula, mas também pela interação entre cadeias livres e membrana. Esse processo, obviamente, é diferente quando se considera o tipo de talassemia, alfa ou beta, pois a diferença fisiopatológica dessas formas de talassemias pode estar relacionada ao tipo de cadeias livres na célula[3,4].

O excesso de cadeias alfa livres na betatalassemia não se acumula totalmente no citoplasma e na membrana da célula talassêmica, sendo removido de alguma forma. Algumas hipóteses para essa remoção são levantadas, tais como: processo rápido de troca entre as cadeias recém-sintetizadas e as já existentes; e por meio de processo mais lento, no qual a troca ocorreria entre as cadeias recém-sintetizadas e as já existentes, com constituintes de um grupo localizado no retículo endoplasmático dos reticulócitos talassêmicos. O retículo ficaria sobrecarregado com o excesso de cadeias alfa retirado do citoplasma, o que causaria alteração progressiva de suas propriedades físico-químicas. Com o tempo, o retículo endoplasmático desapareceria da célula e, com ele, as cadeias alfa livres excedentes. Por fim, outro processo de remoção seria a digestão proteolítica do excesso de cadeias alfa na betatalassemia[12].

O modo de herança das talassemias, assim como de outras alterações genéticas da hemoglobina, é autossômico, e o termo dominante ou recessivo é difícil de ser aplicado, porque alguns heterozigotos apresentam claros distúrbios clínicos, ao passo que outros não. Contudo, a betatalassemia é considerada de herança autossômica recessiva, pois são necessários dois genes anormais da globina beta para produzir o fenótipo clinicamente detectável. A talassemia menor, também denominada traço talassêmico, é caracterizada pela heterozigose das formas $beta^0$ ou $beta^+$, e os indivíduos são geralmente assintomáticos, podendo exibir anemia na infância, na gravidez e no estresse. A talassemia maior, resultante da homozigose $beta^0/beta^0$, ou dupla heterozigose $beta^0/beta^+$, corresponde à anemia grave, com dependência de transfusões sanguíneas regulares. Na talassemia intermediária são encontrados fenótipos clínicos intermediários entre o traço talassêmico e a talassemia maior[3-12].

Base molecular da betatalassemia

A análise dos haplótipos do gene da globina beta e a determinação dos sítios polimórficos são úteis para o estudo da epidemiologia dos genes globínicos anormais, com relações antropológicas, delineando os efeitos epistáticos. Heterozigotos, incluindo os portadores de alelos beta^{+} e beta^{0}, são clinicamente assintomáticos, ao passo que os homozigotos, ou portadores de componentes heterozigotos associados, apresentam sintomas evidentes, acompanhados de quadros hematológicos muito alterados e dependentes de transfusão. Variações de ordem clínica e hematológica são observadas conforme a origem étnica do portador[1-3].

Grande parte das betatalassemias é estabelecida por mutações que afetam pequeno número de pares de bases e interferem em transcrição, processamento, transporte, estabilidade e tradução do RNAm, ocorrendo, também, casos de variantes de cadeias polipeptídicas, dentre as quais podemos citar[7]:

- *Mutações que afetam a transcrição*: concentram-se na substituição de nucleotídios no "TATA box" e nas sequências CACACC distal e proximal, todos na região promotora 5' do gene beta. Estão quase sempre associadas aos fenótipos moderados, com início de transcrição reduzido. Variações étnicas dos fenótipos são observadas e provavelmente são influenciadas pela presença ou ausência de um nucleotídio na região promotora. A amplificação gênica por reação em cadeia de polimerase pode ser útil, não só para o diagnóstico das talassemias, mas também para estudos de expressão gênica em nível transcricional, pois fornece taxas de RNAm específico dez vezes maiores que o normal.
- *Mutantes que alteram o RNAm*: as mutações que afetam a estabilidade do RNAm podem estar tanto em alterações no capuz da extremidade 5', como na região de clivagem do RNAm e no sinal de poliadenilação AATAAA da extremidade 3'. As mutações no capuz, que alteram o primeiro resíduo, afetam a função do RNAm, reduzindo a transcrição e retardando o processo de formação do capuz, o que modifica a estabilidade do RNAm. Do mesmo modo, mutações na extremidade 3' reduzem acentuadamente a clivagem do RNAm, produzindo moléculas mais longas e instáveis. Metodologias para determinação das taxas de RNAm fornecem formas novas e simplificadas de diagnóstico para as síndromes talassêmicas e avaliação da expressão gênica em nível transcricional.
- *Mutações que afetam a tradução*: a betatalassemia pode ser também originada por mutações sem sentido, que formam códons de terminalização na região codificadora, interrompendo a tradução, e por mutações de sentido errôneo, originando códons para aminoácidos alternativos, por exemplo, as Hb beta-Indianápolis e beta-Showa-Yakishyi, com alterações nos aminoácidos 112 e 110, respectivamente. Essas cadeias são degradadas

logo após sua síntese em razão de sua grande instabilidade, acarretando estado muito similar ao produzido por redução de cadeias beta.

- *Deleções produzindo betatalassemia*: grande número de deleções afetando o gene beta da globina é observado; muitas envolvem os genes delta e beta simultaneamente, como em alguns casos de PHHF e deltabetatalassemia. Outras possuem particular interesse porque deixam o gene beta intacto e sua expressão torna-se silenciosa, sendo raros, no entanto.

Betatalassemia heterozigota

O estado heterozigoto da betatalassemia caracteriza-se geneticamente pela herança de um único componente alterado. Nas formas beta^0 e beta$^+$, a redução da taxa de síntese da globina beta é menor, mas suficiente para causar discreto grau de anemia microcítica e hipocrômica, com aumento de resistência osmótica dos eritrócitos. São indistinguíveis por exames laboratoriais de rotina. Entretanto, com a utilização de técnicas de síntese de cadeias ou de biologia molecular, podem-se diferenciar esses heterozigotos. Muitas vezes, a afecção é mal diagnosticada e os portadores são tratados inadequadamente, como se apresentassem anemia por deficiência de ferro[3]. Laboratorialmente, as formas de talassemia beta^0 ou beta$^+$ caracterizam-se pelo aumento de Hb A_2, cuja concentração varia de 3,5 a 7,5%; alterações morfológicas dos eritrócitos, identificados especialmente por microcitose e hipocromia; resistência osmótica elevada; diminuição da HCM e do VCM. A Hb F pode estar normal ou discretamente aumentada[2]. As manifestações clínicas, quando presentes, variam entre os diferentes grupos étnicos, e, entre elas, podemos citar: astenia, cansaço e baço palpável. A artrite também pode ser constatada na betatalassemia heterozigota. Os níveis de ácido fólico e vitamina B12 plasmática mostram-se dentro dos limites normais em betatalassêmicos heterozigotos. As enzimas de detoxificação, por sua vez, podem exibir-se alteradas e a peroxidação lipídica é evidente[2-5].

Talassemia intermédia

As formas clínicas denominadas por talassemia intermédia são aquelas resultantes de diferentes interações genéticas, cujos portadores apresentam quadro clínico mais ameno que o da betatalassemia maior e não são dependentes de transfusão sanguínea. A betatalassemia intermédia pode decorrer da interação das alfa e betatalassemias, com redução concomitante de ambas as cadeias globínicas, o que diminui o número de cadeias desemparelhadas e propicia redução na taxa de destruição dos eritrócitos, em comparação às formas graves de talassemias. A betatalassemia intermédia pode decorrer, também, de interações da betatalassemia com alguns tipos de hemoglobinas variantes, em particular com a Hb E[2,3].

Betatalassemia homozigota

A betatalassemia homozigota, geralmente denominada betatalassemia maior, é o resultado do estado homozigoto, tanto do tipo $beta^+$ quanto do tipo $beta^0$ ou, em casos mais raros, de um componente heterozigoto de $beta^+/beta^0$-talassemia. Ausência ou deficiência acentuada na produção de cadeias beta ocasiona anemia grave, em consequência da hemólise intramedular, especialmente no baço. As crianças afetadas pela betatalassemia homozigota padecem de anemia no primeiro ano de vida, a partir do período em que a produção de cadeias beta se estabiliza, por volta do oitavo mês, e o resultado do desequilíbrio de síntese se manifesta por efeitos fisiopatológicos[2,3].

Nas décadas passadas, muitos dos doentes morriam na infância ou na adolescência; atualmente, com a atenção médica e a terapêutica adequadas, atingem a idade adulta, com boa qualidade de vida. As principais causas de óbito são infecções ou insuficiências cardíacas, em razão da deposição de ferro no miocárdio e em vasos sanguíneos. O acúmulo de ferro é decorrente da destruição extensa e prematura dos eritrócitos, tanto daqueles que são continuamente produzidos para suprir a anemia hemolítica, quanto dos recebidos em transfusões sanguíneas frequentes e necessárias, bem como da absorção gastrintestinal aumentada do ferro recebido pela dieta alimentar. O uso de quelantes de ferro é essencial para a melhoria da qualidade de vida das pessoas que vivem com talassemias e para sua sobrevida[7-12].

O padrão de hemoglobinas nos pacientes com betatalassemia homozigota é variável, caracterizando-se pelo aumento de Hb F, com concentrações que variam de 60 a 90%. A Hb A_2 pode estar normal ou elevada e a Hb A aparece somente nos casos de deficiência parcial da síntese de cadeias beta. As crianças que não recebem tratamento adequado desenvolvem o quadro clínico típico da betatalassemia maior, que inclui, além da anemia grave, deformidades ósseas em consequência de hiperplasia medular, hepatoesplenomegalia, pigmentação marrom da pele, distúrbios cardíacos e endócrinos, atraso no crescimento e na maturação sexual, infecções recorrentes e deficiência de ácido fólico. Por isso, para garantir a sobrevida dos pacientes, é necessário tratamento contínuo, que consiste em transfusões sanguíneas regulares, responsáveis por manter nível de hemoglobina adequado e diminuir a atividade da medula óssea, e no uso de quelantes do ferro, para ajudar a eliminar o excesso desse metal no organismo[7-12]. A Figura 7.1 exemplifica a representação esquemática dos fenótipos de betatalassemia e herança de genes afetados e cadeias produzidas[7].

As duas principais hemoglobinas presentes na betatalassemia são Hb A_2 e Hb F, que são importantes para o direcionamento diagnóstico e, por esse motivo, detalhadas a seguir.

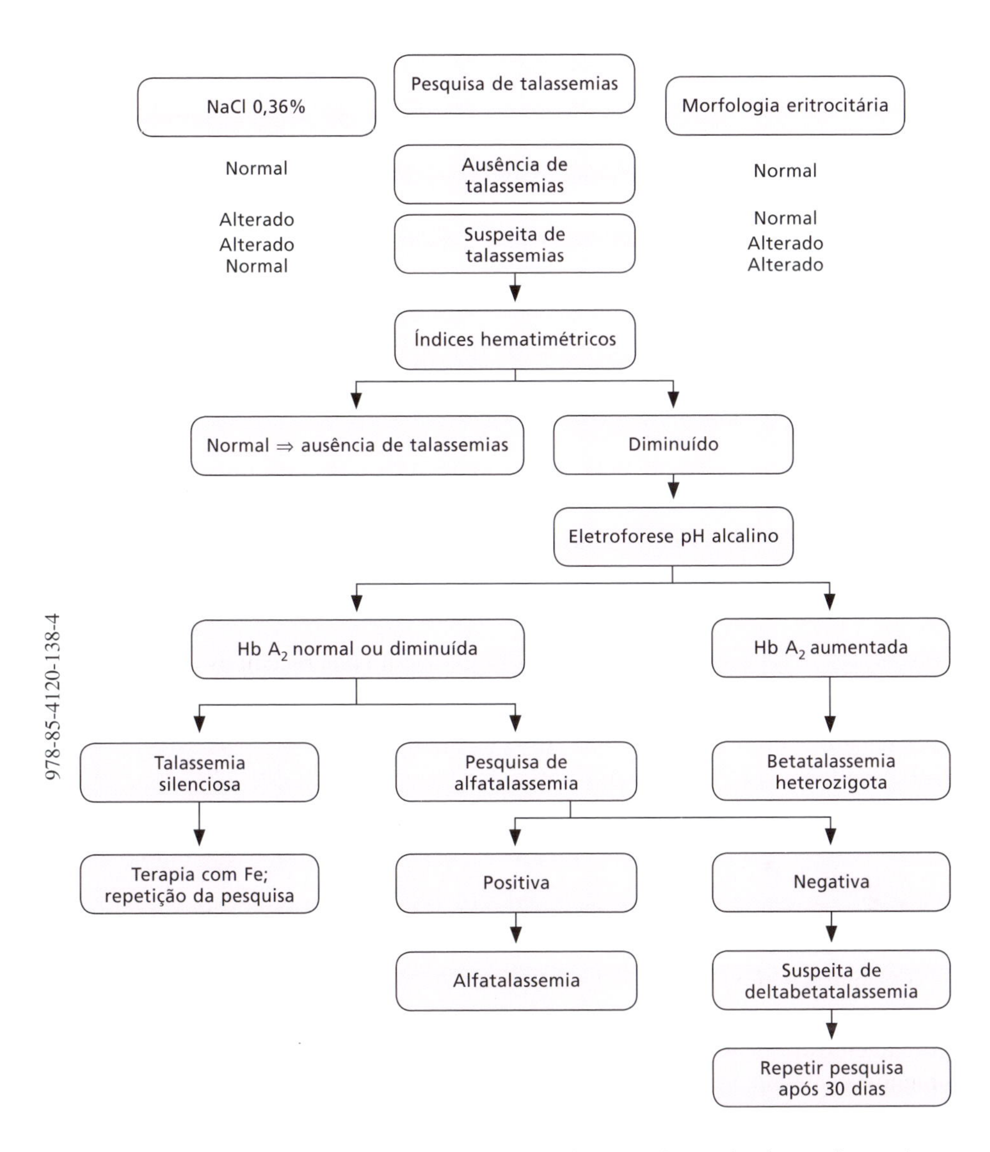

Figura 7.1 – Representação esquemática da fisiopatologia das betatalassemias.

978-85-4120-138-4

Hemoglobina A_2 (alfa2/delta2)

A Hb A_2 é formada por duas cadeias alfa e duas cadeias delta e aparece em indivíduos normais com taxas variáveis entre 2,5 e 3,5% do total de hemoglobinas. O estudo da Hb A_2 fornece dados sobre a evolução e a filogenia dos genes globínicos, favorecendo o entendimento da expressão gênica e síntese de globina, além de ser de substancial relevância clínica[7].

Os genes de globina delta encontram-se no braço curto do cromossomo 11, no complexo dos genes tipo beta. Redução ou ausência de produção do gene delta origina a deltatalassemia, cuja relevância clínica reside no fato de que, quando aparece em associação à betatalassemia, o fenótipo resultante é caracterizado por níveis de Hb A_2 dentro dos valores normais, dificultando o diagnóstico dos portadores de talassemia[2].

As propriedades funcionais da Hb A_2 são semelhantes à da Hb A, com relação à afinidade ao oxigênio, efeito Bohr e cooperatividade, e resposta ao 2,3-DBG. A estabilidade térmica é maior que a da Hb A; a Hb A_2 inibe a polimerização da Hb S. A cadeia delta da Hb A_2 possui duas cargas positivas adicionais quando comparada à cadeia beta da Hb A, fato que facilita sua separação por métodos eletroforéticos e cromatográficos.

A porcentagem da Hb A_2 pode ser afetada por fatores genéticos e ambientais, por exemplo, deficiência de ferro e doenças hematológicas, e por várias doenças adquiridas, como malária, hipertireoidismo e doença de Chagas. Aumentos nos níveis de Hb A_2 são característicos de betatalassemias heterozigota e, em alguns casos, de deltatalassemia. A diminuição dos níveis de Hb A_2 geralmente está associada à deficiência de ferro e à redução das taxas de síntese do gene delta; os fatores que influenciam essa redução podem estar atuando em vários pontos, por exemplo, na iniciação da cadeia. Para as alterações genéticas com diminuição de Hb A_2, a alfatalassemia é a mais característica, sendo seguida das deltatalassemias e algumas variantes dessa cadeia. Em doenças linfo e mieloproliferativas, os efeitos da redução de síntese podem ocasionar um fenótipo semelhante ao da doença de Hb H. Essas "alfatalassemias adquiridas" formam um elo entre a Hb A_2 diminuída e as anormalidades genéticas. A linhagem eritroide está envolvida, assim como sua regulação e expressão gênica[2,3,7].

Anomalias genéticas, que afetam somente o gene delta, não têm grande significado clínico para seu portador, mas contribuem para o entendimento do grupamento de genes beta. Os níveis de Hb A_2 são úteis para informações diagnósticas e elucidação de mecanismos de regulação; variáveis analíticas e pré-analíticas devem ser consideradas.

Hemoglobina fetal (alfa2/gama2)

A Hb F é formada por duas cadeias alfa e duas cadeias gama ($\alpha_2\gamma_2$), diferindo da Hb A, constituída por cadeia beta e alfa, em 39 resíduos de aminoácidos. Na extremidade N-terminal da cadeia gama existe um resíduo glicina, o que não acontece na cadeia beta. Além das diferenças nos resíduos N-terminais, também são encontradas diferenças na estrutura primária entre as cadeias gama e beta, entre elas a isoleucina na cadeia gama e não na cadeia beta e aumento na resistência alcalina das cadeias gama, diferindo-a das outras hemoglobinas[2].

É nessa propriedade que se fundamenta o método de quantificação da Hb F. Esta se liga ao oxigênio quando purificada, apresenta afinidade ao oxigênio discretamente menor do que a Hb A e acentua o efeito Bohr alcalino. Entretanto, os eritrócitos fetais apresentam afinidade muito alta ao oxigênio. Esse fato deve-se à baixa afinidade da Hb F ao 2,3-bifosfoglicerato (2,3-BPG), o que eleva a afinidade ao oxigênio em condições fisiológicas[3-7]. A baixa afinidade da Hb fetal ao 2,3-BPG é causada pela presença de uma serina, na posição 143 da cadeia gama, local de ligação do 2,3-BPG. Na Hb A, essa posição é ocupada por uma histidina, carregada positivamente, aumentando a afinidade dessa hemoglobina ao 2,3-BPG[1].

No sangue total de um indivíduo adulto, 10 a 15% da Hb F encontrada estão na forma acetilada (Hb F_1), em que o resíduo aminoterminal é acetilado por uma reação enzimática, em um processo pós-sintético[7-12].

Causas de aumentos da hemoglobina fetal

PERSISTÊNCIA HEREDITÁRIA DE HEMOGLOBINA FETAL

A denominação PHHF identifica um grupo de alterações, com ampla heterogeneidade genética, caracterizado pela contínua produção de Hb F na vida adulta, sem distúrbio eritropoético e com relação equilibrada entre a síntese de cadeias alfa e beta[2]. As PHHF são classificadas pela análise dos parâmetros hematológicos e da alteração molecular existente. Os dados hematológicos significantes são os níveis relativos das cadeias gamaglicina, gama-alanina, beta e delta, a porcentagem de Hb F e seu padrão de distribuição nos eritrócitos[13].

As alterações moleculares das PHHF são classificadas em dois grupos: por deleções gênicas e por mutações de ponto. As deleções envolvem grande parte dos genes do *cluster* beta; a maioria das mutações de ponto é encontrada na região promotora dos genes γ[2,3].

A frequência da PHHF em populações humanas ainda não está bem caracterizada, o que se deve ao fato de seus portadores comumente serem assintomáticos. São descritos na literatura, sob a forma de casos familiais isolados, estudos populacionais em várias regiões, principalmente entre negroides, mediterrâneos e asiáticos, e por associação a outras hemoglobinopatias[13].

Persistência hereditária de hemoglobina fetal delecionais

São caracterizadas por grandes deleções, envolvendo os genes do *cluster* beta, sem alterações nos genes codificadores das cadeias gamaglicina e alanina. Os heterozigotos possuem níveis de Hb F entre 20 e 30%, com distribuição uniforme nos eritrócitos e valores ligeiramente diminuídos ou normais. Várias hipóteses têm surgido para explicar as deleções que resultam em persistência da

Tabela 7.1 – Tipos de persistência hereditária de hemoglobina fetal (PHHF) delecionais, defeito molecular e grupo étnico de origem. Modificado de Zamaro[13]

Deleção	Tipo	Grupo étnico
Aproximadamente 105 Kb (3.75Kb antes de delta, 95 Kb depois de beta)	PHHF-1	Negros americanos
Aproximadamente 105 Kb (5 – 6 Kb antes da localização da PHHF-1)	PHHF-2	Negros de Gana
Início semelhante ao da PHHF-2 e término 30 Kb depois	PHHF-3	Indianos
Início semelhante ao da PHHF-1 e término próximo ao da PHHF-3	PHHF-4	Italianos
3.2 Kb antes de delta até 0.75 Kb depois beta	PHHF-5	Italianos
Defeito não descrito	PHHF-6	Vietnamitas
Defeito não descrito	PHHF-7	Quenianos

gamaglobina, entre elas análises moleculares por mapeamento com endonucleases de restrição, que têm identificado algumas deleções variantes de PHHF, nas quais os genes δ e β estão deletados, enquanto os γ^G e γ^A permanecem intactos[8].

Foram descritos sete tipos de PHHF delecionais, ilustrados na Tabela 7.1. Duas hipóteses foram formuladas para explicar as PHHF delecionais e a primeira delas refere-se à presença de um elemento silenciador localizado entre os genes γ^A e δ e que exerceria controle transcricional sobre os genes γ. Esse elemento seria perdido nas deleções gênicas, aumentando a síntese dos genes γ e, consequentemente, da Hb F. A segunda hipótese é a de que elementos regulatórios localizados próximos ao gene γ, pela ocorrência de eventos recombinatórios subsequentes à deleção, exerceriam controle diferencial no mecanismo de expressão desses genes[13].

Persistência hereditária de hemoglobina fetal por mutações de ponto

Algumas formas de PHHF são caracterizadas pela substituição de um único nucleotídio em locais específicos da região promotora dos genes γ. A Tabela 7.2 mostra alguns exemplos de PHHF por mutação pontual[13]. Essas formas de PHHF também são classificadas de acordo com o padrão de distribuição da Hb F nos eritrócitos, que pode ser pancelular ou heterocelular. Nos heterozigotos, os níveis de Hb F variam entre 15 e 25%, com índices hematimétricos normais. Mutações de ponto no gene promotor, como uma troca entre T$\rightarrow$C na posição 175 do gene gamaglobina, mantém altos níveis de produção de hemoglobina fetal *in vitro*. Outro mecanismo que pode ocasionar a PHHF é uma transversão C→A (-114) no CCAAT-*box* distal do gene promotor da γ^Gglobina, associado à γ^G-betatalassemia e PHHF[8]. Um único ponto de mutação na região promotora de cada um dos genes γ^G e γ^A pode ser responsável pela expressão aumentada do gene correspondente durante o período adulto. Uma delas é uma substituição C→T para a posição -196 no gene γ^A, ligado a um gene β.

Tabela 7.2 – Tipos de persistência hereditária de hemoglobina fetal (PHHF) originadas por mutações pontuais, valores de Hb fetal (Hb F) e grupo étnico. Modificado de Zamaro[13]

Mutação		Hb F (%)	Grupo étnico
-202	C- G	15 – 25	Negros
-202	C- T	1,6 – 1,9	Negros
-198	T- C	3,5 – 10	Britânicos e australianos
-196	C- G	12 – 16	Sardenhos
-196	C- T	14 – 21	Chineses
-195	C- G	4,5 – 7	Brasileiros
-175	T- C	17 – 30	Sardenhos e negros
-175	T- C	36 – 41	Negros
-158	C- T	2,4 – 3,8	Negros (Atlanta)
-117	G- A	10 – 20	Gregos, italianos e negros
-114	C- G	–	–
-114	C- T	11 – 14	Japoneses
-110	A- C	–	–
Região promotora genes γ		3 – 8	Negros (Seattle)
Desconhecida		20 – 25	Chineses
Desconhecida		1 – 4	Suiça
Desconhecida		2,6 – 6	Negros (Georgia)
Códon 75	ATA- ACA	–	Chineses, indianos, europeus
Códon 80	GAT- AAT	50	Chineses, indianos, europeus e negros
-158	C- T	0,5 – 3,9	Europeus, asiáticos e africanos
-161	A- G	0,3 – 4,2	Europeus, asiáticos e africanos

As mutações já identificadas permitiram caracterizar a importância funcional de diferentes locais na região promotora, que interagem com os fatores de ação *trans* para o controle da transcrição. Dentre os fatores *trans* destacam-se: os Sp1, ativador transcricional que possui afinidade com as regiões -200 (GGGGC), -140 (CACCC) e -50 (GC); o fator CP1, que interage com o CCAAT-*box*; o CDP, proteína de deslocamento da interação com a região CCAAT-*box*; o octâmero-1, responsável pela interação com a região ATGCAAAT e os fatores GATA-1 e o NF-E3[8-13].

Deltabetatalassemia

Apresenta redução na síntese ou ausência das cadeias delta e beta, com aumento de Hb F, e valores normais ou reduzidos de Hb A_2, com hipocromia e microcitose. Caracterizada pela expressão persistente dos genes γ durante a vida adulta, em associação à expressão diminuída ou a ausência da expressão dos genes δ e β no mesmo cromossomo. A mudança no fenótipo de deltabetatalassemia para PHHF é acompanhada pela perda de pequena região do DNA próximo ao final 5' do gene δ, sugerindo que essa região contenha sequência responsável pela supressão da síntese de gamaglobina na eritropoese adulta. Sua deleção pode explicar a síntese permanente de gamaglobina na PHHF. A classificação das deltabetatalassemias é feita de acordo com as cadeias gama encontradas. Assim, a deltabetatalassemia, observada em sicilianos, é denominada $\gamma^G\gamma^A(\delta\beta)^0$-talassemia e a descrita em indianos e chineses, $\gamma^A(\gamma^G\delta\beta)^0$-talassemia[2-8].

As deltabetatalassemias, encontradas nas populações do mediterrâneo, apresentam os níveis de Hb F variando entre 5 e 15%, tanto no heterozigoto como no homozigoto, e manifestam alteração discreta no quadro clínico, com valores de hemoglobina próximos de 10 g/ℓ. As deltabetatalassemias, descritas nas populações indianas e chinesas, possuem cerca de 5 a 15% de Hb F para os heterozigotos com predominância das cadeias gamaglicina. Os homozigotos produzem exclusivamente Hb F e apresentam quadro clínico semelhante ao das deltabetatalassemias mediterrâneas[8].

Alfatalassemia

A função principal dos eritrócitos é o transporte de oxigênio desde os pulmões aos tecidos periféricos. Essa função depende da hemoglobina, a qual constitui mais de 90% da proteína solúvel nos eritrócitos. A molécula de Hb é formada por duas cadeias de tipos alfa (α ou ζ) e duas cadeias de tipo beta (ε, γ, δ ou β), cada uma contendo um grupo prostético heme que pode se ligar de forma reversível ao oxigênio. Portanto, a função do eritrócito depende da síntese balanceada das cadeias globínicas α e β e de seu arranjo em um tetrâmero de hemoglobina funcional. O desequilíbrio na síntese dessas cadeias globínicas origina as alfatalassemias ou betatalassemias, dependendo da diminuição na síntese de cadeias globínicas alfa ou beta, respectivamente[1-3].

O agrupamento dos genes globínicos do tipo alfa ou *cluster alfa*, com aproximadamente 29 Kb, localiza-se na porção distal (13 p13.3) do braço curto do cromossomo 16. Este inclui um gene de expressão embrionária (ζ), três pseudogenes ($\psi\zeta$, $\psi\alpha 1$, $\psi\alpha 2$), dois genes idênticos de expressão fetal e adulta (α_2 e α_1), e um gene (θ_1) de função desconhecida; arranjados na sequência 5' ζ_2-$\psi\zeta_1$-$\psi\alpha_2$-$\psi\alpha_1$-α_2-α_1-θ_1 3'[1]. Vários segmentos de DNA repetidos em *tandem* (minissatélites) encontram-se distribuídos dentro e adjacentes ao *cluster* alfa. Estes foram inicialmente identificados como regiões hipervariáveis (HVR, *hypervariable regions*), localizadas no extremo 3' do *cluster* (alfaglobina 3'HVR); entre o gene ζ_2 e pseudogene $\psi\zeta_1$ (interzeta-HVR); dentro dos íntrons (IVS1 e IVS2) dos genes de tipo ζ e a 70 Kb acima do gene ζ (5'HVR). Aproximadamente a 40 Kb acima do *cluster* alfa existe uma região conhecida como HS-40, contendo vários sítios hipersensíveis à ação da enzima DNAse (HS = *hight sensibility*) e de ligação aos fatores de transcrição. Deleções naturais nessa região silenciam a expressão dos genes alfa, demonstrando que sua integridade é essencial para a expressão regulada dos genes do *cluster*. Os indivíduos portadores destas mutações apresentam um fenótipo alfatalassêmico[2,3].

Os genes tipo alfa possuem a mesma estrutura, comum a todos os genes globínicos, de três éxons separados por dois íntrons. Nos genes alfa, o éxon 1 codifica os primeiros 31 aminoácidos, enquanto o éxon 2 codifica os seguintes 67 aminoácidos e o éxon 3, os 42 aminoácidos finais da cadeia polipeptídica de 141 aminoácidos. Os genes de tipo α evoluíram por meio de duplicações e divergência de sequência e, apesar de os genes α e ζ mostrarem homologia de apenas 58%, os genes α_2 e α_1 são altamente homólogos. As divergências entre os genes α limitam-se as regiões não codificantes (IVS I e região 3' não codificante), como consequência produzem cadeias polipeptídicas idênticas. Um mecanismo de "evolução concertada", por meio do qual os genes alfa seriam trocados de um cromossomo para outro por um processo de conversão gênica ou recombinação homóloga desigual, tem sido proposto como o responsável pela manutenção da homologia entre os genes α[8].

Apesar de os genes α produzirem polipeptídios idênticos, estudos com os transcritos, demonstraram que o gene α_2 codifica de duas a três vezes mais proteína que o gene α_1. Consequentemente, mutações no gene α_2 estão associadas aos fenótipos mais graves de alfatalassemia. Durante a ontogenia das hemoglobinas, os genes do tipo α são expressos na mesma sequência em que estão localizados ao longo do *cluster*[3-8].

BASE MOLECULAR DAS ALFATALASSEMIAS

As lesões moleculares, responsáveis pelas alfatalassemias, podem ser caracterizadas como defeitos alfa$^+$ ou alfa^0, se afetam parcial ou completamente a produção de cadeias alfa, respectivamente. Mais de 95% dos fenótipos de alfatalassemia são resultado de grandes deleções (3 a 100 Kb), as quais removem de um a quatro genes alfa. Porém, ao menos 48 mutações não delecionais, a maioria localizada no gene α_2, têm sido relatadas causando α^+-talassemia. Entre as deleções podemos distinguir três grupos, aquelas que eliminam um único gene alfa (alfatalassemia-2 ou α^+-talassemia), aquelas que eliminam os dois genes alfa ou até o cluster por completo (alfatalassemia-1 ou α^0-talassemia) e as deleções afetando o HS-40. As deleções alfatalassemia-2 (α^+) são as mais comuns das alfatalassemias, com duas formas predominantes (-alfa$^{3.7}$ e -alfa$^{4.2}$) distribuídas ao redor do mundo[2].

Os genes α_2 e α_1 estão localizados dentro de dois segmentos duplicados altamente homólogos, de 4 Kb de longitude, cuja identidade de sequência foi mantida ao longo da evolução por eventos de conversão gênica e recombinação homóloga desigual. Esses segmentos foram subdivididos em três subsegmentos homólogos separados por regiões não homólogas. Estando as regiões duplicadas separadas por 3.7 Kb e por 4.2 Kb. A deleção de 3.7 Kb, conhecida como deleção direita (*rigthward deletion*), é causada pelo pareamento errôneo e recombinação homóloga desigual entre regiões homólogas não correspondentes. Como resultado deste evento, gera-se um cromossomo com um gene alfa a menos (-α), responsável pela talassemia, e outro com três genes alfa ($\alpha\alpha\alpha^{anti3.7}$). Existem três tipos de rearranjos -$\alpha^{3.7}$ (-$\alpha^{3.7I}$, -$\alpha^{3.7II}$ e -$\alpha^{3.7III}$), dependendo do ponto exato do segmento em que ocorre a recombinação. Essa deleção é comum em todas as áreas talassêmicas do mundo, sendo mais prevalente entre indivíduos africanos, mediterrâneos e asiáticos[1-3]. O alinhamento errôneo e a recombinação homóloga desigual entre outras regiões homólogas, separadas por 4.2 Kb, dá origem ao alelo -$\alpha^{4.2}$. Essa deleção, também conhecida como deleção esquerda (*leftward deletion*), origina um cromossomo portando a deleção de um gene alfa (-$\alpha^{4.2}$) e outro com três genes alfa ($\alpha\alpha\alpha^{anti4.2}$). A deleção -$\alpha^{4.2}$ é encontrada principalmente no sudoeste da Ásia, mas também foi relatada em outras populações como nas ilhas do pacífico, em negros, mediterrâneos, dentre outros[8]. Além das deleções -$\alpha^{3.7}$ e -$\alpha^{4.2}$, uma variedade mais extensa, porém menos frequente de deleções, ocorre dentro do *cluster* alfa, afetando adversamente a expressão dos genes. Algumas deleções provocam a perda de ambos dos genes α deixando o gene ζ intacto (p. ex., –$^{5.2}$. –^{SEA}, -$(\alpha)^{20.5}$, –^{MED}), enquanto outras deleções maiores eliminam o *cluster* alfa por inteiro (p. ex., --^{FIL}, --^{THAI}, --^{HW}). Os mecanismos responsáveis pelas grandes deleções não estão claramente definidos. Análises realizadas nos pontos de ruptura sugerem que algumas dessas deleções podem ser produzidas por recombinação entre regiões curtas de sequências homólogas dentro e ao redor do *cluster*. Análises de sequências mostraram que membros da família de repetições *Alu* estão dentro ou próximos aos pontos de quebra[8-13].

Além das deleções que afetam diretamente os genes do tipo alfa, foram descritas quatro deleções que removem a região reguladora HS-40, deixando os genes estruturalmente intactos. Os portadores dessas deleções possuem um fenótipo similar ao dos portadores de α^0-talassemia, sugerindo que ambos os genes alfa, no mesmo cromossomo, estão sub-regulados ou completamente inativos, confirmando a importância crítica dessa região na expressão dos genes do tipo alfa *in vivo*[3].

As formas não delecionais de alfatalassemias envolvem mutações de ponto e pequenas deleções ou inserções, e são indicadas genericamente como α^T. Mais de 30 dessas mutações são citadas na base de dados de mutações no gene de globina humano (http://globin.cse.psu.edu). As mutações afetam principalmente o gene alfa 2. Essa distribuição diferencial pode ser explicada pelo fato de que mutações nesse gene são fenotipicamente mais graves que mutações no gene alfa 1, permitindo seu rápido reconhecimento e estudo[8]. A maioria das mutações não delecionais afeta etapas críticas da expressão gênica, como processamento e tradução do RNAm, resultando, em alguns casos, como na Hb Constant Spring (transição T>C no códon 142 TAA>CAA do gene α2) e Hb Pakse (transversão A>T no códon 142 TAA>TAT do gene α2), em produções de cadeias alfa anormalmente alongadas. A mutação Constant Spring é a forma não delecional mais frequente, com prevalência no sudeste da Ásia. Outras mutações produzem hemoglobinas ou cadeias alfa altamente instáveis, tais como Hb Arginio, Hb Suan-Dok, Hb Quong Sze e Hb Pak Num Po, e acarretam fenótipo alfatalassêmico[2-8].

FISIOPATOLOGIA DAS ALFATALASSEMIAS

A síntese balanceada de cadeias do tipo alfa e beta é essencial para a formação dos diferentes tipos de hemoglobinas em cada período do desenvolvimento. Com a diminuição da síntese de globinas alfa, as cadeias de tipo beta, que deveriam parear com estas para formar o tetrâmero de hemoglobina, ficam em excesso. Nesse estado, as cadeias do tipo beta pareiam-se formando homotetrâmeros. Durante o desenvolvimento fetal, as cadeias de gamaglobina formam tetrâmeros γ_4 (Hb de Bart), enquanto, nos adultos, as cadeias β excedentes formam tetrâmeros β_4 (Hb H). Essas hemoglobinas possuem elevada afinidade pelo oxigênio, carecem de interação heme-heme e de efeito Bohr, sendo incapazes de liberar, eficientemente, oxigênio nos tecidos, provocando hipoxia[3-7]. Além da elevada afinidade pelo oxigênio, essas hemoglobinas são relativamente instáveis, podendo precipitar na membrana celular eritrocitária. A presença de subunidades hemoglobínicas dispara reação oxidativa em cadeia que gera espécies reativas de oxigênio, assim como radicais superóxido e hidroxila. Os radicais livres provocam danos nos componentes da membrana celular, principalmente em proteínas do citoesqueleto, essenciais para a sustentação da membrana, e nos fosfolipídios[7-14]. A proteína *banda 3* é a principal afetada. Lesões nesta proteína, que funciona como bomba aniônica e sítio de ancoragem para proteínas do esqueleto celular, afetam a estrutura do citoesqueleto tornando os eritrócitos mais rígidos que os normais, o que dificulta sua passagem através da microvasculatura. Em algumas situações, as lesões também podem afetar a função de bomba aniônica desta proteína, acarretando hiper-hidratação e consequente aumento do volume eritrocitário[1].

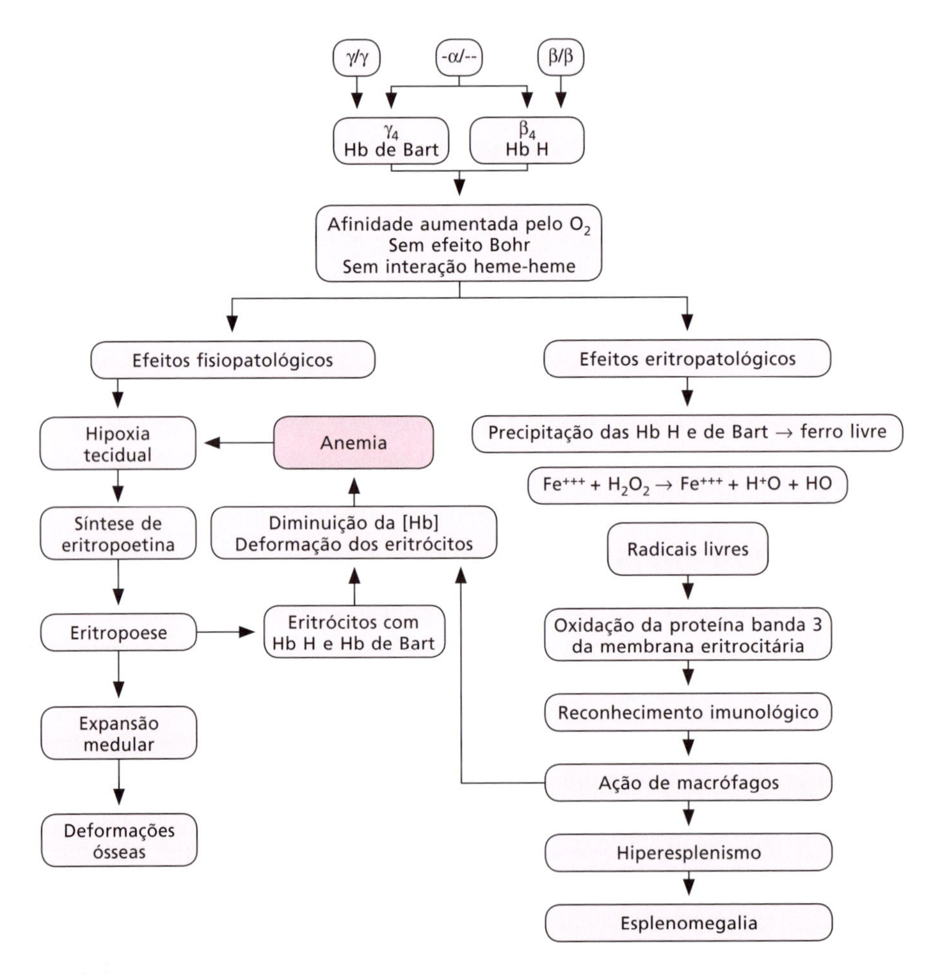

Figura 7.2 – Esquema representativo dos efeitos fisiopatológicos e eritropatológicos causados pela diminuição na síntese de cadeias de globina alfa na doença de Hb H.

O estresse oxidativo, produzido pelos radicais livres na membrana celular, pode afetar a distribuição dos fosfolipídios na membrana. A perda da assimetria normal da membrana citoplasmática, em particular a exposição de fosfatidilserina na superfície externa das células talassêmicas, provavelmente media a apoptose eritroblástica intramedular e a fagocitose dos eritrócitos anormais ou envelhecidos pelos macrófagos do SRE, provocando a destruição precoce dos eritrócitos e de hiperesplenismo[15].

A diminuição da concentração de hemoglobina, produzida pela síntese deficiente de globina alfa, a incapacidade de liberar oxigênio nos tecidos das hemoglobinas H e de Bart, e a destruição prematura dos eritrócitos (hemólise) provocada pela formação dos tetrâmeros instáveis (Hb H e de Bart) provocam anemia[3]. A hipoxia tecidual ocasionada pela anemia induz a síntese de eritropoetina, com o objetivo de estimular a produção de novos eritrócitos e sanar a anemia. Porém, como a alfatalassemia é um distúrbio genético, os novos eritrócitos produzidos carregam os mesmos problemas que os anteriores. A medula óssea, sob o estímulo constante da eritropoetina, pode nos casos mais graves de alfatalassemia, acarretar expansão medular e deformidades ósseas. Na Figura 7.2 representa-se a fisiopatologia das alfatalassemias, tomando como exemplo a doença de Hb H[15].

Classificação das alfatalassemias

É possível dividir as alfatalassemias em quatro categorias fenotípicas: portador silencioso (três genes alfa funcionais); traços de alfatalassemia (dois genes alfa funcionais); doença de Hb H (um gene alfa funcional) e hidropisia fetal por Hb de Bart (nenhum gene alfa funcional). No entanto, pode existir superposição entre esses grupos, em razão da gama de expressão clínica de cada grupo, decorrente da variabilidade genética. A expressão clínica pode variar de mudanças sutis, apenas distinguíveis do normal, a formas graves e incompatíveis com a vida como, no caso da síndrome de hidropisia fetal por Hb de Bart[3-15].

A expressão fenotípica das alfatalassemias está diretamente relacionada ao grau de redução da síntese de globina alfa; três grandes fatores estão envolvidos na determinação do fenótipo: 1) número de genes afetados; 2) grau de diminuição na expressão (parcial o total); e 3) quanto o gene afetado contribui para a síntese de globina alfa. Como a expressão do gene α_2 é maior que a do gene $alfa_1$, alterações neste gene produzirão efeito fenotípico mais grave. De forma geral, a perda de um único gene pode resultar em diminuição leve, moderada ou grave, da síntese de globina alfa, dependendo de como ocorre essa perda (deleção ou não deleção) e que *loci* está envolvido ($alfa_1$ ou $alfa_2$)[2,3]. Na Tabela 7.3 encontram-se resumidas as alterações laboratoriais da cada categoria fenotípica em comparação ao normal[14].

Tabela 7.3 – Alterações laboratoriais observadas nos diferentes fenótipos de alfatalassemias comparadas ao fenótipo normal (HbAA)

Fenótipo	HbAA	Portador silencioso	Traço talassêmico	Doença de Hb H	Hidropisia fetal
Genes alfa funcionais	4 (αα/αα)	3 (-α/αα)	2 (--/αα)	1 (--/α)	0 (--/--)
Hb de Bart ao nascimento (%)	0	0 – 2	2 – 10	10 – 40	80 – 100
Hb H (%)	0	Traços	2 – 5	5 – 20	0 – 20
Inclusões de Hb H nos eritrócitos	0	1 – 3/5.000	1 – 10/5.000	20 – 100/5.000	1.000/5.000
VCM (fℓ)	76 – 95	74 – 85	72 – 80	60 – 72	80 – 100
HCM (pg)	27 – 33	25 – 30	23 – 28	18 – 23	< 18
Hb (g/dℓ)	12 – 16	11 – 15	10 – 13	8 – 10	< 7
Microcitose	0	0/+	+	++/+++	+++
Hipocromia	0	0/+	+	++/+++	+++
Poiquilocitose	0	0	0/+	++/+++	+++
Eritroblastos	0	0	0	0/+	++/+++

0 = ausente; + = presente; ++ = moderado; +++ = acentuado.

Portador silencioso

É originado pela perda de um único gene alfa (-α/$\alpha\alpha$), sendo a deleção -$\alpha^{3.7}$ a principal responsável por esta condição. O portador silencioso é assintomático e, apesar dos parâmetros hematológicos, tais como concentração de hemoglobina, índices eritrocitários e número de eritrócitos estarem dentro dos limites de normalidade, é possível observar discreta microcitose e hipocromia. Na eletroforese de hemoglobinas, podem ser notados traços de Hb H nos indivíduos adultos e de Hb de Bart nos recém-nascidos. A pesquisa intraeritrocitária dos corpúsculos de inclusão de Hb H, após incubação com azul de cresil brilhante, pode revelar, em média, uma a três células positivas para cada cinco mil células avaliadas[3-14]. Porém, nem sempre é possível detectar um número de células tão baixo.

Traço de alfatalassemia

Esta condição resulta da heterozigose para um determinante de alfatalassemia^0 (--/$\alpha\alpha$) ou, como homozigoto (-α/-α) ou duplo heterozigoto (-α/α-) para determinantes de alfatalassemia$^+$, originados por deleção ou não. O homozigoto para a deleção de 3.7 Kb (-$\alpha^{3.7}$/-$\alpha^{3.7}$) é a forma mais frequente para esse tipo de alteração. Os indivíduos com traço talassêmico são quase sempre normais do ponto de vista clínico. Contudo, podem apresentar discretas alterações hematológicas e clínicas, como modificação na morfologia eritrocitária, leve grau de anemia e microcitose (VCM entre 72 e 80 fℓ). Alguns indivíduos com traço talassêmico, especialmente crianças, manifestam anemia moderada, que junto com microcitose moderada, podem resultar em diagnóstico errôneo de anemia por deficiência de ferro. Na eletroforese de hemoglobinas, a Hb H pode ser observada em concentrações baixas, de 2 a 5%, ou estar ausente nos indivíduos adultos, ao passo que a Hb de Bart pode estar presente em concentrações de 2 a 10% nas amostras de recém-nascidos[2,3,14].

Em aproximadamente 60% dos indivíduos com traço de alfatalassemia pode-se observar, em número bastante reduzido (1 a 10 em cada 5.000 células analisadas), células contendo corpúsculos de inclusão de Hb H. Os portadores de traço talassêmico, apesar de serem normais do ponto de vista clínico, podem mostrar: fraqueza, cansaço, dores nas pernas e palidez[14,15].

Doença de Hb H

A doença de Hb H é a forma mais grave de alfatalassemia compatível com a vida. As doenças de Hb H produzidas por duas deleções, uma α^+ e outra α^0, p. ex., -$\alpha^{3.7}$/--^{MED} ou -$\alpha^{4.2}$/--^{SEA}) são conhecidas como doenças de Hb H delecionais, enquanto aquelas produzidas pela combinação de uma deleção

α^0 e uma mutação não delecional (p. ex., $--^{MED}/\alpha^{CS}\alpha$), são conhecidas como doenças de Hb H não delecionais. A gravidade da doença está diretamente relacionada ao nível de supressão da síntese de cadeias de globina alfa, que varia com as diferentes combinações de mutantes. Tem-se observado que, em geral, pacientes com defeitos não delecionais, afetando predominantemente o gene alfa 2, interagindo com um determinante de alfatalassemia^0 ($--/\alpha\alpha^T$ ou $--/\alpha^{CS}\alpha$) possuem maior nível de Hb H, com hemoglobinas totais diminuídas e quadro clínico mais grave que os pacientes com genótipo $--/-\alpha$. Em alguns casos, indivíduos com a mesma base molecular podem ter diferentes cursos clínicos, indicando que outros fatores genéticos e mesmo ambientais podem ser importantes na variação clínica e hematológica[3-14].

O quadro clínico dos pacientes com doença de Hb H varia de anemia moderada até anemia dependente de transfusões. Entretanto, o quadro mais comum é de talassemia intermédia, com anemia microcítica hipocrômica, icterícia e hepatoesplenomegalia[3]. Uma vez que o principal mecanismo da anemia é a hemólise, muito mais que a eritropoese ineficaz, unicamente 35% dos pacientes apresentam marcada expansão medular. Nas análises eletroforéticas de sangue de indivíduos adultos, a Hb H pode ser observada em concentrações que chegam a até 20%. Todavia, em amostras de recém-nascidos, a Hb de Bart está presente em concentrações que variam de 10 a 40%. Os precipitados intraeritrocitários de Hb H são facilmente visíveis, podendo-se verificar várias células com precipitado em um mesmo campo microscópico[14]. Pode haver redução nos níveis de hemoglobina total, HCM e VCM; acompanhados, em alguns casos, de reticulocitose, policromasia e moderada anisopoiquilocitose[2-15].

Algumas complicações, que podem ocorrer nos portadores dessa doença, são: esplenomegalia grave com hiperesplenismo; anemia aguda decorrente de episódios hemolíticos, em resposta às drogas, infecções, febre ou ingestão de componentes oxidativos; presença de úlcera nas pernas; cálculos biliares; deficiência de folatos; alterações ósseas ou de crescimento; retinopatias; tumores hematopoéticos extramedulares; risco de processos tromboembólicos[2,3]. Na gravidez, usualmente há aumento na intensidade da anemia, possivelmente relacionado à elevação do volume sanguíneo. Em determinadas ocasiões, o nível de Hb pode diminuir, consideravelmente, fazendo necessário o uso de transfusões para manter a saúde da mãe e do feto em desenvolvimento. Outras complicações, como pré-eclampsia, falha cardíaca congestiva, aborto e morte perinatal em prematuros, são também observadas[2,3-8].

Síndrome de hidropisia fetal por hemoglobina de Bart

A forma mais grave de alfatalassemia é a síndrome de hidropisia fetal por Hb de Bart. Fetos afetados herdam deleções que removem todos os genes alfa ($--/--$). Nesses indivíduos, as cadeias de gamaglobina formam homotetrâmeros $gama_4$

(Hb de Bart) incapazes de liberar oxigênio nos tecidos. Os fetos homozigotos para deleções, que eliminam o gene embrionário zeta junto com os genes alfa (p. ex., $-^{FIL}/--^{FIL}$), são incapazes de produzir qualquer tipo de hemoglobina funcional e, portanto, sucumbem por hipoxia grave ainda no início da gestação. Por outro lado, os fetos portando ao menos um gene embrionário ζ (p. ex., $-^{SEA}/--^{FIL}$ ou $-^{SEA}/--^{SEA}$) sintetizam pequenas quantidades de Hb Portland I, a qual é suficiente para mantê-los vivos ao longo do segundo e do terceiro trimestres de gestação. Porém, a quantidade dessa hemoglobina é insuficiente para acompanhar o rápido crescimento e desenvolvimento do feto, em especial no terceiro trimestre. Finalmente, os fetos afetados falecem por hipoxia e falha cardíaca no útero ou logo após o nascimento[2,3].

Como consequência dos danos provocados pela hipoxia durante a embriogênese e da eritropoese extramedular, os fetos afetados frequentemente apresentam problemas de desenvolvimento em vários sistemas e órgãos, incluindo

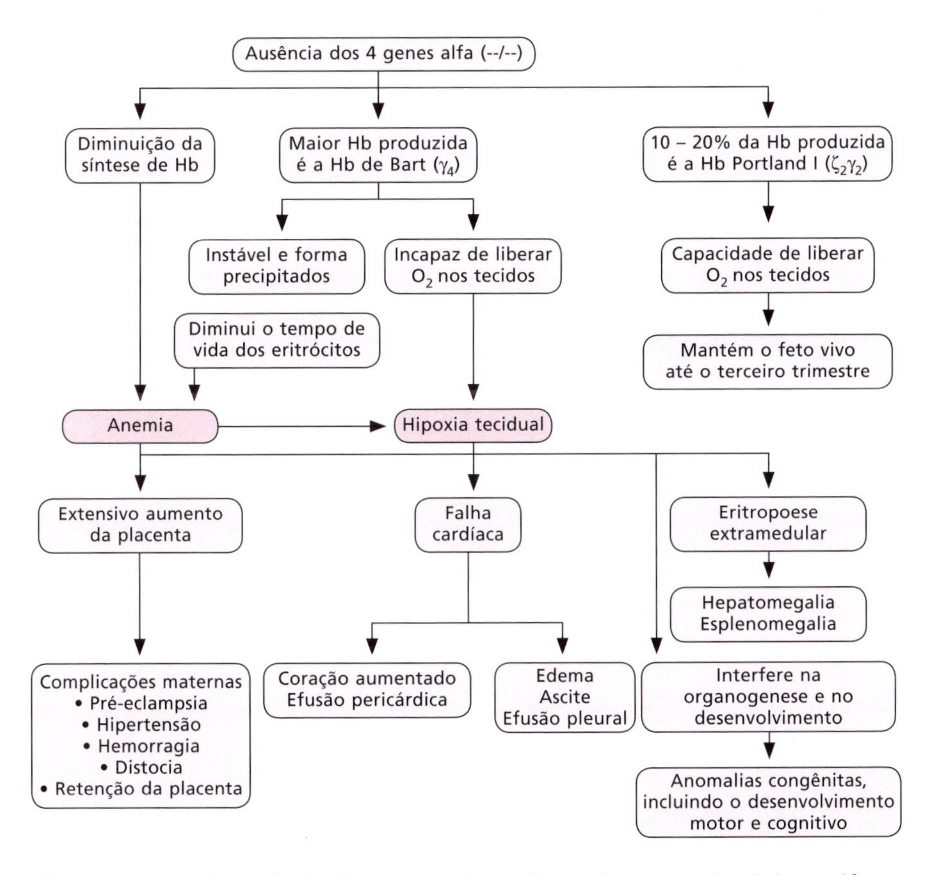

Figura 7.3 – Fisiopatologia decorrente da ausência dos genes de globina alfa.

o sistema nervoso central. A eritropoese extramedular é amplamente observada em muitos órgãos, sendo a causa da extensa hepatomegalia. Ao nascimento, os fetos mostram-se pálidos, grandes e edematosos, com sinais de problemas cardíacos, tais como cardiomegalia, efusão pericárdica, efusão pleural e ascite e de anemia intrauterina prolongada. Além dos problemas observados nos fetos, existe aumento das complicações maternas, tais como hipertensão, pré-eclampsia, eclampsia e hemorragias. Outras complicações menos frequentes incluem coagulação intravascular disseminada, falha renal e efusão pleural. Também foram relatados: diminuição no líquido amniótico, trabalho de parto prematuro e falha cardíaca[3]. No pós-parto foram relatados: retenção da placenta, hemorragia, hipertensão, pirexia puerpéria e anemia[15]. Na Figura 7.3, resume-se a fisiopatologia da síndrome de hidropisia fetal por Hb de Bart.

Distribuição geográfica das alfatalassemias

As anemias hereditárias representam uma das principais doenças genéticas que contribuem, de forma expressiva, para morbidade e mortalidade infantil em diversos países em desenvolvimento. Em geral, a elevada prevalência das hemoglobinopatias pode ser consequência de dois mecanismos principais: as mutações foram "favorecidas" nas populações autóctones, como decorrência do efeito seletivo da malária, em que os indivíduos afetados são mais resistentes; ou, como alternativa, foram inseridas por migração de indivíduos de uma população previamente afetada. O primeiro mecanismo explica as altas frequências de hemoglobinopatias nos países da região Mediterrânea, no Oriente Médio, sudeste da Ásia e na África. Como resultado da vantagem dos heterozigotos contra a malária, os distúrbios hereditários de hemoglobinas são as doenças monogênicas mais comuns. Apesar de essas condições ocorrerem com maior frequência nas regiões tropicais, a migração populacional tem garantido que agora sejam encontradas na maioria dos países[2-16].

Nas alfatalassemias, as formas mais brandas (alfatalassemia^{+}) são extremamente comuns, oscilando entre 10 e 20% em partes do Saara Africano, chegando a 40% ou mais em algumas populações Indianas e do Oriente Médio, alcançando 80% no norte de Papua-Nova Guiné e em grupos isolados do nordeste da Índia. As formas α^0 possuem distribuição mais restrita, ocorrendo em alta frequência unicamente no sudeste Asiático e na bacia do Mar Mediterrâneo[2]. No Brasil, estudos na região sudeste relatam frequência de 20 a 25% de alfatalassemias devido à deleção $-\alpha^{3.7}$ na população negra[3] e de aproximadamente 48% em pacientes adultos com microcitose e hipocromia sem anemia[15]. Na região nordeste, estudos feitos em um grupo de mulheres grávidas heterozigotas para Hb C, mostraram frequência de 22,6% da deleção $-\alpha^{3.7}$. Frequência similar para essa deleção (22,2%) foi encontrada em recém-nascidos da mesma região. Em outros estudos, por meio da identificação da Hb de Bart, foi calculada frequência de 2,5, 3,67 e 7,77% para alfatalassemia em neonatos das regiões, Rio de Janeiro (RJ), Porto Alegre (RS) e São José do Rio Preto (SP), respectivamente[15]. Em amostras de bancos de sangue e escolares do Triângulo Mineiro (MG) encontrou-se frequência de 5,5% de alfatalassemia. Pode-se estimar em 10% da população selecionada ao acaso, e entre 20 e 30 % em grupos específicos, por exemplo, indivíduos com anemia não ferropriva[7-15].

A elevada frequência de alfatalassemias no Brasil, relatadas na literatura e em estudos realizados no Laboratório de Hemoglobina e Genética das Doenças Hematológicas (LHGDH), demonstra a expressiva contribuição das alfatalassemias nas anemias e destaca a necessidade de seu diagnóstico. O correto diagnóstico laboratorial das alfatalassemias requer a associação de diferentes metodologias laboratoriais que, apesar de simples, precisam de pessoas treinadas para a interpretação dos resultados, o que nem sempre é possível em todos os laboratórios de análises[17]. O diagnóstico definitivo só é possível por meio da análise por biologia molecular, metodologia ainda pouco difundida nos laboratórios de análises. Além dos métodos citados no capítulo anterior, iniciando-se pela triagem de hemoglobinas, os testes complementares para o diagnóstico incluem a quantificação das Hb A_2, Hb F e Hb H, com precisão, por exemplo, por HPLC. A análise molecular define o genótipo e auxilia na elucidação do fenótipo talassêmico.

Metodologias complementares ao diagnóstico das talassemias

Provas complementares para alfatalassemia

ELETROFORESE EM ACETATO DE CELULOSE pH NEUTRO

- *Princípio*: técnica utilizada para qualificação e quantificação da hemoglobina H e de Bart.
- *Reagentes*:
  - KH_2PO_4: 3,11 g.
  - Na_2HPO_4: 1,66 g.
  - Água destilada q.s.p.: 1.000 mℓ.
- *Procedimento*:
  - Embeber as fitas de acetato de celulose por 15 min, no mínimo, em tampão pH neutro. Colocar o mesmo tampão nos compartimentos eletrolíticos da cuba de eletroforese.
  - Secar as fitas entre duas folhas de papel absorvente e colocá-las na cuba de eletroforese conectando-as com os compartimentos eletrolíticos por meio de tiras de papel mata-borrão.

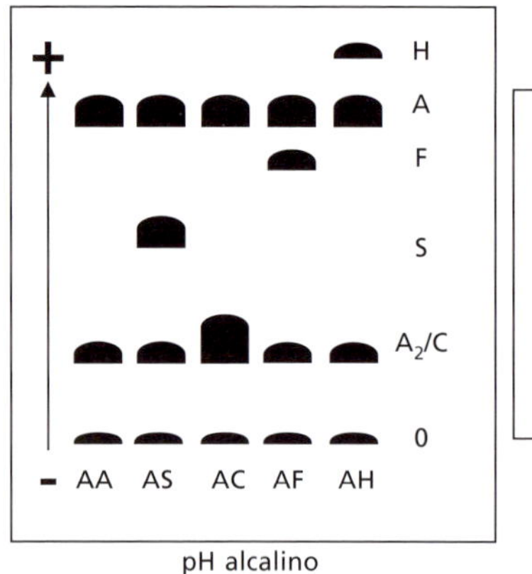

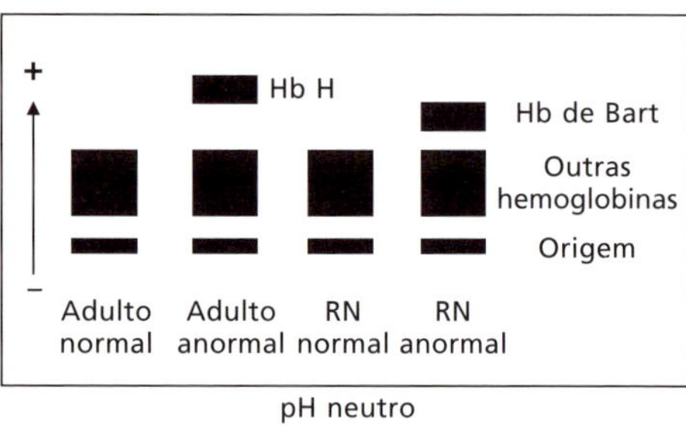

Figura 7.4 – Mapa de interpretação dos padrões eletroforéticos em pH alcalino (pH 8,5) e do padrão de migração de hemoglobinas humanas em pH neutro. RN = recém-nascido.

  – Aplicar as amostras de hemoglobina a 1 cm da extremidade da fita que está em contato com o polo negativo.
  – Passar 300 V por 30 min.
  – Analisar as frações sem coloração.
- *Interpretação*: a visualização da hemoglobina H deverá ser feita sem coloração, como ilustrado no esquema da Figura 7.4, destacando-se a presença (+) ou ausência (–) da fraca de Hb H.

PESQUISA DE CORPÚSCULOS DE INCLUSÃO DE HEMOGLOBINA H

- *Princípio*: os corpúsculos de inclusão de hemoglobina H são formados por precipitação do tetrâmero de cadeias beta oriundo da desnaturação. Após coloração, esses corpúsculos apresentam-se dispostos homogeneamente no interior dos eritrócitos como pequenos pontos azulados.
- *Reagentes*:
  – Solução salina:
    - Cloreto de sódio: 0,9 g.
    - Água destilada q.s.p.: 100 mℓ.
  – Solução citrato:
    - Citrato de sódio: 2,2 g.
    - Água destilada q.s.p.: 100 mℓ.
  – Solução de azul cresil brilhante:
    - Azul cresil brilhante: 1 g.
    - Solução salina: 100 mℓ.
    - Solução citrato: 25 mℓ.

- *Procedimento*
  - Colocar 50 μℓ de sangue total em tubo de ensaio pequeno e adicionar 50 μℓ de solução de azul cresil brilhante. Agitar o tubo suavemente.
  - Incubar o material a 37°C por 30 min.
  - Fazer esfregaços finos e examinar ao microscópio em objetiva de imersão.
- *Interpretação*: hemoglobina H nos eritrócitos aparece como fina granulação distribuída homogeneamente, caracterizando um portador de alfatalassemia.

Metodologias moleculares para análise dos polimorfismos

Extração do ácido desoxirribonucleico

- *Princípio*: técnica utilizada para extrair DNA genômico a partir de sangue total. Os tampões de lise rompem eritrócito e glóbulos brancos. O fenol é usado para a remoção de proteínas e enzimas contaminantes. O DNA é precipitado com etanol.
- *Reagentes*:
  - Solução de lise 1 para extração de sangue (tampão utilizado na lise de eritrócitos):
    - Sacarose 0,32 M: 10,95 g.
    - Tris HCl 10 mM: 1 mℓ.
    - $MgCl_2$ 5mM: 0,5 mℓ.
    - Triton 1% 100×: 1 mℓ.
    - Água mili-Q autoclavada q.s.p.: 100 mℓ.
  - Solução de lise 2 para extração de sangue (tampão utilizado na lise de células brancas):
    - 0,075 M de NaCl: 2,19 g.
    - 0,02 M de EDTA: 20 mℓ.
    - Água mili-Q q.s.p.: 500 mℓ.
  - Proteinase K (20 mg/mℓ):
    - Proteinase K: 20 mg.
    - Água mili-Q q.s.p.: 1 mℓ.
  - Conservar em *freezer*.
  - Fenol.
  - Clorofórmio: álcool isoamílico (24:1).
  - Etanol 70%.
  - KCl 2 M.
- *Procedimento*:
  - Amostras de sangue periférico, coletadas com EDTA, foram colocadas em microtubos e o volume foi completado para 1,5 mℓ com solução de lise 1. Após 10 min de agitação, foi centrifugado por 5 min a 6.500 rpm.

O sobrenadante foi desprezado e ao precipitado foram acrescentados 1 mℓ de solução de lise 1; esse passo foi repetido por duas vezes. O sobrenadante foi desprezado e acrescentaram-se 450 μℓ de solução de lise 2; 25 μℓ de SDS a 10% e 5 μℓ de proteinase K 20 mg/mℓ. Após homogeneização, o microtubo foi colocado em banho-maria por 3 h a 42°C.

- Após esse período de incubação, foram adicionados 500 μℓ de fenol, o material foi homogeneizado e centrifugado por 5 min a 7.000 rpm. Depois da centrifugação, a fase superior foi transferida para outro microtubo e adicionados 500 μℓ da solução de clorofórmio e álcool isoamílico na proporção 24:1.
- O material foi homogeneizado e, novamente, centrifugado por 5 min a 7.000 rpm. Este último passo foi repetido por mais uma vez. O sobrenadante foi colocado em tubo com 50 μℓ de solução de KCl 2 M gelada e acrescentados 500 μℓ etanol 100% bem gelado. O tubo foi invertido várias vezes até a precipitação do DNA.
- O material foi outra vez centrifugado por 30 segundos a 13.000 rpm e o sobrenadante desprezado. O DNA no fundo do tubo foi lavado com 200 μℓ etanol 70% (gelado), para iniciar a hidratação; o sobrenadante, após centrifugação, foi desprezado. Depois da evaporação do etanol, o DNA foi solubilizado com 50 μℓ de água ultrapura e conservado em *freezer* -20°C.

REAÇÃO EM CADEIA DE POLIMERASE CONVENCIONAL PARA A DETECÇÃO DA DELEÇÃO -α3.7

Esta metodologia permite a identificação da deleção $-\alpha^{3.7}$ por meio da amplificação específica da região em que acontece a deleção. São realizadas duas amplificações em separado, utilizando *primers* específicos, uma para o alelo normal (gene α_2) e outra para o alelo $-\alpha^{3.7}$ (Figura 7.5). O *primer* A, 5' CCCTCCCCCTCGCCAAGTCCACCCC 3', localiza-se 5' do gene α_2 (nt.32741-32761, GI 14523048 do GenBank), enquanto o *primer* B, 5' GGGGGGAGGCCCAAGGGGCAAGAA 3', está localizado a 3' do gene α_1 (nt. 38297-38320, GI 14523048 GenBank) e o *primer* C,

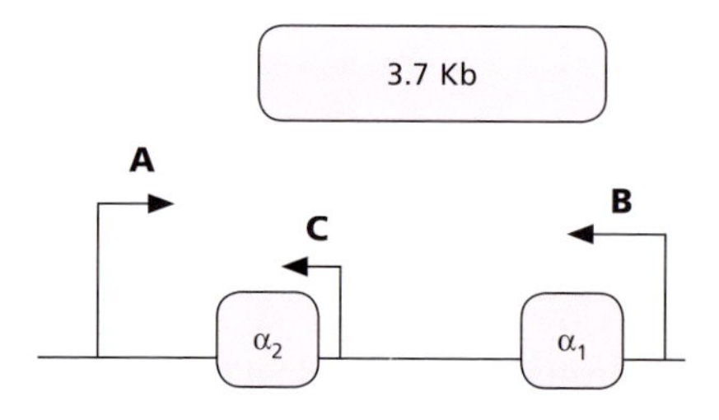

Figura 7.5 – Localização dos *primers* A, B e C para a detecção da deleção ($-\alpha^{3.7}$).

Tabela 7.4 – Resultados possíveis da amplificação utilizando os *primers* A, B e C

Combinação de *primers* usada	Resultado da amplificação	Genótipo
A + B	+	Homozigoto para a deleção -$\alpha^{3.7}$
A + C	–	Homozigoto para a deleção -$\alpha^{3.7}$
A + B	+	Heterozigoto para a deleção -$\alpha^{3.7}$
A + C	+	Heterozigoto para a deleção -$\alpha^{3.7}$
A + B	–	Normal
A + C	–	Normal

5' GGGAGGCCCATCGGGCAGGAGGAAC 3', anela a 3' do gene α_2 (nt. 34482-34506, GI 14523048 GenBank).

- *Amplificação* in vitro: cada reação em cadeia de polimerase (25 µℓ) contém aproximadamente 250 ng de DNA; 100 mM (A+T) e 200 mM (G+G) de dNTP; 12,5 picomols dos *primers* A+C ou A+B; 8% dimetiosulfóxido (DMSO); 10 mM de betamercaptoetanol; 1,25 unidades de Taq DNA polimereas (Biotools) em tampão contendo 75 mM de Tris-HCl pH 8; 50 mM KCl; 20 mM de $(NH_4)_2SO_2$, e 4 mM de $MgCl_2$. A amplificação foi realizada utilizando o termociclador *I'Cycler* (Bio-Rad) com um passo de desnaturação inicial de 5 min a 95°C, seguida de 35 ciclos de 95°C por 40 segundos, 63°C por 60 segundos e 72°C por 2 min, incluindo um ciclo adicional de extensão a 72°C por 5 min.
- *Análise dos produtos de reação em cadeia de polimerase*: 10 µℓ dos produtos de reação em cadeia de polimerase foram separados eletroforeticamente em géis de agarose 1% com brometo de etídeo, em tampão TEB (Tris borato EDTA) 1X, durante 40 a 50 min a 80 V. As bandas específicas foram visualizadas usando um transiluminador UV.
- *Interpretação*: ambas as combinações de *primers* (A+B ou A+C) geram fragmentos de 1.8 Kb quando o alelo correspondente está presente. A interpretação se deu seguindo as combinações listadas na Tabela 7.4.

MULTIPLEX-REAÇÃO EM CADEIA DE POLIMERASE PARA A IDENTIFICAÇÃO DA DELEÇÃO -$\alpha^{3.7}$

O desenho da estratégia molecular, utilizado para a analise da deleção -$\alpha^{3.7}$ foi realizado com ajuda do programa *primer3**.Esta estratégia permitiu a identificação do alelo normal (gene α_2) e da deleção -$\alpha^{3.7}$ em uma mesma reação

* http://frodo.wi.mit.edu/cgi-bin/primer3/primer3_www.cgi.

de amplificação. Foi realizada a amplificação usando *primers* específicos. O *primer* $alfa_2$/3.7F, 5' CTGGCCAAACCATCACTTTT 3', localiza-se a 5' do gene $alfa_2$ (nt.32684-32699, GI 14523048 do GenBank), enquanto o *primer* $alfa_2$R, 5' GTGCAAGGAGGGGAGGAG 3', está localizado a 3' do gene $alfa_2$ (nt. 34515-34530, GI 14523048 GenBank) e o *primer* 3.7R, 5' CTCCACTTTCCCTCCTCCAT 3', anela no extremo 3' do gene $alfa_1$ (nt. 38517-38532, GI 14523048 GenBank). Na presença do alelo normal (gene $alfa_2$) os *primers* $alfa_2$/3.7F e $alfa_2$R geram um fragmento de 1.8Kb, enquanto na presença do alelo $–alfa^{3.7}$ os *primers* $alfa_2$/3.7F e 3.7R geram um fragmento de 2.1 Kb.

Amplificação *in vitro*

Cada reação em cadeia de polimerase (25 µℓ) contém aproximadamente 250 ng de DNA; 100 mM (A+T) e 200 mM (G+G) de dNTP; 1,2 µM do *primer* $alfa_2$/3.7F; 0,6 µM dos *primers* $alfa_2$R e 3.7R; 8% de DMSO; 10 mM de betamercaptoetanol; 1,25 unidade de Taq DNA polimerase (Biotools) em tampão contendo 75 mM de Tris-HCl pH 8; 50 mM KCl; 20 mM de $(NH_4)_2SO_2$, e 4 mM de $MgCl_2$. A amplificação foi realizada utilizando o termociclador *I'Cycler* (Bio-Rad) com um passo de desnaturação inicial de 5 min a 95°C, seguido de 35 ciclos de 95°C por 40 segundos, 63°C por 60 segundos e 72°C por 2 min, incluindo um ciclo adicional de extensão a 72°C por 5 min.

- *Análise dos produtos de reação em cadeia de polimerase*: 10 µℓ de produtos de reação em cadeia de polimerase foram separados eletroforeticamente em géis de agarose 1% com brometo de etídeo, em tampão TEB (Tris Borato EDTA) 1X, durante 30 a 50 min a 80 V. As bandas específicas foram visualizadas usando um transiluminador UV.
- *Interpretação*: a presença de duas bandas, uma de 1,8 Kb e outra de 2.1 Kb no gel de agarose, indica resultado heterozigoto para a deleção $–alfa^{3.7}$, enquanto a presença de uma única banda, de 1.8 Kb ou 2.1 Kb, indica um genótipo normal ou a homozigose para a deleção $–alfa^{3.7}$, respectivamente.

Identificação dos genótipos de betatalassemia

Mutação no Códon 39 (C → T)

Para a mutação CD39, o DNA foi amplificado a partir de dois *mix* com três *primers* para cada *mix*. No primeiro foi inserido o par de *primers* controle interno da reação (B5a e B5b), para o segmento de interesse, e o *primer* específico para o alelo normal (PS39W). No segundo *mix* foram inseridos os mesmos *primers* controles e o *primer* específico (PS39M) para o alelo mutante. As sequências dos *primers* utilizados na reação em cadeia de polimerase-AE e o tamanho dos fragmentos amplificados, as concentrações e as quantidades dos reagentes usados em cada *mix* de reação para detectar a mutação CD 39 para a betatalassemia estão mencionadas na Tabela 7.5. No termociclador, os tubos foram submetidos às seguintes condições: 1 ciclo de 7 min a 95°C; 32 ciclos de 50 segundos a 94°C, anelamento durante 50 segundos a 54°C e 50 segundos de extensão a 72°C; extensão final de 7 min a 72°C. A interpretação dos fragmentos pode ser compreendida conforme ilustra a Figura 7.6. Os produtos amplificados foram analisados em gel de agarose 2%, sob corrente constante de 80 V por 40 min e visualizados sob luz ultravioleta (Figura 7.7). As bandas de tamanho 659 pb representam os fragmentos resultantes do controle interno da reação; já as de 439 pb referem-se aos produtos de amplificação específica. Se o produto do *mix* do alelo normal apresentar fragmentos de 659 e 439 pb indica que o indivíduo possui o alelo normal; se o produto do *mix* do alelo mutante exibir os dois fragmentos indica a presença do alelo mutante para a mutação CD39[18].

Tabela 7.5 – Sequências dos *primers* e o tamanho dos fragmentos amplificados na reação de PCR-AE para a identificação da mutação CD39 e componentes das reações com as concentrações dos reagentes utilizadas em cada *mix*

***Primers* controles**	**Sequência do *primer* (5' – 3')**	**Fragmentos**
B5a	GGC TGT CAT CAC TTA GAC CTC A	659 pb
B5b	AGA AGG GGA AAG AAA ACA TCA A	659 pb
***Primers* específicos**	**Sequência do *primer* (5' – 3')**	**Fragmentos**
PS39W	GAC TCA AAG AAC CTC TG	439 pb
PS39M	GAC TCA AAG AAC CTC TA	439 pb

***Mix* I – alelo normal**		***Mix* – alelo mutante**	
Componentes	***µℓ***	***Componentes***	***µℓ***
Tampão (10 X)	2,5	Tampão (10 X)	2,5
$MgCl_2$ (2 mM)	0,75	$MgCl_2$ (2 mM)	0,75
dNTP (1,25 mM)	4	dNTP (1,25 mM)	4
DMSO puro	1	DMSO puro	1
Primer B5a (2 µM)	2,5	*Primer* B5a (2 µM)	2,5
Primer B5b (2 µM)	2,5	*Primer* B5b (2 µM)	2,5
Primer PS39W (10 µM)	2,5	*Primer* PS39M (10 µM)	2,5
Taq Polimerase (5 U/µℓ)	0,25	*Taq* Polimerase (5 U/µℓ)	0,25
DNA (100 ng)	1	DNA (100 ng)	1
H_2O	8	H_2O	8
Volume final (µℓ)	25	**Volume final (µℓ)**	25

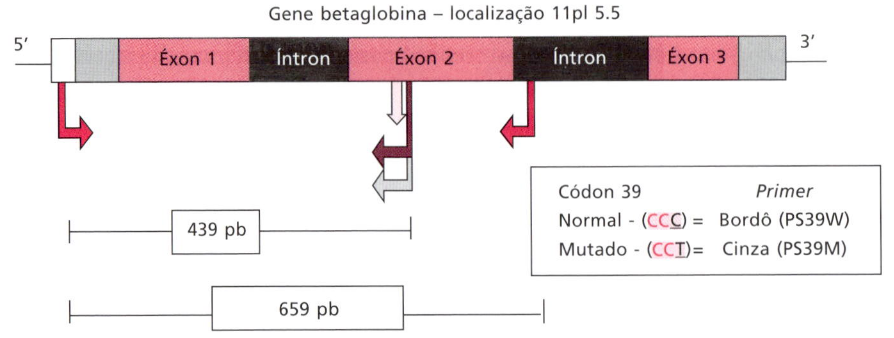

5`...GGCTGTCATCACTTAGACCTCACCCTGTGGAGCCACACCCTAGGGTTGGCCAATCTACTCCCAGGAGCAGG
GAGGGCAGGAGCCAGGGCTGGGCATAAAAGTCAGGGCAGAGCCATCTATTGCTTACATTTGCTTCTGACACAACTG
TGTTCACTAGCAACCTCAAACAGACACCATGGTGCATCTGACTCCTGAGGAGAAGTCTGCCGTTACTGCCCTGTGG
GGCAAGGTGAACGTGGATGAAGTTGGTGGTGAGGCCCTGGGCAGGTTGGTATCAAGGTTACAAGACAGGTTTAAGG
AGACCAATAGAAACTGGGCATGTGGAGACAGAGAAGACTCTTGGGTTTCTGATAGGCACTGACTCTCTCTGCCTAT
TGGTCTATTTTCCCACCCTTAGGCTGCTGGTGGTCTACCCTTGGACCCAGAGGTTCTTTGAGTCCTTTGGGGATCT
GTCCACTCCTGATGCTGTTATGGGCAACCCTAAGGTGAAGGCTCATGGCAAGAAAGTGCTCGGTGCCTTTAGTGAT
GGCCTGGCTCACCTGGACAACCTCAAGGGCACCTTTGCCACACTGAGTGAGCTGCACTGTGACAAGCTGCACGTGG
ATCCTGAGAACTTCAGGGTGAGTCTATGGGACGCTTGATGTTTTCTTTCCCCTTCT...3`

Figura 7.6 – Representação esquemática da localização dos *primers* no gene betaglobina para a mutação CD39. Os *primers*-controles estão representados pela cor magenta; o *primer* específico PS39W em bordô; o sítio CAP em cinza; os íntrons em preto; os éxons em rosa claro; e com o fundo cor de rosa, o códon 39. Se houver a mutação, o *primer* específico reconhece a região afetada.

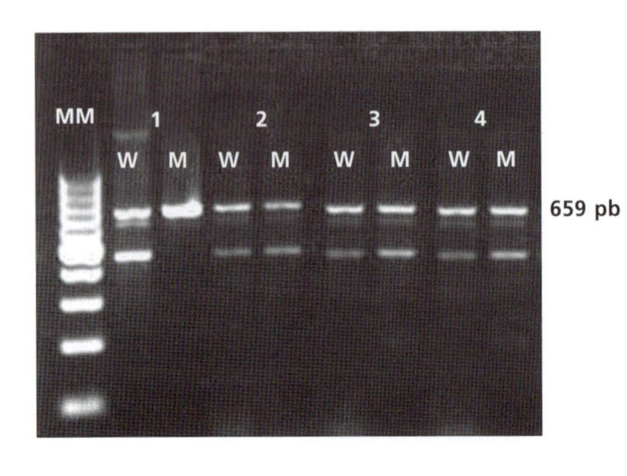

Figura 7.7 – Foto de um gel de agarose 2%, com iluminação ultravioleta. Resultado da técnica reação em cadeia de polimerase-AE para detecção da mutação CD39. Amostra 1 = ausência para a mutação. Amostras 2, 3 e 4 = heterozigotos para mutação; M = alelo mutante; MM = marcador molecular de 100 pb; W = alelo normal.

978-85-4120-138-4

Mutação IVS-I-110 (G → A)

Para a mutação IVS-I-110, o DNA foi amplificado a partir de dois *mix*; utilizaram-se três *primers* para cada *mix*. No primeiro foi inserido o par de *primers* controles internos da reação (B5a e B5b), para o segmento de interesse, e o *primer* específico para o alelo normal (TB110W). No segundo *mix* foram inseridos os mesmos *primers* controles e o *primer* específico (TB110M) para o alelo mutante. As sequências dos *primers* utilizados na reação em cadeia de polimerase-AE, o tamanho dos fragmentos amplificados, as concentrações e as quantidades dos reagentes utilizados em cada *mix* de reação para detectar a mutação IVS-I-110 para a betatalassemia estão mencionados na Tabela 7.6. No termociclador, os tubos foram submetidos às seguintes condições: um ciclo de 7 min a 95°C; 32 ciclos de 50 segundos a 94°C, anelamento durante 60 segundos a 58°C e 50 segundos de extensão a 72°C; extensão final de 7 min a 72°C.

A interpretação dos fragmentos pode ser compreendida conforme ilustra a Figura 7.8. Os produtos amplificados foram analisados em gel de agarose 2%, sob corrente constante de 80 V por 40 min e visualizados sob luz ultravioleta (Figura 7.9).

Tabela 7.6 – Sequências dos *primers* e o tamanho dos fragmentos amplificados na reação de PCR-AE para a identificação da mutação IVS-I-110 e componentes das reações com as concentrações dos reagentes utilizadas em cada *mix*

***Primers* controles**	**Sequência do *primer* (5' – 3')**	**Fragmentos**
B5a	GGC TGT CAT CAC TTA GAC CTC A	659 pb
B5b	AGA AGG GGA AAG AAA ACA TCA A	659 pb
***Primers* específicos**	**Sequência do *primer* (5' – 3')**	**Fragmentos**
TB110W	GGG TGG GAA AAT AGA CC	337 pb
TB110M	GGG TGG GAA AAT AGA CT	337 pb

***Mix* I – alelo normal**		***Mix* – alelo mutante**	
Componentes	***μℓ***	***Componentes***	***μℓ***
Tampão (10 ×)	2,5	Tampão (10 ×)	2,5
$MgCl_2$ (2 mM)	1,5	$MgCl_2$ (2 mM)	1,5
dNTP (1,25 mM)	3,5	dNTP (1,25 mM)	3,5
DMSO 30%	1	DMSO 30%	1
Primer B5a (2 μM)	2	*Primer* B5a (2 μM)	2
Primer B5b (2 μM)	2	*Primer* B5b (2 μM)	2
Primer TB110W (5 μM)	2	*Primer* TB110M (5 μM)	2
Taq polimerase (5 U/μℓ)	0,25	*Taq* polimerase (5 U/μℓ)	0,25
DNA (100 ng)	1	DNA (100 ng)	1
H_2O	9	H_2O	9
Volume final (μℓ)	25	**Volume final (μℓ)**	25

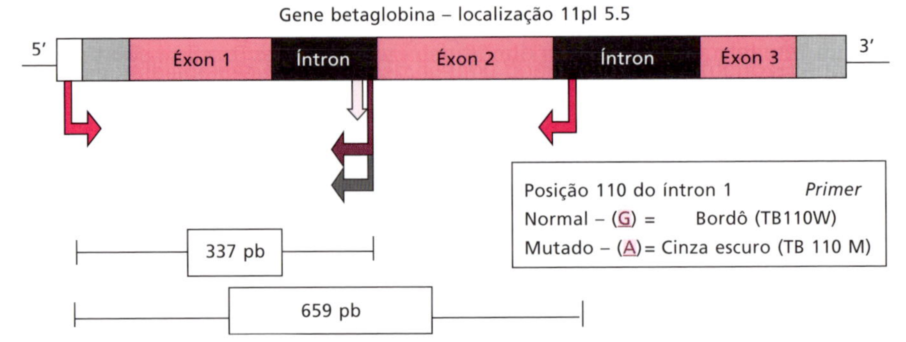

5`...GGCTGTCATCACTTAGACCTCACCCTGTGGAGCCACACCCTAGGGTTGGCCAATCTACTCCCAGGAGCAGG
GAGGGCAGGAGCCAGGGCTGGGCATAAAAGTCAGGGCAGAGCCATCTATTGCTTACATTTGCTTCTGACACAACTG
TGTTCACTAGCAACCTCAAACAGACACCATGGTGCATCTGACTCCTGAGGAGAAGTCTGCCGTTACTGCCCTGTGG
GGCAAGGTGAACGTGGATGAAGTTGGTGGTGAGGCCCTGGGCAGGTTGGTATCAAGGTTACAAGACAGGTTTAAGG
AGACCAATAGAAACTGGGCATGTGGAGACAGAGAAGACTCTTGGGTTTCTGATAGGCACTGACTCTCTCTGCCTAT
TGGTCTATTTTCCCACCCTTAGGCTGCTGGTGGTCTACCCTTGGACCCAGAGGTTCTTTGAGTCCTTTGGGGATCT
GTCCACTCCTGATGCTGTTATGGGCAACCCTAAGGTGAAGGCTCATGGCAAGAAAGTGCTCGGTGCCTTTAGTGAT
GGCCTGGCTCACCTGGACAACCTCAAGGGCACCTTTGCCACACTGPGTGAGCTGCACTGTGACAAGCTGCACGTGG
ATCCTGAGAACTTCAGGGTGAGTCTATGGGACGCTTGATGTTTTCTTTCCCCTTCT...3`

Figura 7.8 – Representação esquemática da localização dos *primers* no gene betaglobina para a mutação IVS-I-110. Os *primers* controles estão representados pela cor magenta; o *primer* específico TB110W em bordô; o sítio CAP em cinza; os íntrons em preto; os éxons em rosa claro; letra bordô com o fundo cor de rosa, o local de mutação no nucleotídeo 110 no íntron I.

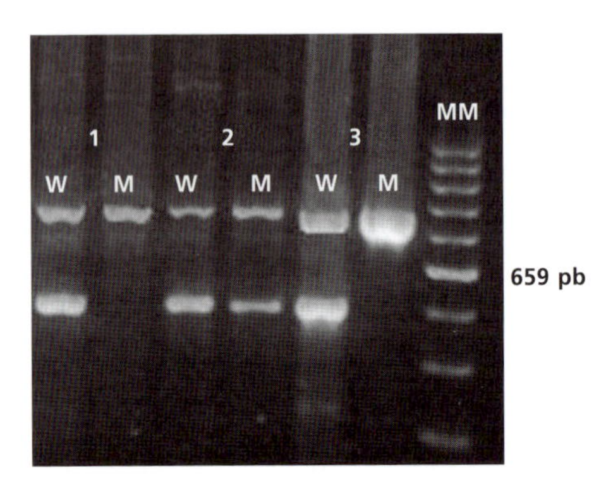

Figura 7.9 – Foto de um gel de agarose 2%, com iluminação ultravioleta. Resultado da técnica reação em cadeia de polimerase-AE para detecção da mutação IVS-I-110. Amostras 1 e 3 = ausência da mutação. Amostra 2 = heterozigotos para mutação; M = alelo mutante; MM = marcador molecular de 100 pb; W = alelo normal.

REFERÊNCIAS

1. Honig GR, Adams III JG. Human hemoglobin genetics. New York: Springer- Verlag Wien; 1986
2. Weatherall DJ, Clegg JB. Inherited haemoglobin disorders: an increasing global health problem. Bulletin of the World Health Organization. 2001;79(8):704-12.
3. Zago MA, Falcão RP, Pasquini R. Hematologia fundamentos e prática. São Paulo: Atheneu; 2004.

4. Kassabi-Chekir A. et al. Oxidant, antioxidant status and metabolic data in patients with beta-thalassemia. Clinica chimica acta. 2003;338:79-86.
5. Ondei LS. Estresse oxidativo em pacientes beta talassemicos heterozigotos e com deficiência de glicose-6-fosfato desidrogenase. [Tese] São José do Rio Preto: Instituto de Biociências Letras e Ciências Exatas, Universidade Estadual Paulista; 2009.
6. Thein SL. Genetic modifiers of β-thalassemia. Haematologica. 2005;90(5):649-60.
7. Bonini-Domingos CR. Hemoglobinopatias no Brasil: variabilidade genética e metodologia laboratorial. [Tese] São José do Rio Preto: Instituto de Biociências, Letras e Ciências Exatas, Universidade Estadual Paulista; 1993.
8. Huisman HJ, et al. HbVar: a database of human hemoglobin variants and thalassemias. Summaries of mutation categories. Pennsylvania University USA and McMaster University in Canada, 1996. Disponível em: <http://globin.cse.psu.edu/>. Acesso em: 11 março 2011.
9. Araujo AS, et al. A different molecular pattern of β-thalassemia mutations in northeast Brazil. Hemoglobin. 2003;27(4):211-17.
10. Bonini-Domingos CR. Thalassemia screening in Brazil – Results for 20 years. Rev Bras Hematol Hemot. 2004;26(4):288-9.
11. Sonati MF, Costa FF. Genetica das doenças hematológicas. J Ped. 2008;84:S40-S51.
12. Cheng ML, et al. Antioxidant deficit and enhanced susceptibility to oxidative damage in individuals with different forms of α-thalassaemia. Brit J Haematol. 2004;128:119-27.
13. Zamaro PJA. Contribuição para o estudo dos defeitos moleculares da hemoglobina humana na população brasileira. [Tese]. São José do Rio Preto: Instituto de Biociências Letras e Ciências Exatas, Universidade Estadual Paulista "Julio de Mesquita Filho"; 2007.
14. Naoum PC, Bonini-Domingos CR. Alfa talassemias. Laes & Haes. 1998;113:70-98.
15. Mendiburu CF. Estudo das talassemias do tipo alfa em dois estados das regiões nordeste e sudeste do Brasil. [Dissertação]. São José do Rio Preto: Instituto de Biociências Letras e Ciências Exatas, Universidade Estadual Paulista "Julio de Mesquita Filho"; 2005.
16. Stamatoyannopoulos G, et al. The molecular basis of blood diseases. Philadelphia: Saunders; 1987.
17. Zamaro PJA, Bonini-Domingos CR. Hemoglobinas variantes – Contribuição para o estudo dos defeitos moleculares da hemoglobina humana na população brasileira. São José do Rio Preto: HN; 2010.
18. Belini Junior E. Estresse oxidativo em doentes falciformes: Influência dos haplótipos e uso de medicação específica. [Dissertação]. São José do Rio Preto: Instituto de Biociências Letras e Ciências Exatas, Universidade Estadual Paulista; 2010.

Capítulo 8

Anemias Hemolíticas Hereditárias: Investigação Laboratorial das Doenças da Membrana do Eritrócito e das Eritroenzimopatias

Paulo Augusto Achucarro Silveira • Guilherme Henrique Henklain Fonseca

Doenças da membrana do eritrócito

A membrana eritrocitária é um constituinte importante do eritrócito, tendo por funções a contenção da hemoglobina no interior da célula, isolando-a e protegendo-a do meio externo, e a manutenção de importantes características físicas do eritrócito. Dentre essas propriedades, destacam-se a deformabilidade e a elasticidade eritrocitárias, que permitem que o eritrócito possa circular através de pertuitos menores que o seu diâmetro, e sobreviver na circulação durante 100 a 120 dias. A membrana eritrocitária é composta por proporções semelhantes de lipídios e proteínas. Os lipídios estão organizados em uma dupla camada fosfolipídica, tendo colesterol entre os dois folhetos de fosfolipídios. As proteínas podem fazer parte integrante da membrana, transfixando-a e servindo de pontes de troca entre os meios interno e externo (proteínas integrais), ou formar uma rede que reveste a face interna da membrana (citoesqueleto). As principais proteínas integrais são a proteína banda 3 (principal trocadora de ânions do eritrócito), as glicoforinas e a proteína Rh. Dentre as proteínas periféricas (formadoras do citoesqueleto) destacam-se espectrinas (alfa e beta), proteínas 4.1 e 4.2, anquirina, actina e tropomiosina. Defeitos qualitativos e/ou quantitativos dos constituintes da membrana podem promover a sua instabilidade, acarretando ocasional diminuição da vida média eritrocitária, ou seja, a um estado hemolítico, compensado ou não. As principais doenças relacionadas às anormalidades da membrana eritrocitária são a esferocitose hereditária, eliptocitose hereditária e suas variantes, e estomatocitose hereditária forma desidratada (xerocitose) ou hiperidratada (hidrocitose).

Métodos de investigação laboratorial das doenças da membrana eritrocitária

Morfologia eritrocitária

A análise da morfologia eritrocitária nos fornece importantes informações, muitas vezes podendo sugerir o diagnóstico. Esferócitos (Figura 8.1), células menores que o normal e hipercoradas, sugerem esferocitose hereditária, mas podem ocorrer também nas anemias hemolíticas autoimunes por anticorpos quentes, que deve ser excluída pelo teste de Coombs. Grande número de microesferócitos em geral está associado às formas graves da doença, secundárias aos defeitos da alfaespectrina, herdadas com caráter recessivo. Além dos esferócitos, na esferocitose hereditária podemos observar outras células características, que podem inclusive sugerir o defeito molecular envolvido no caso. O achado de células em cogumelo, ou células pinçadas, pode sugerir defeito na banda 3, que representa 30% dos casos de esferocitose hereditária herdada de forma dominante; células espiculadas (esferoacantócitos) nos sugerem defeitos da ligação entre betaespectrina e proteína 4.1. Na eliptocitose hereditária (Figura 8.2), o diagnóstico baseia-se no achado de células elípticas e/ou ovais, que ocorrem em número variado, em geral acima de 10% do total celular. Nos casos mais graves, podemos observar micrócitos e poiquilócitos, decorrentes da fragmentação celular (formas homozigotas, duplo heterozigotas e piropoiquilocitose hereditária). Na estomatocitose hereditária, o achado morfológico característico são os estomatócitos (Figura 8.3), embora nem sempre sejam reconhecidos com facilidade. Além dos estomatócitos são frequentes células espiculadas, células em alvo e macro-ovalócitos, tornando muito difícil o diagnóstico de estomatocitose fundamentado apenas na morfologia eritrocitária. Classicamente, o estudo da morfologia eritrocitária baseia-se na análise de esfregaços de sangue periférico corados por colorações panópticas, que pode ser inadequada para a identificação de casos clínicos mais leves. Nesses casos, seria conveniente a análise de sangue fixado em glutaraldeído e verificado à microscopia de fase, que nos permite avaliação mais apurada.

978-85-4120-138-4

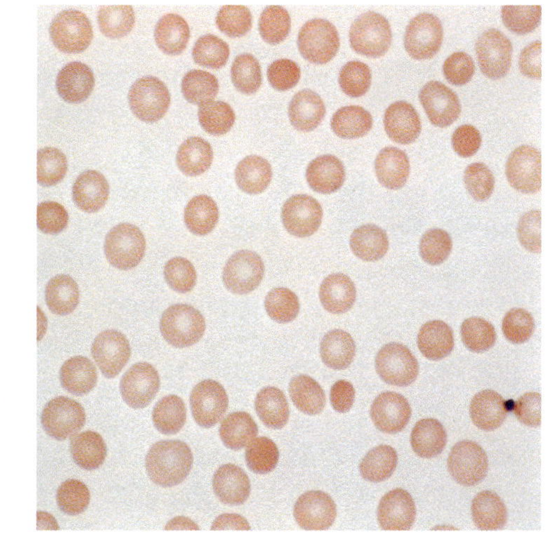

Figura 8.1 – Esfregaço de sangue periférico (coloração de Leishman) mostrando numerosos esferócitos.

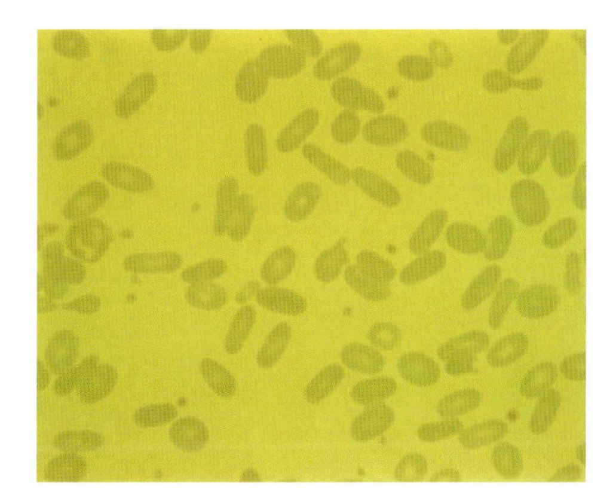

Figura 8.2 – Esfregaço de sangue periférico (coloração de Leishman) mostrando eliptócitos.

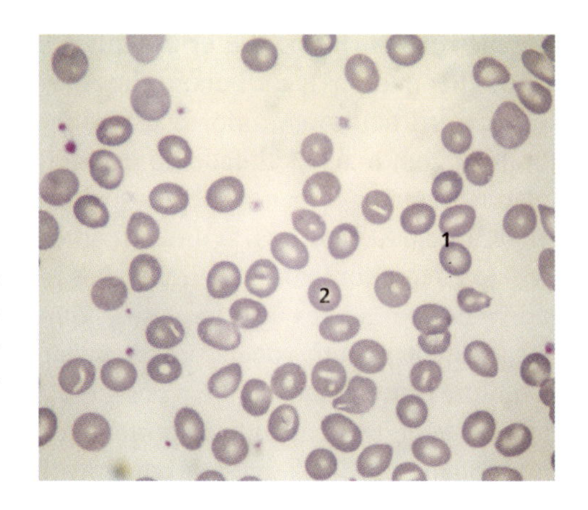

Figura 8.3 – Esfregaço de sangue periférico (coloração de Leishman) de paciente com estomatocitose, mostrando estomatócitos (1) e quinizócitos (2).

Avaliação da eritrocitometria

O desenvolvimento de aparelhos contadores de células automatizados de alta tecnologia nos permitiu analisar novos índices hematimétricos, que podem ser de valia no diagnóstico e no prognóstico das doenças da membrana eritrocitária. Na esferocitose hereditária observaremos células menores e com alto conteúdo de hemoglobina, refletindo a etiopatogênese da doença. Caracteristicamente, temos diminuição do VCM associada ao aumento da HCM e da CHCM. Alguns contadores automáticos nos permitem quantificar o volume e o conteúdo de hemoglobina de cada célula, fornecendo histogramas e a porcentagem de células micro e macrocíticas e de células hipo e hiperdensas. Na esferocitose hereditária temos elevação da porcentagem de células microcíticas e da quantidade de células hiperdensas. Quanto mais grave o quadro clínico, maior a quantidade de células microcíticas. O número de células microcíticas diminui após a esplenectomia, enquanto a porcentagem de células hiperdensas permanece elevada. Na eliptocitose hereditária também há a ocorrência de células hiperdensas e de células microcíticas. Nos casos mais graves, nos quais a fragmentação celular é intensa, notamos uma dupla população com relação ao volume celular: uma normocítica e outra microcítica, com histograma característico. Tal padrão é observado nos casos homozigotos, duplo heterozigotos e na piropoiquilocitose hereditária. Na estomatocitose hereditária, em geral, verificamos volumes corpusculares médios aumentados, tanto na forma desidratada (xerocitose) quanto na forma hiper-hidratada (hidrocitose). Na xerocitose observamos grande quantidade de células hiperdensas; na hidrocitose, ao contrário, constatamos grande quantidade de células hipodensas.

Curva de fragilidade osmótica

A curva de fragilidade osmótica ou curva de resistência globular é um teste que mede a resistência dos eritrócitos à lise induzida pela hipotonicidade. Os eritrócitos que possuem baixa relação entre as dimensões da membrana e o volume eritrocitário, como os esferócitos (Figura 8.4), têm sua membrana rompida com mais facilidade do que aqueles que possuem membrana eritrocitária de maior dimensão, como os eritrócitos em alvo e os estomatócitos (Figura 8.5). A curva de fragilidade osmótica é um teste importante no diagnóstico de esferocitose, mas tem limitações relevantes. Aproximadamente 15% dos indivíduos portadores de esferocitose têm curva normal, ao passo que pacientes que apresentam outras doenças que cursam com esferócitos, em especial anemia hemolítica autoimune, também possuem curva desviada. Apesar das limitações é um teste de rastreamento importante e associado às outras informações clínicas e laboratoriais auxilia no diagnóstico de doenças da membrana.

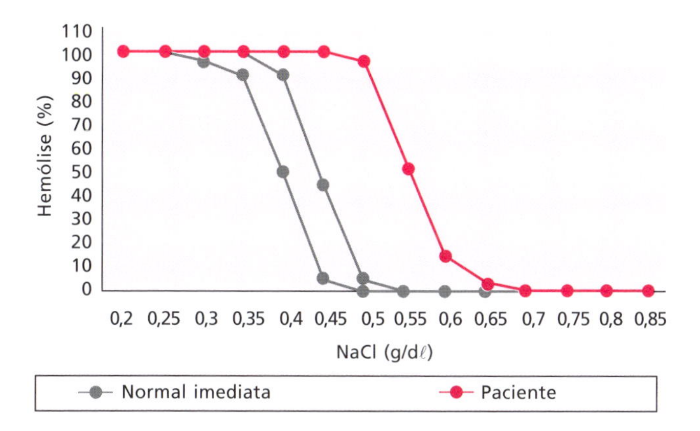

Figura 8.4 – Curva de fragilidade osmótica de paciente com esferocitose.

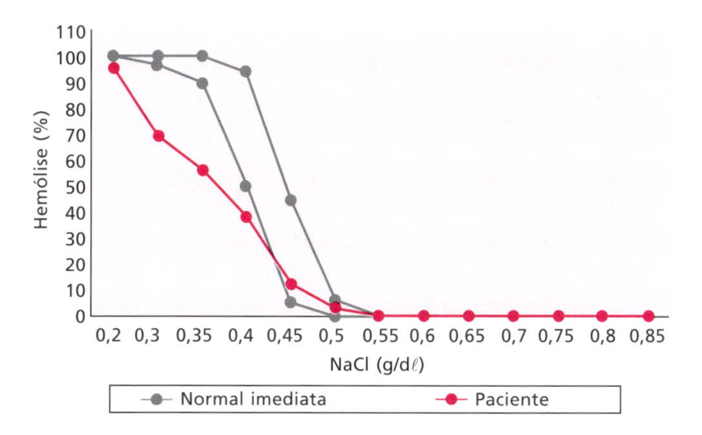

Figura 8.5 – Curva de fragilidade osmótica em paciente com estomatocitose hereditária, mostrando maior resistência do eritrócito à lise osmótica.

Avaliação da deformabilidade eritrocitária – ectacitometria

A *ectacitometria* consiste em analisar os eritrócitos em um aparelho, o ectacitômetro, em que a deformabilidade eritrocitária pode ser visualizada pela imagem de difração produzida pela passagem de um feixe de raio *laser* por meio de suspensão celular colocada em um viscosímetro e submetida à força de cisalhamento (*shear stress*). A análise da imagem permite mensurar a deformabilidade celular decorrente de certa força aplicada. Em repouso, as células apresentam aspecto de difração circular. À medida que uma força é aplicada à suspensão de células, estas vão se tornando elípticas, com orientação paralela ao fluxo gerado. A deformação produzida pode ser mensurada, gerando um *índice de deformabilidade* (ID) ou *índice de elongação* (IE). A ectacitometria permite o estudo das células em diferentes condições de tonicidade, quando associada a um gradiente de osmolalidade. É um método que analisa os diversos determinantes da deformabilidade eritrocitária: relação área de superfície-volume celular; geometria; densidade celular; e membrana eritrocitária. A análise da deformabilidade eritrocitária pela ectacitometria é considerada o padrão-ouro dentre os métodos existentes, sendo o mais importante método diagnóstico nas doenças por defeitos da membrana eritrocitária. Em nosso Laboratório, na Disciplina de Hematologia e Hemoterapia da Faculdade de Medicina da Universidade de São Paulo (USP), dispomos do ectacitômetro LORCA (*laser assisted optical rotational cell analyzer*), que nos permite analisar uma suspensão celular em meio viscoso sob várias condições de *shear stress*, progressivamente de 0,3 a 30 Pa. Os eritrócitos são colocadas em suspensão de polivinilpirrolidona (PVP), que fornece a viscosidade desejada à mistura. Podemos utilizar a mistura sob condições de osmolalidade fisiológica (290 mOsm/ℓ), hipo-osmolalidade ou de hiperosmolalidade, variando a tonicidade do meio. A mistura é colocada no espaço existente entre dois cilindros de vidro (viscosímetro). A pressão sobre as células será produzida pela rotação do cilindro interno, que progressivamente vai aumentando a velocidade, gerando *shear stress* que variam de 0,3 a 30 Pa. Um feixe de raio *laser* é usado para mensurar a deformação eritrocitária. São realizadas medidas da deformação dos eritrócitos em vários pontos e os valores são utilizados para a produção de um gráfico. A análise do gráfico nos permite visualizar os vários índices de deformabilidade eritrocitária obtidos sob várias condições de *shear stress*, em determinada osmolalidade.

Na *esferocitose hereditária* há diminuição da deformabilidade celular. Essa redução da deformabilidade eritrocitária é decorrente de uma série de modificações fisiopatológicas que a célula sofre: alteração da relação superfície-volume celular e microcitose, secundárias à perda de parte da membrana sob a forma de vesículas lipídicas; aumento da viscosidade citosólica, em vista da perda de material da membrana, manutenção do conteúdo de hemoglobina, e desidratação celular. O grau de diminuição da deformabilidade eritrocitária está diretamente relacionado à quantidade de micrócitos e da quantidade de células hiperdensas presentes no sangue dos pacientes. Quanto maior a gravidade clínica, maior a quantidade de micrócitos e pior a deformabilidade eritrocitária.

Na Figura 8.6 observamos os resultados obtidos com o ectacitômetro LORCA em pacientes com diagnóstico de esferocitose hereditária. A deformabilidade está diminuída em todos os casos, sendo esse dado útil no diagnóstico da esferocitose hereditária.

A evidente redução da deformabilidade permanece mesmo após a esplenectomia, evidenciando que o defeito celular persiste mesmo com a correção da anemia após a esplenectomia.

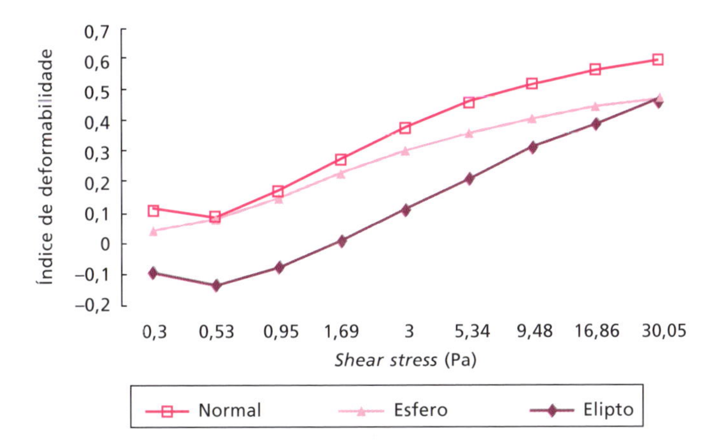

Figura 8.6 - Normal × esferocitose e eliptocitose.

Na *eliptocitose hereditária*, o estudo da deformabilidade eritrocitária tem importância diagnóstica, apresentando frequentemente diminuição do índice de deformabilidade máxima e aspecto de curva característico à ectacitometria em gradiente osmótico. A curva com aspecto trapezoidal é característica da eliptocitose, e a intensidade da diminuição da deformabilidade está relacionada à gravidade do defeito estrutural da membrana eritrocitária. Nos casos em que a eliptocitose é decorrente de defeitos da espectrina, o grau de diminuição da deformabilidade está relacionado à quantidade da proteína mutante presente na membrana; células com homozigose para mutação da espectrina (100% de proteína mutante presente na membrana) são praticamente indeformáveis, enquanto casos heterozigotos para a mesma mutação da espectrina mostram graus intermediários de diminuição de deformabilidade. Quando se analisam pacientes com eliptocitose hereditária em condições de tonicidade fisiológica, sob várias condições de *shear stress*, notamos que ocorre redução da deformabilidade em todos os valores de *shear stress*, sendo difícil o início da deformação eritrocitária com valores de baixo *shear stress* (Figura 8.6). Na variante da eliptocitose, denominada ovalocitose do sudeste asiático (SAO), em que ocorre mutação no gene da banda 3, que torna as células muito rígidas e resistentes à malária, as células são praticamente indeformáveis, mesmo no estado heterozigoto.

A ectacitometria com gradiente osmótico é método eficaz para o diagnóstico da estomatocitose, diferenciando as formas desidratradas das hiper-hidratadas. Na Figura 8.7 observamos os achados da ectacitometria em pacientes portadores de xerocitose, utilizando dados do ectacitômetro LORCA. Como o aparelho não fornece automaticamente um gradiente osmótico, realizamos vários experimentos variando a tonicidade do meio. Com os valores da deformabilidade

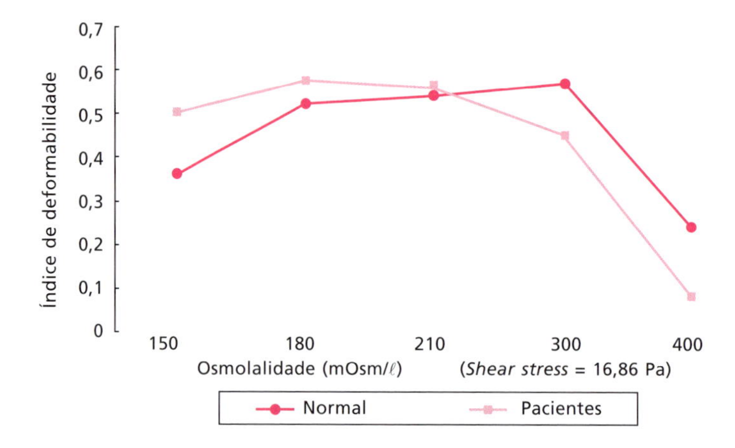

Figura 8.7 – Normal × estomatocitose hereditária (xerocitose).

obtidos em alto *shear stress* (16,86 Pa) construímos uma curva, semelhante ao que seria obtido em um aparelho que fornecesse um gradiente osmótico. Nota-se um desvio da curva para a esquerda nos casos de xerocitose, evidenciando maior capacidade de deformabilidade do que o normal em meio hipotônico e piora da deformabilidade em meio hipertônico, mostrando o caráter desidratado dos eritrócitos. No caso de hidrocitose, observaríamos o desvio da curva para a direita. A estomatocitose requer diagnóstico correto, por apresentar tendência aumentada à trombose após esplenectomia. Em vista disso, a ectacitometria tem importante papel no diagnóstico dessa doença.

Análise das proteínas da membrana eritrocitária

A análise bioquímica dos componentes da membrana eritrocitária é significante na definição das doenças da membrana eritrocitária, pois elas decorrem de defeitos qualitativos e/ou quantitativos de seus constituintes. A determinação quantitativa das proteínas da membrana eritrocitária é feita por meio de técnicas de eletroforese em condições desnaturantes em gel de poliacrilamida (SDS-PAGE). O material analisado é o chamado *ghost* da membrana eritrocitária, que é obtido a partir da lise osmótica dos eritrócitos em tampão hipotônico. Após corrida eletroforética, os géis são corados e analisados por densitometria, permitindo quantificar os diversos constituintes proteicos da membrana eritrocitária. Com essa abordagem, nos é permitida a identificação de deficiências quantitativas de espectrina, anquirina, banda 3, proteína 4.1 e outras, bem como anormalidades qualitativas das mesmas; nesses casos, observaremos, por exemplo, migrações de proteínas mais lentas (mais pesadas), ou mais rápidas (mais leves), secundárias às inserções ou às deleções peptídicas.

A partir do *ghost* eritrocitário podemos, pelo uso de tampões hipotônicos, obter extratos hidrossolúveis ricos em espectrina. A espectrina assim obtida pode ser estudada por meio da digestão pela tripsina, que nos fornecerá padrões peptídicos característicos. A alfaespectrina normal, sob a ação proteolítica da espectrina fornecerá um fragmento proteico principal de 80 kD. No caso de mutações da espectrina (Sp), teremos variações desse padrão de digestão, com o aparecimento de fragmentos peptídicos menores, à custa da diminuição do fragmento de 80 kD. Com o resultado dessas cartas peptídicas podemos identificar diferentes fenótipos proteicos e classificar a eliptocitose hereditária de acordo com o fragmento peptídico obtido: eliptocitose hereditária Sp α I/65 (quando o fragmento anormal gerado tem 65 kD), eliptocitose Sp α I/46 (fragmento peptídico anormal de 46 kD) etc.

Se a espectrina for extraída a 4°C, podemos estudar a funcionabilidade da proteína, pois a essa temperatura teremos a espectrina como ela está na membrana eritrocitária, ou seja, sob forma tetramérica. Na eliptocitose hereditária ocorre defeito na capacidade de tetramerização da espectrina, com consequente aumento de dímeros de espectrina, que podem ser detectados por eletroforese em gel não desnaturante.

Citometria de fluxo

A citometria de fluxo utiliza a eosino-5-maleimida (EMA) para o diagnóstico de esferocitose hereditária. A EMA forma ligações covalentes com resíduos de lisina presentes sobre a banda 3. Como a banda 3 está com expressão reduzida em pacientes com esferocitose, tanto na deficiência dessa proteína, quanto nas demais doenças, é possível utilizar o teste para demonstrar a atenuação de fluorescência associada à doença (Figura 8.8). Alguns autores propõem que esse teste, pela sua alta sensibilidade e especificidade, seja o principal exame de rastreamento da esferocitose. Além da importância diagnóstica na esferocitose, a citometria de fluxo com EMA apresenta padrões de distribuição típicos em casos de piropoiquilicitose e algumas anemias diseritropoéticas.

Análise da genética molecular

A análise da genética molecular nos permite definir qual o defeito responsável pelo aparecimento das doenças hereditárias por defeito da membrana eritrocitária. No caso da eliptocitose, sabemos que ela é, em geral, secundária aos defeitos nos genes da espectrina (alfa e beta), da proteína 4.1 e, em raros casos, da glicoforina C. A pesquisa do defeito genético é, em geral, orientada pelos estudos bioquímicos das proteínas da membrana, principalmente os estudos de digestão da espectrina pela tripsina. O fenótipo proteico anormal encontrado, que evidencia anomalias estruturais dos domínios da espectrina, orienta no sentido de se pesquisar mutações em locais preferenciais. Uma série de mutações pontuais tem sido relatada e, dependendo da sua localização, elas podem estar relacionadas aos quadros clínicos de maior ou menor gravidade. Quanto mais próximo do sítio de autoassociação das moléculas de espectrina, maior a gravidade clínica. A um mesmo fenótipo proteico pode corresponder mais de uma mutação. A variante Sp alfa I/65 corresponde quase sempre a uma mesma mutação, a duplicação da leucina 154, e é originária da população negra da região do Benin, no Oeste da África. A variante Sp α I/46 está associada a pelo menos duas mutações pontuais distintas (Leu 207 Pro; Leu 260 Pro). Em geral, e do ponto de vista prático, orientados pelo fenótipo proteico, amplificamos por reação em cadeia de polimerase o DNA da região correspondente e, a seguir, com o uso de enzimas de restrição apropriadas procuramos identificar a mutação correspondente.

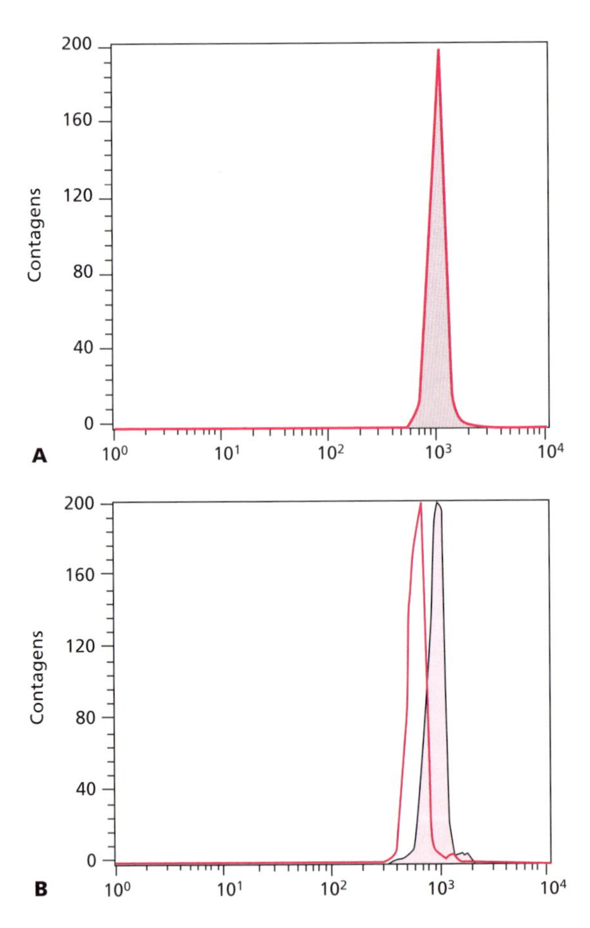

Figura 8.8 – Citometria de fluxo com eosino-5-maleimida. (*A*) Distribuição normal. (*B*) Distribuição atenuada em caso com esferocitose (*magenta*).

978-85-4120-138-4

Com relação à esferocitose hereditária, a base molecular é ampla, havendo atualmente cinco genes candidatos: alfa e betaespectrina, anquirina, banda 3 e proteína 4.2. Na estomatocitose hereditária, o defeito genético permanece a ser esclarecido[1-10].

Eritroenzimopatias

Como o eritrócito maduro é uma célula anucleada, ela necessita de mecanismos que gerem energia e que a protejam de danos oxidativos. Para isso, ela conta com um arsenal de enzimas que geram energia a partir da glicólise (ciclo de Embden-Meyerhof) e que tem ação antioxidante (ciclo das pentoses ou via da hexose monofosfato). Deficiências nas enzimas integrantes desses ciclos podem resultar em encurtamento da vida média eritrocitária.

As principais eritroenzimopatias de interesse clínico são: deficiência de G-6-PD e deficiência de piruvatoquinase (PK)[11].

DEFICIÊNCIA DE GLICOSE-6-FOSFATO DESIDROGENASE

A G-6-PD é uma enzima integrante do chamado *shunt* das pentoses ou via da hexose monofosfato. É importante na manutenção dos níveis de glutationa reduzida, que protege o eritrócito de danos oxidativos. A enzima G-6-PD age sobre o substrato glicose-6-fosfato, gerando NADPH, que age como cofator da glutationa-redutase na geração de glutationa reduzida. A glutationa reduzida detoxifica peróxido de hidrogênio, mantendo a célula protegida. Na deficiência de G-6-PD, por bloqueio desse mecanismo protetor, a hemoglobina pode se tornar oxidada, se desnaturar e formar corpúsculos de Heinz; estes lesam a membrana eritrocitária resultando na retirada dos eritrócitos da circulação pelo baço.

A doença é herdada ligada ao cromossomo X, havendo mais de 400 mutações descritas. As enzimas mutantes apresentarão diferentes graus de atividade enzimática e o quadro clínico dependerá disso. Quanto menor for a atividade enzimática, maior será a intensidade do quadro clínico.

A deficiência de G-6-PD é a doença metabólica eritrocitária mais comum, afetando cerca de 400 milhões de pessoas através do mundo. Embora sua distribuição seja universal, predomina em determinados grupos étnicos. No Brasil acomete 8% dos afrodescendentes.

Quadro clínico/laboratorial

A deficiência de G-6-PD causa, mais frequentemente, quadro de anemia hemolítica ocasional, episódica, aguda, relacionada aos fatores precipitantes, tais como infecções, cetoacidose diabética ou ingestão de substâncias oxidantes. Mais raramente, pode provocar quadro de anemia hemolítica crônica. O quadro clínico dependerá do tipo de mutação no gene da G-6-PD.

Anemia hemolítica aguda pode ocorrer após contato com uma série de fármacos e drogas, que incluem derivados de sulfa, antimaláricos, antibióticos e analgésicos. Alguns pacientes com deficiência de G-6-PD podem desenvolver hemólise após a ingestão do feijão de fava (*Vicia faba*), provavelmente pela presença de substâncias oxidantes nessa leguminosa. O quadro clínico, geralmente de início súbito, inclui palidez, icterícia e urina escura. Pode ser acompanhado por dor abdominal ou dorsal. O hemograma revela anemia (queda de hemoglobina de 3 a 4 g/dℓ), reticulocitose, células fragmentadas, células irregularmente contraídas, microesferócitos e células "mordidas" (*bited cells*). Em colorações supravitais podem ser observados corpúsculos de Heinz. O quadro hemolítico é em geral autolimitado, melhorando com tratamento de suporte em alguns dias, mas alguns casos graves podem cursar com insuficiência renal. O agente causal deve ser retirado sempre que possível e o processo infeccioso, quando presente, deve ser tratado.

Anemia hemolítica não esferocítica congênita é uma forma mais rara da deficiência de G-6-PD, relacionada às variantes com atividade enzimática muito baixa; não requer fator precipitante, cursando com hemólise constante e anemia. Nos casos graves de ocorrência neonatal, muitas vezes é necessária exsanguíneo-transfusão. Transfusões de sangue podem ser necessárias ao longo da vida do indivíduo. Suplementação com ácido fólico é indicada. Esplenectomia pode ser de utilidade, quando existe grande necessidade transfusional.

A *icterícia neonatal* é a manifestação mais grave da deficiência de G-6-PD, por ser potencialmente associado ao *kernicterus* (toxicidade da bilirrubina às células cerebrais). Apesar de associada à deficiência de G-6-PD, não é exclusivamente em razão da hemólise, mas da inabilidade do fígado do recém-nascido em conjugar a bilirrubina indireta.

Ao contrário das doenças da membrana, em que a morfologia eritrocitária, muitas vezes, é a chave diagnóstica, na deficiência de G-6-PD isso não ocorre. O achado de eritrócitos "mordidos" (*bited cells*) pode sugerir o diagnóstico, mas é de pouco valor prático. A presença de corpúsculos de Heinz, mais evidentes após a esplenectomia, pode também ser sugestiva.

O estudo da deformabilidade eritrocitária não evidencia anormalidades na deficiência de G-6-PD.

O diagnóstico de deficiência de G-6-PD é efetuado pela medida de atividade enzimática. Em pacientes masculinos, os níveis de atividade enzimática são bem definidos, porém, em mulheres, o diagnóstico pode ser mais difícil, sendo eventualmente necessário o uso de testes citoquímicos para o diagnóstico. Os testes citoquímicos são os únicos capazes de identificar mosaicismo. Após hemólise aguda, reticulocitose pode complicar o diagnóstico, pela atividade intrínseca de G-6-PD ser mais elevada. Após crises hemolíticas e, principalmente em mulheres, o estudo da atividade enzimática deve ser feito tardiamente, após recuperação dos níveis de hemoglobina e normalização dos reticulócitos[12,13].

DEFICIÊNCIA DE PIRUVATOQUINASE

É a mais frequente enzimopatia do ciclo metabólico eritrocitário associado à glicólise, sendo a causa mais comum de anemia hemolítica não esferocítica congênita, com prevalência na população branca nos Estados Unidos de 1:20.000. A PK é a enzima necessária para a passagem de fosfoenolpiruvato a piruvato no ciclo de Embden-Meyerhof, responsável pela geração de energia para o eritrócito, sob a forma de ATP. Na sua deficiência menos energia é formada e o eritrócito terá sua vida média encurtada, com consequente anemia hemolítica. Já foram descritas mais de 180 mutações na isoforma eritrocitária da PK. A doença é transmitida de modo autossômico recessivo.

Quadro clínico/laboratorial

A expressão clínica da deficiência de PK é muito variável, sendo observados desde hemólise grave neonatal, com hidropisia fetal, a quadros hemolíticos bem compensados. Nas formas graves neonatais, a hemólise pode ser tão pronunciada que pode haver necessidade de exsanguíneo-transfusão para evitar *kernicterus*. Durante a vida, os pacientes podem apresentar graus variáveis de anemia, icterícia e esplenomegalia. Pode haver cálculos biliares, úlceras perimaleolares, hematopoese extramedular e hipertensão pulmonares, refletindo a gravidade da hemólise constante. O quadro laboratorial é de anemia hemolítica, com o esfregaço de sangue periférico evidenciando anisocitose, poiquilocitose e graus variáveis de equinocitose. A contagem de reticulócitos está aumentada, como se espera em quadro hemolítico, mas pode aumentar muito após a esplenectomia, um achado que pode ter significado diagnóstico. A reticulocitose após esplenectomia pode chegar a 70 a 80% e é mantida elevada por toda a vida.

O diagnóstico pode ser feito com a dosagem sérica da PK ou de sua atividade funcional. Os resultados têm de ser adequadamente interpretados, sobretudo quanto à presença de variáveis pré-analíticas, como transfusão recente e leucócitos (que tem atividade PK, proveniente de isoformas leucocitárias) na amostra. Reticulocitose pode dificultar o diagnóstico e os valores da atividade enzimática devem ser interpretados levando-se em conta o grau de reticulocitose. Valor "normal" ou no limite inferior da normalidade pode indicar deficiência da enzima, mascarada pela presença de reticulócitos, que habitualmente apresentam maior quantidade de enzima do que eritrócitos maduros.

Estudos familiares concomitantes podem ser necessários para o correto diagnóstico de casos duvidosos. Os estudos familiares incluem determinações de atividade enzimática e análise de genética molecular.

Outras enzimopatias menos comuns podem eventualmente representar problemas clínicos.

A deficiência de pirimidina-5'-nucleotidase pode ser suspeitada por pontilhado basofílico pronunciado. Outras eritroenzimopatias não mostram marcadores citológicos mais específicos e o diagnóstico é realizado pela determinação da atividade enzimática.

Lembramos que as eritroenzimopatias são raras e, muitas vezes, o diagnóstico é de exclusão, após serem afastadas as causas mais comuns de hemólise.

REFERÊNCIAS

1. An X, Mohandas N. Disorders of red cell membrane. Brit J Haematol. 2008;141:367-75.
2. Barcellini W, Bianchi P, Fermo E, Imperiali FG, Marcello AP, Vercellati C, et al. Hereditary red cell membrane defects: diagnostic and clinical aspects. Blood Transfus. 2011 Jul;9(3):274-7.
3. Bolton-Maggs PHB, Stevens RF, Dodd NJ, Lamont G, Tittensor P, King MJ. Guidelines for the diagnosis and management of hereditary spherocytosis. Brit J Haematol. 2004;126:455-74.
4. Cynober T, Mohandas N, Tchernia G. Red cell abnormalities in hereditary spherocytosis: relevance to diagnosis and understanding of variable expression of clinical severity. J Lab Clin Med. 1996;128:259-69.
5. Delaunay J. The molecular basis of hereditary red cell membrane disorders. Blood Reviews. 2007;21:1-20.
6. Iolascon A, Avvisati RA, Piscopo C. Hereditary spherocytosis. Transfus Clin Biol. 2010 Sep;17(3):138-42. Epub 2010 Jul 23.
7. Silveira PAA. Patologia da membrana eritrocitária. In: Marcondes E, Costa FA, Ramos JLA, Okay Y. Pediatria básica. Tomo II, Pediatria clínica geral. 9ª ed. São Paulo: Sarvier; 2003. 697-701.
8. Silveira PAA. Deformabilidade eritrocitária. In: Lorenzi T, D'Amico E, Daniel MM, Silveira PAA, Bucheri V. Manual de hematologia – propedêutica e clínica. 3ª ed. Rio de Janeiro: Medsi; 2003. p. 581-93.
9. Silveira PAA, Cynober T, Dhermy D, Mohandas N, Tchernia G. Red cell abnormalities in hereditary elliptocytosis and their relevance to variable clinical expression. Am J Clin Pathol. 1997;108:391-9.
10. Tse WT, Lux SE. Red blood cell membrane disorders. Br J Haematol. 1999;104:2-13.
11. Tavazzi D, Taher A, Cappellini MD. Red blood cell enzyme disorders: an overview. Pediatr Ann. 2008 May;37(5):303-10.
12. Kaplan M, Hammerman C. Neonatal screening for glucose-6-phosphate dehydrogenase deficiency: biochemical versus genetic technologies. Semin Perinatol. 2011 Jun;35(3):155-61.
13. Mehta A, Mason PJ, Vulliamy TJ. Glucose-6-phosphate dehydrogenase deficiency. Ballière's Clinical Haematology. 2000;13:21-38.
14. Zanella A, Fermo E, Bianchi P, Valentini G. Red cell pyruvate kinase deficiency: molecular and clinical aspects. Brit J Haematol. 2005;130:11-25.

Capítulo 9

Anemias Hemolíticas Adquiridas Não Imunes

Perla Vicari • Maria Stella Figueiredo

Anemia hemolítica é definida como redução na sobrevida dos eritrócitos em razão do aumento da sua destruição. Essa alteração pode ocorrer de forma aguda ou pode ser de natureza crônica, hereditária ou adquirida (Tabela 9.1)[1].

Pode ser causada por um dos dois mecanismos:

- Anormalidades dos eritrócitos e/ou de sua membrana (defeitos intracorpusculares). Estas são geralmente congênitas (p. ex., anemia falciforme, talassemia, deficiência de G-6-PD desidrogenase e esferocitose hereditária) e, mais raramente, podem ser adquiridas, como HPN[1].
- Anormalidades no ambiente dos eritrócitos. Esses processos são, por definição, extracorpusculares e classificados como anemia hemolítica extrínseca. Dentre as mais importantes formas de anemia hemolítica extrínseca estão as causadas por mecanismos imunológicos e, mais raramente, as anemias adquiridas não imunes, objeto deste capítulo juntamente com a HPN[1].

De modo geral, as anemias hemolíticas são normocíticas ou, mais raramente, macrocíticas decorrentes da reticulocitose importante ou da deficiência de folato concomitante. Observa-se anisocitose, evidenciada pelo aumento da RDW, com esferócitos no esfregaço sanguíneo[2,3].

Em qualquer tipo de anemia hemolítica existe evidência laboratorial de destruição celular (sugerida pelo aumento da LDH), elevação do catabolismo eritrocitário (sugerido pelo aumento de bilirrubina indireta [BI]), diminuição dos níveis de haptoglobina (proteína sérica responsável pela retirada da hemoglobina livre da circulação) e medula óssea regenerativa (sugerida pela reticulocitose). Por isso, quando se suspeita de processo hemolítico, os testes iniciais devem incluir a mensuração de LDH, BI e haptoglobina, além da contagem reticulocitária. Nenhum desses testes, entretanto, é específico ou capaz de auxiliar no diagnóstico diferencial das anemias hemolíticas[2].

Tabela 9.1 – Classificação clínico-laboratorial das anemias hemolíticas

	Anemias hemolíticas		
Teste	***Todas***	***Intravascular***	***Extravascular***
Reticulócitos	↑↑↑	↑↑↑	↑↑↑
LDH	↑↑	↑↑↑	↑↑
Bilirrubina indireta	↑↑ ou N	↑↑	↑↑ ou N
Haptoglobina	↓↓	↓↓↓	↓↓ ou ↓
Hemossiderina urinária	Variável	Presente	Ausente

N = normal.

Em razão da diversidade de fatores etiológicos possíveis, os mecanismos associados às anemias hemolíticas não imunes adquiridas são bastante variados e, por conseguinte, serão considerados individualmente.

Anemia hemolítica microgangiopática

Na anemia hemolítica microgangiopática (AHMA) observa-se destruição intravascular dos eritrócitos na presença de microcirculação anormal. Existem várias causas de AHMA (Quadro 9.1) e, considerando-se todos os fatores etiológicos, ela é origem frequente de hemólise. Os fatores desencadeadores da AHMA, comuns em todos os tipos, são CIVD, agregação plaquetária anormal e vasculite[4].

Deve-se suspeitar de AHMA na presença de eritrócitos fragmentados no hemograma (Figura 9.1), ou seja, a análise cuidadosa do esfregaço sanguíneo é o procedimento laboratorial mais importante para o seu diagnóstico. Os sintomas mais comuns na apresentação inicial da AHMA são inespecíficos e incluem dor abdominal, náuseas, vômitos e fraqueza[1,5].

Púrpura trombocitopênica trombótica/síndrome hemolítico-urêmica

A tríade de AHMA, plaquetopenia e certo grau de insuficiência renal é classificada como SHU. A SHU é mais frequente em crianças menores de cinco anos que, por vezes, apresentam diarreia por *E. coli*. A insuficiência renal aguda domina a manifestação clínica, já que a anemia e a plaquetopenia costumam ser menos pronunciadas do que na PTT. A recuperação da função renal é obtida com tratamento adequado e a mortalidade é baixa[3].

Quadro 9.1 – Causas de anemia hemolítica microangiopática. Modificado de Hillman *et al.*[3]

• Síndrome hemolítico-urêmica	• Infecções graves
• Púrpura trombocitopênica trombótica	• Pré-eclampsia
• Carcinomatose	• Glomerulonefrites
• Vasculites	• Hipertensão maligna

978-85-4120-138-4

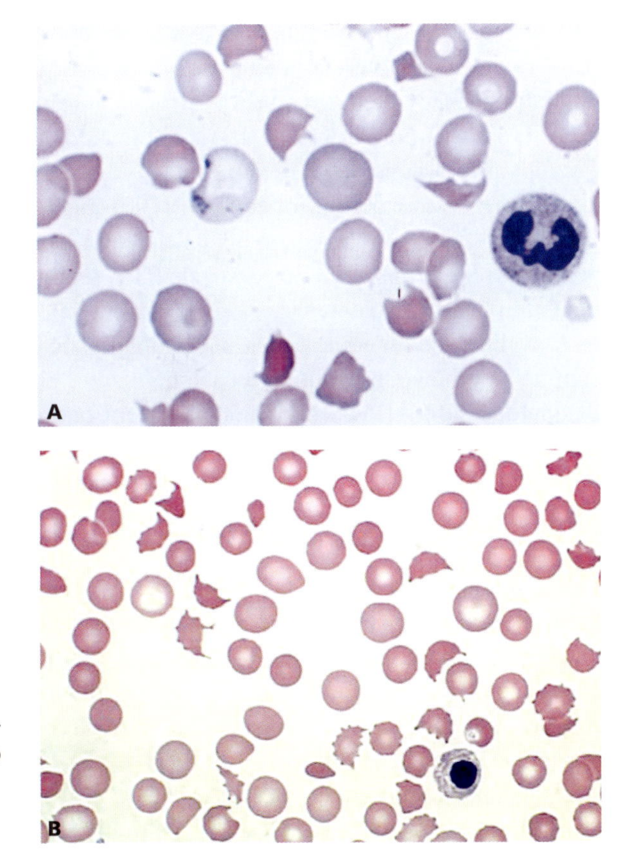

Figura 9.1 – (*A* e *B*) Esquizócitos em esfregaço de sangue periférico.

Na PTT, além de esquizócitos, aumento de LDH e plaquetopenia, cerca de 50% dos pacientes exibem manifestações neurológicas, no início ou durante o curso da doença, tais como convulsões e déficits focais. Entretanto, muitos indivíduos apresentam nenhuma ou pouca manifestação neurológica, como confusão mental transitória. A PTT é rara em crianças e, em adultos, ocorre predominantemente em mulheres. Indivíduos afrodescendentes e obesos possuem risco maior de apresentar PTT[4].

No entanto, essa distinção entre SHU e PTT é discutível, visto que elas apresentam um mecanismo patogênico similar[1,4,5]. Ambas são decorrentes da trombose disseminada na microcirculação, resultando em dano isquêmico aos múltiplos órgãos. Em ambas, os trombos são compostos principalmente por plaquetas, embora a fibrina também esteja na SHU. A plaquetopenia é consequente ao consumo de plaquetas pelos trombos disseminados, enquanto a anemia é causada por dano mecânico ao eritrócito que circula através da microcirculação parcialmente ocluída[6].

A chave do diagnóstico inclui a avaliação laboratorial. Anemia e plaquetopenia (na ausência de leucopenia) sugerem o diagnóstico. O próximo achado laboratorial é a evidência de AHMA: fragmentação eritrocitária (esquizócitos) e policromasia no sangue periférico, elevados níveis de LDH e BI, com Coombs direto negativo. O exame morfológico sangue periférico é crucial: dois ou mais esquizócitos por campo (×100) sugerem hemólise microangiopática. Muitos pacientes possuem nível de creatinina normal; elevação transitória pode ocorrer em um terço dos casos de PTT, sendo a insuficiência renal aguda incomum nesses pacientes[1,4].

A avaliação da medula óssea não é diagnóstica e tipicamente pode-se encontrar hiperplasia eritroide e, ocasionalmente, hiperplasia megacariocítica[4]. Plaquetopenia e AHMA podem suceder em outras condições caracterizadas por trombose na microcirculação e, portanto, o diagnóstico diferencial deve ser feito com sepse, câncer disseminado, CIVD, hipertensão maligna (pré-eclampsia, eclampsia e síndrome HELLP [H: *hemolysis*; EL: *elevated liver enzymes*; LP: *low platelets*]) [4,6].

Característica frequente da PTT/SHU é o aumento na quantidade de multímeros de von Willebrand, que pode acompanhar plaquetas ativadas e promover a agregação plaquetária. A PTT pode ser adquirida, em razão dos anticorpos contra a protease responsável pela clivagem do fator de von Willebrand (vWF), ADAMTS 13, ou familiar, associada à deficiência constitucional da ADAMTS 13 por mutações no seu gene[1,3,4].

Os exames de atividade da ADAMTS 13 (níveis de ADAMTS 13) têm se tornado gradualmente mais presentes na prática laboratorial, já que o nível de atividade dessa protease parece ser útil no diagnóstico e no manejo da doença. Exames diagnósticos para a determinação dos níveis de antígenos da ADAMTS 13, da sua atividade e dos anticorpos antiADAMTS 13 exigem cautela na interpretação dos resultados levando-se em conta, principalmente, a metodologia aplicada. A determinação dos níveis antigênicos é realizada por meio de ELISA e, mesmo utilizando pequenos peptídios (FRET-VWF73) em vez dos multímeros, não assegura o total controle da variabilidade inter e intraensaio. Os testes, que determinam a atividade enzimática, baseiam-se na clivagem dos multímeros FvW pela ADAMTS 13 e na detecção posterior do

FvW clivado. Logo, esse tipo de teste avalia a atividade da enzima *in vitro*, podendo não refletir o que ocorre *in vivo*. A maioria dos testes propostos para detecção dc anticorpos antiADAMTS 13 faz a titulação dos anticorpos *in vitro*, utilizando mistura dc plasma do paciente e plasma normal inativados a 37°C[4].

Níveis inferiores a 5% são típicos de PTT familiar, podendo ser encontrados em até um terço dos casos adquiridos mais graves. Níveis acima de 5% são mais observados em PTT associada às outras condições, como quimioterapia e transplante. Por outro lado, essa medida não parece ser eficaz na distinção entre PTT e SHU, o que traz limitações no uso desse exame[3].

A distinção da PTT de outras condições clínicas é fundamental. A avaliação da função renal é importante para diferenciar a PTT e a SHU. Na PTT, o comprometimento da função renal é ausente nos quadros iniciais e moderado na doença em evolução, ao contrário do que se observa na SHU, cuja deterioração da função renal, podendo atingir níveis dialíticos, é a marca da doença. Adicionalmente, na SHU não se observa deficiência da ADAMTS 13 ou inibição imune desta[4].

Coagulação intravascular disseminada

A CIVD é caracterizada pela ativação da cascata de coagulação, geralmente em razão da liberação ou do aumento da expressão de fator tecidual. Esse processo é seguido pela deposição de fibrina e plaquetas em vasos pequenos e pela ruptura mecânica dos eritrócitos nos filamentos de fibrina. A CIVD pode estar associada a uma variedade de causas, sendo sepse, trauma, câncer e complicações obstétricas as mais comumente verificadas. Dentre as causas menos comum destacam-se os grandes hemangiomas (Kasabach-Merritt) e os grandes aneurismas da aorta abdominal[1,5].

As manifestações clínicas associadas à CIVD podem ser leves ou graves, logo os achados sanguíneos ocorrerão de acordo com o grau de hemólise. Assim, podemos encontrar anemia, esquizócitos, pontilhado basofílico, policromasia, reticulocitose e microesferócitos. A plaquetopenia é precoce e frequente devida ao consumo periférico de plaquetas pela ativação da coagulação. A contagem leucocitária dependerá da capacidade da medula óssea responder apropriadamente ao agente causal. Neutropenia pode ser sinal indireto de incapacidade compensatória dessa medula. A haptoglobina reduzida, LDH elevada, hemoglobina plasmática livre aumentada e hemoglobinúria são outros achados comuns[1].

A avaliação da medula óssea geralmente não auxilia no diagnóstico e certamente mostrará hiperplasia reacional dos setores eritroide e granulocítico. Após episódios prolongados de CIVD, entretanto, a medula pode atingir a exaustão e mimetizar estado hipoplásico[7].

Por outro lado, a coagulação e a fibrinólise estão bastante comprometidas nesses pacientes. Normalmente, esses indivíduos apresentam tempo de protrombina, de tromboplastina parcialmente ativada e de trombina prolongados, bem como produtos da degradação da fibrina aumentados, d-dímero aumentado, adesão e/ou agregação plaquetária anormais e redução de fatores da coagulação[7].

Síndrome HELLP

A síndrome HELLP é complicação da gravidez que ocorre em 0,5 a 0,9% de todas as gestações e em 10 a 20% dos casos de pré-eclampsia grave[8].

Como o próprio nome diz, caracteriza-se pela anemia microangiopática (presença de esquizócitos), elevação das enzimas hepáticas e plaquetopenia. Frequentemente, pode estar associada à CIVD, podendo evoluir com complicações importantes, como ruptura hepática, insuficiência visual, convulsões e insuficiência cardíaca. O tratamento é a retirada do feto[1,5,8].

Malignidade

Os tumores malignos apresentam o mesmo tipo de encordoamento de fibrina que se vê em CIVD, PTT e SHU. Além disso, pode haver estado de hipercoagulabilidade associada ao câncer (ou seja, tromboflebite migratória superficial ou síndrome de Trousseau) ocasionado quadro de CIVD. Esse estado de hipercoagulabilidade é decorrente, principalmente, de dois fatores expressos por células tumorais circulantes: o fator tecidual e o fator de necrose tumoral[1].

Hipertensão maligna

AHMA reversível e trombocitopenia foram observadas em pacientes com hipertensão maligna. O mecanismo presumido é a lesão vascular associada, que, por sua vez, acarreta formação de fibrina vertente, fragmentação de eritrócitos e plaquetopenia[1].

Turbulência hemodinâmica

Pode resultar em AHMA e trombocitopenia. É mais frequentemente vista em pacientes com próteses valvares, embora possa aparecer em outras condições, enumeradas no Quadro 9.2[9-11].

Fármacos e drogas

Alguns fármacos e drogas (cocaína, ciclofosfamida, cisplatina e carmustina mitomicina C, bleomicina, ciclosporina, tacrolimus e ticlopidina) podem ter papel na ocorrência de hemólise microangiopática produzindo quadro semelhante PTT/SHU[1,12].

Quadro 9.2 – Causas de anemia hemolítica por turbulência hemodinâmica ou traumática

• Sem cirurgia	• Após cirurgia
– Estenose aórtica	– Ativação de complemento
– Ruptura do seio de Valsalva	– Cirurgias com colocação de enxertos
– Ruptura de cordoalha tendínea	– Próteses valvares
– Coarctação de aorta	
– Aneurisma de aorta	

Hemoglobinúria da marcha

Exemplo clássico de dano aos eritrócitos consequente ao trauma mecânico que ocorre em soldados após longa marcha, em corredores após a execução de um caminho difícil ou no caratê após o treino. Anemia e reticulocitose são incomuns. Causada por trauma direto no eritrócito durante sua circulação nos pés ou nas mãos[9,13,14].

Kasabach-Merritt

Está associado a hemangioendoteliomas kaposiformes, uma forma agressiva de hemangioma gigante. Todos os pacientes manifestam plaquetopenia grave, hipofibrinogenemia, elevação dos produtos de degradação da fibrina e fragmentação dos eritrócitos do sangue[1].

Inserção de corpos estranhos

A inserção de certos corpos estranhos na circulação, como *shunts* portossistêmicos intra-hepáticos transjugulares (TIPS) e embolização com molas, pode provocar hemólise microangiopática[1]. A hemólise pode estar em 10% dos pacientes submetidos aos TIPS nas primeiras 12 a 15 semanas após a colocação. Acredita-se que essa hemólise possa ser decorrente do estresse cirúrgico ou mesmo do trauma mecânico[1].

Circulação extracorpórea

A síndrome pós-perfusão, que ocorre em alguns pacientes após *bypass* cardiopulmonar, inclui hemólise intravascular aguda, leucopenia e febre. Os pacientes afetados podem desenvolver desconforto pulmonar e até mesmo síndrome da angústia respiratória aguda do adulto[1].

Causas menos comuns

Compreendem hiperesplenismo, parasitoses (malária), infecções, malformações atrioventriculares, estenose aórtica calcificada, mixoma atrial e metástases cardíacas. A combinação da pressão do fluxo sanguíneo em superfície externa não endotelizada acarreta ruptura traumática de eritrócitos[1,5,9].

Hemoglobinúria paroxística noturna

Anemia hemolítica adquirida crônica rara, de curso clínico extremamente variável, a HPN ocorre em razão do aumento da suscetibilidade dos eritrócitos à ação do complemento gerando, como principal manifestação clínica, a hemólise intravascular[15].

A HPN é uma doença clonal, na qual a célula pluripotente hematopoética apresenta mutação no gene *PIG-A* (fosfaditilinositolglicana classe-A), resultando no bloqueio precoce da síntese de âncoras de glicosilfosfaditilinositol (GPI), responsáveis por manter aderidas à membrana plasmática dezenas de proteínas com funções específicas. Diversas proteínas são dependentes dessa âncora para se ligarem à membrana das células, duas das quais são o CD55 (*decay accelerating factor* [DAF]), que tem a função de proteger as células autólogas normais de ataque do complemento e o CD59 (*membrane inhibitor of reative lysis* [MIRL]), outra proteína que normalmente inibe a formação do complexo de ataque da membrana pelo complemento. Estudos demonstraram que em pacientes portadores de HPN essas duas proteínas estão diminuídas ou mesmo ausentes na superfície das células hematopoéticas[15-17].

Existem pelo menos três populações de células HPN com diferentes sensibilidades à lise mediada por complemento: HPN I – reage normalmente com complemento; HPN II – tem sensibilidade intermediária, cerca de três a cinco vezes tão sensível à lise do complemento quanto as células normais; e HPN III – em torno de 15 a 25 vezes mais suscetível à lise do complemento[15-17].

A intensidade do processo clínico está intimamente relacionada ao tamanho da população HPN III. Como regra, a hemólise é indetectável ou leve quando as células HPN III constituem menos que 20% dos eritrócitos. Episódios de hemoglobinúria tendem a ocorrer quando a população HPN III varia de 20 a 50% dos eritrócitos e a hemoglobinúria constante está associada a mais de 50% de células HPN III. A presença de células HPN II, mesmo em grandes proporções, está associada à doença relativamente leve ou sem hemoglobinúria[15,16]. Além da hemólise intravascular, são manifestações frequentes da HPN: hemoglobinúria, dor abdominal, distonia de musculatura lisa, fadiga e trombose[16].

Todos os pacientes com anemia hemolítica crônica adquirida e teste de Coombs negativo, especialmente aqueles com hemoglobinúria, devem ser investigados para HPN. Pacientes com anemia aplásica e síndromes mielodisplásicas devem ser avaliados, mesmo que não apresentem hemólise clinicamente manifesta. Pacientes com tromboses sem causa aparente, em sítios pouco usuais, ou associados às citopenias e/ou à hemólise também devem ser sempre avaliados[15].

No hemograma ocorre anemia frequente, que pode ser explicada por três mecanismos: (a) hemólise, com hemoglobinúria intermitente; (b) ferropenia secundária à perda de ferro pela urina (hemossiderinúria); (c) insuficiência medular (crises de aplasia). Os esfregaços de sangue mostram macrócitos e eritrócitos policromáticos. Costumeiramente há reticulocitose, exceto quando se instala aplasia medular. Os leucócitos podem estar em número diminuído, havendo neutropenia. A fosfatase alcalina nos neutrófilos está muito baixa ou ausente. As plaquetas podem estar em número normal ou reduzido. O mielograma mostra hiperplasia de precursores eritroblásticos, que desaparece na fase aplásica. A reação de Perls mostra ausência de ferro de depósito nos macrófagos medulares, uma vez que este se perde constantemente pela urina. A reação de Perls, em esfregaços de sedimento urinário, evidencia ferro (hemossiderinúria) (Quadro 9.3) [15].

O diagnóstico inicial de HPN utilizava ensaios que avaliavam a hemólise de eritrócitos submetidos às condições que normalmente não geram hemólise. No passado, o diagnóstico de HPN baseava-se na demonstração da sensibilidade anormal dos eritrócitos à ação lítica do complemento (efeito da ausência de CD55 e CD59), pelo teste da hemolisina ácida (teste de Ham) e da sacarose. Os testes de Ham e da sacarose são de fácil realização, entretanto, ambos têm baixa sensibilidade e podem estar falsamente negativos em pacientes com clones pequenos, que sofreram hemólise recente ou que receberam transfusão de sangue[15].

O teste da sensibilidade à lise por complemento possibilitou a observação da existência de diferentes populações eritrocitárias nos pacientes com HPN: uma com grande sensibilidade à lise por quantidades ínfimas de complemento, chamado clone HPN III, outra com sensibilidade pouco aumentada em relação às células normais (clone HPN II), além dos eritrócitos com sensibilidade normal (clone HPN I). Apesar de ser um teste muito preciso, exibe grande dificuldade técnica, não estando disponível na maior parte dos laboratórios[15].

Atualmente, a citometria de fluxo é o exame de escolha na investigação de HPN, por ser capaz de mensurar o tamanho do clone HPN em diversas linhagens celulares, sendo bastante específica e sensível quando realizada em granulócitos. O princípio dessa metodologia é marcar os eritrócitos do paciente em investigação com anticorpos conjugados marcados com fluoresceína, específico

Quadro 9.3 – Quadro laboratorial na suspeita de hemoglobinúria paroxística noturna

- Sangue periférico
  - Anemia
  - Reticulocitose
  - Leucopenia
  - Granulocitopenia
  - Ferropenia
- Urina
  - Hemoglobinúria
  - Hemossiderinúria
- Medula óssea
  - Hiperplasia eritroide
  - Aplasia medular

para cada uma das proteínas ligadas ao GPI que se quer avaliar. A porcentagem de células com deficiência de proteínas GPI-ancoradas é reflexo direto do tamanho do clone HPN e esse dado tem importância clínica e prognóstica[15-17].

É importante ressaltar que a realização da citometria apenas em eritrócitos pode acarretar resultados negativos, especialmente nos casos em que houve recente hemólise ou transfusão de eritrócitos, enquanto transfusões recentes não interferem no diagnóstico quando a presença de células clonais é avaliada em granulócitos e monócitos, células que não têm sua meia-vida alterada por transfusões nem pela mutação. Além disso, a análise de mais de uma proteína por célula é fundamental, pois existem casos raros de deficiência congênita de apenas uma proteína (CD55 ou CD59)[17]. Por isso, recomenda-se para o diagnóstico a avaliação de pelo menos dois anticorpos monoclonais contra diferentes proteínas ancoradas ao GPI em pelo menos duas linhagens celulares[16]. Embora o uso concomitante de CD55 e CD59 represente combinação útil para caracterização da população HPN em diferentes linhagens celulares, sua utilidade em leucócitos e plaquetas não parece ser a mais adequada. Por isso, a identificação nessas células requer o uso de diferentes proteínas ancoradas ao GPI, como pode ser visto na Tabela 9.2[18].

A proaerolisina marcada com fluoresceína, FLAER, é um teste diagnóstico em citometria de fluxo, cuja utilização tem aumentado na investigação de HPN. A aerolisina tem a capacidade de se ligar seletivamente e com alta afinidade à âncora GPI, fornecendo medida acurada da deficiência de GPI nas células HPN. Ela permite a mensuração direta da célula deficiente (sem necessidade de analisar a proteína ligante) com alta afinidade na maioria das linhagens celulares, tendo como exceção, os eritrócitos em que sua ligação é mais fraca[16]. Esse teste, todavia, ainda não está disponível no Brasil.

Tabela 9.2 – Painel dos marcadores possíveis para diagnóstico de hemoglobinúria paroxística noturna por citometria de fluxo segundo a linhagem celular hematopoética[18]

Linhagem celular	Marcadores recomendados
Eritrócitos	CD55 e CD59
Neutrófilos	CD16, CD24, CD55, CD59, CD66b e CD157
Monócitos	CD14, CD55 e CD157
Células B	CD24, CD48, CD52 e CD55
Células T CD4+	CD48, CD52 e CD55
Eosinófilos	CD55 e CD59
Células T CD8+	CD48 e CD55

978-85-4120-138-4

Tabela 9.3 – Comparação laboratorial das principais causas de anemia hemolítica adquirida não imune

Doenças	Eritrócitos	Leucócitos e plaquetas	Coagulação e função plaquetária	Outros
AHMA	Anisocitose; esquizócitos; reticulocitose; eritroblastos no sangue periférico; policromasia, elevação RDW	Leucócitos variáveis; plaquetas normais ou diminuídas	Variável, dependendo da doença de base	Variável, dependendo da doença de base
CIVD	Anisocitose; esquizócitos; reticulocitose; eritroblastos no sangue periférico; policromasia, elevação RDW	Leucócitos variáveis; plaquetas diminuídas	TP, TTPA, TT prolongados; PDF aumentados; D-dímero elevado; adesão e/ou agregação plaquetária anormal	LDH elevada; haptoglobina reduzida; hemoglobina plasmática elevada; hemoglobinúria
PTT	Anisocitose; esquizócitos; reticulocitose; eritroblastos no sangue periférico; policromasia, elevação RDW	Leucócitos aumentados; plaquetas diminuídas	Usualmente normais, exceto PDF que pode estar elevado	LDH elevada; haptoglobina reduzida; bilirrubina indireta elevada; hemoglobinúria
SHU	Anisocitose; esquizócitos; eritrócitos crenados; reticulocitose; eritroblastos no sangue periférico; policromasia, elevação RDW	Leucócitos normais ou diminuídos; plaquetas normais ou reduzidas	Usualmente normais	LDH elevada; haptoglobina reduzida; bilirrubina indireta normal ou elevada; ureia e creatinina elevadas; proteinúria; hemoglobinúria
HPN	Acentuada anisocitose; reticulocitose; eritroblastos no sangue periférico	Leucócitos normais ou diminuídos; plaquetas normais ou diminuídas	Usualmente normais	Teste de Ham positivo; LDH elevada; haptoglobina reduzida; bilirrubina indireta elevada; hemoglobinúria; CD55 e CD59 reduzidos

Considerações finais

Pelo exposto, observa-se que não há abordagem simples para o diagnóstico diferencial da hemólise causada por anemias hemolíticas adquiridas não imunes. O médico deve prestar muita atenção na história e na manifestação clínica, aos achados de destruição eritrocitária extravascular ou intravascular, porém o mais importante na análise é a observação da morfologia dos eritrócitos, presença de esferócitos, estomatócitos e/ou esquizócitos, importantes no diagnóstico diferencial. As principais alterações laboratoriais encontradas nas AHMA e na HPN estão sumarizadas na Tabela 9.3.

REFERÊNCIAS

1. Schrier SL, Reid EG. In: Hoffman R, Benz EJ Jr, Shattil SJ, Furie B, Silberstein LE, McGlave P et al., editors. Hematology: basic principles and practice. Philadelphia: Elsevier; 2009. pp. 659-67.
2. Tefferi A. Anemia in adults: a contemporary approach to diagnosis. Mayo Clin Proc. 2003; 78(10):1274-80.
3. Hillman RS, Ault KA, Rinder HM. Hematology in clinical practice. 4th ed. New York: McGraw-Hill; 2005.
4. George JN. Clinical practice. Thrombotic thrombocytopenic purpura. N Engl J Med. 2006;354(18):1927-35.
5. Howard MR, Hamilton PJ. Haematology: an illustrated colour text. 3rd ed. Philadelphia: Churchill Livingstone; 2008.
6. Mannucci PM. Thrombotic thrombocytopenic purpura and the hemolytic uremic syndrome: Much progress and many remaining issues. Haematologica. 2007;92(7): 878-80.
7. Leclair SJ. In: Stiene-Martin EA, Lotspeich-Steininger CA, Koepke JA, editors. Clinical hematology: principles, procedures, correlations. Philadelphia: Lippincott; 1998. p. 268-79.
8. Haram K, Svendsen E, Abildgaard U. The HELLP syndrome: clinical issues and management. A review. BMC Pregnancy Childbirth. 2009;9:8.
9. Vicari P, Figueiredo MS. In: Figueiredo MS, Lourenço DM, Kerbauy J, editors. Hematologia. São Paulo: Manole; 2011. p. 59-62.
10. Erslev AJ. In: Beutler E, Lichtman MA, Coller BS, Kipps TJ, Seligsohn U, editors. Williams hematology. New York: McGraw-Hill; 2001. pp. 619-21.
11. Maraj R, Jacobs LE, Ioli A, Kotler MN. Evaluation of hemolysis in patients with prosthetic heart valves. Clin Cardiol. 1998;21(6):387-92.
12. Chiu D, Lubin B. Oxidative hemoglobina denaturation and rbc destruction: the effect of heme on red cell membranes. Semin Hematol. 1989;26(2):128-35.
13. Erslev AJ. In: Beutler E, Lichtman MA, Kipps TJ, Seligsohn U, editors. Williams hematology. New York: McGraw-Hill; 2001. p. 627-8.
14. Robinson Y, Cristancho E, Boning D. Intravascular hemolysis and mean red blood cell age in athletes. Med Sci Sports Exerc. 2006;38(3):480-3.
15. Arruda MM, Rodrigues CA, Yamamoto M, Figueiredo MS. [paroxysmal nocturnal hemoglobinuria: From physiopathology to treatment]. Rev Assoc Med Bras. 2010;56(2):214-21.
16. Brodsky RA. Advances in the diagnosis and therapy of paroxysmal nocturnal hemoglobinuria. Blood Rev. 2008;22(2):65-74.
17. Regan F, Newlands M, Bain BJ. In: Lewis SM, Bain BJ, Bates I, editors. Hematologia prática de dacie e lewis. Porto Alegre: Artmed; 2006. p. 191-213.
18. Hernandez-Campo PM, Almeida J, Sanchez ML, Malvezzi M, Orfao A. Normal patterns of expression of glycosylphosphatidylinositol-anchored proteins on different subsets of peripheral blood cells: a frame of reference for the diagnosis of paroxysmal nocturnal hemoglobinuria. Cytometry B Clin Cytom. 2006;70(2):71-81.

Capítulo 10

Anemias Hemolíticas Imunes

*Melca Maria Oliveira Barros • José Orlando Bordin •
Maria Stella Figueiredo*

Anemia hemolítica autoimune

Caracteriza-se pela destruição precoce dos eritrócitos decorrente da fixação de imunoglobulinas e/ou complemento na membrana dessas células. É uma doença rara, com incidência anual de um a três casos por 100.000 habitantes. Os sintomas iniciais estão relacionados à anemia pela hemólise ou àqueles da doença primária que está causando a AHAI. Alguns pacientes, porém, são assintomáticos ao diagnóstico e, nesses casos, a doença é identificada em testes laboratoriais rotineiros[1].

A AHAI pode ser classificada com base nos resultados dos testes laboratoriais imuno-hematológicos (Quadro 10.1). A maioria dos pacientes com AHAI tem autoanticorpos do tipo IgG, que reagem melhor à temperatura de 37°C, chamados autoanticorpos a quente. A AHAI, por anticorpos a frio ou crioaglutininas, ocorre quando os autoanticorpos apresentam maior afinidade pelo eritrócito em temperatura inferior à temperatura corpórea, próxima a 4°C, e diminuição dessa afinidade em temperaturas fisiológicas. Ocasionalmente, o paciente pode ter uma combinação de autoanticorpos a quente e a frio[1].

Anemia hemolítica autoimune causada por anticorpos a quente

A AHAI por anticorpos a quente compreende aproximadamente 80 a 90% de todos os casos de AHAI. É a segunda citopenia imunológica mais frequente, sendo superada apenas pela púrpura trombocitopênica imunológica. É considerada primária ou idiopática quando não está associada a outra doença e secundária quando surge como manifestação ou complicação de outra doença. Cerca de 50% dos pacientes mostram a forma primária, enquanto está associada às doenças linfoproliferativas (leucemia linfocítica crônica ou linfoma não Hodgkin) em 20%, às colagenoses (principalmente lúpus eritematoso sistêmico) em 20% e os 10% remanescentes estão associados às infecções (hepatites C, B e HIV), drogas e tumores sólidos (ver Quadro 10.1)[1,2].

Quadro 10.1 – Anemias hemolíticas imunes

- Anemias hemolíticas autoimunes
  - Causadas por anticorpos a quente
    - Primária ou idiopática
    - Secundária
      - Doença linfoproliferativa
      - Carcinomas
      - Mielodisplasia
      - Colagenoses
      - Retocolite ulcerativa
      - Hepatites
  - Causadas por anticorpos a frio
    - Doença das aglutininas a frio
      - Idiopática ou primária
      - Secundária (linfomas, *Mycoplasma*, mononucleose)
    - Hemoglobinúria paroxística a frio
      - Idiopática ou primária
      - Secundária (sífilis, infecções virais)
  - Mista
    - Idiopática ou primária
    - Secundária
  - Induzida por drogas
    - Indução de autoimunidade
    - Adsorção de drogas
    - Adsorção de imunocomplexos
    - Adsorção não imunológica de proteínas
- Anemias hemolíticas aloimunes
  - Reação transfusional hemolítica
    - Imediata
    - Tardia
  - Doença hemolítica perinatal

O diagnóstico de AHAI por anticorpos a quente requer demonstração clínica ou laboratorial de hemólise e evidência sorológica da presença de autoanticorpo.

O hemograma revela desde queda acentuada nos níveis de hemoglobina, nos casos mais graves, até níveis normais ou próximos ao normal em pacientes compensados. O VCM, em geral, é elevado, em razão da reticulocitose, mas quadro de reticulocitopenia pode ser visto em pacientes com comprometimento medular ou autoanticorpos contra precursores jovens. O número de plaquetas e leucócitos é normal, podendo existir leucocitose moderada à custa de neutrófilos. Além da anemia, alguns pacientes apresentam plaquetopenia decorrente da associação de autoanticorpos plaquetários, caracterizando a síndrome de

Evans. Linfocitose pode sugerir doença linfoproliferativa e a imunofenotipagem de linfócitos pode ser necessária para afastar doença linfoproliferativa clonal. Há elevação da BI (não conjugada), da LDHL e diminuição da haptoglobina que participa da depuração da hemoglobina livre no plasma[1,2].

A evidência sorológica do autoanticorpo é comprovada pelo teste de antiglobulina direto (TAD) ou teste de Coombs positivo. O TAD é realizado para demonstrar anticorpos na superfície dos eritrócitos *in vivo*. O teste inicial é feito utilizando-se soro de antiglobulina humana poliespecífico, que contém obrigatoriamente anti-IgG e Anti-C3d, podendo conter também atividade anti-C4, anti-IgM e anti-IgA. O ponto final do teste é a presença (positivo) ou ausência (negativo) de aglutinação. Nos casos positivos, é obrigatória a realização de TAD com soro monoespecífico, contendo anti-IgG ou anti-C3d. Todos os eritrócitos possuem certa quantidade de IgG ligada à sua superfície. Indivíduos normais possuem menos de 50 moléculas de IgG por eritrócito, enquanto os eritrócitos de pacientes com AHAI estão recobertos de grande quantidade de IgG. Aproximadamente 5% dos pacientes exibem TAD negativo, evidenciando que o TAD tem sensibilidade limitada, estando positivo apenas quando a quantidade de IgG é superior a 200 moléculas por eritrócito. Assim, a detecção do autoanticorpo pode necessitar de técnicas mais sensíveis, como o teste de consumo de anticorpos que fixam complemento, teste de formação de rosetas, teste por radioimunoensaio, teste imunoenzimático (ELAT) e citometria de fluxo[3-5].

Os autoanticorpos devem ser eluídos do eritrócito, após sua detecção no TAD, e testados contra os eritrócitos do próprio paciente e um painel de eritrócitos. Na maioria das vezes, reage com todos os eritrócitos, não apresentando especificidade, sendo, por isso, poliespecífico. As moléculas de autoanticorpo dos

Tabela 10.1 – Achados sorológicos

	Ig	TAD poli	TAD mono anti-IgG	TAD mono anti-C3d	TAI	Eluato	Especificidade
AHAI a quente	IgG	+	+	+ ou –	+	IgG	Panaglutinina Rh/outros (raro)
Doença de aglutininas a frio	IgM	+	–	+	+*	–	I/i**
HPF	IgG	+	–	+	+*	–	P**
AH induzida por drogas	IgG	+	+	+ ou –	–	+ ou –**	

* Temperatura ambiente.
** Ver texto para explicação.

978-85-4120-138-4

indivíduos com AHAI estão em equilíbrio dinâmico entre o plasma e os eritrócitos, de modo que podem ser detectadas no soro, por meio do teste de antiglobulina indireto (TAI) ou Coombs indireto. Autoanticorpo no plasma interfere na identificação de aloanticorpo, podendo mascarar a presença deste, pois reagem com todas as células do painel de eritrócitos durante a fase de antiglobulina humana do TAI. Embora não atrapalhem a tipagem ABO, pacientes RhD negativo podem ter seus eritrócitos tipados como RhD positivo[1,2,6]. Os achados sorológicos estão resumidos na Tabela 10.1.

Anemia hemolítica autoimune causada por anticorpos a frio

Autoanticorpos a frio causam duas distintas entidades clínicas: doença da aglutinina a frio e hemoglobinúria paroxística a frio ou doença de Donath-Landsteiner (ver Quadro 10.1).

DOENÇA DA AGLUTININA A FRIO

Doença da aglutinina a frio representa 10% dos casos de AHAI. Afeta ambos os sexos e acontece nas formas primária ou idiopática e secundária. A forma primária é relativamente rara, ocorrendo em pacientes com idade superior a 60 anos. A forma secundária é mais comum, podendo surgir, de maneira aguda transitória, após quadro infeccioso, vista em adultos jovens ou, de maneira crônica, associada às doenças linfoproliferativas, em pacientes mais idosos[7-9].

As alterações no hemograma dos pacientes AHAI por anticorpos a frio são semelhantes às encontradas em outras anemias hemolíticas: queda de hemoglobina, VCM elevado, policromasia, reticulocitose e, ocasionalmente, esferocitose. O número de plaquetas é normal e a quantidade de leucócitos pode está normal ou discretamente aumentada[2,9].

Os achados sorológicos nos pacientes com doença de aglutininas a frio são representados por TAD positivo com reagente poliespecífico e com o monoespecífico contendo C3d, sendo negativo com o monoespecífico contendo IgG (ver Tabela 10.1). Os autoanticorpos são tipicamente IgM, sendo monoclonais na doença primária ou secundária à doença linfoproliferativa e policlonais na secundária aos agentes infecciosos. Geralmente, em baixa temperatura, o título dos anticorpos é superior a 1.000, sendo quase sempre maior nos casos primários e secundários à doença linfoproliferativa. Vários antígenos eritrocitários podem estar envolvidos, mas o complexo I/i é o mais comumente encontrado. A especificidade I é observada na doença primária e na secundária a *Mycoplasma Pneumoniae* e às doenças linfoproliferativas. Anticorpos anti-i são tipicamente associados à mononucleose infecciosa, podendo também ser encontrados em linfomas e CMV[7-9].

HEMOGLOBINÚRIA PAROXÍSTICA A FRIO

É causa incomum de AHAI, com frequência em torno de 2%. Existe nas formas primária e secundária. A ocorrência na forma primária é extremamente rara. Em geral, a hemoglobinúria paroxística aguda a frio afeta crianças com idade inferior a cinco anos, de forma aguda e limitada secundária à infecção viral[9-11].

Na hemoglobinúria paroxística a frio destaca-se a rápida queda da hemoglobina no início do quadro. O hemograma revela policromasia, esferocitose e eritrofagocitose; pode haver leucopenia. Outros achados laboratoriais comuns secundários à hemólise são: LDH elevada e hiperbilirrubinemia indireta. Como resultado da hemólise intravascular têm-se diminuição de haptoglobinas, hemoglobinemia e hemoglobinúria. A urina de pacientes com hemoglobinúria paroxística a frio pode conter metemoglobina e, se houver evolução com insuficiência renal, aumento dos níveis séricos de ureia e creatinina.

O TAD na hemoglobinúria paroxística a frio apresenta o mesmo padrão, positivo com reagente poliespecífico e com anti-C3d (ver Tabela 10.1). O auto-anticorpo é uma IgG bifásica, conhecido como anticorpo de Donath-Landsteiner, que fixa complemento em baixas temperaturas, e em temperaturas fisiológicas (37°C), os eritrócitos são lisados pelo término da ativação da cascata da via clássica do complemento, resultando em quadro de hemólise intravascular. No teste de Donath-Landsteiner, o sangue é resfriado para permitir a ligação aos eritrócitos e, então, é aquecido para pesquisa de hemólise. Esse teste é positivo em quase todos os casos. O título dos anticorpos é relativamente baixo, não excedendo 16 e, em geral, dirigidos contra o antígeno P[9-11].

Anemia hemolítica induzida por drogas

As drogas podem ocasionar a formação de anticorpos dirigidos contra antígenos intrínsecos aos eritrócitos ou contra a própria droga. A maioria das drogas possui peso molecular abaixo de 5.000 dáltons e inúmeras drogas podem causar TAD positivo, com ou sem hemólise imune, por quatro mecanismos que serão descritos a seguir.

INDUÇÃO DE AUTOIMUNIDADE

O uso de metildopa ou procainamida acarreta formação de autoanticorpos eritrocitários. Os achados sorológicos nos pacientes são representados por TAD positivo. Os autoanticorpos eluídos do eritrócito, na maioria das vezes, reagem com todos os eritrócitos, não apresentando especificidade, sendo, por isso, poliespecíficos. A positividade do TAD é dose-dependente, estimando-se que cerca de 35% dos pacientes que tomam 3 g de alfametildopa ao dia manifestam TAD positivo, ao passo que 11% dos que usam 1 g dia têm TAD.

Apenas 0,5 a 1% dos pacientes que utilizam a droga desenvolve anemia hemolítica; com a retirada da droga, a anemia hemolítica desaparece, porém em alguns pacientes o TAD permanece positivo durante alguns dias, mesmo após a interrupção do medicamento[12,13].

ADSORÇÃO DE IMUNOCOMPLEXOS

Nesse mecanismo, os anticorpos reagem com a droga (quinidina, fenacetina, cefalosporinas de terceira geração) para formar imunocomplexos. Os imunocomplexos são adsorvidos por receptores específicos da membrana eritrocitária e podem ativar complemento, desencadeando hemólise intravascular. Os eritrócitos sensibilizados apenas com frações do complemento são destruídos por macrófagos no fígado[14].

ADSORÇÃO DA DROGA (HAPTENO)

Em torno de 3% dos indivíduos que recebem altas doses de penicilina intravenosa apresentam TCD positivo, mas menos de 5% deles exibem anemia hemolítica extravascular. A penicilina funciona como hapteno ligando-se às proteínas da membrana eritrocitária, fazendo com que o paciente forme anticorpos dirigidos contra ela ligada aos eritrócitos, porém sem ativação do complemento[12,13].

ADSORÇÃO NÃO IMUNOLÓGICA DE PROTEÍNAS

Cerca de 5% dos pacientes que recebem cefalosporinas de primeira ou segunda geração desenvolvem TAD positivo, embora seja rara a ocorrência de hemólise. A cefalotina pode ligar-se à membrana dos eritrócitos por meio de mecanismo independente do grupo betalactamato que, então, permanece livre para atrair várias proteínas plasmáticas, tais como albumina, IgA, IgG, IgM e frações do complemento, que, em seguida, são adsorvidas à superfície dos eritrócitos[12-14].

Estes três últimos mecanismos se caracterizam sorologicamente por apresentar TAD positivo, com eluato negativo decorrente da ligação do anticorpo à droga. Os achados sorológicos estão resumidos na Tabela 10.1.

978-85-4120-138-4

Reação hemolítica transfusional

A reação transfusional hemolítica aguda dá-se geralmente em consequência da interação de um anticorpo presente no receptor que interage com os antígenos eritrocitários do doador. A interação de anticorpos com os antígenos eritrocitários resulta em sequência de respostas neuroendócrinas, ativação de complemento, ativação do sistema de cininas, distúrbios da coagulação e elevação dos níveis de citocinas (IL-1, TNF-alfa, IL-6, IL-8), que provocam as manifestações clínicas. As reações graves mais frequentes são decorrentes da incompatibilidade do sistema ABO, pois seus anticorpos têm a capacidade de ativar o sistema complemento pela via clássica, acarretando lise do eritrócito dentro vaso (hemólise intravascular) e resposta neuroendócrina mais intensa. O volume de infusão é dado importante no prognóstico do receptor; volumes superiores a 100 mℓ estão relacionados a morbimortalidade mais elevada. Os sintomas podem começar imediatamente após a infusão de pequeno volume (10 a 15 mℓ) de eritrócitos incompatíveis e caracterizam-se por febre, tremores, dor torácica, hipotensão, náuseas, dispneia, lombalgia, hemoglobinúria e choque. Os achados laboratoriais comuns secundários à hemólise são: LDH elevada e hiperbilirrubinemia indireta, se houver predomínio de hemólise extravascular, comum na reação hemolítica por incompatibilidade aos antígenos do sistema Rh. Como resultado da hemólise intravascular teremos diminuição de haptoglobinas, hemoglobinemia e hemoglobinúria, exemplo clássico da hemólise por incompatibilidade ABO. Os achados sorológicos são representados por TAD positivo, demonstrando eritrócitos circulantes (nesse caso, do doador) ligadas aos anticorpos. Os anticorpos devem ser eluídos do eritrócito e testados contra os eritrócitos do próprio paciente e um painel de eritrócitos. É importante, no caso de suspeita de incompatibilidade ABO, acrescentar eritrócitos com tipagem ABO A e B ao painel de eritrócitos. Como resultado do eluato tem-se um anticorpo com especificidade dirigida a algum antígeno eritrocitário. É essencial comparar as amostras pré-transfusionais com as pós-transfusionais para descartar erro transfusional. Nos casos que envolvem antígenos diferentes do sistema ABO, o aloanticorpo será evidenciado e identificado por meio do TAI. A reação hemolítica tardia é semelhante à reação aguda, embora menos dramática, ocorrendo 4 a 15 dias após a transfusão[15-19].

Doença hemolítica perinatal

A doença hemolítica perinatal (DHPN) acontece quando eritrócitos fetais e/ou neonatais são destruídas em razão de anticorpos maternos dirigidos a elas e ausentes nos eritrócitos maternos. A DHPN costuma ser classificada em três categorias: DHPN por incompatibilidade sanguínea materno-fetal aos antígenos do sistema Rh, do sistema ABO e contra antígenos de outros sistemas[16,20,21].

Doença hemolítica por incompatibilidade do sistema ABO ocorre em qualquer gestação, incluindo a primeira. É restrita aos recém-nascidos do grupo A ou B de mães do tipo O. A anemia geralmente é leve e pode haver esferócitos no esfregaço de sangue periférico. O diagnóstico laboratorial compreende anemia, reticulocitose e hiperbirrubinemia indireta precoce. O diagnóstico sorológico é confirmado por incompatibilidade materno-fetal (O/A ou B), TAD positivo nos eritrócitos do RN, bem como eluição desses eritrócitos, por técnica de congelamento, de IgG com especificidade anti-A ou anti-B[20,21].

A DHPN por incompatibilidade sanguínea materno-fetal aos antígenos do sistema Rh e antígenos de outros sistemas reflete aloimunização materna prévia por gestação ou transfusão sanguínea. O antígeno que mais frequentemente induz a imunização é o D, mas, em teoria, qualquer antígeno expresso ao nascimento pode provocar imunização pela gestação. A incidência de formação de anti-D após a primeira gestação em mulheres D-negativo que tenham recém-nascido D-positivo é cerca de 8%. A incidência global de sensibilização anti-D de multíparas D-negativo de recém-nascidos D-positivo é de aproximadamente 18%. A gravidade da hemólise é progressiva nas gestações subsequentes. Os neonatos podem apresentar quadro de hemólise leve até casos mais graves com risco de encefalopatia bilirrubínica. A forma mais grave da doença é representada pela hidropisia fetal. O diagnóstico laboratorial compreende anemia, reticulocitose, podendo haver eritroblastose. Outro achado laboratorial comum é a hiperbirrubinemia indireta de aparecimento precoce. Os estudos sorológicos para detecção do aloanticorpo devem ser realizados durante a gestação e compreendem a tipagem sanguínea para o sistema ABO e o antígeno D do sistema Rh, e TAI, como teste de triagem. Toda gestante que manifeste TAI positivo deverá fazer a identificação do anticorpo no seu soro. A titulação do anticorpo pode ajudar em decisões futuras e no momento de realizar procedimentos fetais invasivos, principalmente se o anticorpo envolvido for o anti-D, sendo considerado crítico título igual ou superior a 32. Os testes sorológicos neonatais incluem tipagem sanguínea do neonato, podendo-se pesquisar a fenotipagem do antígeno materno ausente, associado ao TAD dos eritrócitos do neonato positivo[20-25].

REFERÊNCIAS BIBLIOGRÁFICAS

1. Barros MM, Blajchman MA, Bordin JO. Warm autoimmune hemolytic anemia: recent progress in understanding the immunobiology and the treatment. Transfus Med Rev. Jul 2010;24(3):195-10.
2. Petz LD, Garratty G. Acquired immune hemolytic anemia. New York: Churchill Linvingstone; 1980.
3. Sokol RJ, Hudson G. Quantitation of red cell-bound immunoprotein. Transfusion. Aug 1998; 38(8):782-95.
4. Garratty G. The significance of IgG on the red cell surface. Transfus Med Rev. Apr 1987; 1(1):47-57.
5. Bordin JO, Kerbauy J, Souza-Pinto JC et al. Quantitation of red cell-bound IgG by an enzyme-linked antiglobulin test in human immunodeficiency virus-infected persons. Transfusion. Jun 1992;32(5):426-9.
6. Barros MMO, Bordin JO. Anemia hemolítica autoimune. In: Lopes AC, editor. Tratado de clínica médica. 2ª ed. São Paulo: Roca; 2009:1963-70.
7. Pruss A, Salama A, Ahrens N et al. Immune hemolysis-serological and clinical aspects. Clin Exp Med. Sep 2003;3(2):55-64.
8. Ulvestad E, Berentsen S, Bo K, Shammas FV. Clinical immunology of chronic cold agglutinin disease. Eur J Haematol. Oct 1999;63(4):259-6.
9. Petz LD. Cold antibody autoimmune hemolytic anemias. Blood Rev. Jan 2008;22(1):1-15.

10. Heddle NM. Acute paroxysmal cold hemoglobinuria. Transfus Med Rev. Jul 1989;3(3):219-29.
11. Gottsche B, Salama A, Mueller-Eckhardt C. Donath-Landsteiner autoimmune hemolytic anemia in children. A study of 22 cases. Vox Sang. 1990;58(4):281-6.
12. Salama A, Mueller-Eckhardt C. Immune-mediated blood cell dyscrasias related to drugs. Semin Hematol. Jan 1992;29(1):54-63.
13. Wright MS. Drug-induced hemolytic anemias: increasing complications to therapeutic interventions. Clin Lab Sci. Mar-Apr 1999;12(2):115-8.
14. Arndt PA, Leger RM, Garratty G. Serology of antibodies to second- and third-generation cephalosporins associated with immune hemolytic anemia and/or positive direct antiglobulin tests. Transfusion. Nov-Dec 1999;39(11-12):1239-46.
15. ANVISA. Manual técnico de hemovigilância. Brasília: Agência Nacional de Vigilância Sanitária; 2003.
16. AABB. AABB technical manual. 14th ed. Bethesda: American Association of Blood Bank; 2001.
17. Sazama K, DeChristopher PJ, Dodd R. et al. Practice parameter for the recognition, management, and prevention of adverse consequences of blood transfusion. College of American Pathologists. Arch Pathol Lab Med. Jan 2000;124(1):61-70.
18. Sazama K. Reports of 355 transfusion-associated deaths: 1976 through 1985. Transfusion. Sep 1990;30(7):583-90.
19. Rouger P, Noizat-Pirenne F, Le Pennec PY. Haemovigilance and transfusion safety in France. Vox Sang. 2000;78(Suppl 2):287-9.
20. Judd WJ. Practice guidelines for prenatal and perinatal immunohematology, revisited. Transfusion. Nov 2001;41(11):1445-52.
21. Judd WJ, Steiner EA, Nugent CE. Appropriate serological testing in pregnancy. Vox Sang. 1992;63(4):293-6.
22. van der Schoot CE, Hahn S, Chitty LS. Non-invasive prenatal diagnosis and determination of fetal Rh status. Semin Fetal Neonatal Med. Apr 2008;13(2):63-8.
23. Eder AF. Update on HDFN: new information on long-standing controversies. Immunohematology. 2006;22(4):188-95.
24. Mochizuki K, Ohto H, Hirai S et al. Hemolytic disease of the newborn due to anti-Di: a case study and review of the literature. Transfusion. Mar 2006;46(3):454-60.
25. Dinesh D. Review of positive direct antiglobulin tests found on cord blood sampling. J Paediatr Child Health. Sep-Oct 2005;41(9-10):504-7.

Capítulo 11

Leucócitos

Amanda Rabello Crisma • Karina Nakajima • Ricardo Ambrósio Fock

Hemopoese

É o processo de produção de células do sangue. Ela ocorre a partir de uma célula primitiva, denominada célula-tronco hematopoética (CTH), que tem a capacidade de originar todas as linhagens sanguíneas[1]. As CTH apresentam duas potencialidades principais: autorrenovação e diferenciação. Autorrenovação corresponde à capacidade de uma célula se dividir e gerar duas células-filhas que são genética e fenotipicamente idênticas à célula-mãe, sendo necessário que uma CTH quiescente receba o estímulo apropriado para se dividir. Diferenciação se refere à sequência de eventos que promove a mudança gradativa na expressão genética da CTH, culminando na produção de uma célula mais madura[2,3]. Por meio dos processos de comprometimento e diferenciação desencadeados por estímulos apropriados, a CTH origina progenitores hemopoéticos comprometidos com cada linhagem. Inicialmente, são formados um progenitor mieloide comum e um progenitor linfoide comum. Ambos exibem reduzida capacidade de proliferação e diferenciação em relação à célula-tronco. A partir do progenitor mieloide serão produzidas as células das linhagens granulocítica, monocítica, eritroide e plaquetária; já o progenitor linfoide originará células das linhagens B, T e *natural killers* (NK)[1-4].

Granulopoese

Os granulócitos são produzidos na medula óssea, na qual se originam de células progenitoras e precursoras por uma série de processos de proliferação e maturação[3-5]. Eles se diferenciam a partir de uma célula-tronco pluripotente, passando por progressiva série de progenitores mais comprometidos (ou unidades formadoras de colônias) até originar os granulócitos maduros. Os progenitores granulocíticos mais primitivos não podem ser identificados morfologicamente com auxílio de microscopia óptica, sendo somente reconhecidos em ensaios de cultura de medula óssea e pela identificação de antígenos de superfície[4,5].

A linhagem granulocítica é constituída por três tipos celulares: neutrófilos, eosinófilos e basófilos. No processo de diferenciação e maturação da linhagem granulocítica, os primeiros precursores identificáveis morfologicamente são os mieloblastos que seguirão uma sequência de amadurecimento formando promielócitos, mielócitos, metamielócitos, bastonetes até a formação das células maduras segmentadas (Figura 11.1)[4-6].

- *Mieloblasto*: células blásticas medindo aproximadamente 22 μm, apresentam núcleo de forma irregular com cromatina frouxa, relação núcleo/citoplasma grande e nucléolos visíveis, citoplasma basófilo com poucos grânulos azurófilos dispersos.
- *Promielócito*: células que evidenciam, normalmente, tamanho menor que o mieloblasto, medindo cerca de 20 μm de diâmetro com núcleo exibindo formato arredondado ou ovalado, em geral, sem nucléolos evidentes. Citoplasma basófilo, com predomínio de granulações primárias ou azurófilas e o surgimento de granulações secundárias ou específicas que passam a ser sintetizadas, caracterizando, assim, cada tipo de granulócito (neutrófilo ou eosinófilo ou basófilo).
- *Mielócito*: células que medem aproximadamente 18 μm de diâmetro, núcleo quase sempre arredondado e cromatina mais condensada, com citoplasma acidófilo e predomínio de granulações secundárias ou específicas (de neutrófilo ou eosinófilo ou basófilo), que permitem distinguir, morfologicamente, um mielócito neutrofílico do mielócito eosinofílico ou do basofílico. No neutrofílico, as granulações são finas e discretas de cor rósea; nos eosinófilos, esses grânulos são maiores e apresentam coloração laranja, enquanto nos basófilos a granulação é intensa, grosseira e de coloração violeta
- *Metamielócito*: células que medem cerca de 15 μm manifestando um núcleo reniforme com cromatina densa e citoplasma acidófilo com granulações específicas evidentes. A partir dessa etapa maturativa, as células não são mais capazes de realizar mitose.
- *Bastonete*: células medindo em torno de 12 μm de diâmetro, núcleo apresentando forma típica de bastão ou ferradura com citoplasma acidófilo e granulações específicas evidentes.
- *Segmentado*: células que medem aproximadamente 12 μm, com núcleo lobulado, quase sempre os neutrófilos mostram de três a quatro segmentos e os eosinófilos cerca de dois segmentos, citoplasma acidófilo com granulações específicas evidentes.

Logo, em condições fisiológicas podemos encontrar no sangue periférico três diferentes tipos de granulócitos – neutrófilos, eosinófilos e basófilos – cada um exibindo características morfológicas e funções distintas[5,6].

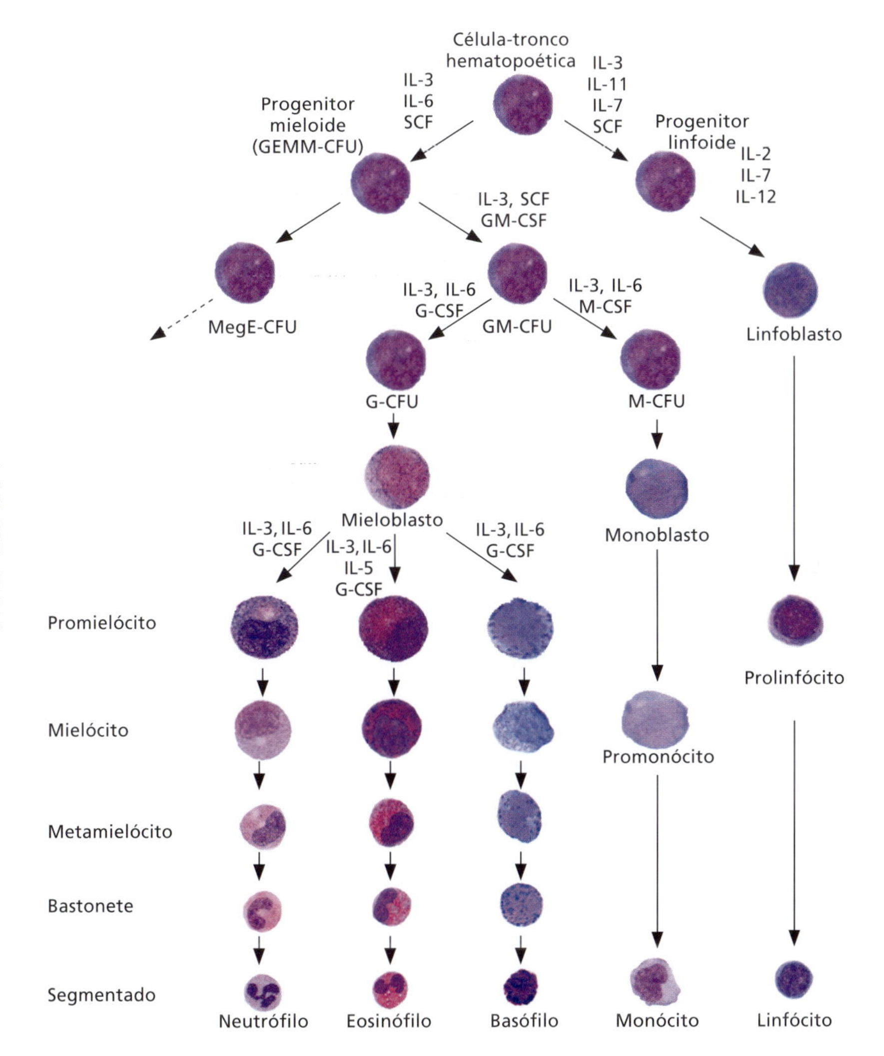

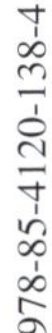

Figura 11.1 – Linhagens e diferenciação das células do sangue a partir da célula-tronco hematopoética.

Na medula óssea, os granulócitos se dividem entre os compartimentos mitótico (ou proliferativo) e maturativo (ou de armazenamento). Mieloblastos, promielócitos e mielócitos apresentam capacidade de proliferação e, portanto, constituem o compartimento mitótico[5]. A partir de metamielócito, as células perdem a capacidade proliferativa; bastonetes e segmentados, juntamente com metamielócitos, formam o compartimento maturativo. Uma vez que a hemopoese é um processo hierárquico e a capacidade mitótica vai reduzindo à medida que há aumento da maturação, o número de células que compõem o compartimento proliferativo é menor do que a quantidade de células que compõem o compartimento maturativo. Fisiologicamente, na linhagem neutrofílica, um granulócito jovem demora cinco a sete dias para sair do estágio de metamielócito e atingir a corrente sanguínea como neutrófilo maduro. De maneira geral, a produção de granulócitos na medula óssea leva sete a 10 dias. No entanto, esse tempo pode ser modificado em decorrência de estímulos específicos. Em casos de estresse e infecções, o tempo no qual uma célula no estágio de metamielócito leva para atingir o sangue periférico pode ser encurtado em 48 h. Além disso, pode ocorrer elevação do número de células produzidas, encurtamento do tempo de maturação e perda precoce de moléculas de adesão, o que faz com que células jovens sejam lançadas na corrente sanguínea[5-7].

A produção de células da linhagem neutrofílica é controlada pelo microambiente hemopoético, que gera os sinais que regulam o processo de comprometimento de células-tronco multipotentes. Além das células estromais e das proteínas componentes da matriz extracelular, as citocinas e os fatores de crescimento presentes nesse ambiente são responsáveis por regular a produção dessa linhagem. As principais citocinas envolvidas nesse processo são fator estimulador de colônia grânulo-monocítica (GM-CSF), que estimula a produção de neutrófilos, monócitos e eosinófilos; fator estimulador de colônia granulocítica (G-CSF), que estimula a produção somente de neutrófilos, IL-3, que atua no início da hemopoese, estimulando a proliferação de células-tronco; e SCF (fator de células-tronco) que, em combinação com IL-3, estimula a proliferação em progenitores hemopoéticos primitivos. Além dos efeitos em precursores, GM-CSF e G-CSF atuam diretamente em neutrófilos, aumentando sua função. Todas as citocinas citadas regulam a produção, a sobrevivência e a atividade funcional de neutrófilos[3,5,7].

Os eosinófilos, assim como os outros granulócitos, são originados a partir do progenitor mieloide comum presente na medula óssea. Quando maduros, migram para o sangue, no qual mostram meia-vida de aproximadamente 18 h antes de entrar nos tecidos. A medula óssea de um adulto normal contém cerca de 3% de células da linhagem eosinofílica, dos quais um terço é de células maduras e dois terços são precursores. Além das citocinas que regulam a produção de neutrófilos, a principal citocina envolvida no desenvolvimento de eosinófilos é IL-5. Essa citocina é produzida por linfócitos T, que apresentam resposta Th2, e promove aumento da proliferação e maturação da linhagem eosinofílica. Após cumprir sua meia-vida na corrente sanguínea, os eosinófilos migram para os tecidos, preferencialmente mucosa intestinal. O tempo que essas células permanecem em tecidos e mucosas ainda não é claro; entretanto, estudos mostraram que elas podem permanecer nos tecidos por até 12 semanas. Os fatores que controlam a permanência e a sobrevivência dos eosinófilos nos tecidos envolvem a integração entre agentes quimiotáticos, sinais provenientes da interação com proteínas da matriz extracelular e células estromais[2,6,8].

Basófilos são os granulócitos menos frequentes encontrados na corrente sanguínea, podendo ser recrutados para alguns tecidos, sobretudo em locais onde há foco inflamatório ou infeccioso. Contudo, eles não residem nos tecidos. Ao contrário, os mastócitos são originados a partir de basófilos presentes no sangue que não estão completamente maduros e completam sua maturação nos tecidos, nos quais podem residir por longos períodos. Essas células encontram-se próximas a vasos sanguíneos, nervos e tecido conjuntivo presente entre superfícies que estão em contato com o ambiente externo. *In vitro*, a produção e a sobrevivência de basófilos são dependentes de IL-3; já *in vivo*, esta citocina não é importante para o desenvolvimento do número normal de basófilos na medula óssea, mas sua ausência pode comprometer o quadro de basofilia associado a certos tipos de resposta inflamatória (como a desencadeada por linfócitos do tipo Th2). Além de IL-3, outras citocinas (como IL-1, IL-2, IL-3, IL-4, IL-5 e IL-8) podem modular sua função, induzindo liberação de mediadores de forma direta ou indireta, pelo aumento da capacidade de liberação de mediadores em resposta ao desafio com IgE e outros antígenos[6,9].

Monopoese

Os monócitos são originados na medula óssea a partir de células precursoras (monoblastos), que surgem em decorrência da diferenciação de progenitores multipotentes. O primeiro precursor morfologicamente identificável em microscopia óptica é o monoblasto. Ele se origina de um precursor grânulo-monocítico e apresenta alta relação núcleo/citoplasma, cromatina frouxa e ausência de granulação visível. O amadurecimento dessa célula origina o promonócito, que é uma célula menor do que o monoblasto, com a cromatina mais condensada. Tanto o monoblasto quanto o promonócito contêm filamentos citoplasmáticos visíveis em microscopia eletrônica. O último estágio de amadurecimento é o monócito, que mostra cromatina mais condensada do que a do promonócito e núcleo chanfrado[5,10].

Em condições fisiológicas, uma célula leva cerca de 13 h entre a etapa de monoblasto e sua chegada à corrente sanguínea como uma célula madura. A produção e a maturação dos monócitos dependem de algumas citocinas e fatores de crescimento, como IL-3, IL-6, GM-CSF e fator estimulador de colônia monocítica (M-CSF), que interagem entre si a fim de controlar o desenvolvimento dessa linhagem. Além disso, há ainda a atuação do fator estimulador de colônia (CSF-1), que é o regulador primário da produção de fagócitos mononucleares. Entretanto, a regulação da monopoese por essas citocinas ainda não é bem compreendida. Além delas, citocinas e fatores de crescimento liberados por macrófagos ativados contribuem para o aumento da produção de monócitos/macrófagos em quadros infecciosos[5,7,10]. Por outro lado, doses farmacológicas de glicocorticoides induzem monocitopenia e reduzem a migração de monócitos para o foco inflamatório. Uma vez na circulação, os monócitos exibem meia-vida de 8 a 70 h, após a qual, há sua saída para os tecidos. Nesses locais, ocorre sua transformação espontânea em macrófagos e sabe-se que monócitos que migram para tecidos inflamados dão origem às populações de macrófagos mais reativas. Em adultos, as populações de macrófagos são encontradas na lâmina própria do intestino delgado, em fígado, pulmões, baço, linfonodos, medula óssea, serosas (cavidades pleural e peritoneal), rins e glândulas endócrinas e cérebro (micróglia). Na ausência de inflamação, monócitos são encontrados principalmente na medula óssea e no sangue[5,11,12].

Linfopoese

Os linfócitos B, T e NK se originam a partir de um progenitor linfoide comum, resultante da diferenciação da CTH. O processo, pelo qual esse progenitor origina os diferentes tipos de linfócitos, ainda não é bem compreendido; estudos sugerem hierarquia mais complexa de progenitores. Tem-se demonstrado a existência de uma população celular denominada progenitores de células T, com desenvolvimento independente do progenitor linfoide comum. Outros modelos sugerem a existência de "pré- progenitores linfoides comuns", com capacidade equivalente de originar células das linhagens B e T. Alguns progenitores mais diferenciados são identificados como progenitores linfoides comuns de células B (cujo desenvolvimento em linhagem B é favorecido sobre a linhagem T) e progenitores linfoides comuns de células T (cujo desenvolvimento em linhagem T é favorecido sobre a linhagem B). De maneira geral, em ambas as linhagens, os progenitores linfoides amadurecem para linfoblastos, que são as primeiras células morfologicamente reconhecíveis da linhagem linfocitária. Estes são blastos de pequeno tamanho, apresentando cromatina frouxa e nucléolos, citoplasma basófilo e ausência de granulação. O amadurecimento do linfoblasto origina o prolinfócito, uma célula menor, que exibe aumento na condensação da cromatina e na relação núcleo/citoplasma, podendo ter ou não nucléolos visíveis. A última etapa maturativa é o linfócito, que é uma célula pequena, com a cromatina altamente condensada e alta relação núcleo/citoplasma[13,14].

Linfócitos B

A principal característica dos linfócitos B maduros que estão na circulação ou em tecidos linfoides secundários é a expressão de imunoglobulinas de superfície. Os precursores pré-B apresentam cadeias pesadas μ-citoplasmáticas e ausência de receptor de células B (BCR) na superfície. Os progenitores pró-B mostram ausência, tanto das cadeias pesadas μ, quanto do BCR.

A classificação das células B, nesses três tipos celulares, constitui a base do desenvolvimento dessa linhagem[13].

O desenvolvimento de linfócitos B pode ser dividido em duas etapas: uma etapa antígeno-independente que ocorre na medula óssea e uma antígeno-dependente que acontece em tecidos linfoides secundários (baço e linfonodos). Na medula óssea, a produção é controlada por complexa rede de sinais originados das células estromais, matriz extracelular e células linfo-hemopoéticas. A adesão à matriz extracelular é mediada pelas integrinas VLA-4 e VLA-5, enquanto a adesão às células estromais é mediada por CXCR4. Alteração em qualquer um desses receptores compromete a proliferação e a diferenciação de precursores de células B. Citocinas e fatores de crescimento que participam desse processo não são bem conhecidos, porém, sabe-se que IL-7 e FL (ligante de flt-3), juntamente com IL-4 e IL-21, exercem papel importante nesse controle, estimulando proliferação e maturação[2,13].

Linfócitos T

A principal diferença entre o desenvolvimento de células B e T é que a última necessita da migração de um progenitor linfoide medular para o timo, no qual a maturação dessa célula será completada. Os mecanismos pelos quais os precursores linfoides medulares migram para o timo ainda são pouco conhecidos, mas, sabe-se que quimiocinas produzidas por células estromais do timo exercem significante papel nesse processo[13,15].

A principal característica das células da linhagem T é a expressão de receptores para IL-7 e receptor de células T (TCR). A identificação de pequenas populações medulares expressando pré-TCR sugere que o comprometimento para a linhagem T ocorre antes da migração do progenitor linfoide para o timo. Nesse órgão, os precursores das células T sofrem maturação por meio de complexa série de etapas, que envolvem seleção positiva (processo pelo qual os linfócitos T são selecionados pelas interações de baixa afinidade com peptídios endógenos) e seleção negativa (descarte de linfócitos T autorreativos)[15].

A maturação de células T no timo é regulada por interações físicas com timócitos e citocinas produzidas por células estromais do timo. Entre elas, encontram-se IL-1, IL-3, IL-6, IL-7, SCF, LIF (fator inibidor de leucemia) e TGF-beta (fator transformador de crescimento beta), que atuam estimulando a proliferação e a maturação[13,15].

Linfócitos NK

A origem das células NK não é bem compreendida. Alguns modelos sugerem a formação dessas células diretamente a partir da CTH; outros sugerem o desenvolvimento de células NK a partir de CTH presentes no timo. O precursor imediato de progenitores comprometidos com a linhagem NK poderia ser um precursor bipotencial T/NK ou célula dendrítica/NK, proveniente de um precursor linfoide. De qualquer forma, a medula óssea é a principal fonte de linfócitos NK, ainda que não a única[13].

Assim como os linfócitos T e B, a proliferação de células NK é regulada por complexa rede de fatores medulares e tímicos. As principais citocinas envolvidas no desenvolvimento de linfócitos NK incluem IL-1alfa, IL-2, IL-6, IL-7, IL-15, FL, SCF e GM-CSF. A determinação do papel exato de cada citocina, no comprometimento do progenitor linfoide com a linhagem NK, tem sido difícil em razão da expressão de receptores para essas citocinas por outras células hemopoéticas[13,15].

Leucócitos comuns no sangue: funções gerais e morfologia

Neutrófilo

Neutrófilos são células de grande tamanho, variando de 10 a 15 μm, apresentando núcleo multilobulado (entre três e quatro lóbulos unidos por um filamento da cromatina), motivo pelo qual são denominados polimorfonucleares. Em extensões sanguíneas coradas com corantes panóticos (May-Grünwald, Giemsa, Leishmann), o núcleo, basofílico, apresenta-se púrpuro, com a cromatina extremamente condensada, e o citoplasma acidófilo (em tom rosa), contendo granulações dispersas. Os neutrófilos evidenciam duas granulações distintas: primárias (ou azurófilas) e secundárias (ou específicas). As granulações primárias, de coloração vermelho-arroxeada, são sintetizadas no estágio de promielócito e contêm diversos agentes antimicrobianos, em especial a mieloperoxidase (MPO), um importante marcador da diferenciação mieloide. Esses grânulos fundem-se às vesículas fagocíticas, sendo indispensáveis para o processo de morte microbiana. Em contrapartida, as granulações secundárias, finas e de coloração rosa-alaranjada (são estruturas neutrofílicas, o que decorre o nome desta célula), apesar de se fundirem às vesículas fagocíticas, são também destinadas à liberação para o meio extracelular. Essa granulação apresenta, da mesma forma, substâncias antimicrobianas principalmente lactoferrina, ativador de plasminogênio, colagenase, gelatinase e lisozimas. Em condições basais, a granulação secundária é predominante, sendo a razão da quantidade dos grânulos secundários e primários de 3:1; em condições patológicas; contudo, essa razão pode-se alterar. Além da identificação morfológica, alguns marcadores também são significantes na caracterização dos neutrófilos. De maneira geral, essas células expressam CD11b, L-selectina (CD62L), CD64 e receptor para porção C5a do complemento (CD88), dentre outros marcadores[4-6].

Em condições fisiológicas, a produção de neutrófilos em um indivíduo adulto varia de 5 a 10×10^{10} células/dia; estes, uma vez liberados para a corrente sanguínea, circulam por cerca de 7 h, sendo posteriormente destruídos no sistema reticuloendotelial. Nos vasos sanguíneos, os neutrófilos podem circular livremente – compartimento circulante – ou podem ficar retidos ao endotélio de pequenos vasos de baço, fígado, medula óssea e pulmão – compartimento marginal – de forma intercambiável. Contudo, em certas condições, como estresse, adrenalina e exercício físico, os neutrófilos podem sair do compartimento marginal para o circulante, mas, de maneira geral, os neutrófilos dividem-se igualmente entre esses dois compartimentos. Dentre os leucócitos, os neutrófilos são os mais abundantes (em indivíduos adultos normais), desempenhando papel fundamental na resposta imune inata. Essas células são rapidamente recrutadas para sítios de inflamação, em que sua principal função é combater bactérias invasoras e certos fungos por meio de fagocitose e morte bacteriana/fúngica pela liberação de enzimas presentes em seus grânulos e pela produção de espécies reativas de oxigênio. Entretanto, a capacidade altamente destrutiva de tais células também aumenta o potencial dos neutrófilos em danificar tecidos saudáveis, fato que ocorre em certas doenças inflamatórias, como na artrite reumatoide[5,6].

Uma vez presentes, bactérias são capazes de induzir a produção de agentes quimiotáticos, em especial leucotrieno B4, C5a do sistema complemento, e fator ativador de plaquetas (PAF), atraindo os neutrófilos presentes na circulação sanguínea aos sítios de inflamação. Moléculas de selectinas presentes nos neutrófilos medeiam a adesão ao endotélio vascular, de forma a promover o processo de rolamento. Na presença de agentes quimiotáticos, os neutrófilos passam a expressar integrinas, que são reconhecidas por receptores nas células endoteliais, acarretando aumento significativo na adesão celular, impedindo o rolamento da célula e induzindo a migração do neutrófilo para o tecido. Já no tecido, essa célula é incapaz de retornar à corrente sanguínea, podendo permanecer nesse local por até dois dias, desempenhando sua função antimicrobiana[4,7].

Eosinófilo

Os eosinófilos são células, também considerados polimorfonucleares apresentando, geralmente, dois lóbulos. Esses lóbulos são maiores do que os observados em neutrófilos; eosinófilos com mais de dois lóbulos sugere ativação celular, o que pode ser visto em infecções parasitárias. Sob coloração panótica, o núcleo apresenta-se púrpuro, com a cromatina extremamente condensada, e o citoplasma, também acidófilo, mostra granulação primária (que compreende apenas 5% do total dos grânulos) e específica. A granulação específica do eosinófilo exibe variação de cor conforme o estado de maturação: no início são violáceas, depois se tornam azuis-violeta e, finalmente, tomam a cor laranja. Os grânulos específicos dos eosinófilos são maiores que dos neutrófilos, com 0,4 a 0,8 μ de diâmetro, apresentando-se de forma esférica ou ovoide, dispostas por todo o citoplasma. Esses grânulos específicos contêm proteínas catiônicas (são estruturas que evidenciam afinidade pelo corante eosina, de onde deriva sua nomenclatura), em especial proteína básica principal (PBP), peroxidase eosinofílica, proteína catiônica eosinofílica e neurotoxina derivada de eosinófilo. Os grânulos primários são semelhantes aos encontrados em outras células da linhagem granulocítica, e são ricos na proteína Charcot-Leyden. Os eosinófilos também contêm corpos lipídicos, estruturas citoplasmáticas contendo enzimas eicosanoides, formados após a ativação celular. Fenotipicamente, os eosinófilos expressam uma gama de moléculas de superfície importantes para o desempenho de sua função: receptores para IgA e IgG; receptores para proteínas do sistema complemento; receptores para citocinas IL-3, IL-5, GM-CSF, IL-1alfa, IL-2, IL-4, IFN-alfa e TNF-alfa; moléculas de adesão; receptores para leucotrienos; receptor para o PAF[6,8,9].

De maneira geral, eosinófilos estão associados às infecções parasitárias e aos processos alérgicos. Apesar de essas células também apresentarem capacidade fagocítica, seu principal modo de ação é a partir da degranulação e da liberação de seus mediadores; de fato, em infecções por helmintos, os eosinófilos aderem ao parasita e liberam o conteúdo de seus grânulos, no qual o PBP é o principal componente dos grânulos secundários dos eosinófilos, sendo capaz de danificar estruturalmente esses parasitas. Considerando-se que a produção e a função dos eosinófilos são moduladas por IL-5, em muitos casos, a eosinofilia observada em processos alérgicos e em infecções parasitárias é dependente de linfócitos Th2[9].

Basófilo

Em condições fisiológicas, basófilos correspondem a menos de 0,5% do total de leucócitos na corrente sanguínea, na qual circulam por alguns dias e podem ser recrutados para os tecidos em processos inflamatórios. São células que variam de 10 a 15 μm de diâmetro, com núcleo púrpuro e segmentado (polimorfonuclear), mostrando granulação específica, que é, na realidade, metacromática, de cor violeta, de vários tamanhos, podendo atingir 2 μm de diâmetro, dispondo-se por todo o citoplasma e sobre o núcleo, mascarando-o. Esses grânulos são peroxidase positivos e contêm grandes quantidades de heparina e histamina. Os basófilos também apresentam uma série de marcadores de superfície importantes para desempenhar sua função: CD11b; CD11c; receptores para IL-3, IL-5 e GM-CSF; receptores para imunoglobulinas. De fato, essas células expressam receptores de alta afinidade por IgE, responsável pela ativação celular em casos de alergia, o que leva os basófilos a serem os principais efetores da resposta à asma. Contudo, algumas evidências apontam para a importância dessa célula também na defesa contra infecções parasitárias associadas à IgE. Além disso, após a fase inicial da resposta inflamatória o organismo passa a conter a extensão da lesão a partir da ativação de basófilos, cujos mediadores – histamina, ácido araquidônico e citocinas anti-inflamatórias – auxiliam na restrição da resposta inflamatória e na recuperação do tecido lesionado[5,6,9].

Monócitos

Em condições fisiológicas, um adulto produz diariamente $9,4 \times 10^8$ monócitos, os quais permanecem na circulação sanguínea por até 70 h. Porém, em processos infecciosos e/ou inflamatórios, monócitos são recrutados para o sítio lesionado migrando rapidamente para tecido onde se diferenciam em macrófagos, podendo permanecer por semanas ou até meses. Os monócitos são células de grande tamanho, variando de 12 a 15 µm, que revelam, de maneira geral, núcleo em forma de rim (porém, pode se apresentar arredondado ou irregular), com a cromatina frouxa, ou rendilhada, característica esta que o diferencia de linfócitos. O citoplasma basofílico pode conter finas granulações azurófilas inespecíficas (lisossomos) e, às vezes, vacuolizações. Imunofenotipicamente, os monócitos podem ser caracterizados pela expressão de diversos marcadores, em particular: CD14, CD64, CD11b, TLR2, TLR4 dentre outros[5,11].

O monócito é uma das principais células mediadoras da resposta imune inata, visto que, no primeiro momento do processo infeccioso/inflamatório, é rapidamente recrutado para o local a partir de estímulos quimiotáticos, como peptídios secretados por bactérias, fração C5a do sistema complemento, leucotrieno B4, fragmento de colágeno, fator de crescimento derivado das plaquetas (PDGF) e quimiocinas (proteína quimiotática de monócitos-1 [MCP-1, *monocyte chemotactic protein-1*], proteína inflamatória de macrófagos [MIP-1alfa, MIP-beta, *macrophage inflammatory protein*]). Já no local, os monócitos/macrófagos atuam modulando o processo inflamatório e, em caso de infecção, combatendo o patógeno a partir do processo de fagocitose, secreção de espécies reativas de oxigênio (peróxido de hidrogênio e óxido nítrico) e secreção local de fatores proinflamatórios (IL-1alfa, IL-1beta, IL-6, TNF-alfa, IFN-alfa, beta e gama). Além desses fatores, células macrofágicas também produzem e secretam diversos fatores de crescimento (G-CSF, GM-CSF, TGF-beta, PDGF e fator de crescimento de fibroblasto (*fibroblast growth factor* [FGF]) e enzimas (colágeno, ativador de plasminogênio e elastases), que são importantes para o processo de regeneração tecidual. Ainda, fundamental função dos monócitos/macrófagos é interligar a resposta imune inata e a adquirida. Isso porque essas células também são especializadas em apresentar antígenos aos linfócitos T via receptores de *major histocompatibility complex* (MHC). Dessa forma, o reconhecimento do antígeno é mais eficiente, já que o linfócito reconhece fragmentos peptídicos e não a molécula inteira do antígeno. De maneira geral, MHC classe I liga-se aos componentes intracelulares; por outro lado, MHC classe II são responsáveis pela apresentação de antígenos extracelulares[5,11,12].

Linfócitos

Existem três principais tipos de linfócitos na corrente sanguínea – células T, células B e células NK – os quais são morfologicamente indistinguíveis. Os linfócitos, de maneira geral, são células esféricas cujo tamanho varia de 6 a 15 μm, de forma que muitos os subdividem em pequenos linfócitos (que variam de 6 a 9 μm) e grandes linfócitos (que variam de 9 a 15 μm). Fisiologicamente, em adulto saudável, 30 a 40% do total de leucócitos na circulação correspondem aos linfócitos (distribuídos entre os diferentes tipos), ou seja, há aproximadamente 3×10^9 linfócitos/ℓ de sangue. Morfologicamente, em colorações panóticas, os linfócitos apresentam alta relação núcleo/citoplasma (o núcleo ocupa cerca de 90% da célula), este sendo basofílico (tom azulado), podendo conter algumas granulações inespecíficas, os quais se coram em tom rosa-arroxeado. O núcleo mostra cromatina extremamente condensada, com ausência de nucléolos e com basofilia acentuada (roxo escuro). Apesar de serem morfologicamente indistinguíveis, sabe-se que linfócitos de grande tamanho, que apresentam granulações, consistem em população heterogênea de linfócitos NK e T CD8. Essa consideração, contudo, só pode ser confirmada a partir da imunofenotipagem, pois cada subpopulação exibe marcadores específicos. Logo, linfócitos B são positivos para os marcadores B220, CD19, CD20, MHC II; linfócitos T expressam CD2, CD3, CD5 e CD4 ou CD8, TCR; e células NK expressam CD3, CD56, MHC I[13-15].

Os linfócitos são as células efetoras do sistema imune adquirido. A intermediação entre as respostas imune inata e adquirida é promovida pela interação entre células apresentadoras de antígenos (p. ex., macrófagos) e os linfócitos T, os quais reconhecem fragmentos de antígenos apresentados pelo sistema MHC. Patógenos intracelulares são apresentados aos linfócitos T CD8 pela molécula MHC I, induzindo sua diferenciação aos linfócitos T citotóxicos, que são capazes de matar células infectadas. Antígenos provenientes de bactérias/toxinas extracelulares que foram fagocitadas são carregados à superfície celular pela molécula MHC II e apresentados aos linfócitos T CD4, os quais, posteriormente, se diferenciam em células T efetoras Th1 e Th2. As células Th1 ativam as propriedades microbicidas de macrófagos e induzem as células B a produzirem IgG. As células Th2 estimulam células B imaturas a produzirem IgM, iniciando, assim, a resposta imune humoral. Logo, os linfócitos B são os produtores de imunoglobulinas responsáveis, portanto, pela memória do sistema imune. Já as células NK são ativadas em resposta ao interferon (IFN) secretado por macrófagos, formando uma primeira linha de defesa, juntamente com macrófagos e neutrófilos, até que o sistema imune adquirido possa atuar a partir dos linfócitos T citotóxicos e linfócitos B[13,15].

Avaliação laboratorial da série leucocitária

A avaliação laboratorial da série leucocitária é de extrema importância no diagnóstico e no tratamento de doenças que acometem os elementos que compõem esta série. Medidas quantitativas dos diferentes tipos de leucócitos presentes no sangue, assim como o estudo morfológico dessas células, a fim de se observar alterações qualitativas, compõem o exame denominado leucograma[16].

Dessa forma, o leucograma compreende a contagem total de leucócitos, bem como a análise quantitativa e qualitativa dos diferentes tipos de leucócitos. Contagem, características morfológicas, proporções relativas, maturação e modificações são elementos avaliados no leucograma. Os valores normais da contagem de leucócitos possuem valores de referência de acordo com a idade (Tabela 11.1).

Tabela 11.1 – Valores de referência do leucograma

	1 - 3 anos	4 - 14 anos	Adulto
Leucócitos totais ($\times 10^3/mm^3$)	5 - 15	4,5 - 13,5	4 - 11
Bastonetes (%)	0 - 8	0 - 4	1 - 4
Bastonetes ($/mm^3$)	0 - 600	0 - 400	100 - 400
Segmentados (%)	20 - 40	35 - 55	40 - 70
Segmentados ($/mm^3$)	2.000 - 6.000	2.000 - 6.000	2.000 - 7.500
Eosinófilos (%)	4 - 10	4 - 8	1 - 6
Eosinófilos ($/mm^3$)	200 - 1.500	300 - 1.000	100 - 400
Basófilos (%)	0 - 1	0 - 1	0 - 1
Basófilos ($/mm^3$)	0 - 100	0 - 100	0 - 100
Linfócitos (%)	40 - 60	30 - 55	30 - 40
Linfócitos ($/mm^3$)	2.000 - 8.000	1.500 - 6.500	1.500 - 4.000
Monócitos (%)	4 - 10	4 - 10	2 - 10
Monócitos ($/mm^3$)	200 - 1.500	200 - 1.000	200 - 1.000

Amostra

O leucograma deve ser realizado com amostras de sangue coletadas com EDTA. Este tem sido o anticoagulante de escolha para a avaliação dos elementos presentes no sangue, porque promove anticoagulação completa com o mínimo de alterações físicas e morfológicas das células.

Avaliação quantitativa da série leucocitária

A avaliação quantitativa da série leucocitária pode ser realizada manualmente ou por meio de métodos automáticos. As contagens manuais são realizadas após diluição adequada da amostra de sangue coletada com EDTA em uma câmara de contagem, denominada hemocitômetro, sendo posteriormente contada em microscópio óptico. A precisão da contagem depende da utilização do diluente adequado e da diluição apropriada para leucócitos. De modo geral, são usadas como diluentes soluções ácidas ou detergentes que rompem os eritrócitos (sensíveis a esses agentes), preservando os leucócitos e outras células nucleadas que possam estar no sangue, como os eritroblastos. O líquido de Turk, utilizado em vários métodos de contagem, emprega ácido acético glacial 3% para a hemólise e cristal violeta para corar suavemente os leucócitos. O número reduzido dessas células requer diluição do sangue menor do que a necessária à contagem de eritrócitos. Em geral, a diluição usada é de 1:20 (amostra:diluente), podendo ser maior em casos de leucocitose ou menor em casos de leucopenia. Dentre os hemocitômetros disponíveis para a contagem manual, o mais utilizado é a câmara de Neubauer. Esta deve ser preenchida completamente com a amostra diluída e os leucócitos devem ser contados nos quatro quadrantes laterais, cuja área equivale a 1 mm^2 cada (perfazendo área total de 4 mm^2). Uma vez que a altura entre o retículo gravado na câmara e a parte inferior da lamínula corresponde a 1/10 mm, o volume total de contagem equivale a 2/5 mm^3. Sabendo-se que a diluição é 1:20, o número total de leucócitos pode ser obtido pela seguinte fórmula: número de leucócitos/mm^3 = (A/D×V), em que A corresponde ao número de leucócitos contados nos quadrantes, D corresponde à diluição utilizada e V equivale ao volume da região de contagem[16,17].

Avaliação qualitativa da série leucocitária

Como a série leucocitária é composta por células que se originam de diferentes linhagens hemopoéticas e apresentam funções distintas, é importante avaliar separadamente os diferentes tipos de leucócitos no sangue. Essa avaliação consiste em contagem diferencial e análise morfológica dos leucócitos.

Extensão e coloração

A avaliação de extensão sanguínea bem preparada é parte significante do leucograma, sendo necessários cuidado e atenção em confecção, fixação e coloração de lâminas para análise morfológica.

A preparação de extensão sanguínea deve ser realizada utilizando-se amostras de sangue coletadas com anticoagulante (preferencialmente EDTA). As lâminas empregadas devem ser limpas e livres de gordura para impedir agregação celular e precipitação do corante. A lâmina que necessitar ser desengordurada deve permanecer durante várias horas em mistura de etanol e éter (1:1), sendo, depois, seca. Após homogeneização, uma gota da amostra deve ser colocada perto de uma das extremidades da lâmina. Com o auxílio de uma lâmina extensora (que possui as extremidades chanfradas) disposta em ângulo de 30 a 45°, a gota de sangue deve ser estendida ao longo da lâmina em movimento rápido e contínuo. Essa técnica cria um filme de sangue de 3 a 4 cm de comprimento. Quanto menor o ângulo entre a extensora e a lâmina, e quanto mais rápido a primeira desliza sobre a segunda, mais fino será o filme de sangue e mais homogênea se torna a extensão. Após o seu preparo, esta deve secar completamente antes de ser submetida à coloração.

As colorações panóticas, em sua maioria, derivam de modificações do método de Romanowsky. Este consiste no uso de uma mistura de corantes ácidos (eosina) e básicos (azul de metileno e azures, que são provenientes da oxidação do azul de metileno em solução envelhecida do corante), utilizada para evidenciar as estruturas celulares. Todos os tipos de corantes Romanowsky são insolúveis em água, podendo ser dissolvidos em metanol. Assim, deve-se tomar cuidado para que esses corantes sejam isentos de água, evitando o aparecimento de artefatos na coloração. Fazem parte dos corantes derivados de Romanowsky as colorações de Leishman, Wright, Giemsa, May-Grünwald e May-Grünwald modificado (Rosenfeld)[16,18].

Os corantes usados nos métodos panóticos coram as estruturas celulares de acordo com seu caráter ácido ou básico. Desse modo, a eosina cora estruturas básicas (acidófilas), que passam a apresentar coloração rosa; o azul de metileno e os azures coram estruturas ácidas (basófilas ou azurófilas), que passam a exibir coloração azul ou púrpura, respectivamente. Já estruturas de caráter neutro (neutrófilas) coram-se pela mistura de corantes, mostrando coloração salmão. Assim, o núcleo dos leucócitos apresenta-se com uma cor púrpura, devido aos ácidos nucleicos. O citoplasma dos granulócitos (neutrófilo, eosinófilo e basófilo) evidencia-se rosado, enquanto o citoplasma dos agranulócitos (linfócito e monócito) apresenta-se azulado. Os corantes Romanowsky coram, de modo diferente, os grânulos dos granulócitos, permitindo distinção morfológica entre eles. Os grânulos dos neutrófilos coram-se em salmão, em razão do caráter neutro de seus constituintes; os grânulos dos eosinófilos têm muita afinidade pela eosina, revelando coloração avermelhada; os grânulos dos basófilos contêm muitas proteínas ácidas, mostrando cor roxo-azulada bastante intensa[16,17].

De maneira geral, as colorações panóticas apresentam três fases: fixação, coloração e lavagem. A fixação geralmente é feita com metanol (no tempo que varia de 1 a 5 min) e evita a formação de artefatos decorrentes de água na extensão sanguínea. Como os corantes Romanowsky são preparados em metanol, a adição deles à lâmina, pelo tempo descrito anteriormente, promove a fixação do preparado. Após a etapa de fixação, vem a coloração propriamente dita. Esta ocorre com a adição de água tamponada (que quase sempre apresenta pH em torno de 7) ao corante previamente adicionado à extensão, ionizando os sais contidos na solução e permitindo a interação deles com as estruturas celulares. O tempo de coloração varia de 5 a 15 min. Após a coloração, a lâmina deve ser lavada em água corrente, para retirada do excesso de corante, sendo, em seguida, seca ao ar.

As condições ideais de coloração devem ser estabelecidas para cada novo lote de corante preparado. Uma vez que a oxidação do azul de metileno em azures aumenta em soluções envelhecidas, as condições de coloração também devem sofrer modificações com o tempo. Outros cuidados, como evitar material particulado na lâmina e filtrar o corante logo antes do uso para evitar a formação de precipitados, devem ser adotados a fim de se garantir a boa qualidade da coloração. Lâminas com coloração excessivamente azulada ou avermelhada podem ter como causa problemas no pH da água tamponada ou tempos de fixação e coloração inadequados, sendo necessários ajustes nesses parâmetros para minimizar os artefatos.

Contagem diferencial de leucócitos

A contagem diferencial de leucócitos pelo método manual é realizada em microscópio óptico. A extensão sanguínea deve ser, inicialmente, examinada em menor aumento (objetiva de 10 ou 40×) para avaliar a coloração e a distribuição celular, a fim de se encontrar a melhor área para contagem. Áreas consideradas ideais para contagem são aquelas nas quais os eritrócitos estão próximos, mas não sobrepostas. Ainda nesse aumento, a lâmina deve ser vasculhada com o objetivo de observar elementos celulares anormais, como células blásticas e eritroblastos. Após a escolha da área mais adequada, a contagem diferencial deve ser feita em maior aumento (objetiva de 100×), com uso de óleo de imersão. Percorrendo a lâmina em movimentos de zigue-zague ao longo do diâmetro, os leucócitos devem ser contados obedecendo à seguinte distribuição: metade das células deve ser contada na periferia e metade deve ser contada no centro da lâmina. Esse método deve ser utilizado porque a distribuição dos tipos de leucócitos na lâmina não é homogênea. Células maiores, como eosinófilos, monócitos e basófilos, tendem a se concentrar nas extremidades, enquanto neutrófilos e linfócitos tendem a ficar no centro da extensão. Em indivíduos saudáveis, a contagem diferencial é feita analisando-se 100 células. No entanto, quanto mais células são contadas, mais precisa é a análise e, em casos patológicos, o número de células contadas pode chegar até 400. O resultado da contagem é expresso em porcentagem e corresponde à fórmula leucocitária relativa. Correlacionando esse resultado com a contagem total de leucócitos, é possível se obter a fórmula leucocitária absoluta, na qual se obtém os valores absolutos para cada leucócito presente no sangue. Além de se identificar as populações relativas de leucócitos por meio da contagem diferencial, as células devem ser analisadas para identificação de alterações qualitativas, como anormalidades morfológicas do citoplasma e do núcleo[14,16].

O erro mais comum de interpretação de extensão sanguínea decorre da escolha de área não apropriada para a realização da contagem diferencial e avaliação morfológica. Em áreas muito finas (próximas à cauda da extensão) ou muito espessas (próximas à cabeça da extensão), as células perdem sua morfologia normal, ocasionando erros de interpretação. De modo geral, nessas áreas, os leucócitos apresentam tamanho menor ou maior do que o normal. Além da escolha da área para avaliação, a demora no processamento da amostra resulta no aparecimento significante de artefatos, como vacuolização citoplasmática, cariorrexe e ruptura do citoplasma, que também podem prejudicar a avaliação da série leucocitária[16].

Pesquisa de células do lúpus eritematoso

Lúpus eritematoso sistêmico (LES) é uma doença autoimune, que gera inflamação e dano tecidual. Os autoanticorpos irregulares afetam principalmente coração, junções cartilaginosas, pele, pulmões, vasos sanguíneos, fígado, rins e sistema nervoso. Entre os tipos de autoanticorpos presentes, destacam-se os anticorpos antinucleares, que podem ser separados em quatro tipos: antiDNA, anti-histonas, antiproteínas não histonas ligadas ao DNA e antiantígenos nucleares.

Entre os achados laboratoriais, encontram-se as células LE. Essas células são quase sempre neutrófilos, contendo inclusão na forma de massa hialina, amorfa, de cor vermelho-púrpura ou levemente basófila. Menos frequente, essas inclusões também podem ser encontradas em eosinófilos e monócitos. Essas massas derivam de núcleos de outros leucócitos polimorfonucleares ou linfócitos, que foram fagocitados pelos neutrófilos em razão de sua interação com autoanticorpos.

Para detectar essas células, o sangue deve ser coletado sem anticoagulante. Após retração do coágulo, este deve ser macerado e coado em uma peneira.

O coágulo liquefeito deve ser colocado em um tubo de Wintrobe e centrifugado a 3.000 rpm, durante 15 min. Após desprezar o sobrenadante, o creme leucocitário deve ser retirado e utilizado para preparar uma extensão corada, posteriormente, por coloração panótica. A avaliação deve ser feita na lâmina inteira, em objetiva de imersão, sendo considerada negativa apenas após a observação de 30 campos. Deve-se tomar cuidado com falsos-positivos, principalmente as *tart-cells*, que são núcleos íntegros, fagocitados por neutrófilos ou monócitos[17].

A pesquisa de células LE era um teste muito usado no diagnóstico de LES. No entanto, não é mais utilizado porque essas células são encontradas somente em 50 a 75% dos casos de LES, além de serem achadas em outras condições, como artrite reumatoide, escleroderma e sensibilidade aos medicamentos. Atualmente, o diagnóstico é feito pela pesquisa de anticorpos antinúcleo.

Resposta hematológica à inflamação

Como comentado anteriormente, na medula óssea existe um compartimento mitótico, e um compartimento maturativo, ao passo que no sangue periférico existem o compartimento circulante e o marginal aderente ao endotélio vascular. A contagem periférica de neutrófilos mensura apenas o compartimento circulante no período de trânsito da medula óssea para o tecido, mas permite inferir diversas informações do equilíbrio desses diversos compartimentos.

As variações nas quantidades de cada tipo de leucócito podem ser resultantes de alterações no fluxo de células para o sangue, no egresso de células do sangue, na distribuição das células no interior do sistema vascular, ou de combinações desses fatores.

A inflamação é uma das mais comuns causas da resposta leucocitária. Quando a inflamação se instala, vários mediadores químicos passam a atuar e modular vários eventos. A vasodilatação, que ocorre juntamente com a produção de diversas substâncias quimiotáticas, visa facilitar a saída de leucócitos do compartimento marginal em direção ao foco inflamatório. Segue-se a diapedese de leucócitos através da parede vascular, na qual comumente os neutrófilos chegam primeiro, surgindo, mais tarde, monócitos, eosinófilos, basófilos e linfócitos, de acordo com a lesão[7,19].

Cinética da medula óssea

Como já relatado anteriormente, o tecido hematopoético é um tecido com alta taxa de renovação celular e fisiologicamente regulado por diversas substâncias entre elas fatores de crescimentos e citocinas que apresentam, entre outras, propriedades de regular a diferenciação da célula-tronco hematopoética e consequente maturação das diferentes linhagens formadas.

O compartimento medular compreende população de células-tronco, população de células proliferativas e população de células em maturação. Onde a população de células proliferativas consiste em células com capacidade mitótica, sendo, assim, a principal população responsável pelo aumento do número de células, pois na população de células em maturação a capacidade mitótica é praticamente nula. Para compreensão das respostas leucocitárias/neutrofílicas é importante pensar nos diversos compartimentos: medula óssea, sangue periférico e tecidos[19,20].

A medula óssea é o órgão produtor de neutrófilos e como essas células, uma vez saindo da medula óssea, não retornam a esse órgão, o ritmo de substituição dessas células é equivalente ao da produção. Dessa forma, a compreensão da cinética dos neutrófilos é imprescindível para a correta interpretação das diferentes variações que normalmente podem ser encontradas no sangue periférico. Na circulação, o neutrófilo pode ocupar dois compartimentos; o compartimento circulante e o compartimento marginal, nos quais há troca constante entre os neutrófilos do compartimento circulante com o marginal e essas células no compartimento marginal são distribuídas, de modo difuso, pelo sistema vascular[19].

O compartimento circulante se localiza nos grandes vasos, nos quais normalmente não há interação entre os neutrófilos e o revestimento endotelial dos vasos. Assim, a coleta de sangue venoso e sua utilização para a realização das contagens hematológicas habituais representam apenas a população circulante de neutrófilos e não indicam, necessariamente, o que ocorre com a população dos leucócitos marginais[19,21].

Na interpretação das alterações do leucograma, o conhecimento de informações básicas, como o tempo de trânsito para a produção e o tempo de circulação dessas células no sangue periférico, é importante. O tempo de trânsito para a produção é o período necessário para o mieloblasto completar os estágios da maturação, originando neutrófilos segmentados no sangue e esse período, fisiologicamente, é de aproximadamente sete dias, podendo ser modulado e estimulado onde esse período pode chegar a dois ou três dias. O tempo de circulação corresponde ao período entre a saída de neutrófilos da medula óssea para o sangue e, posteriormente, sua saída do sangue periférico para os tecidos; esse tempo fisiologicamente é cerca de 6 a 10 h; essa taxa pode ser alterada quando necessária maior demanda dessas células. Em razão dessa rápida capacidade de renovação dos neutrófilos no sangue periférico, podem existir alterações rápidas e marcantes na população desses neutrófilos, de acordo com o estímulo e, consequentemente, resposta (Figura 11.2)[5,7,21].

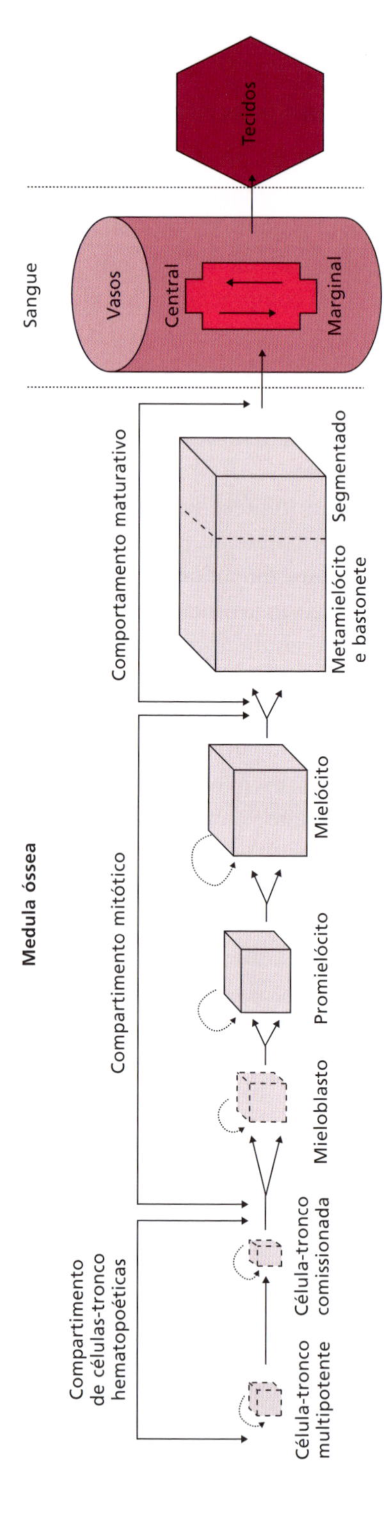

Figura 11.2 – Esquema representativo da produção e cinética de migração de neutrófilos.

Leucocitose

A leucocitose refere-se ao aumento dos glóbulos brancos; em adultos esse valor geralmente está acima 11.000/mm^3. As principais causas de leucocitose são infecção/inflamação, traumatismo e leucemia/linfoma. Há algumas situações que são acompanhadas pelo aumento de um tipo específico de leucócito[20,21].

A causa mais frequente de leucocitose é decorrente da elevação do número de neutrófilos e com menos frequência, a leucocitose pode estar relacionada ao aumento de linfócitos e eosinófilos e raramente por elevação de monócitos e basófilos. Por exemplo, as infecções bacterianas acompanham-se quase sempre de *neutrofilia*; as infecções víricas de *linfocitose*; e as infecções parasitárias, causadas por helmintos, e doenças alérgicas, de *eosinofilia*[7,22].

Em pacientes com certos distúrbios patológicos, contagens de 15.000 a 25.000/mm^3 são comuns, podendo chegar a 40.000/mm^3 e não sendo impossível casos de leucocitoses de até 100.000/mm^3. Em certas neoplasias hematológicas, esses valores podem atingir valores superiores a 500.000/mm^3, porém o mecanismo é clonal e maligno[21,22].

A leucocitose com neutrofilia é uma das anormalidades mais comuns, sendo clinicamente, muitas vezes, acompanhada de febre consequente da liberação de mediadores e citocinas pelos leucócitos. Na maioria das neutrofilias periféricas pode haver aumento do número de bastonetes e, ocasionalmente, células mais primitivas, como metamielócitos e mielócitos caracterizando o desvio à esquerda. Na maioria das causas de leucocitoses com neutrofilia, pode haver alterações morfológicas dos neutrófilos, como granulações tóxicas e copúsculos de Döhle[22].

Leucopenia

A diminuição da quantidade de leucócitos, para valores abaixo de 4.000/mm^3, caracteriza a leucopenia e geralmente resulta de redução do número de neutrófilos (*neutropenia*). Entretanto, quando a leucopenia é grave, os linfócitos e outros tipos celulares também podem estar afetados[21,22].

As principais causas de leucopenia são uso de fármacos que afetam a produção de leucócitos, terapêuticas imunossupressoras e síndromes de imunodeficiência, bem como em situações neoplásicas. Por esse motivo, é fundamental o estudo morfológico e imunológico das células[7,22].

Série neutrofílica

O padrão de contagem de neutrófilos do sangue pode variar de muito reduzido até acentuadamente aumentado. O padrão depende do equilíbrio entre consumo pela lesão e produção e liberação pela medula óssea, na qual todos os padrões de contagem de neutrófilos verificados durante a inflamação podem ser explicados a partir desse equilíbrio. A concentração de neutrófilos circulantes pode ser modulada por modificação da proporção de células na região marginal dos vasos, por modificação do fornecimento de neutrófilos pela medula óssea e por modificação na saída de neutrófilos do sangue periférico, no qual o equilíbrio entre o migração de neutrófilos para os tecidos e sua liberação pela medula óssea pode variar de acordo com a lesão inflamatória[5,7,22].

A inflamação aguda é lesão que apresenta maior fluxo sanguíneo e edema no local inflamatório, acarretando produção de diversos mediadores inflamatórios que induzem vasodilatação local. A saída de neutrófilos dos vasos dá-se por meio dos espaços entre as células endoteliais, nos quais a ativação das células endoteliais, por meio de citocinas geradas no foco inflamatório, como o TNF e a IL-1, estimulam essas células a aumentar a expressão de moléculas de adesão, como as selectinas, bem como estimular a síntese de moléculas com maior afinidade aos neutrófilos, como as integrinas (molécula de adesão intercelular-1 [ICAM-1, *intercellular adhesion molecule 1*]), e facilitar a aderência e a migração celular para os tecidos. Outras citocinas, como IL-8, também são secretadas e por serem citocinas com função quimiotática visam estimular a migração de neutrofilia. Dessa forma, a ação coordenada de diversos agentes quimiotáticos demonstra ação conjunta e ordenada de migração celular e o conhecimento da cinética dos neutrófilos nos diversos compartimentos é importante para a interpretação das alterações sequenciais do leucograma[4-7].

O aumento do fornecimento de neutrófilos da medula óssea para o sangue periférico, normalmente, é situação que ocorre em resposta aos agentes infecciosos e acarreta quadro de neutrofilia. Citocinas liberadas no foco inflamatório podem influenciar, na medula óssea, a elevação da taxa de liberação de neutrófilos maduros, bem como alterar o aumento da produção dessas células, acarretando incremento da resposta medular com elevação da taxa de liberação de neutrófilos para o sangue periférico. Enquanto a neutrofilia por modificação na saída de neutrófilos decorre da diminuição de passagem de neutrófilos para os espaços perivasculares em razão, principalmente, por ação de glicocorticoides, o que interfere na entrada de neutrófilos nos exudatos[7,20].

A neutrofilia consequente à modificação da proporção de células na região marginal do vaso decorre da migração de células da população marginal para a população em circulação; em situações fisiológicas, como acontece após exercício físico ou por aumento da liberação de adrenalina, essa situação pode ser encontrada e normalmente não há relação com elevação da produção e/ou migração de neutrófilos[7,20,21].

Os mecanismos responsáveis pela neutropenia podem estar relacionados aos defeitos de produção, aumento de destruição dessas células ou alterações na distribuição periférica.

As neutropenias, encontradas em alguns casos de infecções, explicam-se pela necessidade de maior utilização do reservatório medular em curto período, sem ser possível a recuperação do compartimento mitótico. Nos casos de destruição anormalmente rápida dessas células, quase sempre há alterações no compartimento central, afetando o compartimento de reserva e o mitótico; assim, a neutropenia é observada tanto na medula óssea como no sangue periférico[7,21,23].

Neutrofilia

Caracteriza-se por contagem de neutrófilos, geralmente, superior a 8.000/mm^3 em adultos. O aumento do número de neutrófilos circulantes é uma das alterações mais frequentes verificadas no leucograma. Diversas situações podem ocasionar a neutrofilia, desde situações fisiológicas e de resposta aos patógenos até situações neoplásicas. A neutrofilia pode ser rápida e transitória, que normalmente ocorre em razão da modificação da proporção de células na região marginal dos vasos ou a maior liberação de células armazenadas no compartimento medular ou pode ser neutrofilia mais prolongada e persistente decorrente da elevação da produção de neutrófilos[7,20] (Quadro 11.1).

Fisiologicamente, a liberação de adrenalina, como resultado de estresse, medo ou exercício físico, pode causar desmarginação dos leucócitos e, por

Quadro 11.1 – Principais causas de neutrofilia

- Infecções
  - Infecções agudas localizadas (pneumonia, meningite, tonsilite, abscesso)
  - Infecções agudas generalizadas (febre reumática aguda, septicemia, cólera)
- Intoxicações metabólicas
  - Uremia, acidose, eclampsia, gota aguda
- Condições inflamatórias com ou sem necrose tecidual
  - Queimaduras, vasculites, infarto agudo do miocárdio, necrose tumoral, isquemia, gangrena
  - Hepatite, miosite, nefrite, pancreatite, artrite reumatoide
- Condições fisiológicas
  - Exercício, estresse emocional, menstruação, trabalho de parto
- Outras
  - Envenenamento por substâncias químicas, drogas, peçonha etc.
  - Hemorragia aguda e hemólise
  - Administração de esteroide
  - Doenças mieloproliferativas
  - Administração de fatores de crescimento como G-CSF, GM-CSF

conseguinte, acarretar elevação da contagem de neutrófilos, porém quase sempre essa neutrofilia tem caráter transitório e rápido. A liberação endógena de cortisol pelo córtex adrenal ou a administração exógena de corticosteroide também pode provocar neutrofilia transitória[5,19].

Em situações inflamatórias e/ou infecciosas, a consequência, em geral, é a instalação de perfil de neutrofilia, resposta de fase aguda. Nessas situações, a neutrofilia decorre da combinação dos mecanismos de produção aumentada e da liberação dos neutrófilos da medula óssea para o sangue periférico. Comumente, há eosinopenia devido ao aumento da síntese de cortisol, como consequência do mecanismo de resposta inflamatória[5,7,20].

Dependendo da intensidade e da duração do estímulo pode se observar elevação de células mais imaturas no sangue periférico, caracterizando o desvio à esquerda. Dessa forma, após a constatação de neutrofilia deve-se pesquisar o desvio à esquerda.

Quando a resposta do organismo é mais exacerbada, encontramos aumento da saída de neutrófilos da medula óssea para o sangue periférico; sendo essa resposta mais acentuada, pode haver o aparecimento de elementos situados à esquerda da maturação, ou seja, aumento do número de bastonetes e formas mais imaturas, sendo o desvio mais intenso quanto maior o número desses elementos imaturos no sangue periférico. O desvio à esquerda, reacional ao processo infeccioso, deve manter a hierarquia maturativa do sistema, ou seja, deve ser escalonado, onde a proporção de células maduras deve ser maior que a de células mais jovens[5,7,22].

Alterações morfológicas dos neutrófilos

Em determinadas situações, como nas infecções, os neutrófilos podem apresentar alterações morfológicas, como granulações grosseiras denominadas granulações tóxicas, que são caracterizadas por serem granulações grandes, grosseiras, quase negras e normalmente indicam processo infeccioso. Os neutrófilos também podem exibir vacúolos citoplasmáticos, que podem indicar processos infecciosos ou tóxicos graves. Também em infecções podem ser observados vacúolos de coloração azul-acinzentada, denominados corpúsculos de Döhle, que também podem ser notados em outras condições, como carcinomas, e após grandes cirurgias[6,20].

A anomalia de Pelger-Huët caracteriza-se por hipossegmentação de núcleos de granulócitos maduros, sem repercussões clínicas. É condição congênita, de herança autossômica dominante. O seu conhecimento é importante para não interpretá-la como desvio à esquerda, na vigência de condição aguda e conduzir ao diagnóstico errôneo[20].

A síndrome de Chédiak-Higashi é deficiência imune de caráter autossômico recessivo, que afeta a função de vários sistemas orgânicos, especialmente a função dos leucócitos. As características clínicas mostram hipopigmentação de pele, olhos e pelos; as infecções são frequentes, podendo ser encontradas hepatoesplenomegalia, equimose e neuropatia periférica. Laboratorialmente, há neutrófilos com grânulos muito grandes, decorrentes do desenvolvimento anormal dos lisossomos, com estruturas celulares morfologicamente irregulares[20].

Reações leucemoides mieloides

Reação leucemoide mieloide é resposta do organismo de caráter policlonal e benigna que compreende situações caracterizadas por leucocitose, normalmente ultrapassando 25.000 leucócitos/mm^3, em que se encontra neutrofilia periférica com aumento das formas em bastão, ou até mesmo de células mais jovens, como metamielócitos, mielócitos e promielócitos e, em certos casos, até mieloblastos[7,22].

A reação leucemoide mieloide é uma reação de caráter policlonal benigna, caracterizada por leucocitose com desvio à esquerda e escalonamento maturativo preservado. Por ser resposta reacional à eosinopenia quase sempre é encontrada como mecanismo do aumento da liberação de cortisol. Em geral, não se observam alterações das séries eritroide e plaquetária, a menos que tenha alguma outra afecção associada. Esplenomegalia não é achada e o exame da fosfatase alcalina de neutrófilos mostra-se aumentada, sendo comumente notado aumento das proteínas inflamatórias no plasma. Já a leucemia mieloide crônica é neoplasia de caráter clonal maligno, na qual encontramos leucocitose e neutrofilia; mas como tem-se comprometimento clonal da célula precursora acaba-se encontrando eosinofilia, várias vezes associada à basofilia. Pode haver esplenomegalia. Anemia discreta, comumente normocítica normocrômica, e discreta plaquetose são achados comuns. Por comprometimento maligno clonal, as células apresentam dificuldade de resposta aos patógenos e, dessa forma, a fosfatase alcalina de neutrófilos é baixa ou ausente e em aproximadamente 90% dos casos manifesta cariótipo com cromossomo Philadelphia[7,20,22].

As leucocitoses reacionais intensas costumam ser consequências de reação medular de estresse extremo, trauma ou infecção com maior intensidade. As situações que evoluem com reações leucemoides mieloides, ou seja, resposta exacerbada do organismo, normalmente são ocasionadas por infecções piogênicas graves, necrose tecidual, doenças imunomediadas e síndromes inflamatórias, como glomerulonefrites, artrite reumatoide, insuficiência hepática, entre outras[19,22].

Na reação leucemoide, as anormalidades desaparecem quando é corrigida a condição subjacente. Nas reações leucemoides, a leucocitose é extrema, o que pode resultar em diagnóstico errôneo de leucemia mieloide crônica. Assim, o diagnóstico indicado para diferenciar leucemia mieloide de reação leucemoide aguda inclui diversos aspectos que devem ser levados em conta (Tabela 11.2).

Tabela 11.2 – Principais diferenças entre leucemia mieloide crônica (LMC) e reação leucemoide mieloide

Clínica	LMC	Reação leucemoide mieloide
Exame físico	Sem sintomas ou esplenomegalia Febre, anorexia, emagrecimento	Infecção, inflamação
Sangue periférico	Leucocitose, normalmente, maior que 100.000/mm³ com desvio à esquerda até blastos, basofilia, eosinofilia, plaquetas em número normal ou aumentado Eritrócitos em lágrima, eritoblastos circulantes e policromasia	Leucocitose geralmente menor que 50.000/mm³, com desvio à esquerda, podendo ser até mieloblasto, porém normalmente raros. Sem basofilia e sem eosinofilia Série plaquetária normal
Medula óssea	Hipercelular com relação G/E podendo ser superior a 10/1, basofilia, e aumento de megacariócitos	Normocelular, relação G/E normal de 3/1 megacariócitos normais
Fosfatase alcalina nos neutrófilos	Diminuída	Aumentada
Ácido úrico	Aumentada	Normal
Cariótipo	Cromossomo Philadelphia positivo	Cromossomo Philadelphia negativo

Neutropenia

Pode ser definida como contagem de neutrófilos inferior a 2.000/mm³ e essa queda do número de neutrófilos, quando grave, pode determinar quadro clínico mais ou menos grave (Quadro 11.2). Os neutrófilos são os granulócitos presentes em maior quantidade no sangue, portanto, a neutropenia é o achado laboratorial mais evidente e de maior importância clínica. A neutropenia pode estar relacionada à produção insuficiente de neutrófilos, ao desvio de granulócitos do compartimento circulante para marginal ou tecidual, ou à sua perda e/ou à destruição exagerada, ou à combinação desses mecanismos[20,23].

Em situações em que há maior necessidade local de neutrófilos, a diapedese para os espaços perivasculares é acelerada, na qual se observa desvio de leucócitos para o depósito marginal, procedentes da reserva medular. Entretanto, nos casos em que a demanda é excessiva e a produção não consegue suprir essa demanda, a resposta pode ser neutropênica. Em casos em que os neutrófilos apresentam sobrevida diminuída também é comumente encontrada

Quadro 11.2 – Principais causas de neutropenia

- Por remoção excessivamente rápida da circulação
  - Em certas infecções agudas
- Por sobrevida encurtada
  - Imunológicas: (a) induzidas por medicamentos; (b) nas colagenoses; (c) nos linfomas; (d) neonatal; (e) induzida por transfusão; (f) idiopáticas
  - Na vigência de grandes esplenomegalias
- Por desvio para o compartimento marginal
  - Choque anafilático
  - Endotoxemia
- Por granulopoese deficiente
  - Carenciais
  - Destruição dos precursores granulocíticos
  - Defeitos congênitos
  - Intoxicação

neutropenia, que quase sempre é causada por mecanismos imunológicos ou não, ou em razão de aumento da captação dos neutrófilos pelo baço[7,23].

A lesão de CTH e/ou células progenitoras também podem resultar em neutropenia. A lesão dessas células pode ser causada por diversos fatores, desde lesão transitória hiperaguda de duração variável até lesão permanente irreversível. Essas lesões são inespecíficas, uma vez que se observa o envolvimento das demais linhagens celulares. Entretanto, como a renovação dos neutrófilos no sangue é mais rápida, na lesão de CTH instala-se primeiramente, neutropenia, com consequentes trombocitopenia e anemia[23].

Agranulocitose

Diversos agentes podem causar neutropenia, por meio de diferentes mecanismos, como normalmente acontece com o uso de agentes antineoplásicos que acarretam comprometimento direto da medula, e dos precursores hematopoéticos podem ocorrer neutropenias ocasionadas pela formação de anticorpos e complemento contra precursores hematopoéticos e, em alguns casos, a destruição periférica de neutrófilos[20,23].

As neutropenias podem evoluir com manifestações clínicas dramáticas; quanto mais acentuada a neutropenia mais grave as manifestações clínicas. De modo geral, consideram-se valores abaixo de 500 neutrófilos/mm^3 como críticos. Sendo caracterizada a agranulocitose quando o número de granulócitos for inferior a 500/mm^3, com depressão medular granulocítica e contagem de plaquetas maior ou igual a 100.000/mm^3 e concentração de hemoglobina maior ou igual a 10 g/dℓ[7,20,23].

Nos casos agudos, a contagem global de leucócitos pode ser inferior a 2.000/mm³, quase sempre abaixo de 1.000/mm³ e os granulócitos podem estar completamente ausentes. Nos casos crônicos, a neutropenia pode ser de surgimento lento e a leucometria comumente pode não cair para menos de 2.000/mm³. Nesses casos, a granulocitopenia pode ser menos pronunciada[5,20,23].

A agranulocitose é doença grave e, muitas vezes, secundária à utilização de fármacos, como fenotiazinas, anti-histamínicos, analgésicos (butazolidina), diuréticos, compostos dibenzodiazepínicos, tranquilizantes, drogas antitireoidianas, sulfonamidas e seus derivados, certos antibióticos (cloranfenicol), anticonvulsivantes, agentes que regularmente deprimem a leucopoese (agentes alquilantes, antimetabólitos). Alguns agentes químicos, como benzeno, fenol, dinitrofenol, pentaclorofenol, arsênico, óxido nitroso e radiações ionizantes, podem provocar lesão medular e, por conseguinte, agranulocitose[5,7,23].

Na agranulocitose, os sintomas rapidamente se manifestam, como febre, amidalite, faringite, sepse, estomatite e pneumonia, podendo haver adenopatia regional. A taxa de mortalidade, em situações de agranulocitose, pode chegar a 10% dos casos. Todavia, com o uso de antibioticoterapia adequada e alguns fatores de crescimento hematopoéticos essa taxa pode ser menor[22,23].

Em alguns pacientes, a agranulocitose pode apresentar curso insidioso, no qual as manifestações clínicas são de processos infecciosos como consequência do aumento da suscetibilidade às infecções. Na agranulocitose isolada, a deficiência de granulócitos destaca-se no hemograma, porém outros tipos de leucócitos também podem estar reduzidos numericamente.

O diagnóstico é efetuado pelo exame de sangue periférico, no qual estão valores baixos para a contagem de neutrófilos e, na maioria das vezes, as outras séries são, em geral, conservadas. O mielograma revela hipoplasia granulocítica, como diminuição dos mielócitos, metamielócitos, bastonetes e neutrófilos, porém, na maioria das vezes, com preservação do número de mieloblastos e promielócitos[17,23].

Linfocitose

Refere-se ao aumento do número de linfócitos no sangue periférico acima do nível normal (Quadro 11.3). Linfócitos normalmente representam 30 a 40% dos leucócitos circulantes do sangue. Em adultos, há linfocitose absoluta quando a contagem de linfócitos é maior que 4.000/mm³ e a linfocitose relativa, superior a 40%[15,22].

Entre as causas mais importantes de linfocitose destacam-se linfocitose fisiológica da infância (do nascimento até os dois anos de idade), na qual o valor pode-se chegar a 8.000 linfócitos/mm³; linfocitose absoluta como consequência da resposta às infecções (como infecção viral aguda, mononucleose, infecção pelo vírus Epstein-Barr, e hepatite; outras infecções agudas, como coqueluche e toxoplasmose; infecções intracelulares por bactérias, como na

Quadro 11.3 – Principais causas de linfocitose
• Infecções – Linfocitose infecciosa, mononucleose infecciosa, sarcoidose, coqueluche, citomegalovírus, caxumba, rubéola, toxoplasmose, varicela, tuberculose crônica, sífilis, brucelose, hepatite infecciosa, convalescença de infecção aguda • Outras – Tireotoxicose (relativa) – Doença de Addison – Neutropenia com linfocitose relativa – Leucemia linfoide, linfomas – Doença de Crohn – Colite ulcerativa – Doença do soro – Hipersensibilidade às drogas

tuberculose ou brucelose); linfocitose relativa, que inclui infecções virais agudas, doença do tecido conjuntivo, hipertiroidismo, doença de Addison e esplenomegalia com sequestração esplênica dos granulócitos; linfocitose também pode suceder como consequência de doença linfoproliferativa. Neoplasias linfoides de células maduras, como LLC e outros linfomas não Hodgkin (LNH)[14,15].

Como neutrófilos e monócitos, os linfócitos também são capazes de se locomover, mas somente após serem estimulados. A interação entre linfócitos T e B e macrófagos é necessária para a correta defesa do organismo e a capacidade de locomoção dos linfócitos se correlaciona à função que essas células desempenham. Assim, os linfócitos podem responder às substâncias quimiotáticas e migrar para os tecidos por diapedese, como fazem os neutrófilos e os monócitos, e dirigir-se para o foco infeccioso. Quando isso acontece, a morfologia linfoide pode se alterar e os linfócitos podem adquirir forma alongada e atípica[15].

Essas células estimuladas com morfologia atípica são, sobretudo, células que apresentam maior mobilidade para o foco infeccioso, sendo importantes para as interações célula-célula.

Reações leucemoides linfoides

Evidenciam, em geral, contagem de leucócitos acima de 50.000/mm^3. São caracterizadas por proliferação benigna e transitória de células da linhagem linfoide. Elevada contagem, principalmente de linfócitos maduros, é observada e, em diversos casos, porém atipia linfocitária também pode ser verificada, o que pode confundir com células mais jovens e dificultar o diagnóstico diferencial com leucemias da linhagem linfoide[15,22].

As reações leucemoides linfoides apresentam linfocitose benigna e, dessa forma, devem ser diferenciadas das leucemias linfoides ou das infiltrações linfomatosas da corrente sanguínea.

Nas reações leucemoides linfoides, a medula óssea mostra-se normal. O hemograma em coqueluche, dermatite herpetiforme, dermatite esfoliativa, varicela, tuberculose miliar, hepatite infecciosa, mononucleose infecciosa e alguns casos de sensibilidade às drogas podem evoluir com quadro leucemoide linfoide[15,22].

Mononucleose infecciosa

É doença caracterizada por mal-estar, dor de cabeça, febre, dor de garganta, aumento de gânglios ou ínguas localizadas no pescoço ou generalizadas e inflamação do fígado (hepatite) leve e transitória e linfócitos atípicos no sangue. A doença, em aproximadamente 80% das vezes, tem como agente o vírus Epstein-Barr, mas, em alguns casos, também pode ser causada pelo citomegalovírus. Acomete mais frequentemente adolescentes e adultos jovens, porém pode acometer pré-adolescentes e idosos[15,24].

O vírus infecta linfócitos B, acarretando expansão linfoide e com consequente linfadenopatia generalizada, hiperplasia do tecido linfoide da nasofaringe. Há quase sempre inflamação generalizada da cavidade oral com amigdalite folicular e em alguns pacientes petéquias palatal. Pode haver edema facial e periorbital. As adenomegalias manifestam-se no fim da primeira semana e o aumento dos gânglios pode ser doloroso. Pode haver esplenomegalia e hepatomegalia e, às vezes, há hematomas subcapsular do baço, que apresentam tendência à ruptura[15,24].

Agregados de células mononucleares focais ou perivasculares são encontrados em quase todos os órgãos, distinguindo-se facilmente os linfócitos atípicos, também presentes no sangue periférico. A presença e a persistência de grande número de linfócitos atípicos na circulação periférica constituem o achado hematológico mais importante[24].

O diagnóstico laboratorial revela, no hemograma, leucocitose que pode chegar a valores superiores a 20.000/mm^3, com linfocitose relativa e absoluta podendo apresentar mais do que 30% de linfócitos atípicos. Neutropenia pode surgir, predispondo às infecções graves. Pode haver anemia, quase sempre de caráter hemolítico, possivelmente em razão da produção temporária de anticorpo tipo crioaglutinina (anti-N ou anti-I), com Coombs direto positivo. Trombocitopenia moderada pode ocorrer nas primeiras quatro semanas de doença[15,24].

Linfopenia

Define-se como a diminuição na contagem de linfócitos. Em leucogramas, no adulto, valores dos linfócitos inferiores a 1.500/mm^3 caracteriza linfocitopenia ou linfopenia[14] (Quadro 11.4).

Em situações fisiológicas, a partir da adolescência a quantidade de linfócitos no sangue periférico é menor do que a contagem de neutrófilos. Assim, diminuição do número de linfócitos pode não estar associada à redução de leucócitos. Em crianças, as linfopenias normalmente são caracterizadas por valores abaixo de 2.000/mm^3 e, em certas condições, a linfopenia pode não ser valorizada convenientemente[14,22].

A linfopenia, em geral, não mostra sintomas, sendo evidenciada quando se faz o diagnóstico de algumas doenças. Entre as principais causas de linfopenias incluem insuficiência cardíaca, pneumonia, necrose pancreática, tuberculose ativa, carcinoma de origem variada, doença de Hodgkin, lúpus eritematoso sistêmico, irradiação, drogas citotóxicas, desnutrição grave, alcoolismo, anorexia nervosa, algumas síndromes da deficiência imunológica e em diversos pacientes sem doença aparente[14,22].

Quadro 11.4 – Principais causas de linfopenia

- Infecções
  - Virais: HIV, hepatite, *influenza*, herpes
  - Bacterianas: febre tifoide, pneumonia, sepse
- Destruição aumentada
  - Tratamento com quimioterapia ou radiação
  - Corticosteroides (síndrome de Cushing, estresse)
- Produção diminuída
  - Malignidade, especialmente doença de Hodgkin
  - Alterações hereditárias das imunoglobulinas (p. ex., Wiskott-Aldrich, imunodeficiência combinada, ataxia-telangiectasia)
- Perda elevada
  - Linfectasia intestinal
  - Drenagem de ducto torácico
  - Obstrução de drenagem linfática (p. ex., tumor, doença de Whipple, linfangiectasia intestinal)
  - Insuficiência cardíaca congestiva
- Outras
  - Alterações hereditárias
  - Lúpus eritematoso sistêmico, insuficiência renal, tuberculose miliar, *miastenia gravis*, anemia aplásica

Deficiências nutricionais, situações de estresse, infecções bacterianas repetidas, fase aguda da gripe, falha na produção medular, excesso de destruição, perdas celulares, defeitos intrínsecos dos linfócitos também são causas que podem apresentar linfopenia[22].

Em reações de fase aguda o leucograma pode apresentar linfopenia, o que reflete a mobilização dos linfócitos para os tecidos e, consequentemente, para o reconhecimento antigênico.

A linfopenia absoluta, secundária ao estresse ou decorrente do uso de corticosteroides, costuma ser transitória. A linfopenia frequentemente acompanha o estresse de muitas doenças agudas. Todos os hormônios hipofisários mobilizados no estresse atuam sobre o sistema imunológico, diminuindo, em particular, a atividade dos linfócitos. As linfopenias, que aparecem em situações de aumento dos níveis de cortisol, normalmente estão associadas às eosinopenias[14,22].

Monocitose

Caracteriza-se com o aumento do número de monócitos na circulação acima de 1.000/mm^3 (Quadro 11.5). A monocitose pode ser observada em certas infecções bacterianas, como tuberculose, endocardite bacteriana subaguda, brucelose, tifo exantemático e em raros casos de febre tifoide. Em algumas doenças autoimunes, lúpus eritematoso sistêmico, artrite reumatoide, doença inflamatória intestinal e sarcoidose, também pode ser observada monocitose[5,10].

Em outras infecções agudas também pode ser verificada monocitose, principalmente na fase defensiva das infecções, na qual, em geral, nota-se o aumento de monócitos após a neutrofilia comum e inicialmente observada[10].

Quadro 11.5 – Principais causas de monocitose

- Infecções crônicas
  - Tuberculose, endocardite infecciosa, brucelose, febre tifoide
- Infecções por protozoários
  - Malária, calazar, tripanossomíase
- Doenças inflamatórias crônicas
  - Artrite reumatoide, miosite, retocolite ulcerativa, sarcoidose, doença de Crohn
- Outras
  - Doenças intrínsecas da medula óssea
  - Leucemias crônicas
  - Doenças mieloproliferativas
  - Administração de fatores de crescimento, como G-CSF, GM-CSF

Em infecções parasitárias causadas por protozoários, como malária, calazar e tripanossomíase, a monocitose também pode ser achado comum[12]. Em certas neoplasias, como na leucemia mielomonocítica aguda ou crônica, doença de Hodgkin e distúrbios mieloproliferativos, a monocitose é evidente[11,12].

Monopenia

Monopenia ou monocitopenia é caracterizada com a diminuição do número de monócitos na circulação abaixo de 2% ou 200/mm³ e as principais causas incluem reações de fase aguda de processos infecciosos, caquexia, desnutrição, anemia aplásica, tricoleucemia e corticoideterapia[5,22].

No controle da quimioterapia, a contagem de neutrófilos e monócitos é utilizada como indicador para redução ou adiantamento das doses.

Eosinofilia

Caracteriza-se por contagem de eosinófilos no sangue periférico acima de 6% ou 400/mm³ em adultos (Quadro 11.6). Eosinofilia é considerada resposta inespecífica decorrente de parasitismo, alergias, hipersensibilidade ou lesão incomum que produz quimiotático aos eosinófilos. Parasitismos e asma brônquica, rinite alérgica, dermatite atópica, conjuntivite alérgica, constituem-se nas etiologias mais comuns e explicam a eosinofilia em mais de 90% dos casos[6,8].

Nas doenças alérgicas, normalmente a eosinofilia é moderada, mas, em alguns casos, pode ser mais elevada. A inflamação de superfícies epiteliais ricas em mastócitos (p. ex., pele, sistema respiratório e trato gastrintesinal) pode estar associada à eosinofilia, em especial quando houver um componente de hipersensibilidade. Dentre os exemplos estão dermatite alérgica, doença ocasionada pela inalação de alérgeno, asma, urticária, entre outras[8,9].

Quadro 11.6 – Principais causas de eosinofilia

- Infestação parasitária
  - *Ascaris lumbricoides, Toxocara canis, Schitosoma mansoni, Ancylostoma duodenale, Strongyloides stercoralis, Trichuris trichiura, Wuchereria bancrofti, Echinococcus granulosus*
- Doença alérgica
  - Rinite, dermatite, urticária, asma etc.
- Outras
  - Estado inflamatório ou autoimune
  - Doenças malignas (doença de Hodgkin)
  - Normalmente, na leucemia mieloide crônica, observa-se eosinofilia associada à basofilia

Infestações por parasitas, principalmente por helmintos que invadem os tecidos, como os da triquinose, equinococose, ancilostomose, esquistossomose, ascaridíase, estrongiloidíase, cisticercose e filariose, causam eosinofilia, quase sempre significativa e prolongada[6,8].

Em casos de doenças neoplásicas, a eosinofilia pode estar presente, por exemplo, em leucemia mieloide crônica, carcinoma brônquico, tumores do ovário, entre outros[6,9].

A eosinofilia familiar ou hereditária pode apresentar-se como eosinofilia branda não associada a qualquer manifestação, que normalmente exibe eosinofilia, sendo essa característica hereditária e benigna[8].

Eosinopenia

Caracteriza-se pela diminuição do número de eosinófilos no sangue periférico, o que ocorre habitualmente durante infecções associadas à neutrofilia, ou durante diversos processos inflamatórios, em que os eosinófilos costumam estar numericamente reduzidos ou desaparecem da circulação[6,8].

Em situações de estresse, os eosinófilos são mobilizados para os tecidos. Dessa forma, em situações nas quais há aumento dos níveis de cortisol, como nas reações de fase aguda, a ausência de eosinófilos é comum[8].

Basófilos

A basofilia refere-se ao aumento na quantidade de basófilos acima de 100/mm^3 (Quadro 11.7). Os basófilos participam de processos alérgicos e possuem capacidade de produzir histamina e heparina. Assim como os eosinófilos, os basófilos também possuem capacidade de migrar para os exsudatos inflamatórios[6].

Quadro 11.7 – Principais causas de basofilia

- Reações alérgicas associadas às urticárias
  - Como na eosinofilia pode estar associada às reações agudas de hipersensibilidade
- Outras
  - Infecções virais, como varicela e *influenza*
  - Infecções crônicas, como tuberculose
  - Estados inflamatórios, como na artrite reumatoide e na colite ulcerativa
  - Deficiência de ferro
  - Câncer
  - Doenças mieloproliferativas

978-85-4120-138-4

Em situações reacionais, a elevação do número de basófilos na circulação pode ser indicativa de processo alérgico e comumente pode vir acompanhada do aumento de eosinófilos[9].

A concentração de basófilos está aumentada em alergias, sensibilidade aos alimentos ou sensibilidade ao meio ambiente, na colite ulcerativa, sinusite crônica, catapora e na presença de processos degenerativos, tais como artrite reumatoide, câncer pulmonar e leucemia mieloide crônica[6,9].

Como o número de basófilos no sangue quase sempre é baixa, a basopenia é difícil de ser avaliada. Entretanto, em situações de estresse, hipertiroidismo, anafilaxia, entre outros os basófilos realmente tendem a desaparecer[6,9].

REFERÊNCIAS

1. Payne KJ, Crooks GM. Human hematopoietic lineage commitment. Immunol Rev. 2002; 187:48-64.
2. Lam BS, Adams GB. Hematopoietic stem cell lodgment in the adult bone marrow stem cell niche. Int J Lab Hematol. 2010;32:551-8.
3. Suda T, Arai F, Hirao A. Hematopoietic stem cells and their niche. Trends Immunol. 2005;26:426-33.
4. Skubitz KM. Neutrophilic leukocytes. In: Greer JP, Foerster J, Lukens JN, editors. Wintrobe's clinical hematology. 11thed. Baltimore: Lippincott Williams & Wilkins; 2003. p. 170-213.
5. Khanna-Gupta A, Berliner N. Granulocytopoiesis and monocytopoiesis. In: Hoffman R, Benz Jr EJ, Shattil SJ, McGlave P, editors. Hematology: basic principles and practice. 4thed. Philadelphia: Churchill Livingstone; 2005. p. 289-302.
6. Bainton DF. Morphology of neutrophils, eosinophils and basophils. In: Lichtman MA, Beuler E, Kipps TJ, Seligsohn U, Kaushansky K, Prchal JT, editors. Williams hematology. 7thed. New York: McGraw-Hill Medical; 2006. p. 831-46.
7. Summers C, Rankin SM, Condliffe AM, Singh N, Peters AM, Chilvers ER. Neutrophil kinetics in health and disease. Trends immunol. 2010;31:318-24.
8. Wardlaw A. Eosinophils and their disorders. In: Lichtman MA, Beutler E, Kipps TJ, Seligsohn U, Kaushansky K, Prchal JT, editors. Williams hematology. 7thed. New York: McGraw-Hill Medical; 2006. p. 863-78.
9. Stone KD, Prussin C, Metcalfe, DD. IgE, mast cells, basophils, and eosinophils. J allergy clin immunol. 2010;125:S73-80.
10. Taylor GA, Weinberg B. Mononuclear phagocytes. In: Greer JP, Foerster J, Lukens JN, editors. Wintrobe's clinical hematology. 11thed. Baltimore: Lippincott Williams & Wilkins Publishers; 2003. p. 249-80.
11. Rees AJ. Monocyte and macrophage biology: an overview. Semin nephrol. 2010;30:216-33.
12. Fujiwara N, Kobayashi K. Macrophages in inflammation. Curr drug targets inflamm allergy. 2005;4:281-6.
13. Baird SM. Morphology of lymphocytes and plasma cells. In: Lichtman MA, Beutler E, Kipps TJ, Seligsohn U, Kaushansky K, Prchal JT, editors. Williams hematology. 7thed. New York: McGraw-Hill Medical; 2006. p. 1023-30.
14. LeBien TW. Lymphopoiesis. In: Lichtman MA, Beutler E, Kipps TJ, Seligsohn U, Kaushansky K, Prchal JT, editors. Williams hematology. 7thed. New York: McGraw-Hill Medical; 2006. p. 1039-50.
15. Larosa DF, Orange JS. Lymphocytes. J allergy clin immunol. 2008; 121:S364-9.
16. Theml H, Diem H, Haferlach T. Physiology and pathophysiology of blood cells: methods and test procedures. In: Theml H, Diem H, Haferlach T, editors. Color atlas of hematology. 2nded. New York: Thieme Stuttgart; 2004. p. 9-27.

17. Dacie JV, Lewis SM. Practical haematology. 8thed. London: Churchill livingstone; 1995.
18. Rosenfeld G. Método rápido de coloração de esfregaços de sangue: noções práticas sobre corantes pancrômicos e estudo de diversos fatores. Mem Inst Butantan. 1947;20:315-28.
19. Simon SI, Green CE. Molecular mechanics and dynamics of leukocyte recruitment during inflammation. Annu Rev Biomed Eng. 2005;7:151-85.
20. Lichtman MA. Classification and clinical manifestations of neutrophil disorders. In: Lichtman MA, Beutler E, Kipps TJ, Seligsohn U, Kaushansky K, Prchal JT, editors. Williams hematology. 7thed. New York: McGraw-Hill Medical; 2006. p. 899-906.
21. Ley K. Integration of inflammatory signals by rolling neutrophils. Immunol Rev. 2002;186:8-18.
22. Werman HA, Brown CG. White blood cell count and differential count.Emerg Med Clin North Am. 1986;4:41-58.
23. Rezaei N, Moazzami K, Aghamohammadi A, Klein C. Neutropenia and primary immunodeficiency diseases. Int Rev Immunol. 2009;28:335-66.
24. Bravender T. Epstein-Barr virus, cytomegalovirus, and infectious mononucleosis. Adolesc Med State Art Rev. 2010;21:251-64.

Capítulo 12

Patologias dos Leucócitos: Neoplasias Hematológicas

Maristela Tsujita • Solange Lúcia Blatt • Dulce Marta Schimieguel • Ricardo Ambrósio Fock

Leucemia

É o termo utilizado para caracterizar um grupo de doenças malignas e clonais, dos leucócitos, normalmente de causa não conhecida. As leucemias são doenças hematólogicas complexas e diferentes entre si que acarretam comprometimento na produção dos leucócitos. Classicamente, as leucemias são classificadas em leucemias mieloide (ou mielocítica) e linfoide (ou linfocítica), podendo estas serem agudas ou crônicas. Dessa forma, existem quatro tipos principais de leucemia: leucemia mieloide aguda (LMA), leucemia mieloide crônica (LMC), leucemia linfoide aguda (LLA) e leucemia linfoide crônica (LLC)[1,2].

Leucemias agudas

Referem-se a um grupo heterogêneo de neoplasias clonais que afetam a produção de células hematopoéticas, ocasionando insuficiência da medula óssea e acometimento extramedular. Nas leucemias agudas, a transformação maligna ocorre nas células imaturas que perdem sua capacidade de maturação e diferenciação, passando a não exercer corretamente suas funções, porém persiste o poder de proliferação, que, nesses casos, está acelerado. Há vários subtipos de leucócitos e, por isso, há diferentes tipos de leucemia (Figura 12.1). Classicamente, dividem-se nas duas principais linhagens leucocitárias: leucemias linfoides ou leucemias mieloides[1,2].

As leucemias agudas apresentam características morfológicas, clínicas, imunológicas e moleculares distintas e sua classificação precisa é primordial para o tratamento adequado e o seu prognóstico. Inicialmente, em 1976, um grupo cooperativo franco-americano-britânico publicou a classificação denominada FAB, que era essencialmente morfológica, sendo essa classificação revisada no ano de 1985, tornando-se referência no estudo das leucemias agudas[1,2]. A classificação FAB propõe a divisão em LLA e estas nos tipos L1, L2 e L3 e LMA, que inicialmente foram classificadas em tipo M1 (sem maturação), M2 (com maturação), M3 (promielocítica), M4 (mielomonocítica), M5 (monocítica), M6 (eritroleucemia) e M7 (megacarioblástica); posteriormente foi acrescido o subtipo M0 (mínima diferenciação). Atualmente, sabe-se que a análise morfológica, mesmo utilizando colorações citoquímica, torna-se muitas vezes insuficiente para determinar, com exatidão, a linhagem celular; dessa forma, outros métodos, como imunofenotipagem e a citogenética, foram agregados[1-4].

Em 2001, a OMS manteve os critérios morfológicos e citoquímicos adotados pela classificação FAB, contudo, passou a considerar a porcentagem mínima de blastos detectáveis na medula óssea ou no sangue periférico em 20%, ante os 30% considerados pela classificação FAB, e passou a valorizar as alterações citogenéticas para o diagnóstico, resposta ao tratamento e sobrevida[5]. Em 2008, a OMS atualizou essa classificação adicionando novas informações clínicas e científicas, para refinar os critérios de diagnóstico para as neoplasias previamente descritas e introduzir o reconhecimento de novas entidades clínicas[6].

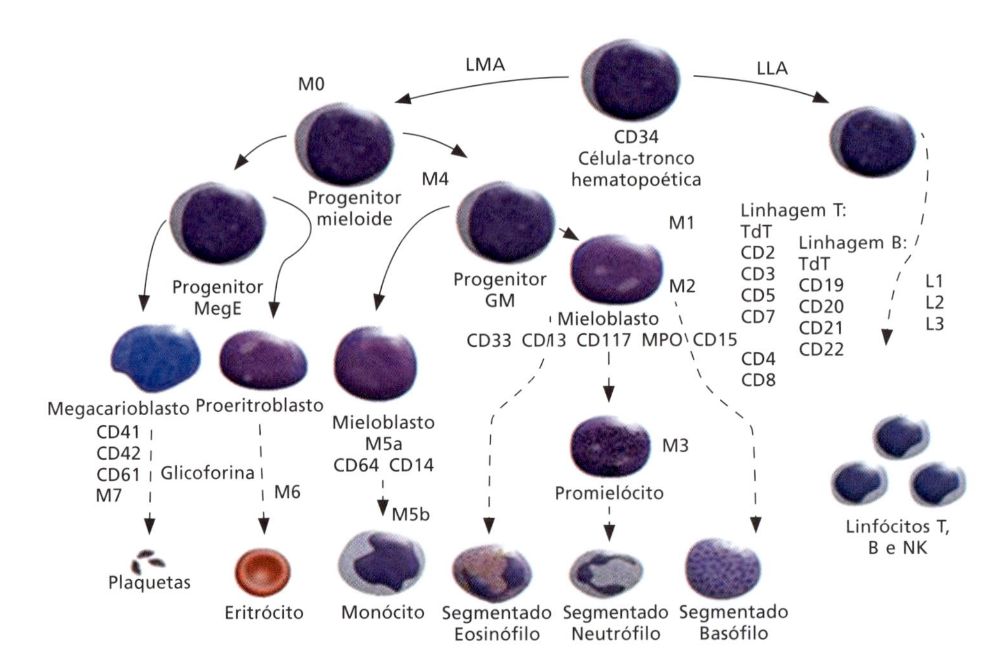

Figura 12.1 – Subtipos de leucemias agudas a partir da diferenciação mieloide e linfoide das células da medula óssea, de acordo com a classificação franco-americano-britânica (FAB).

Leucemia mieloide aguda

A LMA é uma doença maligna heterogênea, que provém do resultado de alteração genética adquirida (não herdada) no DNA de células da linhagem mieloide. Caracteriza-se por proliferação clonal e maturação anormal de um dos precursores hematopoéticos da linhagem mieloide da medula óssea. A LMA representa 15 a 20% das leucemias agudas da infância e 80% em adultos. A incidência da doença é de aproximadamente três casos por 100.000 habitantes/ano e embora a probabilidade de desenvolver a doença aumente entre as pessoas mais idosas, crianças também podem desenvolver a LMA[2,6].

ETIOLOGIA E PATOGENIA

A etiologia da doença é desconhecida, apesar de se discutir como possíveis causas: efeitos da irradiação, exposição às drogas quimioterápicas e ao benzeno, fatores genéticos, fatores imunológicos e a ocorrência de doença prévia inequívoca. Originam-se de proliferação clonal não responsiva aos mecanismos usuais de controle, desenvolvendo-se a partir de múltiplas e subsequentes agressões ao DNA, em pontos críticos do genoma promovendo ativação dos genes ativadores da proliferação celular, os oncogenes e inativação dos genes que protegem contra o câncer, os proto-oncogenes. As células malignas são incapazes de executar adequadamente as funções normais, são células que amadurecem lenta e incompletamente e com o tempo acumulam-se e passam a predominar no ambiente medular, substituindo e impedindo o desenvolvimento das células hematopoéticas normais[2,7,8].

SINTOMAS E SINAIS CLÍNICOS

Em virtude da expansão clonal de blastos na medula óssea há comprometimento da hematopoese, pelo comprometimento da expansão dos precursores normais (eritroides, granulocíticos e megacariocíticos), resultando em anemia, neutropenia e plaquetopenia. A anemia é de grau variável, geralmente normocítica-normocrômica e o número de reticulócitos está normal ou diminuído. O hiato leucêmico, presença de blastos e neutrófilos maduros sem as formas intermediárias de maturação, é comum. O paciente exibe sinais e sintomas inespecíficos, tais como palidez, cansaço fácil, sonolência, maior suscetibilidade às infecções, aparecimento de petéquias ou sangramentos prolongados resultantes de pequenos ferimentos, que podem mimetizar várias doenças, tais como infecção, reumatismo entre outras[2,7-9].

DIAGNÓSTICO LABORATORIAL

A importância da classificação dos diferentes tipos de leucemia aguda radica fundamentalmente em que tratamento e qual prognóstico se enquadram cada uma das variedades das doenças hematológicas. Diagnóstico e classificação das leucemias agudas baseiam-se, em grande parte, na análise morfológica e citoquímica das células neoplásicas em sangue periférico e medula óssea. O diagnóstico das leucemias agudas é feito pela análise do aspecto das células em microscópio e a identificação dos blastos[1,2]. Posteriormente, o emprego das técnicas de citometria de fluxo, citogenética e biologia molecular permitiu avançar na identificação de determinados subgrupos dificilmente classificáveis do ponto de vista morfológico[10]. As classificações morfológica e imunofenotípica têm implicações prognósticas, assim como idade, condições clínicas e, principalmente, citogenética, ajudando a compreender melhor a doença e definindo, com mais rigor, os grupos de risco[9,10].

As leucemias agudas são caracterizadas por células imaturas, denominadas blastos, que perderam a capacidade maturativa e, por conseguinte, acumulam-se na medula óssea e no sangue periférico. Como já comentado, o grupo FAB determinou a classificação desse grupo heterogêneo de neoplasias de acordo com as características morfológicas da medula óssea; a partir de escores quanto ao tamanho do núcleo, citoplasma, presença de nucléolos, regularidade de membrana nuclear, características tintoriais do núcleo e citoplasma, bem como presença de vacúolos, granulações intracitoplasmáticas e bastonetes de Auer[1,2]. Adicionalmente, o emprego das técnicas de citometria de fluxo e citogenética permitiu avançar na identificação de determinados subgrupos dificilmente classificáveis do ponto de vista morfológico[10]. A classificação morfológica, em conjunto com a imunofenotipagem, permite diagnóstico mais preciso e, em consequência, tratamento mais adequado para cada tipo de leucemia. Paralelamente, o advento da citogenética e o conhecimento de alterações cromossômicas dos diferentes tipos de leucemias, associados à idade e às condições clínicas do paciente, permitiram melhor avaliação do prognóstico da doença, permitindo identificar alterações citogenéticas em subgrupos de pacientes com quadro clínico e resposta terapêutica distintos[7,9,10].

A classificação FAB foi revisada ao longo dos anos, serviu de referência para outras classificações e ainda hoje é o ponto de partida para o diagnóstico laboratorial das leucemias agudas. De acordo com o grupo FAB, a leucemia aguda é caracterizada pela presença de, no mínimo, 30% de blastos do total de células nucleadas da medula óssea[2]. Quando há o predomínio de células da série vermelha (mais de 50% das células nucleadas são eritroblastos), ao menos 30% das células não eritroides devem ser blastos; de acordo com a OMS, os blastos devem corresponder a mais de 20% na contagem diferencial de 200 células no sangue periférico ou 500 células na medula óssea[2,7]. Segundo a classificação da OMS, além dos critérios morfológicos, devem ser consideradas as característica imunofenotípicas e citogenéticas, proporcionando diagnóstico e prognóstico mais adequados[5,6].

Quadro 12.1 – Classificação franco-americano-britânica (FAB) das leucemias agudas e correlação com achados citoquímicos e imunofenotípicos

- Leucemias mieloides agudas
  - LMA-M0 (leucemia mieloide aguda com mínima diferenciação)
    - Marcadores mieloides positivos
    - Peroxidase < 3% dos blastos
  - LMA-M1 (leucemia mieloide aguda sem maturação)
    - 90% das células nucleadas da medula óssea
    - Peroxidase > 3% dos blastos
    - *Sudan black* > 3% dos blastos
  - LMA-M2 (leucemia mieloide aguda com maturação)
    - % blastos na medula óssea > 30%
    - Componente monocítico < 20%
    - Mieloperoxidase > 3% blastos
  - LMA-M3 (leucemia promielocítica aguda)
    - Predomínio de promielócitos
    - Peroxidase e *Sudan black* fortemente positivos
  - LMA-M4 (leucemia mielomonocítica aguda)
    - Componente monocítico na medula óssea entre 20 e 80% e/ou > 5.000 monócitos/mm^3 no sangue periférico
  - LMA-M5 (leucemia monoblástica e monocítica aguda)
    - Componente monocítico > 80% das células não eritroides
    - M5a indiferenciada, blastos ≥ 80% (monoblástica)
    - M5b diferenciada, blastos ≤ 80% (monocítica)
  - LMA-M6 (leucemia eritroide aguda)
    - Eritroblastos > 50% das células nucleadas da medula óssea
    - Blastos > 30% das células não eritroides
    - Glicoforina positiva
  - LMA-M7 (leucemia megacariocítica aguda)
    - Megacarioblastos > 30% das células não eritroides
    - CD41+, CD42+ ou CD61+

30% de blastos na classificação FAB modificados para 20% pela classificação OMS.

Algumas anomalias citogenéticas são frequentemente encontradas nas LMA, como a translocação t(8;21), que é a mais frequente das anomalias citogenéticas na LMA e está presente em cerca de 15% dos pacientes adultos. Outras alterações cromossômicas comumente identificadas nas LMA são: translocação t(8;21)(q22;q22); translocação t(15;17)(q22;q21); translocação t(9;11)(p22;q23) e inversão inv(16)(p13;q22); as translocações t(8;21), t(15;17) e inv(16) conferem quadro de bom prognóstico, enquanto t(9;11), deleção total ou parcial dos cromossomos 5 ou 7 (-5, 5q-, -7, 7q-) e trissomia do cromossomo 8 (+8) conferem quadro de mau prognóstico. Ressalta-se que o entendimento das alterações genético-moleculares e os resultados alcançados com propostas terapêuticas inovadoras nesses grupos de doenças demandam constante reavaliação de sua classificação[5,6].

Conforme a classificação FAB, as LMA foram classificadas em M1 até M6, sendo, posteriormente, atualizada com a categoria M7 (megacarioblástica) e LMA-M0 (blastos indiferenciados) a partir do uso de marcadores imunofenotípicos[2-4] (Quadro 12.1); segundo a classificação da OMS de 2001, que leva em consideração, além do perfil morfológico e imunofenotípico, alterações citogenéticas e o prognóstico, as LMA foram classificas em três subgrupos: (1) LMA com anormalidades genéticas recorrentes; (2) LMA com alterações relacionadas à mielodisplasia; (3) neoplasias mieloides relacionadas à terapia; (4) LMA sem outra especificação. Em 2008, a OMS atualizou essa classificação,

Tabela 12.1 – Classificação das leucemias agudas da Organização Mundial da Saúde (OMS) e a franco-americano-britânica (FAB)

OMS	FAB
LMA com anomalias citogenéticas recorrentes	
LMA com t(8;21)	M2
Leucemia promielocítica aguda t(15;17)	M3
LMA com eosinófilos anormais na medula óssea inv(16) ou t(16;16)	M4 Eo
LMA com anormalidades 11q23 (MLL)	–
LMA com alterações relacionadas à mielodisplasia	
Com síndrome mielodisplásica prévia	–
Sem síndrome mielodisplásica prévia	–
Neoplasias mieloides relacionadas à terapia	
Relacionadas aos agentes alquilantes	–
Relacionadas às epipodofilotoxinas	–
Outras	–
LMA sem outra especificação	
LMA minimamente diferenciada	M0
LMA sem maturação	M1
LMA com maturação	M2
Leucemia mielomonocítica aguda	M4
Leucemia monocítica aguda	M5
Eritroleucemia	M6
Leucemia megacariocítica aguda	M7
Leucemia basofílica aguda	–
Pan-mielose aguda com mielofibrose	–

adicionando mais três novas entidades mieloides que passaram a ser consideradas: (1) sarcoma mieloide; (2) proliferações mieloides relacionadas à síndrome de Down; e (3) neoplasia de célula blástica dendrítica plasmocitoide (Tabela 12.1)[5,6].

Leucemia mieloide aguda com mínima diferenciação

A leucemia mieloide aguda com mínima diferenciação (LMA-M0) é minimamente diferenciada, os blastos não apresentam grânulos, a relação núcleo/citoplasma é alta, a cromatina é fina e os nucléolos são visíveis. A diferenciação granulocítica só pode ser evidenciada por critérios imunofenotípicos. A morfologia pode sofrer variações e os blastos podem assemelhar-se aos linfoblastos subtipo L1 ou L2. Menos de 3% dos blastos são positivos para *Sudan black* e peroxidase. Os blastos M0 são negativos para alfanaftil acetato esterase (ANAE) e ácido periódico de Schiff (PAS). O estudo fenotípico mostra positividade para pelo menos um antígeno de linhagem mieloide CD13, CD33 ou CD11b[4,10].

Leucemia mieloide aguda sem maturação (LMA-M1)

Os blastos da M1 não apresentam evidência de maturação e devem constituir pelo menos 90% das células nucleadas. Há grânulos azurofílicos, alta relação núcleo/citoplasma e nucléolos evidentes. Algumas vezes, os mieloblastos da M1 podem ser confundidos com os linfoblastos subtipo L2. As reações citoquímicas exibem grande valor diagnóstico. Mais de 3% dos blastos são positivos para *Sudan black* e peroxidase. A imunofenotipagem é geralmente positiva para MPO, CD13, CD33 ou CD117. Os antígenos HLA-DR e CD11b podem estar presentes, mas sem especificidade para a linhagem mieloide[1,2,10].

Leucemia mieloide aguda com maturação (LMA-M2)

A maturação granulocítica é evidenciada por promielócitos, metamielócitos, bastonetes e segmentados. O componente granulocítico é maior que 10% do total de células nucleadas não eritroides contadas. O componente monocítico é inferior a 20% do total de células nucleadas não eritroides contadas. Mais de 3% dos blastos são positivos para *Sudan black* e peroxidase. A reação de ANAE é negativa, mas, em alguns casos, pode ser positiva com grânulos finos. O PAS é negativo. Os antígenos de linhagem mieloide MPO, CD13, CD33 ou CD117 estão presentes. Os antígenos HLA-DR e CD11b podem estar presentes mas sem especificidade para LMA-M2. Geralmente a t(8;21) está relacionada ao subtipo FAB LMA-M2 e está relacionada à boa resposta terapêutica. Como consequência da translocação t(8;21)(q22;q22) há fusão gênica entre o gene *acute myeloid leukemia 1* e o *eight-twenty-one* (*AML1/ETO*)[1,2,5,10].

Leucemia promielocítica aguda (LMA-M3)

A leucemia promielocítica caracteriza-se pela presença predominante de promielócitos hipergranulares que frequentemente mostram inúmeros bastonetes de Auer dispostos em feixes. As reações de *Sudan black* e peroxidase são fortemente positivas. Nesse caso, não há necessidade de haver 30% de blastos, pois a célula predominante é o promielócito e não o mieloblasto. Os antígenos de linhagem mieloide MPO, CD13 ou CD33 estão presentes e a t(15;17) está em 98% dos casos de LMA-M3, que resulta na formação do gene híbrido entre o gene *promyelocytic leukemia* e o *retinoic acid receptor* α (*PML/RAR*α)[1,2,5,7,10].

Leucemia promielocítica aguda variante hipogranular (LMA-M3v)

Em cerca de 20% dos casos das leucemias promielocíticas, os promielócitos anormais são hipogranulares, isto é, não apresentam granulação azurófila. Os promielócitos exibem núcleos reniformes, bi ou multilobulados. Algumas células evidenciam bastonetes de Auer e a citoquímica é semelhante à M3 clássica, embora em intensidade um pouco mais fraca. Os antígenos de linhagem mieloide MPO, CD13 ou CD33 estão presentes[1,2,10].

Leucemia mielomonocítica aguda (LMA-M4)

Este subtipo requer análise da medula óssea e também a análise morfológica do sangue periférico, no qual pode ser feita a diferenciação entre M4 e M2, pois são morfologicamente similares, embora na primeira haja, simultaneamente, mieloblastos e monoblastos, juntamente com grande número de promonócitos e monócitos circulantes. Dois critérios diagnósticos podem ser utilizados. No primeiro critério, a soma de mieloblastos até segmentados neutrofílicos é acima de 30%, mas não excede 80% do total de células não eritroides contadas. E a soma do componente monocítico, isto é, monoblastos, promonócitos e monócitos, é superior a 20%, porém não excede 80% das células não eritroides contadas. No sangue periférico, dois padrões podem ser encontrados. Monoblastos a monócitos constituindo mais de 5.000 leucócitos/mm^3 ou caso estejam inferiores a este número; reação ANAE deve se positiva em mais de 20% das células e testes laboratoriais de lisozima apresentando os seguintes resultados: mais de 11,5 µg/mℓ no soro ou acima de 2,5 µg/mℓ na urina. No segundo critério, a medula óssea tem padrão de M2, o sangue periférico apresenta mais de 5.000 células monocíticas/mm^3 e comprovação por um dos testes laboratoriais (lisozima ou ANAE). As células da LMA-M4 evidenciam antígenos de linhagem mieloide CD13 e CD33. Os antígenos de linahgem monocítica CD14 e CD11b podem estar expressos em quantidades variáveis. A ocorrência de inversão inv(16) dá-se praticamente em 100% dos casos de

LMA-M4; a inversão pericêntrica inv(16)(q22;p13) resulta na fusão do gene *CBFβ* (*core-binding factor β*), em 16q22, à parte do gene *MYH11* (*myosin heavy chain 11*), em 16p13[1,2,5,10].

Leucemia monoblástica e monocítica aguda (LMA-M5)

A LMA-M5 pode ser classificada em M5a e M5b, de acordo com o tipo de componente monocítico presente. Em ambas, o componente monocítico da medula óssea corresponde a pelo menos 80% das células não eritroides. Na M5a, o componente monocítico é de pelo menos 80% de monoblastos. Os monoblastos têm citoplasma volumoso e basofílico, com um ou mais nucléolos proeminentes, cromatina fina, raros grânulos azurófilos e eventuais vacúolos citoplasmáticos. Os monoblastos costumam ser negativos para *Sudan black* e peroxidase, mas pode haver padrão finamente granular. A reação para ANAE é fortemente positiva. As M5 mais diferenciadas são denominadas M5b e o número de monoblastos é menor que 80% do componente monocítico. As células monocíticas mais diferenciadas apresentam núcleo lobulado, de aspecto reniforme, membrana nuclear irregular e sem nucléolo evidente. O estudo imunofenotípico demonstra positividade para os antígenos CD13, CD33 ou MPO. Os antígenos CD14 e CD15 estão sempre postivos[1,2,10].

Leucemia eritroide aguda (LMA-M6)

A eritroleucemia é diagnosticada quando os blastos constituem pelo menos 30% das células não eritroides e mais do que 50% do total celular contado na medula óssea. A série eritroide mostra maturação megaloblástica. Em alguns casos podem ser visualizados eritroblastos multinucleados, fragmentação nuclear e vacuolização citoplasmática. As linhagens granulocítica e plaquetária frequentemente evidenciam displasia. Os blastos apresentam positividade para CD13, CD33, MPO com ou sem os antígenos associados às células precursoras, como o HLA-DR. As células eritroblásticas mais diferenciadas expressam glicoforina[1,2,10].

Leucemia megacariocítica aguda (LMA-M7)

Este subtipo foi acrescentado à classificação FAB, em 1985, após a confirmação de que certas leucemias apresentavam características imunofenotípicas da linhagem megacarioblástica. Em alguns casos, os blastos exibem brotamentos citoplasmáticos de plaquetas. O estudo imunofenotípico é importante para diferenciá-la das LLA ou LMA-M0. Os marcadores de linhagem mieloide CD13 e CD33 geralmente estão presentes e o diagnóstico é confirmado pela positividade para os antígenos de linhagem megacariocítica: CD41 (complexo glicoproteico IIb/IIa), CD42 (glicoproteína Ib) ou CD61 (glicoproteína IIIa)[3,10].

Leucemia linfoide aguda

A LLA é uma neoplasia dos precursores linfoides que atinge os linfoblastos B ou T e caracteriza-se pelo acúmulo dessas células na medula óssea. A LLA é o tipo de câncer mais comum na infância, correspondendo a 30% de todas as neoplasias diagnosticadas em crianças com menos de 15 anos. Em adultos, sua incidência é menor, correspondendo a apenas 15% das leucemias. A LLA possui bom prognóstico, principalmente em crianças, com taxa de cerca de 90% de remissão completa em casos tratados com quimioterapia. Incidem na população de 0 a 14 anos, em frequência de 1/25.000 indivíduos/ano, e o risco de desenvolver a doença nos primeiros 10 anos é de 1/2.880. A LLA é mais comum em crianças brancas do que negras (1,8:1) e em crianças do sexo masculino do que feminino (1,2:1)[10,11].

ETIOLOGIA E PATOGENIA

As causas precisas do desenvolvimento dessa doença são desconhecidas; somente em menos de 5% dos casos ocorre alguma associação com alguma síndrome genética (como síndrome de Down, síndrome de Bloom, anemia de Fanconi e neurofibromatose), embora sejam enfatizados como possíveis causas: efeitos da irradiação, exposição às drogas antineoplásicas, fatores genéticos associados, imunológicos e exposição a alguns vírus[11].

SINTOMAS E SINAIS CLÍNICOS

Apesar de heterogêneas, a apresentação clínica das leucemias agudas é semelhante; dessa forma, sinais e sintomas das LLA são geralmente inespecíficos e estão diretamente relacionados ao impacto da doença na hematopoese normal.

Na LLA, os linfoblastos podem acumular-se no sistema linfático e, com isso, os gânglios podem aumentar de tamanho. As células leucêmicas podem se alojar no liquor causando dores de cabeça e vômitos. As leucocitoses acima de 100.000/mm^3 são raras e a leucopenia é menos frequente. Pode haver alterações morfológicas nos granulócitos, como aparecimento de hipogranulação e/ou hipossegmentação (pseudo-Pelger). Assim, fadiga, sangramento geralmente de mucosas, febre, linfadenomegalia e hepatoesplenomegalia, cefaleia e outros sintomas neurológicos, infecção persistente, palidez, entre outros, são reflexos da tríade: anemia, neutropenia e trombocitopenia, promovida pela diminuição na produção de células sanguíneas normais[11,12].

DIAGNÓSTICO LABORATORIAL

Como comentado anteriormente, a classificação FAB possibilitou que as LLA fossem classificadas conforme as características morfológicas dos blastos da medula óssea, classificando as LLA em tipos L1, L2 e L3. Atualmente, para o diagnóstico de LLA, além dos métodos citomorfológicos, os métodos citoquímicos e imunofenotípicos são, em geral, empregados. A citoquímica pode ser utilizada para demonstrar diferenciação mieloide nos blastos leucêmicos, sendo a MPO e a estearase não específica as colorações mais úteis. A imunofenotipagem, também, desempenha papel crucial na identificação antigênica dos clones malignos de pacientes com LLA, uma vez que essa técnica pode identificar a variada combinação de antígenos de superfície que são encontrados em precursores linfoides nos estágios iniciais de maturação, permitindo, dessa maneira, a diferenciação, com segurança, da linhagem afetada e identificando o estágio de maturação dessas células[1,5,10,12].

A classificação FAB define os subtipos de LLA em L1, L2 e L3, em que os blastos da L1 são pequenos, homogêneos e apresentam alta relação núcleo/citoplasma. A cromatina é pouco frouxa, nucléolo nem sempre é visível e o contorno nuclear é uniforme. O citoplasma moderadamente basofílico pode não ser muito evidente. Na L2, os blastos são maiores que na L1. A cromatina é mais frouxa, o que permite a visualização de nucléolos. O contorno nuclear é heterogêneo e a relação núcleo/citoplasma é variável. O citoplasma é basofílico e mais proeminente quando comparado à L1. Pode haver vacúolos em número pequeno e granulações azurófilas. Os blastos na L3 são grandes, a cromatina é frouxa e os nucléolos são grandes. O citoplasma é abundante, basofílico e os vacúolos proeminentes (Tabela 12.2)[1,11].

A diferenciação entre blastos L1 e L2 pode ser melhorada atribuindo-se pontos às características morfológicas dos blastos (Tabela 12.3).

As reações citoquímicas podem auxiliar no diagnóstico entre LLA e LMA. Os linfoblastos são negativos para as reações de *Sudan black* e peroxidase. A reação de fosfatase ácida é positiva somente nos blastos da LLA-T dos subtipos L1 e L2. Os vacúolos dos linfoblastos do subtipo L3 são positivos para oil red O. A reação de PAS é positiva na maioria dos linfoblastos, exceto no subtipo L3, e o padrão de positividade pode ser granular, coroa ou bloco único. Há casos em que os linfoblastos são negativos em sua totalidade[1,11].

Tabela 12.2 – Características morfológicas dos linfoblastos

	Leucemias linfoides agudas		
Linfoblasto	***L1***	***L2***	***L3***
Tamanho	Pequeno	Médio	Grande
Cromatina nuclear	Pouco frouxa	Moderadamente frouxa	Frouxa
Relação núcleo/citoplasma	Alta	Moderada	Alta
Nº de nucléolos	0 – 1	1 – 2	1 – 2

978-85-4120-138-4

Tabela 12.3 – Sistema de escore (FAB) para diferenciação entre L1 e L2. Escore: 0 a +2 = L1; -1 a -4 = L2

Característica morfológica	% de blastos contados	Ponto
Relação núcleo/citoplasma: alta	≥ 75	+ 1
Relação núcleo/citoplasma: baixa	≥ 25	- 1
0 a 1 nucléolo de tamanho pequeno	≥ 75	+ 1
1 ou mais nucléolos proeminentes	≥ 25	- 1
Membrana nuclear irregular	≥ 25	- 1
Blastos grandes	≥ 50	- 1

A análise do fenótipo dos linfoblastos permite classificar a LLA de acordo com a linhagem e o estágio de maturação linfoide. Os blastos da linhagem B expressam HLA-DR, CD19 e/ou CD22 e/ou CD79a. Conforme os blastos se diferenciam em linfócitos maduros há expressão dos antígenos CD10, CD22, CD20, cadeias citoplasmáticas de imunoglobulina, cadeias de imunoglobulina de superfície e CD23. Os blastos da LLA podem ser classificados em pró-B (B-I), comum (B-II), pré-B (B-III) e B madura (IV). Os blastos da linhagem T são identificados pela expressão de CD3 de membrana ou citoplasma associados à expressão de um dos seguintes antígenos CD2, CD1a, CD5, CD4 ou CD8 (Tabela 12.4)[1,10,11].

A citogenética medular possibilita identificar anormalidades cariotípicas clonais nos blastos da LLA, sendo muito importante, atualmente, para o diagnóstico e, sobretudo, para a definição do prognóstico das LLA[10].

Tabela 12.4 – Classificação imunológica das leucemias linfoides agudas (LLA)

Subtipo de LLA	Marcadores fenotípicos
LLA-B	CD19+ e/ou CD22+ e/ou CD79a+
LLA (B-I)	CD19/CD22/CD79a, HLA-DR+, TdT+ e demais marcadores B negativos
LLA (B-II)	CD19/CD22/CD79a, CD10+
LLA (B-III)	CD19/CD22/CD79a, Ig c+
LLA (B-IV)	CD19/CD22/CD79a, Ig s(kappa ou lambda)+
LLA-T	CD3 c+ ou CD3 s+
LLA pré-T	CD3 c+, CD7+, demais marcadores T negativos
LLA T	CD3+, CD7+, CD2+, CD1a, CD5, CD4 ou CD8

c = citoplasma; s = superfície.

Tabela 12.5 – Critérios diagnósticos para a leucemia bifenotípica aguda. Mieloperoxidase por qualquer técnica

Pontos	B	T	Mieloide
2	cCD22 CD79a cIgM	cCD3 antiTCRα/β antiTCRγ/δ	Mieloperoxidase
1	CD10 CD20 CD19	CD2/CD5 CD8	CD13/CD33 CD117
0,5	TdT	CD7 TdT	CD14 CD15

A citogenética e os estudos moleculares, dessa forma, permitem a detecção de anormalidades do clone leucêmico auxiliando no contexto clínico para a compreensão dos mecanismos patogênicos, diagnóstico e prognóstico da doença. As principais alterações cromossômicas ocorridas na LLA de linhagem T são: t(1;14)(p32-34;q11), t(8;14)(q24;q21), t(10;14)(q24;q11) e t(11;14)(p13;q11); t(11;14)(p13;q11) é a mais comum e ocorre em 7% dos casos de LLA de linhagem T. Nas LLA de linhagem B, as alterações cromossômicas mais comuns são t(12;21)(p13;q22), que acarretam fusão gênica *TEL/AML1*, e a t(1;19q23;p13) que gera o híbrido *E2A/PBX1* e ambas conferem bom prognóstico. Algumas alterações citogenéticas de LLA de linhagem B como a t (9;22)(q34;q11), que ocasiona formação do gene de fusão *BCR/ABL* variante p190 e ocorre em 3 a 5% das crianças e a t(4;11)(q21;q23) que resulta em rearranjo *MLL/AF4* e em 2 a 5% dos casos de LLA de linhagem B apresentam mau prognóstico[5,6,10].

Há também as leucemias bifenotípicas agudas, que representam cerca de 5% dos casos de leucemias agudas. Nesses casos, as células neoplásicas expressam marcadores das linhagens mieloide e linfoide. O diagnóstico de leucemia bifenotípica é conclusivo quando se tem dois ou mais pontos para duas linhagens específicas (Tabela 12.5)[13].

Leucemias crônicas

Referem-se a um grupo heterogêneo de neoplasias clonais que se caracterizam pelo acúmulo lento e gradativo de clones neoplásicos leucocitários na medula óssea e no sangue periférico. As leucemias crônicas são caracterizadas por proliferação de células que são relativamente bem diferenciadas e nesses tipos de leucemias, a mutação que ocorre na célula hematopoética permite a manutenção da capacidade de diferenciação e maturação celular, acarretando característico aumento no número de células maduras na medula óssea e sangue periférico[14,15].

Leucemia mieloide crônica

A LMC é uma doença neoplásica clonal que afeta as células-tronco hematopoéticas, caracterizada pelo excesso de produção das células mieloides em todos os estágios de maturação. O curso da LMC transcorre com base em sintomas clínicos e achados laboratoriais em três fases; normalmente, iniciando com fase crônica, progredindo para fase acelerada e, por fim, a fase terminal denominada crise blástica. Na crise blástica, quando há transformação de doença crônica em aguda, o fenótipo mieloide está em 75% dos casos e um fenótipo linfoide é detectado em 25% dos casos, indicando prognóstico mais reservado[14,16,17].

A LMC é uma neoplasia mieloproliferativa (NPM) que apresenta sintomas ou achados laboratoriais semelhantes a outras NPM, como policitemia vera, mielofibrose primária ou trombocitemia essencial[18].

A LMC é uma doença rara, com estimativa de incidência anual de um a dois casos por 100.000 pessoas e prevalência em torno de 15% de todas as leucemias. A doença sucede com mais frequência em homens que em mulheres (relação 1,5: 1), mas tem manifestações e curso semelhante em ambos os sexos. Sua incidência aumenta progressivamente com a idade até meados de 40 anos,

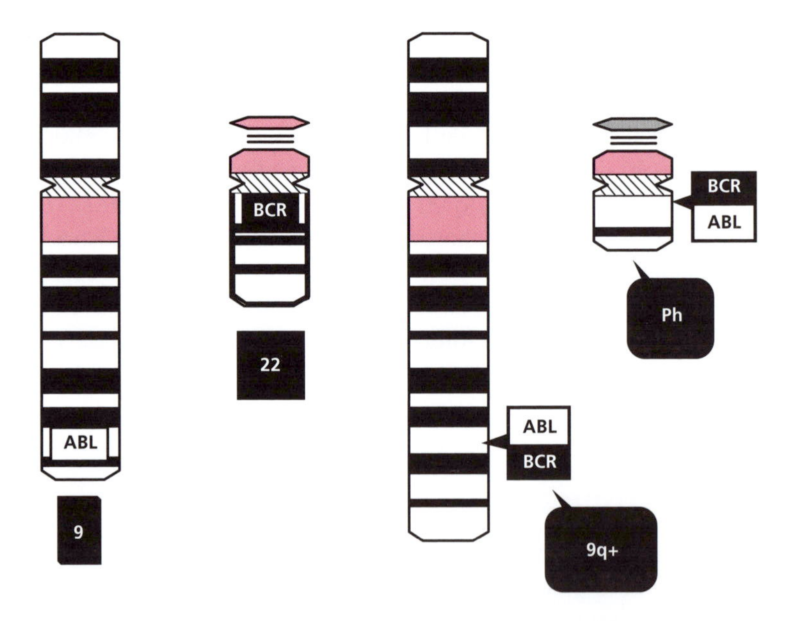

Figura 12.2 – Representação esquemática da translocação entre o cromossomo 9 e o cromossomo 22; t(9,22) (q34, q11) – Cromossomo Ph[1]. Os genes ABL e BCR residem nos braços longos dos cromossomos 9 e 22, respectivamente. Como resultado da translocação, um gene quimérico BCR-ABL é formado no cromossomo 9 e um gene BCR-ABL é derivado do cromossomo 22.

quando começa a subir com mais rapidez, resultando em idade, ao diagnóstico, por volta dos 60 anos. Embora a LMC incida em crianças e adolescentes, menos de 10% dos casos ocorrem em indivíduos entre 5 e 20 anos de idade, representando cerca de 3% de todas as leucemias infantis[14,17,19].

Em 1960, Nowell e Hungerford, dois pesquisadores da Filadélfia, observaram um cromossomo anômalo presente nas células dos pacientes com leucemia, que, posteriormente, foi denominado cromossomo Philadelphia (Ph^1 ou Ph), em homenagem à cidade de origem dos pesquisadores. Esse cromossomo origina-se pela translocação recíproca entre os cromossomos 9 e 22, t (9; 22), estando em mais de 90% dos pacientes com LMC (Figura 12.2)[14,20].

ETIOLOGIA E PATOGENIA

Exposição a doses muito elevadas de radiações ionizantes (radiografia, radiação atômica) e intoxicações por produtos químicos, como benzeno e agentes alquilantes, podem aumentar a ocorrência da LMC acima da frequência esperada, quando comparados aos grupos não expostos às mesmas condições. A doença é adquirida, sendo derivada de mutação somática. Não existem provas globais para herança de genes com suscetibilidade à doença, embora existam relatos, na literatura, de ocorrência de LMC em membros de uma mesma família[19,21,22].

A presença do cromossomo Ph em eritroblastos, granulócitos, monócitos e megacariócitos demonstra o envolvimento de todas as fases maturativas da linhagem mieloide; eritropoese, granulopoese, monopoese e trombocitopoese. Essa associação corrobora para a teoria da origem da LMC ser a partir de uma única célula-tronco hematopoética. A t (9; 22) é uma translocação recíproca entre os braços longos do cromossomo 9 e cromossomo 22, nas bandas 9q34 e 22q11. A alteração molecular em t (9; 22) (q34, q11) é uma transferência do oncogene *ABL* a partir do *locus* 9q11 *BCR* em 22q11. O gene *BCR-ABL* é resultado da translocação recíproca do gene *ABL* (homólogo humano do *Murine Abelson Leukemia Virus*) no cromossomo 9, e *BCR* (Breakpoint Cluster Region), no cromossomo 22, que formam o cromossomo Ph. Na maioria dos pacientes, o cromossomo Ph pode ser detectado no início da doença ou durante o seu curso. No entanto, a ausência do Ph não indica que não existam outras alterações cromossômicas. Sendo assim, praticamente todos os pacientes com LMC tem uma anomalia do cromossomo 22 ou no cromossomo 9 em nível molecular[14,18,23].

O gene de fusão *BCR-ABL*, que provoca desregulação ou ativação de várias vias oncogênicas, é transcrito em RNAm quimérico que traduz uma proteína aberrante, de peso molecular de 210.000d ($p210^{bcr\text{-}abl}$), com atividade de tirosinoquinase. A p210 atua sobre o controle celular, interferindo diretamente na proliferação das células-tronco hematopoéticas ou bloqueando a morte celular programada (apoptose). Outros pontos de quebra adicionais do gene *BCR-ABL* foram descritos e codificam proteínas de tamanhos variados ($p190^{bcr\text{-}abl}$, $p230^{bcr\text{-}abl}$), com localização citoplasmática e atividade aumentada de tirosinoquinase, correlacionada às diferentes alterações clínicas[19,20,23,24].

As proteinoquinases fosforilam resíduos de tirosina de proteínas celulares. Esse processo de fosforilação é importante mecanismo de transdução de sinalização celular, empregado por muitos receptores de fatores de crescimento celular. No caso das proteinoquinases transcritas pelo BCR-ABL, quantidade muito grande de vias de transdução de sinais é ativada, ocasionando três consequências principais[23,24]:

- Aumento da proliferação: as células de pacientes com LMC na fase crônica proliferam com menor concentração de citocinas que as células normais, provavelmente pela resposta exacerbada ao estímulo da IL-3. Essa resposta acarreta tempo de sobrevida celular elevado. As linhagens celulares derivadas dos pacientes com LMC em crise blástica proliferam na ausência de fatores de crescimento e podem apresentar características de imortalidade[23,25].
- Redução da apoptose: o BCR-ABL estimula a transdução de sinais nas vias de sinalização que inibem a apoptose. Também pode ocorrer parada prolongada na fase G2 do ciclo celular, que permite reparo do DNA após danos extensos, ao passo que célula normal entraria apoptose nas mesmas circunstâncias[21,23,25].
- Interação com a matriz extracelular (MEC): entre as proteínas fosforiladas pelas tirosinoquinases estão algumas proteínas que fazem parte da organização do citoesqueleto, como a paxilina e a proteinoquinase de adesão focal. As células BCR-ABL positivas apresentam anormalidades na motilidade e na adesão de integrinas e outros componentes da MEC. A hematopoese extramedular, que caracteriza a LMC, pode ser consequência da interação com o estroma defeituoso da medula óssea, que mostra menor capacidade de adesão das células leucêmicas[21,23,25].

A patogênese molecular explica algumas características clínicas da LMC. No entanto, certas questões ainda permanecem sem solução. Por exemplo, não está claro por que a lesão ocorre predominantemente nas células-tronco hematopoéticas comprometidas com o compartimento mieloide. Os eventos genéticos, que resultam em progressão para crise blástica, ainda não foram totalmente elucidados, ocorrendo outras alterações citogenéticas além do Ph em pelo menos metade dos pacientes. A causa de tais alterações para a progressão da doença ainda não é clara. Em alguns pacientes são observadas supressão e inativação de genes supressores de tumor, como a p53. Pouco se conhece também da "instabilidade genética", que torna as células propensas às aquisições de lesões genéticas adicionais, tornando-as menos suscetíveis à apoptose. Finalmente, a proliferação celular descontrolada, com número elevado de células sendo produzido, pode predispor à maior frequência de mutações genéticas[16,17,20,21].

SINTOMAS E SINAIS CLÍNICOS

As queixas mais frequentes no momento do diagnóstico, geralmente realizado na fase crônica da doença, são cansaço, perda da sensação de bem-estar, diminuição da tolerância ao exercício, anorexia, desconforto abdominal, saciedade precoce (relacionada ao aumento do baço), perda de peso e sudorese[17,25].

Os sintomas mais incomuns são hemorragia, hipermetabolismo (sudorese noturna, intolerância ao calor, perda de peso), dores articulares relacionadas à hiperuricemia, priapismo, zumbido ou estupor, relacionados à leucocitose elevada e fenômenos trombóticos decorrentes da trombocitose. Em alguns casos, podem ser observadas lesões de pele acompanhadas de febre e raramente necrose digital. Em proporção crescente de pacientes, a doença é descoberta por acaso, em exame de rotina, muitas vezes quando a leucocitose e a anemia são discretas. Atualmente, as estimativas indicam que 10 a 30% dos pacientes são diagnosticados antes do aparecimento dos sintomas. Cerca de 10% dos pacientes são diagnosticados na fase acelerada e outros 10% na crise blástica[16,17,25].

O baço varia de tamanho, podendo se apresentar apenas como ponta palpável ou massa preenchendo o abdome, geralmente firme e indolor. Aproximadamente 50% dos pacientes exibem esplenomegalia estendendo mais de 10 cm abaixo do rebordo costal, no momento do diagnóstico. A hepatomegalia é menos comum e os linfonodos costumam ser palpáveis, mas raramente evidenciam diâmetro superior a 1 cm, devendo ser feita a distinção com leucocitose reativa[16,25].

A evolução da LMC foi estuda em pacientes não tratados e descreveu-se cronologia dos eventos clínicos observados. O tempo decorrido entre o momento inicial da translocação cromossômica e o surgimento dos sintomas é cerca de seis anos. A leucocitose leva em torno de 19 meses para atingir a contagem de 100.000 leucócitos/$\mu\ell$. A sobrevida média dos pacientes após o diagnóstico é de aproximadamente quatro a cinco anos. Assim, a duração total da LMC, desde seu início, parece ser em torno de 10 anos, nos casos típicos. A diferenciação entre a LMC em crise blástica e as leucemias agudas pode ser clinicamente difícil e são necessários exames complementares para auxiliar no diagnóstico[16,17].

DIAGNÓSTICO LABORATORIAL

O diagnóstico laboratorial da LMC é realizado empregando avaliações hematológicas no sangue periférico (hemograma) e na medula óssea (biopsia e mielograma). Alterações citogenéticas, como o cromossomo Ph, são detectadas pela análise de cariótipos ou presença do gene híbrido BCR-ABL por técnicas moleculares[14,16].

O hemograma apresenta leucocitose variável com desvio à esquerda e escalonamento maturativo preservado. A leucocitose é predominantemente neutrofílica, com todas as fases de maturação neutrofílica representadas, de mieloblastos até neutrófilos segmentados. Há predomínio de neutrófilos segmentados e todos os precursores parecem morfologicamente normais por microscopia óptica e eletrônica. Os mieloblastos, em geral, são inferiores a 3% da contagem total de leucócitos. Há aumento do número de basófilos e eosinófilos na maioria dos pacientes no início da doença, antes mesmo da contagem de leucócitos se elevar. Ocasionalmente, são encontradas células híbridas com granulações de basófilos e eosinófilos. Anemia não é achado precoce, porém no decorrer da doença apresenta-se como anemia normocítica/normocrômica, podendo se agravar e se verificar eritroblastos no sangue periférico. Há trombocitose em cerca da metade dos casos, por vezes sendo superior a 1.000.000 plaquetas/µℓ. Raramente observa-se trombocitopenia e, às vezes, podem ser vistos megacariócitos no sangue periférico. O baço raramente é palpável até que o número de leucócitos seja superior a 40.000/µℓ e os sintomas costumam aparecer quando a leucocitose atinge níveis entre 30.000 e 90.000/µℓ[16,19].

A medula óssea é marcadamente hipercelular, com aumento dos precursores granulocíticos. A sequência de maturação e a morfologia de cada fase são normais, apesar do aumento relativo de mielócitos, verificado no sangue periférico e também na medula óssea. Os mieloblastos geralmente não ultrapassam 5% das células da medula óssea. Também se nota elevação do número de basófilos, eosinófilos, células híbridas e seus precursores, como no sangue periférico. Os megacariócitos estão, com frequência, aumentados em quantidade e, ocasionalmente, reunidos em grupos de três ou mais na região central. Os precursores da série vermelha podem estar presentes em número elevado, normal ou diminuído, embora a relação mieloide/eritroide esteja normalmente aumentada. A fibrose detectada pela reação da reticulina costuma ser maior no momento do diagnóstico em quase metade dos pacientes e está correlacionada ao aumento dos megacariócitos na medula óssea. A fibrose elevada também está relacionada a aumento do tamanho do baço, anemia mais grave e maior proporção de blastos na medula óssea e no sangue periférico[14,16,19].

A reação citoquímica da fosfatase alcalina dos leucócitos (FAL) é útil no diagnóstico diferencial entre LMC e reação leucemoide, que ocorre em razão da resposta exacerbada ao processo infeccioso. A FAL é uma enzima presente nas granulações específicas dos neutrófilos e encontrada, em maior quantidade, nas células maduras. Nas células precursoras, em eosinófilos e basófilos, a atividade enzimática detectável é mínima. A atividade da FAL é baixa na LMC apresentando escore baixo ou nulo, ao contrário da reação leucemoide que exibe escore alto[14,18].

Apesar dos progressos da análise molecular e hibridização *in situ* fluorescente (FISH), análise citogenética convencional ainda é de importância crucial não só para o diagnóstico inicial, mas também para o acompanhamento dos pacientes. Essa técnica demonstra a translocação entre os cromossomos 9 e 22, geralmente a t (9; 22) (q34, q11), que confirma o diagnóstico de LMC. Na maioria dos pacientes, o cromossomo Ph é a única anomalia cromossômica presente ao longo da fase crônica. Em pequeno número de casos com diagnóstico clínico e morfológico característico de LMC ou em alguma variante, as anomalias podem não ser detectadas pela análise do cariótipo, mas por técnicas moleculares como *Southern blot* ou reação em cadeia de polimerase. A detecção da positividade do *BCR-ABL* tem significância para o diagnóstico, mas principalmente para avaliação da eficácia do tratamento. O grau de resposta molecular pode ser correlacionado à sobrevida, em pacientes recém-diagnosticados e tratados com mesilato de imatinibe. Para os pacientes que foram submetidos ao transplante de células-tronco hematopoéticas, persistência ou reaparecimento dos transcritos de *BCR-ABL* indicam aumento no risco de recidiva da doença[16,19,26,27].

Os níveis séricos de vitamina B12, em pacientes com LMC, estão aumentados, em média, mais de 10 vezes o normal. O aumento é proporcional à contagem total de leucócitos em pacientes não tratados e cai para níveis normais com o tratamento. A LDH e o ácido úrico também estão elevados nos soros dos pacientes com LMC, por excesso de metabolismo proteico. Pode ainda, mais raramente, suceder pseudo-hipercalemia decorrente da liberação de potássio dos leucócitos *in vitro* durante a coagulação do sangue[14,16,27].

As variantes da LMC apresentam características, sintomatologia e curso clínico variáveis. A leucemia mielomonocítica crônica pode apresentar anemia, acompanhada de ligeiro ou moderado aumento do número de leucócitos e monócitos. Contagem baixa, normal ou elevada de plaquetas e, por vezes, esplenomegalia. Apesar de poder existir anomalias citogenéticas, não há nenhum marcador genético específico da doença. Em pequena proporção dos casos, translocação envolvendo o receptor do fator de crescimento derivado das plaquetas (PDGFR) está associada à eosinofilia e à capacidade de resposta ao mesilato de imatinibe. Leucemia mielomonocítica crônica juvenil, na infância, apresenta anemia, trombocitopenia, leucocitose e monocitose. A doença é refratária ao tratamento e, mesmo com terapia máxima atual e resgate com células-tronco, as curas são raras. A leucemia neutrofílica crônica evidencia anemia leve e neutrofilia exacerbada, com poucas células imaturas no sangue periférico e esplenomegalia. A doença ocorre geralmente após a idade de 60 anos e é refratária às abordagens atuais de tratamento. Leucemia mielomonocítica crônica juvenil e leucemia neutrofílica crônica têm propensão a evoluir para LMA. Leucemia eosinofílica representa o subconjunto importante da síndrome hipereosinofílica. É distúrbio clonal com eosinofilia marcante, muitas vezes manifestações neurológicas e cardíacas secundárias aos efeitos tóxicos dos grânulos de eosinófilos e, às vezes, uma translocação envolvendo o gene PDGFR, que codifica uma tirosinoquinase mutante que pode transmitir sensibilidade ao mesilato de imatinibe[16,17,27].

Leucemia linfoide crônica

A LLC é uma doença neoplásica caracterizada pelo acúmulo progressivo de linfócitos pequenos funcionalmente incompetentes, com aspecto maduro no sangue periférico, medula óssea e tecidos linfoides. A LLC tem incidência variável de uma a cinco pessoas por 100.000 no mundo, sendo cerca de três vezes mais frequente nos países ocidentais que nas populações asiáticas. O risco de desenvolver LLC aumenta progressivamente com a idade, e a faixa etária, no momento do diagnóstico, é cerca de 70 anos. A LLC é responsável por aproximadamente 30% de todas as leucemias e menos de 1% de todos os cânceres. Segundo a atual classificação da OMS, a LLC é uma neoplasia de células B e a pequena porcentagem que apresenta células T neoplásicas foi reclassificada como leucemia prolinfocítica de células T[15,28,29].

ETIOLOGIA E PATOGENIA

A etiologia da LLC ainda é desconhecida. Estudos realizados em comunidades rurais demonstraram elevação na incidência de LLC, o que sugere que exista associação a algum fator ambiental. Entretanto, outros estudos mostraram que a incidência de LLC, aparentemente, não foi associada à exposição a pesticidas, luz solar, radiação ionizante, ou outros agentes carcinogênicos conhecidos. Casos de LLC entre familiares sugerem predisposição genética para essa doença. Em famílias com vários membros com LLC detectou-se que parentes de primeiro grau têm risco três vezes maior de ter a doença ou outras neoplasias linfoides que a população em geral[15,29,30].

Os linfócitos B, que originam a LLC-B, compõem pequena subpopulação de linfócitos B com imunofenótipo característico de linhagem B: $CD19^{+fraco}$, CD^{+fraco}, CD 21^{+}, $CD23^{+}$, $CD24^{+}$, $FMC7^{-}$ e $CD79b^{-}$ e baixos níveis de imunoglobulina de superfície IgM ou IgD, com monoclonalidade de cadeias kappa ou lambda. Esses linfócitos possuem ainda um marcador de células T, $CD5^{+}$, e essa população parece ser originada na zona do manto dos folículos linfoides. Populações clonais de células B, com um imunofenótipo típico de LLC, foram detectadas em 3,5% de indivíduos saudáveis, sendo denominada linfocitose monoclonal de células B, que pode ser apenas um achado laboratorial ou evoluir para LLC[15,30,31].

O acúmulo de células B leucêmicas se dá por diminuição da apoptose e não pela exacerbação da proliferação. A maioria dos linfócitos B da LLC está na fase G0 ou G1 do ciclo celular e expressa proteínas antiapoptóticas, como a BCL-2, e diminuição das proteínas pró-apoptóticas, como a BCL-X, acarretando aumento da massa de linfócitos leucêmicos no sangue periférico e nos órgãos linfoides[15,31].

Aberrações cromossômicas são observadas em aproximadamente 80 a 90% dos pacientes com LLC, empregando citogenética convencional ou FISH. As anomalias genéticas mais frequentes são a deleção no braço longo do cromossomo 13, del (13q), encontrada em 55% dos pacientes com LLC; deleção do cromossomo 11, del (11q23); e a deleção do cromossomo 17, del (17p13). Outra alteração é a trissomia do cromossomo 12 encontrada em 15% dos pacientes. As associações das aberrações cromossômicas à patogênese da doença ainda não foram completamente elucidadas. Sabe-se, porém, que a região 13q14 envolve genes como miR15a, miR16-1 e Leu2, cuja baixa regulação aumenta a expressão de proteínas antiapoptóticas, como a proteína BCL-2. Outros genes que parecem estar envolvidos são c-myc, Rb1 e gene supressor de tumor p53, que desempenha papel central em nossa compreensão atual do porque alguns pacientes não conseguem responder à quimioterapia[15,29-32].

SINTOMAS E SINAIS CLÍNICOS

A maioria dos casos de LLC é diagnosticada em indivíduos assintomáticos e, em muitas ocasiões, é detectada pela presença de linfocitose isolada em exame de rotina. Em cerca de 15% dos pacientes que são sintomáticos, os achados mais comuns são perda de peso e fadiga. Febre e suores noturnos são menos frequentes. Os sinais clínicos comumente observados são linfadenopatia, seguida por esplenomegalia e hepatomegalia. A infiltração leucêmica pode ocorrer em praticamente todos os tecidos. O envolvimento extranodal das amígdalas e da pele foi observado em alguns casos e, mais raramente em trato gastrintestinal, pulmões, pleura, sistema nervoso central, rins e ossos[15,30].

Febre intensa, emagrecimento, suores noturnos, linfadenopatia aumentada, elevação dos níveis séricos de LDH, hipercalcemia, anemia, trombocitopenia e gamopatia monoclonal podem estar associados à complicação da doença. Essas complicações incluem a transformação em uma forma mais agressiva, como o linfoma difuso de grandes células B (LDGCB) e a síndrome de Richter. Em alguns casos, a transformação da doença é impulsionada por vírus *Epstein-Barr* (EBV), após tratamentos com imunossupressores. Infecções bacterianas são frequentes, sendo *Streptococcus pneumoniae*, *Staphylococcus* e *Haemophilus influenzae* os principais agentes causais dessas infecções. Podem ser observadas também infecções por herpes-zóster, *Legionella pneumophila*, *Pneumocystis carinii*, *Listeria monocytogenes* e citomegalovírus (CMV), *Candida* sp e *Aspergillus* ssp. A LLC pode evoluir para formas mais agressivas, como a leucemia prolinfocítica e, ocasionalmente, para leucemias agudas linfoides ou mieloides[15,29,30].

DIAGNÓSTICO LABORATORIAL

O diagnóstico da LLC é feito pela combinação de características clínicas e laboratoriais. No sangue periférico, o parâmetro requerido para o diagnóstico é a presença de pelo menos 5.000 linfócitos B/μℓ de sangue. Os linfócitos são pequenos, com aspecto de células maduras, alta relação núcleo/citoplasma, citoplasma escasso e cromatina densa sem nucléolos visíveis. Podem ser encontradas células de tamanho maior, com morfologia atípica, núcleo clivado ou prolinfócitos até 55%. Acima desse percentual deve ser realizado diagnóstico diferencial com leucemia prolinfocítica. As sombras ou manchas de Gumprecht, frequentemente encontradas nas extensões sanguíneas, são restos celulares característicos da LLC e sua presença corrobora para o direcionamento do diagnóstico. A avaliação da medula óssea não é mais necessária para o diagnóstico, porém é útil para determinar a extensão do envolvimento e esclarecer a etiologia das citopenias. As reações citoquímicas do PAS mostram positividade característica no citoplasma das células leucêmicas[32-34].

A clonalidade dos linfócitos B deve ser confirmada por citometria de fluxo, para expressão de imunoglobulina de cadeia kappa ou lambda. O perfil imunofenotípico característico apresenta coexpressão de CD5, marcador de células T e marcadores de linhagem B: CD19, CD20 e CD23. Os níveis de imunoglobulina de superfície, CD20 e CD79b, são caracteristicamente baixos em comparação àqueles encontrados em células B normais. Em contraste, as células da leucemia prolinfocítica B não expressam CD5 em metade dos casos e, em geral, expressam altos níveis de CD20 e Ig de superfície. Além disso, as células de leucemia/linfoma de células do manto, apesar de expressarem antígenos de superfície de células B CD5, geralmente não manifestam CD23.

Para auxiliar no diagnóstico morfológico e imunofenotípico da LLC, um sistema de escores de marcadores imunofenotípicos foi implementado, pois podem ocorrer alterações na expressão desses marcadores de superfície celular, necessitando da diferenciação entre LLC e outras neoplasias de células B (ver Quadro 12.1)[28,31,33,34].

De acordo com as características morfológicas, a LLC pode ser classificada em dois grupos: típica e atípica. A LLC atípica representa cerca de 20% de todos os casos, incluindo a leucemia prolinfocítica e outras variantes com mais de 15% de células linfoplasmocitoides ou clivadas. Nos casos com características atípicas, o diagnóstico deve ser complementado com genética molecular, histologia ou análise por FISH. Outros marcadores, como CD38 e ZAP-70, não são utilizados para diagnóstico, mas têm impacto prognóstico e auxiliam no manejo do tratamento dos pacientes[15,28,31,33,45].

O estadiamento da LLC é realizado com base nas características clínicas e laboratoriais dos pacientes. Existem dois sistemas amplamente usados no acompanhamento de pacientes e em ensaios clínicos, o sistema de Rai e o sistema de Binet. Ambos descrevem três subgrupos principais e se baseiam apenas em exame físico e hematológico[20,22,28,34].

O sistema de estadiamento de Rai define a doença de baixo risco (estádio 0), para aqueles pacientes com linfocitose no sangue periférico e medula óssea. O risco intermediário (estádios I e II) apresenta linfocitose, linfadenomegalia e esplenomegalia e/ou hepatomegalia. A doença de alto risco (estádios III e IV) compreende pacientes com linfocitose, anemia e trombocitopenia[28,33,35]. O sistema de estadiamento de Binet fundamenta-se no número de áreas envolvidas, conforme definido pela presença de linfonodos aumentados com mais de 1 cm de diâmetro, organomegalia, anemia e trombocitopenia. As áreas de envolvimento linfoide são os linfonodos cervicais, axilares e inguinais (unilateral ou bilateral), baço e fígado. O estádio A apresenta menos de três áreas de envolvimento linfoide, sem anemia ou trombocitopenia. O estádio B compreende três ou mais áreas de envolvimento linfoide, e/ou organomegalia, sem anemia ou trombocitopenia. O estádio C exibe anemia e trombocitopenia, independente das organomegalias[28,33,36].

LEUCEMIA PROLINFOCÍTICA DE CÉLULAS B

A leucemia prolinfocítica de células B (LPL-B) é uma variante clínica e morfológica da LLC clássica. Caracteriza-se pela presença de pelo menos 55% de prolinfócitos leucêmicos no sangue periférico. Essas células têm tamanho maior que os linfócitos, alta relação núcleo/citoplasma, citoplasma basófilo e sem grânulos, cromatina moderadamente condensada e um único nucléolo proeminente. Em 80% dos casos, as células neoplásicas são prolinfócitos B e os casos restantes são derivados de células T maduras. A maioria dos pacientes apresenta linfocitose acima de 100.000/μℓ no sangue periférico, anemia, trombocitopenia e a medula óssea é infiltrada por prolinfócitos neoplásicos. As células da LPL-B expressam marcadores imunofenotípicos semelhantes à LLC, no entanto, a expressão de CD5 é fraca e as Ig de superfície e FMC7 são expressos em níveis elevados. Além disso, as células da LPL geralmente mostram altos níveis de CD22 e, muitas vezes, são negativas para CD23[28,33,36].

LEUCEMIA DE CÉLULAS PILOSAS

A leucemia de células pilosas (HCL, *hairy cell leukemia*) é um distúrbio neoplásico raro de linfócitos B, com predomínio masculino de 4:1 e pico de incidência entre 40 e 60 anos. Os pacientes geralmente apresentam-se com pancitopenia, neutropenia absoluta e monocitopenia. A morfologia é característica e no sangue periférico é possível observar-se número variável de linfócitos, com projeções citoplasmáticas que se assemelham a pelos ou cabelos, das quais se origina o nome da doença. A esplenomegalia e as infecções são comumente verificadas ao diagnóstico, e o fígado e linfonodos podem estar aumentados. O perfil imunofenotípico da HCL é característico $CD22^+$, $CD103^+$ e $FMC7^+$, e também pode expressar outros marcadores de linhagem B como $CD11c^+$, $CD19^+$, $CD20^+$ e $CD25^+$[28,33,35,36].

LEUCEMIA DE LINFÓCITOS GRANDES GRANULARES

A leucemia de linfócitos grandes granulares (LGL, *large granular lymphocytes*) caracteriza-se por linfócitos com citoplasma abundante e grandes grânulos azurófilos. Pode ser originado de linfócitos T ou células NK. Embora os T-LGL e as células NK-LGL possuam morfologia semelhante, apresentam fenótipos distintos e representam duas doenças distintas, com diferentes características e desfechos clínicos. Leucemia T-LGL é definida como proliferação clonal de células $CD3^+$ LGL; e a leucemia NK-LGL é definida como proliferação clonal de células $CD3^-$ LGL, com expressão variável de CD16, CD56 e CD57. A apresentação clínica da leucemia NK-LGL é diferente da leucemia T-LGL. Pacientes com leucemia NK-LGL costumam ser mais jovens, frequentemente sintomáticos, com hepatoesplenomegalia maciça, linfadenopatia e acometimento do trato gastrintestinal. A análise da morfologia linfocitária é fundamental no diagnóstico da leucemia T-LGL, pois cerca de 25% dos pacientes não exibem aumento da contagem de linfócitos totais. A maioria dos pacientes com leucemia de T-LGL manifestam neutropenia crônica quase a metade com número de neutrófilos inferior a 500/μℓ. Em contraste, menos de um quinto dos pacientes com NK-LGL tem neutropenia grave. A anemia é observada em 50 e 100% dos casos de leucemia T-LGL e leucemia NK-LGL, respectivamente[28,30,33,34].

LEUCEMIA PROLINFOCÍTICA DE CÉLULAS T

A leucemia prolinfocítica de células T (LPL-T) é morfologicamente idêntica à LPT-B, mas linfadenopatia e envolvimento da pele são mais comuns. O fenótipo geralmente é $CD3^+$, $CD4^+$, $CD7^+$ e $CD8^-$, porém, em um terço dos pacientes, as células T da LPL-T expressam tanto $CD4^+$ quanto $CD8^+$, ou mais raramente, $CD4^-$ e $CD8^+$[28,30,34].

SÍNDROME DE SÉZARY

É uma neoplasia de células T maduras, considerada a forma leucêmica da micose fungoide. Apresenta linfocitose periférica e os linfócitos possuem morfologia característica, sendo células grandes com núcleos clivados de aspecto cerebriforme, geralmente $CD4^+$. As manifestações clínicas estão relacionadas às lesões de pele, com frequênia eritrodermia esfoliativa pruriginosa, que acomete as regiões palmares, plantares e a face. O diagnóstico da síndrome de Sézary no sangue periférico requer contagem de células de Sézary superior a 1.000/μℓ ou mais de 20% dos linfócitos ser identificado como células de Sézary[28-30,34].

LEUCEMIA/LINFOMA DE CÉLULAS T DO ADULTO

A leucemia/linfoma de células T do adulto (LLTA) é mais comum no Oriente e tem uma variedade de apresentações clínicas. Foi a primeira doença associada a um retrovírus humano, o vírus de leucemia/linfoma de células T humanas tipo I (HTLV-1). Os linfócitos da LLTA possuem morfologia característica com células grandes, bizarras, núcleo em forma de trevo e fenótipo $CD4^+$. A maioria dos pacientes exibe uma forma aguda da doença, com linfadenopatia ou hepatoesplenomegalia, embora o envolvimento da pele, lesões ósseas líticas, hipercalcemia e envolvimento de outros órgãos também sejam descritos. Alternativamente, pode haver uma forma crônica da doença, com linfocitose periférica e envolvimento da pele, que pode regredir totalmente ou evoluir para a forma aguda da doença[28,30,34].

Doenças mieloproliferativas crônicas

Representam um grupo de doenças hematológicas malignas clonais da célula-tronco hematopóetica caracterizadas por independência ou hipersensibilidade dos progenitores hematopoéticos às numerosas citocinas. Segundo a classificação da OMS de 2008, o termo doenças mieloproliferativas foi modificado para neoplasias mieloproliferativas e fazem parte desse grupo de doenças: policitemia vera, trombocitemia essencial e mielofibrose primária, bem como leucemia mieloide crônica (BCR-ABL1-positiva), leucemia neutrofílica crônica, leucemia eosinofílica crônica, mastocitose e neoplasias mieloproliferativas sem classificação (Tabela 12.6)[6].

Tabela 12.6 – Principais distúrbios mieloproliferativos

Distúrbio	Características da medula óssea	Características do sangue
Policitemia vera	Aumento do número de precursores eritroides	Quantidade elevada de eritrócitos
Mielofibrose primária	Excesso de tecido fibroso	Quantidade elevada de eritrócitos e de leucócitos imaturos. Eritrócitos com alterações morfológicas
Trombocitemia essencial	Quantidade elevada de megacariócitos com características morfológicas alteradas	Quantidade elevada de plaquetas
Leucemia mieloide crônica	Quantidade elevada de precursores granulocíticos	Quantidade elevada de granulócitos maduros e imaturos

Policitemia vera

É uma doença crônica monoclonal mieloproliferativa caracterizada pela hiperplasia das células hematopoéticas, acarretando acentuada produção de eritrócitos, leucócitos e plaquetas. A expansão clonal da célula hemopoética primitiva pluripotente, é independente de eritropoetina, e apesar de desregular a proliferação das linhagens granulocítica e megacariocítica, o aumento da massa eritrocítica é a característica mais evidente[37].

Os pacientes com policitemia vera apresentam mutação no gene JAK2 e este gene mutado provavelmente desempenha papel inicial na policitemia vera, porém a função exata ainda é desconhecida. O gene de JAK2 se localiza no braço curto do cromossomo 9; a perda de heterozigotismo nesse cromossomo é a anormalidade citogenética mais notável na policitemia vera; 90% dos pacientes com policitemia vera exibem a mutação JAK2 V617F[37-39].

Considerada doença rara, sua incidência é de 2,3/100.000 pessoas/ano. Embora possa ocorrer em qualquer faixa etária, a incidência é maior em paciente com mais de 60 anos, com leve predominância do sexo masculino. A sobrevida média dos pacientes sintomáticos sem tratamento é de 6 a 18 meses, enquanto a daqueles com suporte adequado pode ser superior a 10 anos[37,38].

Clinicamente, as principais manifestações estão relacionadas diretamente ao aumento do volume de sangue total, da viscosidade e ao hipermetabolismo associado à mieloproliferação. As características clínicas incluem dores de cabeça, letargia, dispneia, retenção de líquidos, sintomas de sangramento, perda de peso, sudoreses noturnas, hipertensão, gota, prurido generalizado, acne rosácea e outras formas não específicas de dermatite. Classicamente, na policitemia vera a medula óssea é hiperplásica com eritrocitose, sendo a manifestação mais proeminente, muitas vezes leucocitose com neutrofilia e plaquetose são observadas. Esplenomegalia moderada é encontrada na grande maioria dos pacientes; em vários casos a hepatoesplenomegalia é evidente[37].

Em razão de eritrocitose e trombocitose associada aos distúrbios microvasculares e aumento da viscosidade sanguínea, os pacientes com policitemia vera geralmente têm predisposição para trombose arterial e venosa, sendo os eventos trombóticos e hemorrágicos as complicações mais sérias, capazes de levar o paciente ao óbito. O mecanismo da gênese da trombose é complexo, incluindo, não apenas hematócrito e contagem de plaquetas elevadas, como também interações entre plaquetas, leucócitos e derivados celulares, e redução de anticoagulantes endógenos[37,38].

O estado pró-hemorrágico é decorrente da baixa agregação plaquetária e da doença de von Willebrand adquirida em mais de um terço dos pacientes com policitemia vera. Há também risco de progressão para mielofibrose secundária ou leucemia mieloide aguda secundária, com poucos dados sobre os fatores predisponentes envolvidos na patogênese da policitemia vera[37,39].

O diagnóstico é feito mediante achados, como poliglobulia, leucocitose e plaquetose. Há duas fases bem distintas: a proliferativa ou policitêmica associada ao aumento da massa eritrocitária e a fase de exaustão, pós-policitêmica ou de fibrose, em que a citopenia é consequente à fibrose medular com hematopoese extramedular e hiperesplenismo. O diagnóstico da policitemia vera é estabelecido por meio de critérios rigorosos, que permitem às causas secundárias de policitemia serem descartadas[37-39].

O hemograma na fase policitêmica apresenta poliglobulia, leucocitose e plaquetose. Existem relatos, na literatura, dos valores de aumento de eritrócitos em torno de 8 milhões de células/mm^3, com concentração de hemoglobina chegando a mais de 20 g/dℓ e hematócrito atingindo valores elevados em cerca de 75%. O número de leucócitos é praticamente sempre elevado nas formas primárias, servindo como elemento importante para a distinção com as formas secundárias, nas quais a leucocitose quase sempre é inexistente. Pode haver neutrofilia e basofilia com algumas formas imaturas. Na fase pós-policitêmica ou de fibrose observa-se pancitopenia com reação leucoeritroblástica, poiquilocitose e dacriócitos. Em alguns pacientes pode mesmo ser encontrado quadro leucemoide, com cifras leucocitárias que podem atingir mais de 40.000 leucócitos/mm^3, com desvio até promielócitos e, mesmo, mieloblastos. Se houver deficiência de ferro decorrente de sangramentos, os eritrócitos podem ser hipocrômicos e microcíticos[6,37,38].

Dessa forma, normalmente a massa eritrocitária está aumentada até 25% maior do que o valor médio esperado, com concentração de hemoglobina superior a 18,5 g/dℓ em homens e 16,5 g/dℓ em mulheres. A ausência de causa para policitemia secundária deve ser excluída avaliando-se a ausência de eritrocitose familial e a ausência de aumento de eritropoetina. O número de plaquetas costuma ser superior a 400.000/mm^3, com leucocitose[6,37] acima de 12.000/mm^3.

A medula óssea apresenta-se hipercelular e envolve todos os elementos medulares, substituindo o tecido gorduroso medular. Dessa forma, a pan-mielose é característica importante, porém comumente não há elevação da porcentagem de blastos. O aumento no número e no diâmetro dos megacariócitos é achado comum, com megacariócitos dispostos ao redor dos sinusoides medulares ou próximo às trabéculas ósseas. Em torno de 15% dos pacientes é observado aumento dos níveis de reticulina, com fibrose em graus variados. O ferro medular está ausente em mais de 90% dos pacientes. Na fase fibrótica nota-se aumento das fibras de reticulina e colágeno, e comumente com celularidade diminuída, com agrupamentos de megacariócitos evidenciando núcleos dismórficos e hipercromáticos e a eritropoese e granulopoese reduzidas[6,37].

Policitemia vera é um distúrbio indolente de curso crônico e o seu tratamento deve refletir a sua evolução; o seu tratamento tem o objetivo de reduzir os sintomas e o risco de trombose, evitando a transformação hematológicas de leucemia mieloide aguda. O transplante alogênico é o único tratamento curativo e pode ser o tratamento de escolha principalmente em pacientes jovens[6,37-39].

Trombocitemia essencial

É uma doença mieloproliferativa crônica, caracterizada por hiperplasia da série megacariocítica da medula óssea com agrupamentos megacariócíticos e consequente trombocitose no sangue periférico, podendo ser superior a 600.000/mm^3, com formas morfológicas bizarras das plaquetas. Os mecanismos que ocasionam trombocitose ainda não são conhecidos, mas existem relatos de produção anormal quantitativa e qualitativamente de plaquetas oriundas de um clone de megacariócitos anormais, que derivam de uma célula pluripotente indiferenciada anômala, que se orienta para a megacariopoese e, em mais da metade dos casos, encontra-se a mutação JAK2 V617F[38,40].

As plaquetas produzidas têm anormalidades funcionais e, assim, 20 a 50% dos pacientes com trombocitemia essencial apresentam esplenomegalia e eventos trombóticos e/ou hemorrágicos durante a evolução da doença. A tendência hemorrágica é decorrente de insuficiente função das plaquetas que mostram receptores alfa-adrenérgicos deficientes ou trombóticos por aumento de agregação dessas células, por deficiência de receptores para prostaglandina D2 (PGD2), que atua como inibidor da ativação plaquetária[38,40].

Os eritrócitos circulantes são normocíticos, porém pode haver microcitose em casos de sangramentos crônicos. O número de leucócitos é, em geral, normal, mas discreta leucocitose e basofilia podem estar presentes[40].

As manifestações clínicas costumam ser assintomáticas e o diagnóstico, muitas vezes, é feito acidentalmente. Em alguns casos, podem-se observar perda de peso, cefaleia, febre, sudorese, prurido, ataques isquêmicos transitórios, amaurose (cegueira) fugaz, angina, priapismo (ereção persistente). Entretanto, as maiores manifestações são decorrentes dos eventos hemorrágicos e trombóticos, sendo descrita a ativação das células do endotélio vascular e dos neutrófilos sanguíneos demonstrada pelo aumento das enzimas citoplasmáticas, fosfatase alcalina, MPO e elastase e a ativação das células do endotélio, pela elevação da trombomodulina e do vWF do plasma, bem como aumento da ativação plaquetária por elevação da molécula de adesão P-selectina existente em grânulos plaquetários[40].

O diagnóstico de trombocitemia essencial, além de anamnese, exame físico, hemograma com plaquetometria, é confirmado por mielograma e biopsia de medula óssea[6,40].

O hemograma apresenta anemia e discreta leucocitose, normalmente com desvio à esquerda. Em geral, a contagem plaquetária está acima de 600.000/mm^3 em duas ocasiões diferentes, com intervalo de um mês, podendo mostrar valores superiores a 1.000.000/mm^3, porém, segundo os novos critérios da OMS de 2008, esses valores passam a ser considerados acima de 450.000/mm^3. Nesses casos, costumam ocorrer fenômenos tromboembólicos graves. Mielograma e/ou biopsia de medula óssea exibe proliferação da linhagem megacariocítica, com número aumentado de megacariócitos grandes e maduros, com formas bizarras. Ademais, devem ser afastadas as seguintes doenças: policitemia vera, leucemia mieloide crônica, mielofibrose, síndrome mielodisplásica e trombocitose reativa[6,38,40].

A trombocitemia essencial pode evoluir para LMA ou para mielofibrose. No caso de LMA, aumento e agrupamento de blastos passam a ocupar toda a medula óssea e no caso de mielofibrose há elevação considerável da fibrose medular. A trombocitemia essencial tem melhor prognóstico que as outras doenças mieloproliferativas, em razão da baixa transformação leucêmica (inferior a 2%) em pacientes com trombocitemia essencial não tratados. Pacientes acima de 60 anos, com trombocitemia essencial associada aos fatores de risco cardiovasculares e com história prévia de trombose, devem receber terapêutica, com a finalidade de reduzir o número de plaquetas e as complicações cerebrovasculares e isquêmicas[6,40,41].

Mielofibrose primária

Mielofibrose primária ou mielofibrose idiopática crônica é uma doença mieloproliferativa crônica de caráter maligno. O mecanismo patogênico primário é um distúrbio clonal da célula-tronco hematopoética, que resulta em eritropoese ineficaz, com aumento do número de granulócitos imaturos e hiperplasia com displasia megacariocítica. As anormalidades hematológicas decorrem de alteração em célula progenitora hemopoética pluripotente e os fibroblastos medulares não derivam de clone de células anormais, sendo sua proliferação nada mais do que efeito secundário da hiperplasia medular[42].

A mieloproliferação clonal é acompanhada de mielofibrose reativa e a ausência de marcador clonal específico torna mais difícil o diagnóstico, uma vez que fibrose medular, metaplasia mieloide e esplenomegalia também aparecem em policitemia vera e trombocitemia essencial[6,42].

A sua origem é idiopática caracterizada por fibrose medular, hematopoese extramedular e esplenomegalia. Em aproximadamente metade dos casos a mutação JAK2 V617F está presente, sendo detectadas anomalias como 9p, 20q-, 13q-, trissomia de 8, 9 e parcial de 1q[38,42].

O grau de mielofibrose e a extensão de hematopoese extramedular não estão correlacionados, e a hematopoese extramedular é ineficiente. Cerca de um terço dos pacientes é assintomático e o diagnóstico é feito, ocasionalmente, pela presença de esplenomegalia e de alterações hematológicas[38,42].

A mielofibrose idiopática crônica não apresenta sinais ou sintomas específicos e a maior parte dos pacientes é assintomática; o diagnóstico normalmente é firmado após investigação de achados sanguíneos anormais ou da descoberta da esplenomegalia. Pode ser notada perda de peso em alguns pacientes, comumente associada à fadiga e à sudorese noturna. Petéquias ou equimoses, decorrentes de plaquetopenia ou defeitos qualitativos das plaquetas, são frequentes[6,38,42].

O exame do sangue periférico costuma revelar sinais de hematopoese extramedular, como eritrócitos em forma de lágrima, com presença de eritoblastos, e reticulocitose. A contagem de leucócitos está habitualmente elevada e a leucopenia é observada em apenas 15% dos casos, com granulócitos imaturos no sangue periférico. Há plaquetopenia em torno de 30% dos casos, como também plaquetose, que pode atingir valores superiores a 600.000/mm^3, em 10% dos pacientes[6,42].

O exame radiológico pode revelar sinais de osteosclerose. A hematopoese extramedular pode causar ascite, hipertensão pulmonar, obstrução intestinal, hipertensão intracranial, aumento do baço. Às vezes, o baço alcança proporções gigantescas e precisa ser retirado. LDH está frequentemente elevada, assim como a uricemia[6,42].

O mielograma pode ser de difícil acesso em razão da mielofibrose. O estudo da medula óssea costuma ser possível pela biopsia da medula. A biopsia é geralmente hipercelular, com hiperplasia nas séries eritroide, granulocítica e megacariocítica. Colágeno e fibrose são, muitas vezes, demonstrados e fibras de reticulina são abundantes. Os megacariócitos são proeminentes evidenciando atipia e alterações estruturais importantes. Os sinusoides medulares estão dilatados, podendo mostrar células hematopoéticas imaturas em seu interior, bem como espessamento das trabéculas ósseas[6,42].

Não existe tratamento específico e nos pacientes assintomáticos, a conduta normalmente é observacional. Em pacientes sintomáticos, a terapia é direcionada para complicações específicas. As formas de tratamento mais agressivas visam à alteração da proliferação hematopoética clonal anormal. Agentes alquilantes, hidroxiureia e interferon alfa são empregados no controle de sintomas, como febre, dor óssea, perda de peso e sudorese, diminuição do tamanho do fígado, baço e das contagens leucocitárias e plaquetárias. O transplante de medula óssea é a única medida curativa, porém não está estabelecido o melhor momento para sua realização durante o curso da doença[42].

Linfomas

Conceitualmente, os linfomas são doenças linfoproliferativas que se caracterizam por proliferações clonais malignas de linfócitos ou de seus precursores, de origem e evolução variáveis. São distribuídos em dois grandes grupos, de acordo com o tipo histológico, em doença de Hodgkin (DH) ou linfoma de Hodgkin e os linfomas não Hodgkin (LNH)[43-45].

Classificação dos linfomas

Desde a descrição inicial de Thomas Hodgkin, em 1832, as classificações dos linfomas sofreram inúmeras tentativas de padronizações polêmicas e somente nas últimas décadas um consenso foi adquirido[44,45]. Em 1982, o Instituto Nacional do Câncer dos Estados Unidos reuniu grande grupo de pesquisadores, que estabeleceram a *Working Formulation* (WF), com intuito de fornecer um esquema de classificação morfológica relacionada ao prognóstico e ao tratamento. Apesar das melhorias aplicadas, essa classificação era restrita à morfologia, sem acrescentar as novas entidades determinadas pelo imunofenótipo. Em 1994, o Grupo Internacional de Estudo do Linfoma, com base nos princípios imunológicos utilizados por Lennert, Lukes e Collins, estabeleceu a classificação REAL (*Revised European-American Lymphoma classification*). Essa nova abordagem abrangeu todas as informações disponíveis, com finalidade de incluir grande lista de entidades distintas que poderiam ser uniformemente diagnosticadas[45-48].

Atualmente, os linfomas estão inseridos dentro da classificação da OMS, proposta pela primeira vez em 2001 e revisada em 2008, por um consenso de vários hemopatologistas, hematologistas e oncologistas com experiência em diagnóstico e tratamentos dos linfomas. Essa classificação baseia-se na classificação REAL e insere os linfomas como um grupo de doenças heterogêneas definidos por sua morfologia, imunofenótipo, genética e informações clínicas. São definidos como neoplasias linfoides, estratificadas em três grandes categorias: neoplasias de células B e T; neoplasias de células NK (precursoras e periféricas); e DH ou linfoma de Hodgkin (Quadro 12.2)[45-48].

Quadro 12.2 – Classificação dos linfomas segundo a OMS

- Neoplasias de precursores linfoides
  - Leucemia/linfoma linfoblástico B não especificado
  - Leucemia/linfoma linfoblástico B com anormalidades genéticas recorrentes
  - Leucemia/linfoma linfoblástico T
- Neoplasias de células B maduras
  - Leucemia linfocítica crônica/linfoma linfocítico pequeno
  - Leucemia prolinfocítica de células B
  - Linfoma da zona marginal esplênico
  - Leucemia de células pilosas
    - Linfoma/leucemia esplênico, inclassificáveis
    - Linfoma de pequenas células B de polpa vermelha esplênica difusa*
    - Leucemia de células pilosas variante*
  - Linfoma linfoplasmocítico/macroglobulinemia de Waldenström
  - Doenças de cadeia pesada
    - Doença de cadeia pesada alfa
    - Doença de cadeia pesada gama
    - Doença de cadeia pesada Mu
  - Neoplasia de células plasmáticas
  - Linfoma de células B extranodal da zona marginal da mucosa-associada ao tecido linfoide (MALT)
  - Linfoma nodal da zona marginal
    - Linfoma nodal da zona marginal pediátrico
  - Linfoma folicular
    - Linfoma folicular pediátrico
  - Linfoma cutâneo primário centrofolicular
  - Linfoma da célula do manto
  - Linfoma difuso de grandes células B (LDGCB), não especificado
  - Linfoma de grandes células B rico em células T/histiócitos
  - LDGCB primário do SNC
  - LDGCB primário cutâneo/de perna
  - LDGCB de idosos Epstein-Barr (EBV) +
  - Granulomatose linfomatoide
  - LDGCB primário mediastinal (tímico)
  - Linfoma de grandes células B intravascular
  - Linfoma de grandes células B ALK+
  - Linfoma plasmablástico
  - LGCB provenientes de HHV-8 multicêntricos associados à doença de Castleman

978-85-4120-138-4

Quadro 12.2 – Classificação dos linfomas segundo a OMS (*Continuação*)

- Linfoma primário
- Linfoma de Burkitt
- Linfoma de células B, inclassificável, com características intermediárias entre LDGCB e linfoma de Burkitt
- Linfoma de células B, inclassificável, com características intermediárias entre LDGCB e linfoma de Hodgkin clássico

• Neoplasias de células T maduras
- Leucemia prolinfocítica de célula T
- Leucemia prolinfocítica de célula T grande granular
- Distúrbio linfoproliferativo crônico de células NK*
- Leucemia agressiva de células NK
- Doença linfoproliferativa sistêmica de célula T da infância EBV+
- Linfoma *Hydroa vacciniforme-like*
- Leucemia/linfoma de célula T do adulto
- Linfoma extranodal de células T/NK, tipo nasal
- Enteropatia associada ao linfoma de células T
- Linfoma hepatoesplênico de célula T
- Linfoma de células T subcutâneo paniculite-símile
- Micose fungoide
- Síndrome de Sézary
- Doença linfoproliferativa de célula T primária cutânea CD30+
- Papulose linfomatoide
- Linfoma cutâneo primário de grandes células anaplásicas
- Linfoma cutâneo primário de grandes células gama-delta
- Linfoma de célula T cutâneo primário epidermotrópico agressivo citotóxico CD8+
- Linfoma de célula T cutâneo pequeno/médio CD4+
- Linfoma de célula T periférico, não especificado
- Linfoma de célula T angioimunoblástico
- Linfoma anaplásico de grandes dimensões, ALK+
- Linfoma anaplásico de grandes dimensões, ALK–

*Representam entidades provisórias ou de outros subtipos de neoplasias provisórias.

Doença de Hodgkin

A DH é uma neoplasia que acomete o tecido linfoide, geralmente células B, sendo caracterizada pela presença de células de Reed-Sternberg (RS) típicas, ou de suas variantes associadas ao processo inflamatório. A proporção das células RS associada à distribuição linfocitária e fibrose, categorizam a DH em dois tipos: DH clássica e predomínio linfocitário nodular. A forma clássica ocorre em torno de 95% dos casos de DH diagnosticados e é dividida em quatro subtipos histológicos: esclerose nodular, celularidade mista, rico em linfócitos e depleção linfocitária[43-46].

A célula RS apresenta um núcleo clássico bilobado com nucléolos eosinofílicos proeminentes, delimitado por espaço livre de membrana nuclear espessada. As variantes mononucleares, denominadas células de Hodgkin (H), têm as mesmas características das células RS, porém com o núcleo evidenciado somente um lóbulo. As células HRS são espalhadas de forma escassa entre uma população de células reativas mistas de linfócitos, eosinófilos, histiócitos, células plasmáticas e neutrófilos, o que, muitas vezes, dificulta o diagnóstico da DH[43-46].

A DH tem incidência média em torno de cinco pessoas por 100.000 no mundo, sendo mais frequente em homens que mulheres e predomínio da raça branca. A distribuição em nível mundial da DH, em termos de idade e sexo, varia por razões que ainda são desconhecidas. Sua incidência tem distribuição bimodal, com o primeiro pico por volta de 15 a 34 anos e o segundo após os 60 anos, na maioria dos europeus, americanos, latino-americanos e australianos. Nos asiáticos, a incidência é bem menor que nos europeus, distribuída todas as faixas etárias, e o risco de desenvolver a DH aumenta progressivamente com a idade[43,44,49].

Etiologia e patogenia

As prováveis causas da DH estão associadas a três fatores centrais: associação aos agentes infecciosos, anormalidades na resposta imune e suscetibilidade genética. A suposição que pode haver etiologia infecciosa surgiu de estudos com pacientes com mononucleose infecciosa causada pelo EBV, que apresentaram incidência da DH elevada, com maior proporção no subtipo histológico de celularidade mista. Doenças que deprimem a resposta imune, como a AIDS, demonstram risco elevado em manifestar DH[45,49,50].

As células RS derivam do centro germinativo das células B, por meio de um desarranjo na transcrição da célula B, em decorrência de silenciamento epigenético e outras lesões no gene. Consequentemente, as células RS modificaram sua superfície e perderam o fenótipo funcional, evidenciando marcadores de membrana e fatores de transcrição anormais. Utilizando-se técnicas de imuno-histoquímica foi possível caracterizar esse fenótipo, demonstrando positividade para o CD30 e CD40 (marcadores de linfócitos ativados) em 85% da DH clássica. A maioria das células H-RS expressa ainda CD15 (células mieloides maduras), CD25 (receptor de IL-2). Uma minoria da DH clássica expressa os antígenos de células B CD19 e CD20[43,50,51].

Sintomas e sinais clínicos

O sinal característico da DH é a linfadenopatia com acometimento dos linfonodos cervicais em três quartos dos pacientes, seguidos das regiões axilar e inguinal. Em geral, o gânglio é móvel, com consistência de borracha, levemente dolorido à palpação ou após a ingestão de álcool. A dor após ingestão de álcool pode ser decorrente de reação mediada pela aldeidodesidrogenase, convertendo rapidamente o acetaldeído em ácido lático nos tecidos afetados pela DH, com intensa infiltração de macrófagos. Pacientes que não apresentam linfonodomegalia periférica, comumente exibem massa mediastinal, que pode evidenciar sintomas como tosse seca, dispneia, dor torácica, rouquidão ou, muitas vezes, ser totalmente assintomático. A DH tende a se espalhar de forma contígua pelo organismo; esplenomegalia comumente indica envolvimento abdominal pela doença. O envolvimento hepático é raro e costuma estar associado ao acometimento do baço e da medula óssea, indicando provável forma de disseminação hematogênica[43,50].

Diagnóstico laboratorial

O diagnóstico da DH é feito pela análise histológica da biopsia de linfonodo, no qual podem ser observadas as células HRS associadas às características histológicas distintas. Associações às técnicas de imuno-histoquímica ou imunofenotipagem demonstram a expressão de marcadores característicos e definem o seguinte fenótipo da célula HRS: $CD30^{+}$ e $CD40^{+}$, $CD15^{+}$, $CD25^{+}$ e em alguns casos $CD19^{+}$ e $CD20^{+}$[43,52,53].

Os resultados de exames laboratoriais não são muito informativos para o diagnóstico do linfoma. O paciente pode exibir, no hemograma, granulocitose, eosinofilia, linfocitopenia, trombocitose e anemia. A anemia geralmente resulta de doenças crônicas, mas, em raros casos, pode haver hemólise secundária à febre alta ou associada ao teste de antiglobulina positivo. Trombocitopenia pode ser resultado de envolvimento da medula óssea, hiperesplenismo ou mecanismos autoimunes. Nos estágios mais avançados da doença são comuns citopenias, elevação da taxa de sedimentação dos eritrócitos e elevação dos níveis séricos de fosfatase alcalina. Níveis séricos elevados de CD30 solúvel, IL-6, IL-10, IL-2, ou seus receptores estão associados à elevação na sintomatologia e doença avançada. Da mesma forma, níveis elevados de beta2-microglobulina são associados a menor taxa de sobrevida livre de doença, embora os níveis sejam geralmente mais elevados em pacientes com doença avançada; este teste é considerado um preditor de recaída da doença[48,52].

Os exames bioquímicos, rotineiramente realizados, são os testes de função renal (ureia e creatinina) e testes de função hepática (bilirrubina, albumina, LDH e enzimas hepáticas). Esses testes não são específicos para a DH, no entanto, podem direcionar o acompanhamento e a análise do envolvimento da doença nos rins ou no fígado. A aspiração e a biopsia da medula óssea devem ser realizadas como parte do estadiamento inicial, os resultados podem não só influenciar a escolha da terapia inicial, mas também afetar as decisões futuras durante a evolução da doença, por exemplo, a decisão sobre a viabilidade de medula óssea para transplante autólogo[48].

Linfoma não Hodgkin

Os LNH são um conjunto de neoplasias linfoides heterogêneas, sendo caracterizadas pela transformação maligna das células linfoides, com distintos caracteres morfológicos, imunofenotípicos, genéticos e clínicos. Várias classificações foram propostas nas últimas décadas, com intuito de fornecer a base para o manejo terapêutico dessas doenças. A classificação mais aceita é a da OMS, que estratifica os LNH em subgrupos, de acordo com as características morfológicas, imunofenotípicas, genéticas e clínicas (ver Tabela 12.1)[47,54,55].

Os LNH são responsáveis por cerca de 5% das mortes por câncer no mundo. Nos últimos anos, a frequência de casos de LNH aumentou de forma considerável, sendo atualmente em torno de 19 casos para cada 100.000 habitantes/ano. A incidência aumenta com a idade e o pico ocorre na faixa etária de 70 a 80 anos, sendo mais comum na raça branca. A taxa de incidência total é de em torno de 50% maior nos homens (23,6/100.000) do que nas mulheres (15,4/100.000); essa diferença entre incidência nos sexos masculino e feminino é mais acentuada nos mais jovens do que nos idosos[55].

Etiologia e patogenia

A etiologia do LNH, na maioria das vezes, é desconhecida. O principal fator de risco para o LNH é a imunodeficiência, incluindo espécies raras de doenças hereditárias, como imunodeficiência combinada grave e hipogamaglobulinemia. Pacientes com doenças autoimunes (p. ex., tireoidite de Hashimoto, doença celíaca) também têm risco elevado de desenvolver LNH. A forte associação entre o HIV/AIDS e as células B dos linfomas foi observada em diversos estudos, nos quais o aumento dos riscos relatados variou de 10 a 300 vezes, sendo os riscos maiores para os subtipos mais agressivos de LNH e os menores riscos para os linfomas de baixo grau. O papel potencial da epidemia de HIV/AIDS foi um dos fatores avaliados no contexto da ascensão impressionante dos LNH e até agora a contribuição do HIV/AIDS para a totalidade dos linfomas diagnosticada em países desenvolvidos continua a ser relativamente pequena[54,55].

Outros fatores associados aos LNH são os agentes infecciosos, como EBV, HTLV-I, *Helicobacter pylori* e vírus das hepatites C e B (HCV e HBV), bem como outros possíveis fatores ocupacionais, por exemplo, pesticidas, solventes, tinturas e variações genéticas herdadas, todos com moderada a fraca força de associação ao LNH[54-56].

Sintomas e sinais clínicos

Os sintomas sistêmicos, como febre, sudorese noturna e perda de peso, ocorrem em menos de 25% dos pacientes, e quando presentes estão associados aos estádios avançados da doença e ao prognóstico ruim. A maioria dos pacientes com LNH apresenta adenopatia indolor, mais comumente na região cervical ou supraclavicular, podendo afetar mais de uma região. As citopenias significativas são raras e geralmente decorrem do envolvimento da medula óssea ou estão associadas às doenças autoimunes. A maior parte dos casos de LNH inicia-se nos gânglios linfáticos, mas a doença extranodal primária é responsável por 20 a 30% de todos os casos[54,55].

Os sintomas gastrintestinais, muitas vezes, são inespecíficos, com dor abdominal vaga sendo o sintoma mais comum. Sangramentos acontecem em menos de 30% dos pacientes; obstruções ou perfurações estão associadas aos linfomas agressivos do intestino delgado, especialmente linfoma de Burkitt e linfoma de células T intestinal. Linfoma de células do manto apresenta sintomas gastrintestinais em 20 a 30% dos pacientes e polipose múltipla pode ser encontrada na colonoscopia. Cerca de 5 a 10% dos pacientes exibem envolvimento das estruturas linfoides da orofaringe (anel de Waldeyer), com sintomas de disfagia, obstrução das vias respiratórias com ou sem adenopatia cervical. Epistaxe e obstrução nasal, geralmente com edema facial, são sinais comuns dos linfomas nasais. A hepatoesplenomegalia é característica frequente nos estádios avançados do linfoma difuso de grandes células B; pode surgir em indivíduos imunodeficientes e raramente o envolvimento hepático provoca insuficiência hepática. O acometimento de outros órgãos, como cérebro, testículos, tireoide e pele é raro, estando a pele associada principalmente aos linfomas de células T[55].

Diagnóstico laboratorial

O diagnóstico dos linfomas é feito por meio de exames clínicos, histológicos, imunofenotípicos e citogenéticos. O hemograma apresenta comumente anemia normocítica normocrômica ou anemia hemolítica autoimune. Dependendo do estádio e da agressividade da doença e do envolvimento medular, pode haver leucopenia e trombocitopenia. Nos casos de linfoma de células da zona do manto ou no linfoma folicular, podem ser encontradas, no sangue periférico, células linfomatosas com aspectos morfológicos variados, em especial no núcleo. O aumento da LDH sérica pode ser marcador prognóstico de doença disseminada, de proliferação intensa e agressiva. A biopsia de medula óssea é importante em estadiamento e estratificação de risco[55,56].

A biopsia de linfonodo é o teste padrão para diagnóstico e classificação dos subgrupos dos LNH e pode ser complementada por análises imunofenotípicas e genéticas. A imunofenotipagem é empregada tanto para detecção da malignidade da doença, quanto para auxiliar na classificação dos subtipos de LNH. Utilizando-se os marcadores de linhagem celular é possível evidenciar o tipo de linfócito predominante, B, T ou NK, e se essas células possuem os mesmos marcadores indicando que fazem parte do mesmo clone neoplásico. Nos linfomas de células B, a expressão de cadeias kappa ou lambda confirma a clonalidade e distingue a doença de processo reacional. Os linfomas derivados de clones malignos de células T expressam os marcadores de linhagem T: CD2, CD3, CD5, CD7, CD4, CD8, TCR alfa/beta ou gama/delta. Aqueles derivados de clones de células B expressam marcadores, como CD10, CD19, CD20, CD22, CD23, FMC7, Ig e cadeias leves *kappa* ou *lambda* [52].

A análise citogenética tem valor para diagnóstico, prognóstico e classificação dos LNH. As translocações cromossômicas, associadas ao perfil de expressão gênica, podem auxiliar na compreensão dos mecanismos associados à patogênese dessas doenças. As translocações características são: t (14; 18) no linfoma folicular, associada ao proto-oncogene *BCL2* que função de supressão da apoptose; t (9; 14) no linfoma linfoplasmocitoide, associada ao fator de transcrição *PAX5*; t (11; 14) no linfoma de células do manto, ligada ao regulador do ciclo celular *BCL1*; t (11; 18) no linfoma da mucosa associada ao tecido linfoide (MALT), relacionada à proteína de fusão *BIRC3/MALT1* que suprime a apoptose; t (1; 14) no linfoma MALT, associada ao *BCL10*, regulador da apoptose; t (8; 14) no linfoma de *Burkitt*, associada ao fator de transcrição *MYC*; e t (2, 5) no linfoma anaplásico de grandes células (células T), associada ao *NPM1/ALK* (proteína de fusão), com função de tirosinoquinase[54,56].

REFERÊNCIAS

1. Bennett JM, Catovsky D, Daniel MT, Flandrin G, Galton DA, Gralnick HR, et al. Proposals for the classification of the acute leukaemias. French-American-British (FAB) co-operative group. Br J Haematol. 1976;33:451-8.
2. Bennett JM, Catovsky D, Daniel MT, Flandrin G, Galton DA, Gralnick HR, et al. Proposed revised criteria for the classification of acute myeloid leukemia. A report of the French-American-British Cooperative Group. Ann Intern Med. 1985;103:620-5.
3. Bennett JM, Catovsky D, Daniel MT, Flandrin G, Galton DA, Gralnick HR, et al. Criteria for the diagnosis of acute leukemia of megakaryocyte lineage (M7). A report of the French-American-British Cooperative Group. Ann Intern Med. 1985;103:460-2.
4. Amadori S, Venditti A, Del Poeta G, Stasi R, Buccisano F, Bruno A, et al. Minimally differentiated acute myeloid leukemia (AML-M0): a distinct clinico-biologic entity with poor prognosis. Ann Hematol. 1996;72:208-15.
5. Vardiman JW, Harris NL, Brunning RD. The World Health Organization (WHO) classification of the myeloid neoplasms. Blood. 2002;100:2292-302.
6. Vardiman JW, Thiele J, Arber DA, Brunning RD, Borowitz MJ, Porwit A, et al. The 2008 revision of the World Health Organization (WHO) classification of myeloid neoplasms and acute leukemia: rationale and important changes. Blood. 2009;114:937-51.
7. Cheson BD, Bennett JM, Kopecky KJ, Büchner T, Willman CL, Estey EH, et al. Revised recommendations of the International Working Group for Diagnosis, Standardization of Response Criteria, Treatment Outcomes, and Reporting Standards for Therapeutic Trials in Acute Myeloid Leukemia. J Clin Oncol. 2003;21:4642-9.
8. Burnett A, Wetzler M, Löwenberg B. Therapeutic advances in acute myeloid leukemia. J Clin Oncol. 2011;29:487-94.
9. Tallman MS. New agents for the treatment of acute myeloid leukemia. Best Pract Res Clin Haematol. 2006;19:311-20.

10. Bain BJ. Classification of acute leukaemia: the need to incorporate cytogenetic and molecular genetic information. J Clin Pathol. 1998;51:420-3.
11. Bennett JM, Catovsky D, Daniel MT, Flandrin G, Galton DA, Gralnick HR, et al. The morphological classification of acute lymphoblastic leukaemia: concordance among observers and clinical correlations. Br J Haematol. 1981; 47:553-61.
12. Pieters R. Infant acute lymphoblastic leukemia: Lessons learned and future directions. Curr Hematol Malig Rep. 2009;4:167-74.
13. Matutes E, Morilla R, Farahat N, Carbonell F, Swansbury J, Dyer M, et al. Definition of acute biphenotypic leukemia. Haematologica. 1997;82:64-6.
14. Goldman JM. Chronic myeloid leukemia: a historical perspective. Semin Hematol. 2010; 47:302-11.
15. Zenz T, Mertens D, Küppers R, Döhner H, Stilgenbauer S. From pathogenesis to treatment of chronic lymphocytic leukaemia. Nat Rev Cancer. 2010;10:37-50.
16. Sloma I, Jiang X, Eaves AC, Eaves CJ. Insights into the stem cells of chronic myeloid leukemia. Leukemia. 2010;24:1823-33.
17. Perrotti D, Jamieson C, Goldman J, Skorski T. Chronic myeloid leukemia: mechanisms of blastic transformation. J Clin Invest. 2010;120:2254-64.
18. Wadleigh M, Tefferi A. Classification and diagnosis of myeloproliferative neoplasms according to the 2008 World Health Organization criteria. Int J Hematol. 2010;91:174-9.
19. Leitner AA, Hochhaus A, Müller MC. Current treatment concepts of CML. Curr Cancer Drug Targets. 2010;11:31-43.
20. Chen Y, Peng C, Li D, Li S. Molecular and cellular bases of chronic myeloid leukemia. Protein Cell. 2010;1:124-32.
21. Testa U. Leukemia stem cells. Ann Hematol. 2011;90:245-71.
22. Khalade A, Jaakkola MS, Pukkala E, Jaakkola JJ. Exposure to benzene at work and the risk of leukemia: a systematic review and meta-analysis. Environ Health. 2010;9:31.
23. Quintás-Cardama A, Cortes J. Molecular biology of bcr-abl1-positive chronic myeloid leukemia. Blood. 2009;113:1619-30.
24. Chopra R, Pu QQ, Elefanty AG. Biology of BCR-ABL. Blood Rev. 1999;13: 211-29.
25. Deininger MW, Druker BJ. Specific targeted therapy of chronic myelogenous leukemia with imatinib. Pharmacol Rev. 2003;55:401-23.
26. Testoni N, Marzocchi G, Luatti S, Amabile M, Baldazzi C, Stacchini M, et al. Chronic myeloid leukemia: a prospective comparison of interphase fluorescence in situ hybridization and chromosome banding analysis for the definition of complete cytognetic response: a study of the GIMEMA CML WP. Blood. 2009;114:4939-43.
27. O'Brien S, Tefferi A, Valent P. Chronic myelogenous leukemia and myeloproliferative disease. Hematology Am Soc Hematol Educ Program. 2004:146-62.
28. Hallek M, Cheson BD, Catovsky D, Caligaris-Cappio F, Dighiero G, Döhner H, et al. International Workshop on Chronic Lymphocytic Leukemia. Guidelines for the diagnosis and treatment of chronic lymphocytic leukemia: a report from the International Workshop on Chronic Lymphocytic Leukemia updating the National Cancer Institute-Working Group 1996 guidelines. Blood. 2008;111:5446-56.
29. Lanasa MC. Novel insights into the biology of CLL. Hematology Am Soc Hematol Educ Program. 2010;2010:70-6.
30. Montserrat E, Moreno C. Chronic lymphocytic leukaemia: a short overview. Ann Oncol. 2008;19:320-5.
31. Palma M, Kokhaei P, Lundin J, Choudhury A, Mellstedt H, Osterborg A. The biology and treatment of chronic lymphocytic leukemia. Ann Oncol. 2006;17:144-54.
32. Saha MN, Micallef J, Qiu L, Chang H. Pharmacological activation of the p53 pathway in haematological malignancies. J Clin Pathol. 2010;63:204-9.
33. Matutes E, Attygalle A, Wotherspoon A, Catovsky D. Diagnostic issues in chronic lymphocytic leukaemia (CLL). Best Pract Res Clin Haematol. 2010;23:3-20.

34. Yee KW, O'Brien SM. Chronic lymphocytic leukemia: diagnosis and treatment. Mayo Clin Proc 2006;81:1105-29.
35. Rai KR, Sawitsky A, Cronkite EP, Chanana AD, Levy RN, Pasternack BS. Clinical staging of chronic lymphocytic leukemia. Blood. 1975;46:219-34.
36. Binet JL, Auquier A, Dighiero G, Chastang C, Piguet H, Goasguen J, et al. A new prognostic classification of chronic lymphocytic leukemia derived from a multivariate survival analysis. Cancer. 1981;48:198-204.
37. Landolfi R, Nicolazzi MA, Porfidia A, Di Gennaro L. Polycythemia vera. Intern Emerg Med. 2010;5:375-84.
38. Spivak JL. Narrative review: thrombocytosis, polycythemia vera, and JAK2 mutations: The phenotypic mimicry of chronic myeloproliferation. Ann Intern Med. 2010;152:300-6.
39. Randi ML, Ruzzon E, Tezza F, Scapin M, Duner E, Scandellari R, et al. JAK2V617F mutation is common in old patients with polycythemia vera and essential thrombocythemia. Aging Clin Exp Res. 2011;23:17-21.
40. Brière JB. Essential thrombocythemia. Orphanet J Rare Dis. 2007;2:3.
41. Pearson T. C. Primary thrombocythaemia: diagnosis and management. Br J Haematol. 1991;78:145-8.
42. Tefferi A, Vainchenker W. Myeloproliferative neoplasms: molecular pathophysiology, essential clinical understanding, and treatment strategies. J Clin Oncol. 2011;29:573-82.
43. Küppers R. The biology of Hodgkin's lymphoma. Nat Rev Cancer. 2009;9:15-27.
44. Schmitz R, Stanelle J, Hansmann ML, Küppers R. Pathogenesis of classical and lymphocyte-predominant Hodgkin lymphoma. Annu Rev Pathol. 2009;4:151-74.
45. Mani H, Jaffe ES. Hodgkin lymphoma: an update on its biology with new insights into classification. Clin Lymphoma Myeloma. 2009;9:206-16.
46. Smithers DW. Hodgkin's disease. II. Br Med J. 1967;2:337-41.
47. Jaffe ES. The 2008 WHO classification of lymphomas: implications for clinical practice and translational research. Hematology Am Soc Hematol Educ Program. 2009:523-31.
48. Lu P. Staging and classification of lymphoma. Semin Nucl Med. 2005;35:160-4.
49. Cartwright RA, Watkins G. Epidemiology of Hodgkin's disease: a review. Hematol Oncol. 2004;22:11-26.
50. Küppers R. Molecular biology of Hodgkin lymphoma. Hematology Am Soc Hematol Educ Program. 2009:491-6.
51. van Krieken JH. New developments in the pathology of malignant lymphoma: a review of the literature published from January to August 2009. J Hematop. 2009;2:171-83.
52. Jorgensen JL. State of the Art Symposium: flow cytometry in the diagnosis of lymphoproliferative disorders by fine-needle aspiration. Cancer. 2005;105:443-51.
53. Roshal M, Wood BL, Fromm JR. Flow cytometric detection of the classical hodgkin lymphoma: clinical and research applications. Adv Hematol. 2011;2011:387034.
54. Morton LM, Wang SS, Cozen W, Linet MS, Chatterjee N, Davis S, et al. Etiologic heterogeneity among non-Hodgkin lymphoma subtypes. Blood. 2008;112:5150-60.
55. Hennessy BT, Hanrahan EO, Daly PA. Non-Hodgkin lymphoma: an update. Lancet Oncol. 2004;5:341-53.
56. Colt JS, Rothman N, Severson RK, Hartge P, Cerhan JR, Chatterjee N, et al. Organochlorine exposure, immune gene variation, and risk of non-Hodgkin lymphoma. Blood. 2009;113:1899-905.

Hemostasia – Mecanismos da Coagulação e Fibrinólise: Normalidade e Avaliação Laboratorial

Carla Luana Dinardo • Isolmar Tadeu Schettert • Paulo Caleb Júnior de Lima Santos

Introdução

O objetivo deste capítulo é fornecer visão geral e contemporânea dos fenômenos que envolvem coagulação e fibrinólise. Esta abordagem será ferramenta necessária para compreensão e interpretação dos principais testes laboratoriais que permitem a avaliação da hemostasia, ao quais serão apresentados ao final do capítulo.

Cascata da coagulação

O conceito da cascata de coagulação, como ativação sequencial de zimógenos procoagulantes, foi introduzido na literatura médica em 1964[1]. Entendia-se a cascata da coagulação como formada por duas vias distintas: a via intrínseca (iniciada pela ativação de fatores de contato e, a seguir, pela ativação dos fatores XI, IX, VIII) e a via extrínseca (iniciada pela ativação do fator VII pelo fator tecidual). Ambas as vias convergiam para a ativação de uma via final comum, que compreendia o fator X e o cofator V e, sequencialmente, a trombina, responsável pela conversão de fibrinogênio em fibrina. A Tabela 13.1 apresenta os principais fatores da coagulação e seus sinônimos.

Nos últimos anos, entretanto, o conhecimento sobre a cascata de coagulação ampliou-se de maneira significativa e passou a incluir não somente as interações entre as chamadas vias de coagulação, mas também a relação entre estas e as superfícies celulares (plaquetárias, endoteliais e de micropartículas) e os elementos regulatórios múltiplos. A divisão clássica da cascata da coagulação em via extrínseca e via intrínseca ainda tem aplicação no contexto laboratorial, como será explicitado mais adiante. Atualmente, no entanto, compreende-se a coagulação em três estágios: fase de iniciação, fase de amplificação e fase de propagação (Figura 13.1)[2].

Na fase de iniciação, há exposição de fator tecidual ao sangue, tanto por mecanismo de lesão vascular quanto por mecanismo de ativação endotelial[3]. Além do endotélio, o fator tecidual também é expresso em monócitos, plaquetas e micropartículas; estas últimas originárias de vários tipos celulares e com potencial trombogênico comprovado[4,5]. O fator tecidual une-se ao fator VIIa e forma o complexo catalítico FT:FVIIa, que ativa os fatores IX e X. O fator X ativado acarretará formação de pequenas quantidades de fator IIa e, por conseguinte, formação de quantidades picomolares de trombina[6].

Na fase de amplificação, há a formação do complexo tenase intrínseco, composto por fator IXa e cofator VIIIa. Com isso, há intensificação em 50 a 100 vezes na ativação de fator Xa e, consequentemente, há aceleramento na produção de trombina[7,8]. Esta, por sua vez, atua ativando as plaquetas (maior

Tabela 13.1 – Principais fatores da coagulação

Fator	Sinônimos
I	Fibrinogênio
II	Protrombina
III	Tromboplastina ou fator tissular
IV	Cálcio
V	Proacelerina ou fator lábil
VII	Proconvertina, fator estável ou autoprotrombina I
VIII	Fator anti-hemofílico A ou globulina anti-hemofílica
IX	Fator anti-hemofílico B ou componente tromboplástico do plasma
X	Fator Stuart-Prower ou autoprotrombina III
XI	Fator anti-hemofílico C ou antecedente tromboplástico do plasma
XII	Fator Hageman
XIII	Fator estabilizador da fibrina
Proteína C	
Proteína S	

agregabilidade e maior exposição de superfície fosfolipídica), aumentado a ativação do cofator VIII por liberá-lo do complexo com o vWF e promovendo a ativação do fator XI. Todas essas ações refletirão, em última instância, em maior formação de trombina.

Por fim, na fase de propagação, a trombina formada atuará na geração de fibrina a partir do fibrinogênio, resultando em estabilidade do trombo plaquetário. Paralelamente, o fator XIIIa atua promovendo o *cross-link* da fibrina, tornando o trombo ainda mais resistente. Nessa fase, ressalta-se, ainda, a ação do inibidor da fibrinólise ativado pela trombina (TAFI, *thrombin-activatable fibrinolysis inhibitor*) que, após ser ativado pela trombina, atua limitando a ação fibrinolítica da trombina sobre o trombo formado.

Concomitantemente à ativação dos fatores de coagulação e à formação de trombina, proteínas inibitórias da coagulação atuam no sentido de limitar a propagação do trombo, ou seja, evitando sua propagação patológica. O primeiro fator inibitório que merece destaque é o inibidor da via do fator tecidual (TFPI, *tissue factor pathway inhibitor*), que neutraliza a ação catalítica do fator Xa

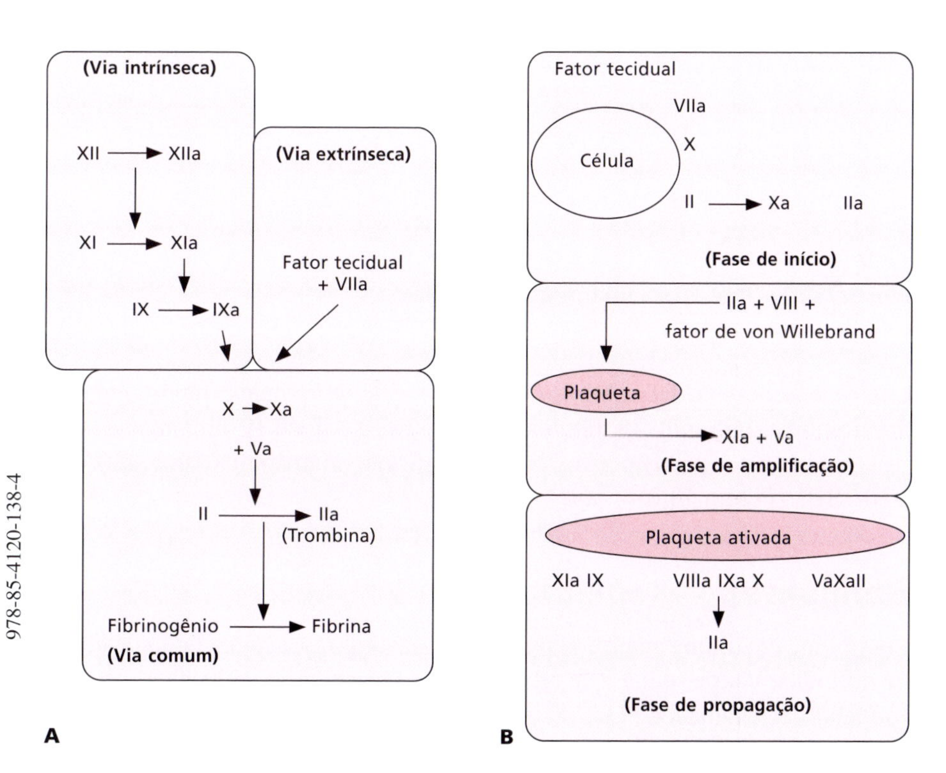

Figura 13.1 – (*A*) Modelo clássico da coagulação. (*B*) Modelo de coagulação proteico-celular.

978-85-4120-138-4

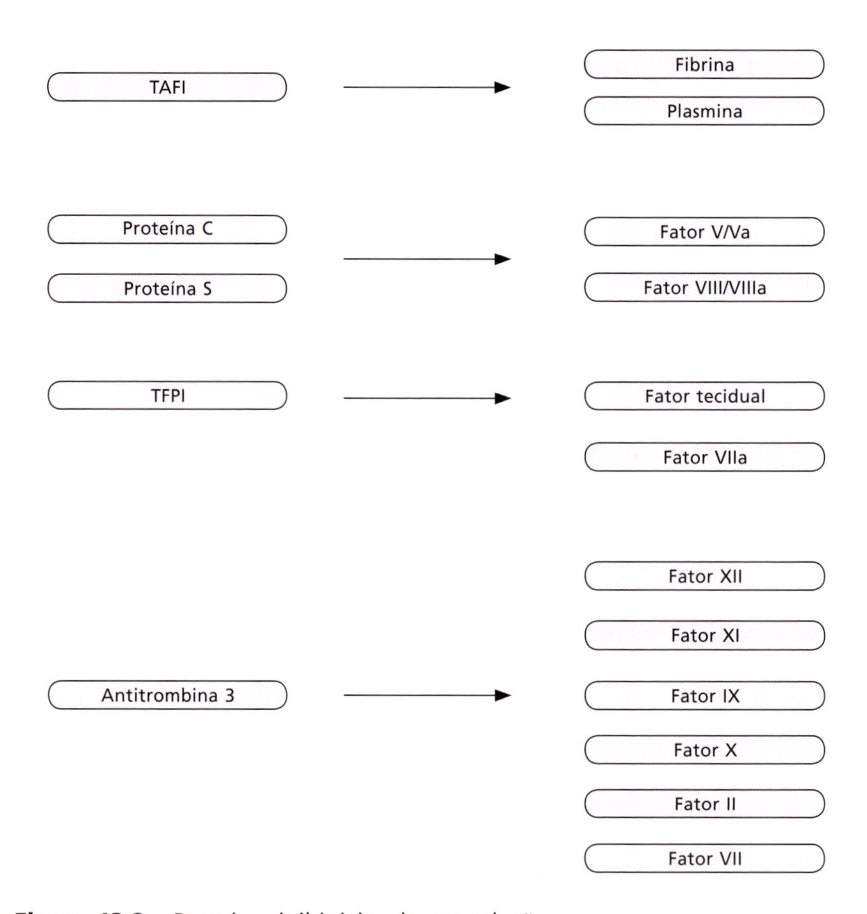

Figura 13.2 – Proteínas inibitórias da coagulação.

e inibe o complexo FT: FVIIa. O segundo, e talvez o mais importante, é a antitrombina, que inibe os fatores XII, XI, IX, X, II e VII. Finalmente, merecem destaque a proteína C e seu cofator S, que inativam os fatores V/Va e VIII/VIIIa (Figura 13.2).

Fibrinólise

Possibilita, em última análise, a remoção do coágulo formado. O grande efetor da fibrinólise é a plasmina, que cliva a fibrina nos resíduos de lisina e arginina, formando os chamados PDF, incluindo, neste grupo, o D-dímero.

A plasmina é originada a partir da clivagem do plasminogênio por ativador do plasminogênio do tipo tecidual (t-PA, *tissue-type plasminogen activator*) e ativador do plasminogênio do tipo uroquinase (u-PA, *urokinase-type plasminogen*

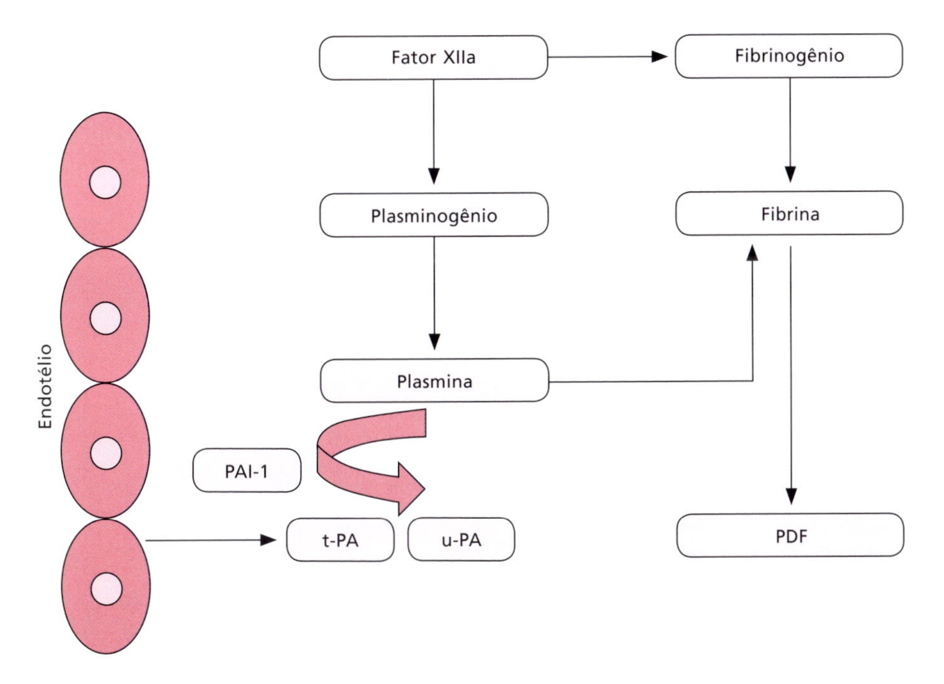

Figura 13.3 – Fibrinólise.

activator). O t-PA é liberado pelo endotélio a partir do estímulo da plasmina, enquanto o u-PA é ativado pela própria plasmina e pelos fatores de contato (pré--calicreína, cininogênio de alto peso molecular e fato XII). O principal inibidor da fibrinólise é o inibidor de ativador de plasminogênio (PAI-1, *plasminogen activator inhibitor*), que tem ação inativadora contra t-PA e a u-PA (Figura 13.3).

Avaliação laboratorial da hemostasia

Existem diversos exames, cada qual com grau distinto de complexidade, que permitem a avaliação hemostática de um paciente. Deve-se ter cautela para escolher quais exames são necessários e em que momento eles o são, para se evitar diagnósticos incorretos.

Em geral, a avaliação inicial do paciente com diátese hemorrágica começa com a análise do coagulograma (tempo de protrombina, tempo de tromboplastina parcial ativada e tempo de trombina) e da contagem plaquetária. Dependendo dos achados desses simples testes, outros poderão ser solicitados, até chegar-se ao diagnóstico final do paciente. A Tabela 13.2 apresenta os testes laboratoriais da avaliação da hemostasia e suas respectivas funções e aplicações clínicas.

Tabela 13.2 – Testes laboratoriais da avaliação da hemostasia e suas respectivas funções e aplicações clínicas

Teste	Função	Aplicação clínica
Contagem de plaquetas	Número de plaquetas circulantes	Avaliação de plaquetopenias e plaquetoses
Tempo de sangramento	Avaliação da função das plaquetas	Avaliação de medicamentos antiagregantes Avaliação de distúrbios de hemostasia primária (doença de von Willebrand, trombastenia de Glasmann, Bernard-Soulier
Tempo de protrombina	Via extrínseca da coagulação (fator tecidual e fator VII) Via final comum (X, V, II e fibrinogênio)	Avaliação de fatores dependentes de vitamina K (VII, X, II) Controle de anticoagulante oral
Tempo de tromboplastina parcial ativada	Via intrínseca da coagulação (cininogênio de alto peso molecular, pré-calicreína, fatores XII, XI, IX, VIII) Via final comum (X, V, II e fibrinogênio)	Avaliação do uso da heparina não fracionada Avaliação da deficiência de fatores de contato (pré-calicreína, cininogênio de alto peso molecular e fator XII) Deficiência de fator VIII (hemofilia A), deficiência de fator IX (hemofilia B) Anticorpos antifosfolipídios Inibidores contra fatores de coagulação da via intrínseca Inibidores contra fatores da via final comum
Tempo de trombina	Conversão de fibrinogênio em fibrina	Avaliação de distúrbios no fibrinogênio Avaliação de inibidores da trombina Produtos de degradação da trombina Altas concentrações proteicas no plasma
Tempo de reptilase	Avaliação funcional da trombina	Inibidores de trombina
D-dímero	Avaliação da fibrinólise	Avaliação de trombose
Teste de geração de trombina	Capacidade de geração de trombina	Monitoramento de coagulação em tempo real

No caso de pacientes com trombose venosa profunda ou tromboembolismo pulmonar, a análise do D-dímero, que corresponde a um PDF pela plasmina, consta com etapa diagnóstica em casos selecionados. Atualmente, tem crescido o papel do D-dímero, na prática clínica, após a evidenciação que esse exame pode representar ferramenta importante na decisão acerca da manutenção ou da suspensão de anticoagulação de pacientes com trombose prévia.

Este capítulo abordará os aspectos técnicos que envolvem a realização do coagulograma e do D-dímero. Serão, ainda, abordados os testes de tromboelastograma e de geração de trombina, que, por permitirem a avaliação global da hemostasia, têm papel significante na avaliação de pacientes, tanto com distúrbios hemorrágicos quanto com trombofilias.

Coagulograma (tempo de protrombina, tempo de tromboplastina parcial ativada e tempo de trombina)

A coleta do coagulograma é feita em tubos contendo citrato e exige alguns cuidados especiais:

- O sangue total coletado deve estar isento de soluções administradas intravenosamente ao paciente, sobretudo de heparina. Para tal, deve-se ter especial cuidado ao coletar amostras de cateteres venosos centrais, que quase sempre contêm heparina.
- O citrato no tubo está em proporção de uma parte de citrato para nove partes de sangue total. Se o paciente encontra-se poliglobúlico (hematócrito superior a 55%), a quantidade de plasma na amostra de sangue total é proporcionalmente inferior à quantidade encontrada em pacientes com hematócrito normal. Sendo assim, deve-se reduzir o volume de anticoagulante no tubo para evitar o prolongamento anormal dos tempos dos testes de coagulação.
- Os tubos utilizados para a coleta de adultos têm capacidade de 5 mℓ e devem ser preenchidos com sangue total, no mínimo, em 60 a 80% do seu volume. Caso isso não ocorra, pode haver prolongamento incorreto dos tempos de coagulação.

TEMPO DE PROTROMBINA

O teste da protrombina avalia a via extrínseca da coagulação, que abrange o fator tecidual e o fator VII, além dos fatores da via final comum (X, V, II e fibrinogênio). Esse teste é particularmente sensível à deficiência de fatores de coagulação dependentes de vitamina K, a saber: VII, X e II. Sendo assim, o teste é bastante aplicado para o acompanhamento do *status* de anticoagulação de pacientes usuários de antagonistas da vitamina K (cumarínicos).

O exame é iniciado a partir da recalcificação do plasma do paciente na presença de tromboplastina (fator tecidual). Mede-se o tempo, em segundos, até a formação do coágulo, que pode ser detectado visualmente, opticamente ou por medidas eletromecânicas.

Com o intuito de padronizar a avaliação de pacientes usuários de cumarínicos, criou-se a razão denominada relação normalizada internacional (INR, *international normalized ratio*). A INR é calculada da seguinte fórmula: $(\text{TP paciente/TP controle})^{\text{ISI}}$; o índice de sensibilidade internacional (ISI, *international sensivity index*) deve ser determinado para cada reagente utilizado para os testes. O TP controle representa, por sua vez, a média dos valores de TP de, ao menos, 20 indivíduos saudáveis.

Outras causas de alargamento de TP incluem: deficiência de vitamina K não relacionada ao uso de cumarínicos, insuficiência hepática, deficiência ou presença de inibidores contra os fatores VII, X, V, II e fibrinogênio, anticorpos antifosfolipídios com atividade antiprotrombínica.

TEMPO DE TROMBOPLASTINA PARCIAL ATIVADA

O teste da tromboplastina parcial ativada (TTPA) avalia a via intrínseca da coagulação, que engloba cininogênio de alto peso molecular, pré-calicreína, fatores XII, XI, IX, VIII, além dos fatores de coagulação da via final comum (X, V, II e fibrinogênio). O teste é particularmente sensível para detecção da magnitude de efeito da heparina não fracionada, sendo indicado para controle do uso dessa droga.

O teste é iniciado a partir da recalcificação do plasma do paciente na presença de material tromboplástico, sem atividade de fator tecidual, e de substância com carga negativa, como caolim ou sílica. Semelhante ao TP, mede-se o tempo, em segundos, até a formação do coágulo, que pode ser detectado visualmente, opticamente ou por medidas eletromecânicas.

Quando a heparina não fracionada é utilizada para a anticoagulação, espera-se obter, com alvo terapêutico, um TTPA 1,5 vez maior que o TTPA basal do paciente. É importante lembrar que a heparina de baixo peso molecular, por sua vez, geralmente não altera o TTPA.

Outras causas de alargamento do TTPA incluem: deficiência de fatores de contato (pré-calicreína, cininogênio de alto peso molecular e fator XII), deficiência de fator VIII (hemofilia A), deficiência de fator IX (hemofilia B), anticorpos antifosfolipídios, inibidores contra fatores de coagulação da via intrínseca (mais comumente fator VIII) e deficiência ou presença de inibidores contra fatores da via final comum (X, V, II e fibrinogênio).

TEMPO DE TROMBINA

O tempo de trombina (TT) é iniciado a partir da recalcificação do plasma do paciente na presença de trombina humana ou bovina diluída e termina com a formação do coágulo. Como há acréscimo de trombina no ensaio, o TT avalia a conversão de fibrinogênio em fibrina realizada pela trombina. Dessa forma, o exame é alterado em situações como hipofibrinogenemia/disfibrinogenemia/afibrinogenemia, uso de inibidores da trombina (heparina ou inibidores diretos da trombina), produtos de degradação da trombina, anticorpos contra a trombina bovina (exposição prévia) e altas concentrações proteicas no plasma (mieloma múltiplo e amiloidose, principalmente).

TEMPO DE REPTILASE

A reptilase é uma enzima semelhante à trombina encontrada no veneno de cobras botrópicas. A diferença entre a reptilase e a trombina é que a primeira não é suscetível à ação de inibidores como a heparina. Assim, esse exame é particularmente útil para a avaliação se o alargamento de TT se deve aos inibidores da trombina.

D-DÍMERO

A plasmina, como já foi exposto, cliva a fibrina em vários pontos, formando os PDF. O D-dímero é um dos PDF originado a partir da clivagem da fibrina submetida ao *cross-link* pelo fator XIII. Todos os ensaios disponíveis atualmente, para detecção de D-dímero, utilizam anticorpos monoclonais para detecção de epítopos no referido fragmento. Os ensaios disponíveis são distintos entre si, não somente pelo fato de os anticorpos monoclonais reconhecerem epítopos diferentes, mas também por diferenças de formato, calibração e instrumentação.

A primeira geração de ensaios de aplicação clínica corresponde à aglutinação por látex. Esse teste utiliza grânulos de látex recobertos pelo anticorpo DD-3B6 e verifica, visual ou automatizadamente, a aglutinação destes. Os ELISA, apesar de já existirem no contexto científico antes da aglutinação por látex, começaram a ser aplicados clinicamente depois. Eles baseiam-se na captura de antígenos do D-dímero mediada por anticorpos dispostos em uma placa. É um teste muito sensível e conta com versões bastante rápidas, adequadas para situações de emergência. Atualmente, os ensaios de ELISA e os turbidimétricos por látex são considerados confiáveis para a avaliação de pacientes com trombose[7].

TESTE DE GERAÇÃO DE TROMBINA

Tem o potencial de determinar, de forma global, a capacidade de coagulação de um indivíduo. A técnica utilizada atualmente envolve um substrato fluorescente específico de trombina, que é adicionado ao plasma do paciente (pobre ou rico em plaquetas), sendo a formação de trombina monitorada em tempo real[8].

Tromboelastografia

O princípio básico de tromboelastografia envolve a incubação do sangue total, ou do plasma rico em plaquetas, em um reservatório aquecido, dentro do qual está suspensa uma haste. O reservatório oscila e à medida que é formado o coágulo, a movimentação do reservatório é transmitida à haste e registrada eletronicamente. O resultado é um gráfico com os seguintes parâmetros (Figura 13.4):

- Tempo r: período de tempo até atingir 2 mm de amplitude da curva. Representa o tempo decorrido entre o início do ensaio e início da produção de fibrina.
- Tempo k: período entre 2 e 20 mm de amplitude da curva. Mede a velocidade de formação do coágulo.
- Ângulo alfa: inclinação entre r e k. Representa a taxa de geração de trombina e a conversão de fibrinogênio em fibrina.
- Amplitude máxima (MA): reflete a máxima propriedade elástica da fibrina e adesão plaquetária.

Apesar de, inicialmente, a tromboelastografia ter demonstrado papel importante em pacientes submetidos aos procedimentos cirúrgicos complicados, sua aplicação clínica vem crescendo na literatura médica. Há benefícios da aplicação do teste para a avaliação hemostática de pacientes hemofílicos, de pacientes com disfibrinogenemia e, ainda, para decisão acerca da utilização de agentes antifibrinolíticos[9].

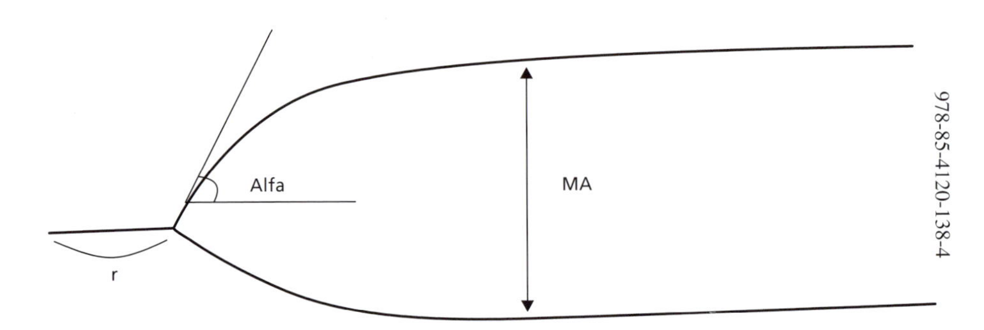

Figura 13.4 – Representação gráfica de tromboelastografia. MA = amplitude máxima.

978-85-4120-138-4

Considerações finais

Somente pelo conhecimento dos fenômenos fisiológicos, que envolvem a coagulação e a fibrinólise, pode-se compreender e interpretar os diversos testes disponíveis para avaliação da hemostasia.

Por sua vez, os testes disponíveis para avaliação hemostática têm se aprimorado ao longo dos anos, de forma que, atualmente, existem formas muito mais globais para avaliação de um paciente além do coagulograma. Cabe ao profissional que assiste o paciente indicar o exame mais apropriado para determinada situação clínica, a fim de se evitar resultados falsos e erros ao se conduzir os casos clínicos.

REFERÊNCIAS

1. Macfarlane RG. An enzyme cascade in the blood clotting mechanism, and its function as a biochemical amplifier. Nature. 1964;202:498-9.
2. Adams RL, Bird RJ. Review article: coagulation cascade and therapeutics update: relevance to nephrology. Part 1: overview of coagulation, thrombophilias and history of anticoagulants. Nephrology (Carlton). 2009;14:462-70.
3. Greer PFJ, Lukens JN, Rodgers GM, Paraskevas F, Glader B. Wintrobes clinical hematology. Philadelphia: Lippincott, 2004.
4. George FD. Microparticles in vascular diseases. Thromb Res. 2008;122(Suppl 1):S55-9.
5. Daniel L, Dou L, Berland Y, Lesavre P, Mecarelli-Halbwachs L, Dignat-George F. Circulating microparticles in renal diseases. Nephrol Dial Transplant. 2008;23:2129-32.
6. Orfeo T, Brufatto N, Nesheim ME, Xu H, Butenas S, Mann KG. The factor V activation paradox. J Biol Chem. 2004;279:19580-91.
7. Butenas S, Mann KG. Blood coagulation. Biochemistry (Mosc). 2002;67:3-12.
8. Mann KG, Brummel-Ziedins K, Orfeo T, Butenas S. Models of blood coagulation. Blood Cells Mol Dis. 2006;36:108-17.
9. Adam SS, Key NS, Greenberg CS. D-dimer antigen: current concepts and future prospects. Blood. 2009;113:2878-87.
10. Hemker HC, Giesen P, Al Dieri R, Regnault V, de Smedt E, Wagenvoord R, et al. Calibrated automated thrombin generation measurement in clotting plasma. Pathophysiol Haemost Thromb. 2003;33:4-15.
11. Nair SC, Dargaud Y, Chitlur M, Srivastava A. Tests of global haemostasis and their applications in bleeding disorders. Haemophilia.16(Suppl 5):85-92.

Capítulo 14

Patologias da Hemostasia

Isolmar Tadeu Schettert • Carla Luana Dinardo •
Paulo Caleb Júnior de Lima Santos

Este capítulo foi dividido em doenças de hemostasia primária e secundária, em virtude da distinção entre suas manifestações clínicas e a possibilidade de inferência diagnóstica a partir de exames relacionados a essas duas categorias.

Assim, doenças de hemostasia primária manifestam-se predominantemente por sangramentos mucocutâneos, alterações no tempo de sangramento ou na prova de avaliação plaquetária, enquanto doenças da hemostasia secundária manifestam-se por sangramentos viscerais ou hemartroses e alterações nos exames de TTPA, TP, TT (Tabelas 14.1 e 14.2).

Apesar de a divisão ser considerada prática para a investigação diagnóstica, as alterações nessas vias podem estar sobrepostas e, por conseguinte, manifestações clínicas e laboratoriais podem ocorrer afetando diferentes locais da hemostasia. Além disso, alterações laboratoriais da hemostasia podem acontecer sem manifestação clínica hemorrágica. Dessa forma, a divisão proposta auxilia o raciocínio diagnóstico, porém, é necessária a distinção entre as diferentes possibilidades mediante alterações nos exames laboratoriais.

Avaliação laboratorial da hemostasia primária

Os pacientes com anomalias da hemostasia primária cursam com sangramentos mucocutâneos de repetição. A avaliação laboratorial tem início com o hemograma completo, que demonstrará plaquetopenia ou, até mesmo, alterações no volume plaquetário médio (VPM). Em seguida, deve-se realizar o esfregaço de sangue periférico, a fim de avaliar macroplaquetas ou plaquetas gigantes e, ainda, inclusões leucocitárias.

Após a realização desses exames iniciais, pode-se fazer teste de *screening* para determinação de efetiva alteração de hemostasia primária. Por muito tempo, o teste de *screening* realizado foi o tempo de sangramento, que consiste na realização de pequeno corte no antebraço e cronometragem do tempo para cessar o sangramento. Esse teste está caindo em desuso, tendo-se em

Tabela 14.1 – Doenças da hemostasia primária

Manifestação clínica	Local da alteração	Exames iniciais	Exames adicionais	Alterações plaquetárias (principais doenças)				Alterações vasculares	Alterações proteicas
Sangramento cutâneo e mucosas		Contagem plaquetária	Agregação plaquetária	Quantitativas (plaquetopenias)		Qualitativas		Púrpura não palpável	Doença de von Willebrand
Petéquias		Tempo de sangramento	Citometria de fluxo	Hereditárias	Adquiridas	Hereditárias	Adquiridas	Púrpura senil	
Equimoses	Plaquetas e endotélio	PFA-100 (avaliação de função plaquetária)	Cofator de ristocetina	Doença de Fanconi	Anemia aplásica	Glanzmann	Uremia	Vasculites	
Púrpuras			Cofator de von Willebrand		Púrpura trombocitopênica trombótica	Bernard--Soulier	Doenças mielo-proliferativas	Telangiectasia hemorrágica	
					Púrpura trombocitopênica imunológica	Pseudo von Willebrand	Disproteinemias	Doença de Fabry	
							Medicamentosa		

Tabela 14.2 – Doenças da hemostasia secundária

Manifestação clínica	Local da alteração	Exames iniciais	Exames adicionais	Alterações na via intrínseca (TTPA)	Alterações na via extrínseca (TP)	Alterações na via comum e fibrinogênio
Sangramento visceral	Fatores de coagulação	TTPA	Dosagem de fatores	Hemofilias A/B	Doença hemorrágica do RN	CIVD
Hemartroses	Fibrinogênio	TP	Testes para detecção de inibidores		Uso de varfarina como anticoagulante	Disfibrinogenemias
Hematomas		TT			Hepatopatas	
		Fibrinogênio				

vista seu perfil invasivo e operador dependente, além da possibilidade de influência de diversos fatores, como temperatura, espessura da pele e padrão vascular[1].

Atualmente, o teste validado como *screening* inicial, para distúrbios da hemostasia primária, é o PFA-100. O aparelho que realiza esse exame aspira amostra de sangue total citratado (800 a 900 μℓ), em alto estresse de cisalhamento, através de uma membrana recoberta por colágeno e adrenalina ou por colágeno e difosfato de adenosina (ADP). Há, então, adesão, ativação, secreção e agregação plaquetária, resultando em oclusão de abertura no cartucho do teste e cessação do fluxo de sangue. A variável obtida com o teste é o "tempo de fechamento" (*closure time*), que se encontra alargado na maior parte dos distúrbios da hemostasia primária (superior a 165 s com adrenalina/colágeno e a 118 s com ADP/colágeno)[2].

Para avaliar os distúrbios de função plaquetária, chamados plaquetopatias, o exame mais usado é o teste de agregação plaquetária, que pode ser feito por dois métodos: transmissão de luz (LTA, *light transmission aggregometry*) ou sangue total (WBA, *whole blood aggregometry*)[3,4].

A LTA utiliza, para sua realização, uma fonte de luz, um aquecedor de amostras e células fotelétricas para captação dos resultados. Há transmissão de luz por meio de amostra (plasma rico em plaquetas), a qual é mínima quando as plaquetas estão dispersas e máxima quando as plaquetas estão agregadas após o estímulo de agonista[5]. A transmissão de luz é representada graficamente por uma curva, a qual atinge seu máximo de amplitude com a agregação plaquetária máxima. Às vezes, a curva tem aspecto bifásico (primeira e segunda ondas), sobretudo quando se usam agonistas fracos.

A curva pode manter-se em um platô (agregação irreversível) ou retornar ao basal (sugere doença do reservatório plaquetário ou uso de agentes antiplaquetários). A ausência de curva, após a adição de um agonista, sugere deficiência de receptores para tal. Os agonistas mais utilizados são: ADP, adrenalina, colágeno, ristocetina e ácido araquidônico. A Figura 14.1 mostra um exemplo de agregação plaquetária por transmissão de luz.

O teste de LTA, apesar de muito empregado na prática clínica, apresenta algumas limitações, dentre as quais se destacam: impossibilidade de realização do teste na vigência de plaquetopenia, exigência de profissional altamente experiente para realizá-lo e longa duração do teste (2 a 3 h).

O WBA envolve impedância elétrica para aferir a agregação plaquetária. Dessa forma, dois eletrodos são colocados dentro da amostra de sangue total, acarretando formação de uma monocamada de plaquetas sobre eles. Com a adição do agonista, plaquetas, leucócitos e eritrócitos se agregam à monocamada, impedindo a passagem da corrente elétrica. Esse teste leva menos tempo que o LTA (60 min) e não necessita da centrifugação da amostra de sangue.

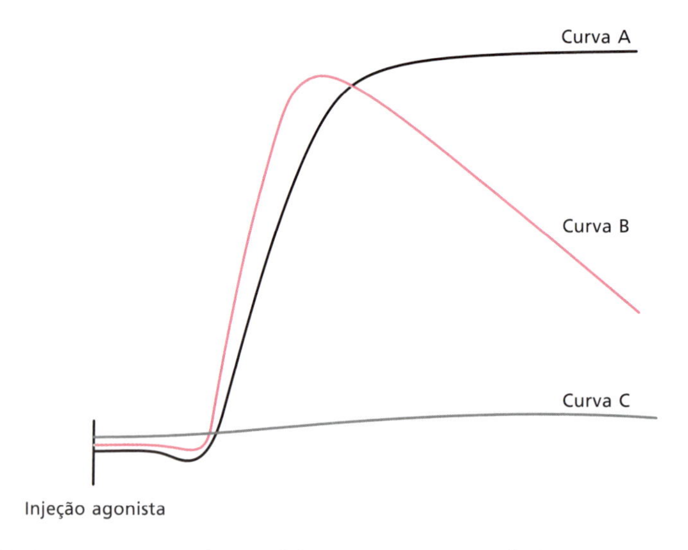

978-85-4120-138-4

Figura 14.1 – Agregação plaquetária por transmissão de luz. A *Curva A* mostra agregação normal à injeção do agonista. A *Curva B* exibe desagregação plaquetária, sugerindo déficit na secreção plaquetária. A *Curva C* apresenta ausência de resposta ao agonista (não agregação).

Por fim, quando há suspeita de doenças envolvendo deficiência de receptores plaquetários, existem alguns testes específicos disponíveis. Os primeiros testes utilizados para esse fim foram a radiomarcação de membrana plaquetária, com posterior lise desta e imunoprecipitação[6]. Entretanto, atualmente, o teste mais utilizado é a citometria de fluxo, que permite a detecção da deficiência de uma ou mais glicoproteínas.

A seguir, serão mostrados os principais distúrbios de hemostasia primária, começando pelas plaquetopatias e terminando com a doença de von Willebrand. Serão citados, em cada doença, os exames necessários para o diagnóstico e os resultados esperados.

Doenças da hemostasia primária

Plaquetopatias

TROMBASTENIA DE GLANZMANN

Trata-se de doença autossômica recessiva caracterizada pela deficiência do receptor plaquetário Gp IIb/IIIa ou CD41. Esse receptor liga-se ao fibrinogênio e, como há dois sítios de ligação à GpIIbIIIa por molécula de fibrinogênio, resulta na agregação plaquetária. Dessa forma, pacientes com a síndrome apresentam plaquetas que têm capacidade de adesão ao subendotélio normal, secreção de grânulos normal, porém agregação plaquetária deficiente.

A manifestação clínica da doença é sangramento mucocutâneo de repetição, sendo proposto para essas intercorrências o tratamento com transfusão de plaquetas. Todavia, os pacientes estão sujeitos à refratariedade plaquetária e à formação de anticorpos anti-GpIIbIIIa, que inviabilizam esse tratamento. Nesses casos, na presença de sangramentos significativos, pode-se utilizar o fator VII ativado[7].

A doença cursa com pobre retração do coágulo, teste que inicialmente foi aplicado para seu diagnóstico. A agregação plaquetária mostra-se intensamente reduzida ou ausente com os agonistas ADP, ácido araquidônico, colágeno e trombina, ao passo que há agregação com ristocetina (mesmo assim, com amplitude máxima reduzida em comparação aos controles normais)[8].

SÍNDROME DE BERNARD-SOULIER

É doença autossômica recessiva caracterizada por mutações no receptor plaquetário GpIb/IX/V. Esse receptor é responsável pela ligação da plaqueta ao fator de von Willebran e, na sua ausência, há deficiência na adesão plaquetária ao subendotélio sob alto estresse de cisalhamento.

A síndrome cursa com aumento de volume plaquetário e plaquetopenia. A primeira decorre da perda da conectividade entre a proteína ligadora de actina, presente no citoesqueleto da plaqueta, e da porção intracitoplamática da GpIb/IX/V. A plaquetopenia, por sua vez, se deve à perda de ácido siálico na superfície plaquetária, ocasionando meia-vida reduzida e, consequentemente, redução do número de plaquetas[9].

O diagnóstico é feito pelo teste de agregação plaquetária, que mostra curva normal com os agonistas ADP, colágeno e adrenalina e não agregação com ristocetina. Baixas concentrações de trombina, quando utilizadas no teste de agregação, também demonstram alteração. O diagnóstico pode ser confirmado por meio da citometria de fluxo, que detectará deficiência da GpIb/IX/V na membrana plaquetária[5].

PSEUDODOENÇA DE VON WILLEBRAND

A pseudodoença de von Willebrand ou doença de von Willebrand tipo plaquetário decorre das mutações no gene do receptor plaquetário GpIb alfa, tornando a plaqueta mais ávida para ligação ao fator de von Willebrand. A doença tem semelhança clínica e laboratorial com a doença de von Willebrand tipo 2b, mas cursa, ainda, com perda dos multímeros de alto peso molecular do fator de von Willebrand. A agregação plaquetária com ristocetina mostra-se intensificada, sendo necessárias baixas doses desse agonista para promover esse fenômeno.

DEFICIÊNCIA DO RECEPTOR DE DIFOSFATO DE ADENOSINA

Trata-se de doença de descrição recente, autossômica recessiva, que cursa com deficiência do receptor de ADP intitulado P2Y12. Secundariamente a essa deficiência, a plaqueta se torna menos sensível aos diversos estímulos fisiológicos à agregação plaquetária, como o próprio ADP ou, até mesmo, ao colágeno e à trombina. Laboratorialmente, há prejuízo à agregação plaquetária com agonistas fracos, colágeno e trombina. Entretanto, o prejuízo é maior com o agonista ADP, em que há agregação reversível mesmo com concentrações altas do agonista[2].

DEFICIÊNCIA DO RECEPTOR DE COLÁGENO

Há vários relatos de casos de deficiência do receptor de colágeno na literatura, em casos não relacionados. Trata-se de deficiência de um dos receptores responsáveis pela adesão das plaquetas ao colágeno, a saber: proteína integrina GpIa/IIa e proteína não integrina GpVI. Laboratorialmente, há prejuízo à agregação plaquetária induzida pelo colágeno e normalidade com o uso dos outros agonistas[5].

DISTÚRBIOS ENVOLVENDO OS GRÂNULOS PLAQUETÁRIOS

Representam o grupo de doenças denominadas distúrbios do reservatório plaquetário (SPD, *storage pool diseases*). Cursam com variável redução no número e conteúdo dos grânulos plaquetários (grânulos alfa e grânulos densos).

A deficiência mais comum é a de grânulos densos, seguida pela deficiência combinada entre grânulos densos e grânulos alfa e, finalmente, pela deficiência isolada de grânulos alfa (denominada síndrome da plaqueta cinzenta).

O diagnóstico é feito a partir da história clínica de sangramento mucocutâneo associado à alteração de agregação plaquetária. A deficiência de grânulos densos cursa com agregação anormal com ADP ou adrenalina e falta de agregação com doses baixas ou moderadas de colágenos. A síndrome da plaqueta cinzenta apresenta agregação com altas doses de ADP, permitindo a sua diferenciação da deficiência de receptores para ADP[2]. A microscopia eletrônica pode ser utilizada para demonstrar a deficiência dos grânulos.

MACROTROMBOCITOPENIAS HEREDITÁRIAS

Grupo de doenças de herança autossômica dominante, que cursam com plaquetopenia leve a moderada, macroplaquetas e variável disfunção plaquetária. Podem ainda estar presentes: inclusões leucocitárias, nefrite intersticial, perda auditiva neurossensorial e catarata[9]. Essas doenças devem-se à mutação da cadeia pesada da miosina MYH9 e estão explicitadas na Tabela 14.3.

978-85-4120-138-4

Tabela 14.3 – Macrotrombocitopenias hereditárias pela mutação de MYH9[9]

Doença	Características
Anomalia de May-Hegglin	Plaquetas muito grandes Inclusões leucocitárias Função plaquetária normal
Síndrome de Sebastian	Inclusões leucocitárias esféricas (diferentes de May-Hegglin) Função plaquetária pouco alterada
Síndrome de Flechtner	Inclusões leucocitárias, como síndrome Sebastian Nefrite, surdez e catarata
Síndrome de Epstein	Disfunção plaquetária Ausência de inclusões leucocitárias Nefrite e surdez
Síndrome de Eckstein	Semelhante à síndrome de Epstein, porém com função plaquetária normal

O diagnóstico das síndromes exibidas envolve análise do esfregaço de sangue periférico corados por Leishmann (observação de inclusões leucocitárias e de aumento de volume plaquetário), teste de agregação plaquetária (avaliação de disfunção plaquetária) e contagem plaquetária (detecção de trombocitopenia).

DISTÚRBIOS ENVOLVENDO A PARTICIPAÇÃO PLAQUETÁRIA NA HEMOSTASIA SECUNDÁRIA

Em seu estado não ativado, a plaqueta apresenta, na porção externa de sua membrana fosfatidilserina (FS) e, na porção interna, fosfatidilcolina (FC) e fosfatidiletanolamina (FE). Quando há ativação plaquetária, o fosfolipídio "scramblase" promove a colocação de FC e de FE na superfície externa da membrana, permitindo, com isso, a otimização da ação de fatores de coagulação e, dessa forma, da formação de trombina[10].

A síndrome de Scott cursa com hemostasia primária normal, incluindo adesão, agregação e secreção plaquetárias normais. Entretanto, há falta de FS e FE na superfície plaquetária, afetando a hemostasia secundária. Com isso, os testes *in vitro* mostram redução do consumo de protrombina, em comparação aos controles normais[9].

Doença de von Willebrand

O vWF é uma glicoproteína multimérica produzida pelas células endoteliais e megacariócitos. Tal proteína apresenta duas funções básicas na fisiologia da coagulação. A primeira situa-se na hemostasia primária e consiste na promoção

Tabela 14.4 – Exames disponíveis para a avaliação de pacientes com doença de von Willebrand (vWD)[12]

Teste	Significado fisiopatológico	Significado diagnóstico
Teste do cofator de ristocetina (vWF:RCo) – plaquetas fixadas em formalina e concentração fixa de ristocetina (1 mg/mL)	Mede a interação entre o vWF e receptor GpIb plaquetário	Teste funcional utilizado como *screening* para vWD
Teste do cofator de ristocetina (vWF:RCo) – ELISA	Mede a interação do vWF e o fragmento rGpIba na ristocetina	Mais sensível que vWF:RCo. Provável substituto deste
Nível antigênico (vWF:Ag)	Detecção quantitativa do vWF	Não avalia a função do vWF. Pela relação vWF:RCo/vWF:Ag, define-se se o paciente apresenta tipo 1 (acima de 0,6) ou tipo 2 (inferior a 0,6) da doença
Ligação do vWF ao colágeno (vWF:CB)	Interação entre vWF e colágeno do subendotélio	Particularmente sensível para subtipos de vWD caracterizadas por deficiência de grandes multímeros
Agregação plaquetária induzida por ristocetina (RIPA)	Limiar de ristocetina capaz de induzir agregação plaquetária no plasma rico em plaquetas do paciente	Permite discriminação do subtipo 2B, caracterizado por baixo limiar
Fator VIII:C	Interação entre o fator VIII com o vWF plasmático	Permite discriminação do subtipo 2N, caracterizado por uma relação VIII:C/vWF:Ag baixa
Tempo de fechamento (PFA-100)	Simula hemostasia primária após lesão de pequeno vaso	Teste de *screening* para vWD mais sensível e confiável que tempo de sangramento
Ensaio propeptídio (vWFpp)	Avalia a quantidade de propeptídio de vWF (vWFpp) liberado no plasma	Uma elevada relação entre vWFpp/vWF:Ag revela rápido *clearance* de vWF (subtipo recém-diagnosticado de vWD – variante Vicenza)

da adesão das plaquetas ao subendotélio (pela ligação à GpIb plaquetária) e também na agregação plaquetária (pela ligação à GpIIbIIIA de plaquetas). A segunda função do vWF, por sua vez, faz parte da hemostasia secundária, e consiste em servir como carreador do fator VIII, protegendo-o da degradação de enzimas proteolíticas, prolongando a sua meia-vida e guiando-o para os locais de lesão vascular[11].

A deficiência ou funcionamento anormal do vWF causa a doença de von Willebrand (vWD), que é a diátese hemorrágica hereditária mais comum (prevalência em torno de 1%). Clinicamente, a vWD é caracterizada por sangramentos mucocutâneos de repetição em pacientes com história familiar positiva. No entanto, a penetrância da doença pode não ser completa. Existem alguns testes que possibilitam a avaliação quantitativa e funcional do vWF, os quais serão explicitados na Tabela 14.4.

A vWD é dividida em três tipos: tipo 1 (deficiência quantitativa parcial de vWF), tipo 2 (alteração qualitativa do vWF) e tipo 3 (deficiência quantitativa absoluta de vWF). O tipo 1 é o mais comum, comprazendo aproximadamente 80% dos casos da doença, e pode ser identificado por uma relação vWF:RCo/vWF:Ag superior a 0,6. O tipo 2, por sua vez, conta com uma relação vWF:RCo/vWF:Ag inferior a 0,6 e é subdivido em quatro subtipos: 2A, 2B, 2M e 2N.

O tipo 2A compraz cerca de 10% dos casos de vWD e é caracterizado pela perda dos multímeros de peso alto e intermediário do vWF. O tipo 2B resulta de mutações que acarretam ganho de função no sítio de ligação entre a GpIb e o vWF e, por conseguinte, ocasiona depleção seletiva de multímeros de alto peso do vWF e trombocitopenia. O diagnóstico pode ser feito pelo teste RIPA, que demonstrará baixo limiar de ristocetina para promover agregação plaquetária. O tipo 2M reflete distúrbio de interação entre VWF e as plaquetas, porém sem alteração nos multímeros de alto peso. Esse tipo é de difícil caracterização laboratorial e geralmente exige genotipagem para diagnóstico preciso. Por fim, o tipo 2N é causado por dcficiência da ligação entre VWF e fator VIII, sendo representado laboratorialmente por relação VIII:C/VWF:Ag inferior a 0,5. É muito importante a diferenciação entre o tipo 2N e hemofilia leve, sendo, muitas vezes, necessária a aplicação de testes genéticos para confirmação diagnóstica[13].

Avaliação laboratorial da hemostasia secundária

Os pacientes com anomalias da hemostasia secundárias mostram hematomas, sangramentos viscerais e hemartroses. Alterações nos exames de TTPA, TP e TT indicam que as proteínas da hemostasia secundária apresentam algum comprometimento quantitativo ou funcional[14].

O TTPA está alargado quando há alterações quantitativas, funcionais – ou na presença de inibidores (anticorpos) – nos fatores I (fibrinogênio), II (protrombina), V, X, VIII, IX, XI e XII. Como o fator VII não pode ser avaliado e a ativação desse teste não utiliza fator tecidual, essas alterações estão relacionadas à via intrínseca da coagulação[14].

O TP avalia a via extrínseca da coagulação e seu alargamento ocorre quando há alterações no fator VII e também, como no TTPA, nos fatores X, V, protombina e fibrinogênio, da via comum, sendo estes últimos implicados quando acontecem alterações exclusivas no TT[14].

Doenças da hemostasia secundária

Alterações na via intrínseca da coagulação

HEMOFILIAS

As principais são as hemofilias A e B (respectivamente, deficiências dos fatores VIII e IX, respectivamente) são doenças hereditárias recessivas ligadas ao sexo, com incidências de 1/10.000 (A) e 1/25.000 a 30.000 nascidos vivos. A hemofilia A representa 80% das hemofilias, enquanto a B afeta quase 20% dos hemofílicos, com raras hemofilias secundárias às alterações em outros fatores[15].

As hemofilias afetam somente o TTPA, preservando normais TP, TT e avaliações de hemostasia primária.

A quantidade de fator funcional circulante é o critério utilizado para sua classificação em grave (inferior a 1%), moderada (1 a 5%) e leve (6 a 30%), sendo maior manifestação clínica associada inversamente à quantidade de fator funcional.

Na avaliação funcional dos fatores VIII e IX, o plasma a ser testado é empregado em relações estequiométricas com plasma comercial deficiente desses fatores e comparando-se a uma referência internacional.

Uma vez confirmada a ausência funcional do fator, testes moleculares permitem que seja detectada a mutação no *locus* gênico do fator que resultou nessa alteração[16].

INIBIDORES DA VIA INTRÍNSECA DA COAGULAÇÃO

Os principais inibidores da coagulação ocorrem associados aos fatores da via intrínseca da coagulação, principalmente contra os fatores IX e VIII[17]. Inibidores são anticorpos na circulação contra esses fatores ou os demais da coagulação. Seu aparecimento relaciona-se à exposição de epítopos antigênicos das proteínas recebidas pelos pacientes quando há necessidade de um tratamento (caso dos hemofílicos) ou quando esses anticorpos são produzidos em decorrência de alguma doença, como as neoplasias, especialmente do trato gastrintestinal[18].

O nome inibidor decorre da inibição na formação do trombo no teste *in vitro*, pela presença desse anticorpo e a sua titulação faz-se necessária para que o tratamento com a infusão do fator coagulante atinja níveis adequados funcionais.

SÍNDROME DO ANTICORPO ANTIFOSFOLIPÍDIO

A síndrome do anticorpo antifosfolipídio (SAAF) caracteriza-se por uma ou mais das seguintes manifestações: plaquetopenia, trombose e abortamentos de repetição. Essas condições decorrem da ação desses anticorpos sobre fosfolídeos presentes na superfície de plaquetas e no endotélio[19].

Apesar de não estar ligado aos sangramentos, uma das manifestações da SAAF pode ser a alteração no TTPA, pelo fato desses anticorpos inibirem a formação de um trombo ao interagirem com o fosfolipídio empregado no teste[19].

Nessa circunstância, deve-se excluir a presença de inibidores com os testes descritos anteriormente e avaliar a reação por meio de substratos fosfolipídios diferentes a serem empregados.

Assim, os testes de tempo do veneno da víbora Russell diluído (dRVVT) e com fosfolipídio hexagonal dVV (teste Russell simplificado) permitem observar a presença de um inibidor mesmo em baixas concentrações de fosfolipídio e em diferentes substratos[19,20].

Em razão da maior frequência desse inibidor fosfolipídio-dependente detectado ao TTPA e nos testes já descritos em pacientes com LES ele foi chamado anticoagulante lúpico.

A SAAF pode estar presente também quando outros anticorpos antifosfolipídios são detectados, como o anticorpo anticardiolipina e o anticorpo anti-beta-2-glicoproteína 1, que são investigados por outra metodologia e de maneira independente[20].

Alterações na via extrínseca da coagulação

ALTERAÇÕES NOS FATORES DEPENDENTES DE VITAMINA K

A vitamina K, após metabolização na flora intestinal, apresenta-se em duas formas que são responsáveis no fígado pela carboxilação de resíduos do ácido glutâmico dos fatores II, VII, IX e X e sua carência pode ser detectada a partir de alterações no TP e no TT[21].

O fator VII, da via extrínseca da coagulação e avaliado pelo TP, evidencia meia-vida de 1 a 5 h, sendo o mais sensível à deficiência da produção hepática. Assim, alterações no TP precedem as alterações nos demais testes[21].

As principais condições clínicas, que interferem na produção dos fatores dependentes de vitamina K e alargam o TP, são a sua deficiência (observada na prematuridade de recém-nascidos, na doença hemorrágica do recém-nascido e nas síndromes de má absorção), a incapacidade hepática de produção destes fatores (hepatopatias de causas diversas)[21,22].

ALTERAÇÕES NOS FATORES DEPENDENTES DE VITAMINA K SECUNDÁRIOS AO USO DE ANTICOAGULANTES

O uso de medicamentos que inibem a carboxilação, como anticoagulante varfarina, amplamente empregado em arritmias e tromboses, implica alterações no TP, via produção de fator VII (os demais fatores dependentes da vitamina K também podem ser afetados, porém com menor impacto em doses menores do medicamento)[21].

No uso de anticoagulantes orais, como varfarina sódica (Coumadin® ou Marevan®), é necessário o controle rigoroso da anticoagulação para se evitar sangramentos como efeito colateral grave desse medicamento. Nessa condição, utiliza-se a INR – apresentado no Capítulo 13 – mantendo-o em valores entre dois e três na maioria das indicações clínicas[21].

Alterações na via comum da coagulação

DISFIBRINOGENEMIAS CONGÊNITAS

O fibrinogênio (fator I) é uma glicoproteína de síntese hepática convertida pela trombina nos monômeros de fibrina, que, na presença de cálcio, agrega-se e forma o coágulo. A plasmina cliva os monômeros de fibrina, assim como o fibrinogênio, controlando a formação do coágulo, gerando os PDF. A deficiência quantitativa congênita (afibrinogenemia ou hipofibrinogenemia) e a deficiência funcional de fibrinogênio são chamadas disfibrinogenemias. As disfibrinogenemias congênitas são condições homozigotas raras, com prevalência de 1/1.000.000 pessoas nas afibrinogenemias, e cujas principais manifestações clínicas ao longo da vida são sangramentos e tromboses[22].

DISFIBRINOGENEMIAS ADQUIRIDAS

A deficiência adquirida de fibrinogênio ocorre nas doenças hepáticas e na coagulação intravascular disseminada e alguns medicamentos, como valproatos, L-asparaginase, tamoxifeno e pentoxifilina, podem também provocar diminuição sérica[22-24]. O tratamento dessa deficiência é realizado com a utilização de crioprecipitado, hemocomponente obtido de doações de sangue total em bancos de sangue.

A avaliação da sua deficiência pode ser sugerida pelas alterações no TT e no tromboelastógrafo. A determinação do valor sérico de fibrinogênio e da funcionalidade pode ser feito por quantificação imunológica e avaliação da quantidade de fibrinogênio na sua reação com a trombina (método de Clauss)[23]. Condições clínicas, como paraproteinemias ou estados inflamatórios, respectivamente, reduzem ou elevam o valor do fibrinogênio[23,24].

ALTERAÇÕES NA TROMBINA

As manifestações genéticas da deficiência de trombina são raras[25] e as principais alterações na trombina (fator X) sucedem em decorrência da ação de medicamentos, as heparinas e seus análogos de baixo peso molecular e os inibidores da trombina, como argatrobana, bivalirudina e hirudina, considerados novos medicamentos da coagulação[25]. As heparinas de baixo peso molecular e os inibidores da trombina não interferem no TT ou no TTPA e a determinação da sua atividade é realizada somente com o ensaio de atividade antifator X ativado, sendo indicado apenas em certas condições clínicas, como em crianças, obesos, gestantes e pacientes com insuficiência renal[26].

REFERÊNCIAS

1. Harrison P, Mumford A. Screening tests of platelet function: update on their appropriate uses for diagnostic testing. Semin Thromb Hemost. 2009;35(2):150-7.
2. Favaloro EJ, Lippi G, Franchini M. Contemporary platelet function testing. Clin Chem Lab Med. 2010;48(5):579-98.
3. Born GV. Aggregation of blood platelets by adenosine diphosphate and its reversal. Nature. 1962;194:927-9.
4. Platelet aggregation: Part II Some results from a new method of study. J Clin Pathol. 1962;15(5):452-5.
5. Cattaneo M. Light transmission aggregometry and ATP release for the diagnostic assessment of platelet function. Semin Thromb Hemost. 2009;35(2):158-67.
6. Miller JL. Glycoprotein analysis for the diagnostic evaluation of platelet disorders. Semin Thromb Hemost. 2009;35(2):224-32.
7. Coppola A, Tufano A, Cimino E, Agangi A, Maruotti GM, Martinelli P, et al. Recombinant factor VIIa in a patient with Glanzmann's thrombasthenia undergoing gynecological surgery: open issues in light of successful treatment. Thromb Haemost. 2004;92(6):1450-2.
8. McGlasson DL, Fritsma GA. Whole blood platelet aggregometry and platelet function testing. Semin Thromb Hemost. 2009;35(2):168-80.
9. Handin RI. Inherited platelet disorders. Hematology Am Soc Hematol Educ Program. 2005;396-402.
10. Zhou Q, Zhao J, Stout JG, Luhm RA, Wiedmer T, Sims PJ. Molecular cloning of human plasma membrane phospholipid scramblase. A protein mediating transbilayer movement of plasma membrane phospholipids. J Biol Chem. 1997;272(29):18240-4.
11. De Meyer SF, Deckmyn H, Vanhoorelbeke K. von Willebrand factor to the rescue. Blood. 2009; 113(21):5049-57.
12. Castaman G, Montgomery RR, Meschengieser SS, Haberichter SL, Woods AI, Lazzari MA. von Willebrand's disease diagnosis and laboratory issues. Haemophilia. 2010;16(5):67S-73S.

13. James P, Di Paola J. The application of genetics to inherited bleeding disorders. Haemophilia. 2010;16(5):35S-39S.
14. Lillicrap D, Nair SC, Srivastava A, Rodeghiero F, Pabinger I, Federici AB. Laboratory issues in bleeding disorders. Haemophilia. 2006;12(3):68S-75S.
15. Mannucci PM. Hemophilia and related bleeding disorders: a story of dismay and success. Hematology Am Soc Hematol Educ Program. 2002:1-9.
16. Mannucci PM. Back to the future: a recent history of haemophilia treatment. Haemophilia. 2008;14(3):10-8.
17. Ehrenforth S, Kreuz W, Scharrer I, Linde R, Funk M, Güngör T, et al. Incidence of development of factor VIII and factor IX inhibitors in haemophiliacs. Lancet. 1992;339:594-8.
18. Franchini M, Lippi G. Acquired factor VIII inhibitors. Blood. 2008;112(2):250-5.
19. Giannakopoulos B, Passam F, Ioannou Y, Krilis SA. How we diagnose the antiphospholipid syndrome. Blood. 2009;113(5):985-94.
20. Arad A, Proulle V, Furie RA, Furie BC, Furie B. beta2 glycoprotein-1 autoantibodies from patients with antiphospholipid syndrome are sufficient to potentiate arterial thrombus formation in a mouse model. Blood. 2011;117(12):3453-9.
21. Ansell J, Hirsh J, Hylek E, Jacobson A, Crowther M, Palareti G. American College of Chest Physicians. Pharmacology and management of the vitamin K antagonists: American College of Chest Physicians Evidence-Based Clinical Practice Guidelines (8th Edition). Chest. 2008;133(6):160S-98S.
22. Mosesson MW. Dysfibrinogenemia and thrombosis. Semin Thromb Hemost. 1999;25(3):311-9.
23. Miesbach W, Schenk J, Alesci S, Lindhoff-Last E. Comparison of the fibrinogen Clauss assay and the fibrinogen PT derived method in patients with dysfibrinogenemia. Thromb Res. 2010; 126(6):428-33.
24. Acharya SS, Coughlin A, Dimichele DM. North American Rare Bleeding Disorder Study Group. Rare Bleeding Disorder Registry: deficiencies of factors II, V, VII, X, XIII, fibrinogen and dysfibrinogenemias. J Thromb Haemost. 2004;2(2):248-56.
25. Garcia D, Libby E, Crowther MA, Mark A. The new oral anticoagulants. Blood. 2010;115:15-20.
26. Hirsh J, Raschke R. Heparin and low-molecular-weight heparin: the Seventh ACCP Conference on Antithrombotic and Thrombolytic Therapy. Chest. 2004;126(3):188S-203S.

Capítulo 15

Introdução à Imuno-hematologia

Sergio Lisboa Machado • Alexandre Gomes Vizzoni

Introdução

A imunologia é uma das áreas das ciências da saúde que mais apresenta inovações, por esse motivo, muitos a consideram difícil. Na verdade, existem aspectos básicos, dos quais faremos a abordagem, que não sofrem tantas revisões, e, por consequência, se mantêm úteis para nossos objetivos por muitos anos. Entretanto, o mesmo não pode ser dito para a imuno-hematologia, que envolve não apenas a identificação do tipo sanguíneo, mas também a identificação dos problemas transfusionais, com o auxílio de técnicas laboratoriais.

O objetivo deste capítulo é abordar a resposta imune e a imuno-hematologia de forma básica e, assim, conduzir o leitor a entender um pouco mais sobre elas, fazendo a abordagem dos sistemas sanguíneos e um pouco da resposta imune, o suficiente para que se compreenda o que ocorre tanto *in vivo* quanto *in vitro*.

O sistema imune pode ser eficiente no combate a vários antígenos, mas também pode sofrer alterações que podem resultar no aparecimento de processos autoimunes, como no caso do lúpus eritematoso sistêmico e nas anemias hemolíticas autoimunes.

O sistema imune envolve respostas específicas e inespecíficas, as quais têm como finalidade combater agentes estranhos ao nosso sistema. Para que compreendamos melhor a imunologia, necessitamos de alguns conceitos básicos antes de abordar mais a fundo as diferentes respostas imunes, sendo eles:

- Refratariedade: é um fenômeno inato, inespecífico e invariável que impede que uma pessoa se infecte por determinados microrganismos. Nesses casos, mesmo que variem as condições intrínsecas e extrínsecas do indivíduo, este não adquire determinadas infecções. Como exemplo, existem microrganismos que infectam os animais e jamais infectam o homem. Os vírus da bouba aviária, da peste suína clássica e da peste suína africana, que são virulentos para a galinha e o porco, respectivamente, jamais infectam o homem. As células humanas não possuem receptores para esses vírus. Do mesmo modo, certas doenças infecciosas humanas não são reproduzidas em determinados animais. Os vírus do sarampo, da caxumba e da rubéola não infectam aves, cão, gato e outros animais.

- Resistência: é um fenômeno inato, inespecífico e variável, e a variação dependerá das condições intrínsecas e extrínsecas de cada indivíduo e também da biologia do agente infeccioso. Como exemplo, tem-se *Mycobacterium tuberculosis*, que na, maioria das vezes, infecta o homem, sem lhe causar danos e este, pelas suas defesas fique em estado latente, permanentemente, ou por longo período. Se houverem problemas imunológicos por um conjunto de variáveis, como infecções em que haja destruição da defesa celular, administração de certos medicamentos, como corticosteroides, desnutrição, o *Mycobacterium*, em fase latente, pode reativar causando a tuberculose. Exemplo de doença destruindo a resistência é a AIDS. O HIV, além de destruir o principal linfócito, o TCD4+, produz uma série de outros distúrbios ocasionados por outros microrganismos tidos como normais. A resistência envolve tanto a resposta imune inata quanto a resposta imune adaptativa.
- Imunidade: é um fenômeno nato e específico, e não raro sofre variação, principalmente quando há desequilíbrio da imunidade celular. A infecção pelo HIV é exemplo clássico dessa alteração. A imunidade é realizada pelo sistema imune adaptativo, ou seja, é feita por células específicas para esse fim.
- Imunidade inata: muitos mecanismos eficazes podem proteger o indivíduo de infecções por microrganismos altamente patogênicos, independente de qualquer contato prévio com os agentes etiológicos. Esses mecanismos tão eficientes impedem a ação de diferentes microrganismos. Toda defesa parece ser controlada geneticamente e há diferença de espécie para espécie e mesmo intraespécie, com variações menores para um mesmo indivíduo.

Para um mesmo agente etiológico há variações na sensibilidade de diferentes indivíduos. A galinha é altamente suscetível ao vírus da bouba, entretanto, qualquer mamífero é totalmente resistente, e mesmo as aves de espécies diferentes são também resistentes. Outro exemplo é a resistência de felinos e caninos ao vírus *influenza* A; no entanto, este infecciona e produz doença com facilidade em aves, suínos e equinos. Determinantes ambientais podem fazer aparecer, desde o início da vida, imunidade adquirida que induz um mecanismo de resistência a certas infecções. Com relação a essa resistência temos, por exemplo, grande sensibilidade da população indígena às várias doenças do homem civilizado. Aquela população é muito mais sensível ao sarampo, à gripe, à tuberculose do que o homem civilizado.

Imunidade inata

Correlaciona-se ao grande número de determinantes. Estes podem ser específicos do hospedeiro, tais como espécies e raças, fatores genéticos individuais, idade, variação hormonal e nutrição. Também é importante a participação de determinantes físicos, como pele, mucosas, superfícies úmidas como é o caso dos olhos, sítios anatômicos que retêm a poeira e os microrganismos etc. Aliado a esses determinantes, temos substâncias químicas como secreções diversas com atividade antimicrobiana e as enzimas e os polipeptídios básicos que são substâncias com atividade bactericida ou bacteriostática. A própria fagocitose, com sua clássica digestão, é um fenômeno inespecífico.

A imunidade está diretamente relacionada às raças, às espécies e às famílias. Como exemplo citamos a hereditariedade, que está associada à resistência de determinadas famílias, cujos membros são muito sensíveis à tuberculose, contrastando com o que normalmente acontece com a população humana em geral.

Também temos a idade como fator de alteração na resposta inata; quase sempre as crianças recém-nascidas são sensíveis a uma variedade de agentes infecciosos e tal sensibilidade está ligada à deficiência imunitária, por incapacidade do sistema linfoide reagir aos antígenos estranhos; nesse caso, em razão da adaptação que o sistema tem que sofre a cada novo agente que ele entra em contato. Na velhice, os determinantes também desempenham anormalidades de resistência, ficando as pessoas mais sensíveis aos agentes estranhos diversos; contudo, essas situações decorrem mais da diminuição de atividade e/ou da perda de algumas células efetoras da resposta imune.

A nutrição é outro fator de alteração marcante na variação da resistência. A subnutrição de animais de laboratório acarreta leucopenia e a atividade fagocitária diminui, induzindo o aparecimento de infecções diversas. Por outro lado, a resistência inata pode variar com o agente etiológico. Sabe-se que o vírus da poliomielite prefere as crianças bem nutridas, enquanto as crianças desnutridas são mais resistentes a esse vírus. O contrário acontece com o vírus do sarampo, que infecta a criança desnutrida produzindo processos infecciosos graves. Nas crianças bem nutridas, a doença provocada por esse vírus é mais suave.

Fazem parte da imunidade inata, as barreiras mecânicas e químicas conforme já citadas anteriormente. A pele integra é um obstáculo ao grande número de agentes infecciosos, em que a camada de queratina é um dos fatores que contribui muito para essa eficiente barreira. As mucosas contendo secreções, células ciliadas com seus movimentos característicos removem os microrganismos, e as enzimas oferecem efeitos bloqueadores. No estômago, o suco gástrico, pelo seu pH, tem ação bactericida sobre bactérias Gram-negativas e Gram-positivas. Logicamente, poucas espécies de bactérias, como

Mycobacterium tuberculosis e *Helicobacter pylori*, resistem a esse pH e podem até colonizar na mucosa estomacal. Na cavidade oral e nos olhos está a lisozima, proteína básica de baixo peso molecular, encontrada em alta concentração nos polimorfonucleares e com capacidade de hidrolisar os glicopeptídios da parede de muitas bactérias Gram-negativas, resultando em lise destas. Menor ação é exercida sobre Gram-positivas.

Quando os microrganismos conseguem vencer as barreiras naturais temos o processo inflamatório, no qual, no decorrer deste, há lesão de grande número de células, liberando vários tipos de proteínas básicas. Incluem-se entre estas as esperminas e as espermidinas, que destroem o *Mycobacterium tuberculosis* e o *Staphylococcus aureus*. Além destas, são liberadas, também, proteínas básicas com alto teor de lisina e arginina, com função bactericida. Das células que participam da resposta imune inata temos polimorfonucleares, macrófagos, células dendríticas e NK. Os polimorfonucleares ou neutrófilos são os leucócitos presentes em maior quantidade na circulação; possuem período de vida de aproximadamente 6 h. Os grânulos existentes nos polimorfonucleares carregam enzimas e substâncias microbicidas, como defensinas e catelicidinas; são as células que respondem rapidamente à resposta inflamatória. Os macrófagos, também chamados células monunucleares fagocitárias, quando na circulação, são denominados monócitos; ao se deslocarem para os tecidos, amadurecem e passam a ser chamados macrófagos. As células mononucleares possuem a capacidade de reconhecer agentes estranhos ao sistema em razão dos vários receptores que possuem em sua superfície; dessas moléculas destacamos as chamadas *toll-like receptors* (TLR), existem grupos de TLR específicos para algumas substâncias, como a TLR2, que reconhece peptideoglicana, lipoproteínas, porinas, hemaglutinina viral, TLR4 que reconhece lipopolissacarídios, mananas, fosfolipídios. Alguns TLR também estão nos endossomos, como os TLR3 que reconhecem RNA dupla fita, 7 e 8 reconhecendo RNA simples fita. A importância desses receptores se deve ao desencadear da resposta imune de modo rápido, ativando fatores de transcrição que ocasionam, por sua vez, a ativação de genes fundamentais para a resposta inata. Não abordaremos a fundo esse processo, o ponto interessante de se saber é que após a ativação há liberação de citocinas inflamatórias, como TNF, quimioquimas, (alfa e beta-IFN), expressão de moléculas endoteliais de adesão, como a E-selectina.

As células NK são linfócitos que têm a capacidade de reconhecer células infectadas e/ou em condições de estresse; elas não precisam da ativação de outras células para que exerçam sua atividade de matar. As células NK são apontadas como as que mais liberam o gama-IFN; este tem a propriedade de ativar os macrófagos e potencializar a atividade que eles possuem de fagocitar e matar microrganismos. Além disso, as NK exercem sua atividade citotóxica liberando o conteúdo citotóxico dos seus grânulos sobre a célula em alvo, sendo o elemento mais importante nesse processo a liberação das perforinas, que possuem atividade semelhante ao elemento C9 do complemento. As células NK têm a capacidade de reconhecer as células infectadas e/ou estressadas em consequência de receptores em sua superfície, que são capazes de reconhecer moléculas na superfície de outras células e subunidades de sinalização, que acabam por desencadear sinais de ativação ou inibição na célula em alvo. A maioria dos receptores das células NK é capaz de reconhecer moléculas do complexo principal de histocompatibilidade de classe I (*main histocompatibility complex ou human leucocyte antigen*, MHC-I ou HLA-I), ou proteínas semelhantes a ele. Este é um ponto que chamamos a atenção, pois cada pessoa, exceto gêmeos homozigotos, tem um HLA-I diferente; isto significa que as NK podem dar início ao processo de ativação e destruição de células estranhas ao organismo receptor. Mais adiante explicaremos melhor a importância do HLA. Um dos receptores que fazem o reconhecimento de moléculas do HLA-I é o NKG2D; ele é capaz de reconhecer células infectadas por vírus e células tumorais. Outro receptor que merece destaque é o chamado FcRIIIa, que se liga aos anticorpos da classe IgG1 e IgG3; desse modo, as células NK conseguem reconhecer antígenos recobertos por esses anticorpos e rapidamente deflagrar sua atividade citotóxica contra a célula em alvo, como o que ocorre com eritrócitos estranhas ao receptor que já foi previamente sensibilizado.

As células dendríticas podem ser consideradas como aquelas que, ao tomar parte na resposta imune inata, também desencadeiam, se necessário, a resposta imune adaptativa, uma vez que, além de possuir atividade fagocitária, elas capturam e apresentam antígenos aos linfócitos T. As citocinas liberadas por macrófagos e células NK acarretam ativação de células fagocitárias, o que acaba resultando no processo inflamatório. Neste processo, além do recrutamento de leucócitos, ocorre a liberação de proteínas plasmáticas no local. Dentre as proteínas, ressaltamos a ação do sistema complemento, pois alguns elementos deste são objetos de estudo nas reações hemolíticas.

Sistema complemento

É um conjunto de proteínas plasmáticas que podem ser ativadas por microrganismos e imunocomplexos; este acarreta processo inflamatório e destruição de microrganismos e células que estejam recobertas por anticorpos. Na imuno-hematologia, o sistema complemento é importante porque sua pesquisa ajuda na determinação de algumas doenças hemolíticas *in vitro.* Existem três vias pelas quais o complemento é ativado, são elas: via alternativa, via clássica e via das lectinas. Todas as vias do complemento, se completadas, findam com o chamado processo de lise da célula em alvo, que é a mesma para todas as vias.

Via alternativa

Esta via tem ativação a partir da proteólise da proteína C3; essa proteína possui uma ligação tioéster escondida em um domínio chamado domínio tioéster. Quando C3 é quebrado dá origem à proteína C3b; essa quebra dá-se normalmente no plasma em baixa quantidade, mas também pode ocorrer pela simples alteração do pH em consequência da ação resultante das células de defesa contra os antígenos encontrados. Quando C3 é quebrado, dá origem à mudança conformacional, que ocasiona a exposição da ligação tioéster, formando, assim, proteína C3b; esta molécula pode se ligar, de forma covalente, à estrutura de células e aos microrganismos em razão da ligação tioéster com grupos amino ou hidroxila ou a polissacarídios. Se a molécula C3b não se ligar a nenhum dos elementos citados, ela sofre hidrólise inativando-a e não dando continuidade à cascata do complemento. A molécula C3b possui um sítio para a ligação a outra proteína plasmática, chamada fator B; este só se liga ao C3b que está ligado a um antígeno. O fator B ligado ao C3b é clivado por uma serina protease denominada fator D; desse modo, há liberação de um fragmento pequeno denominado Ba; assim, o complexo C3bB passa a ter atividade de C3 convertase; este também é chamado complexo C3bBb. Por conseguinte, mais moléculas de C3 são clivadas em C3b amplificando, assim, o processo de ativação do complemento. Nossas células podem até ter esse complexo ligado em sua superfície, entretanto, ele é degradado graças à ação de proteínas regulatórias que resultam na degradação desse complexo. Há também outra proteína que ao se ligar ao complexo C3bBb ocasiona sua estabilização; essa proteína é a properdina. Ela consegue se unir melhor ao conjunto que está ligado aos microrganismos do que ao que está ligado às células do hospedeiro. Algumas moléculas C3b formadas pela C3bBb se ligam a ela; isto provoca formação da C5 convertase; assim se tem início o complexo de ataque à membrana, com a clivagem de C5 em C5a e C5b. A molécula de C5a fica no plasma, tendo algumas propriedades, tais como promover a contração da musculatura, dilatar capilares e atrair mais células de defesa ao local. À molécula C5b que se liga ao complexo de proteínas formadas anteriormente, ele abre caminho para que as proteínas seguintes se liguem em cascata, começando pela C6 e C7 formando o complexo C5bC6C7, no qual o complexo, por ter porção hidrofóbica, se insere na membrana da célula em alvo. Este complexo tem alta afinidade pelo elemento seguinte que é o C8. A molécula de C8 é um trimero composto por três cadeias distintas, no qual uma delas se liga ao complexo C5bC6C7 e forma um heterodímero com a segunda cadeia e, por fim, a terceira cadeia se insere na membrana da célula em alvo. O complexo C5bC6C7C8 ou C5b-8 tem capacidade limitada em conduzir a célula em alvo à lise; no entanto, ao se ligar ao elemento final, que é o C9, é que a lise ocorre. Esse processo finalizado por C9 acontece porque ele é uma soroproteína que se polimeriza com C5b-8 formando poros na membrana da célula em alvo e resulta em quebra da osmolaridade desta (Figuras 15.1 e 15.2).

As moléculas C3a, junto com C5a, atuam sobre os mastócitos os fazendo degranular, consequentemente há a liberação de fatores quimiotáticos e de mediadores da permeabilidade vascular. Esses mediadores da permeabilidade vascular aumentam a permeabilidade pela modificação das forças intercelulares entre as células endoteliais da parede dos vasos. Isto não só permite a exsudação do plasma como permite que elementos constituintes deste, como o complemento, cheguem ao sítio onde ocorre o processo inflamatório. Esses mediadores também promovem a ativação de moléculas, como ICAM-1 e ELAM-1 (molécula endotelial de adesão leucocitária-1), as quais se ligam às moléculas específicas dos polimorfonucleares e permitem que estas passem entre as paredes dos capilares. Os fatores quimiotáticos atraem os leucócitos polimorfonucleares marginais de sua localização intravascular, através da parede dos vasos e, eventualmente, os conduzem até os microrganismos opsonizados. Os polimorfonucleares possuem um receptor específico para C3b em sua membrana e por isso aderem rápida e firmemente ao microrganismo opsonizado.

978-85-4120-138-4

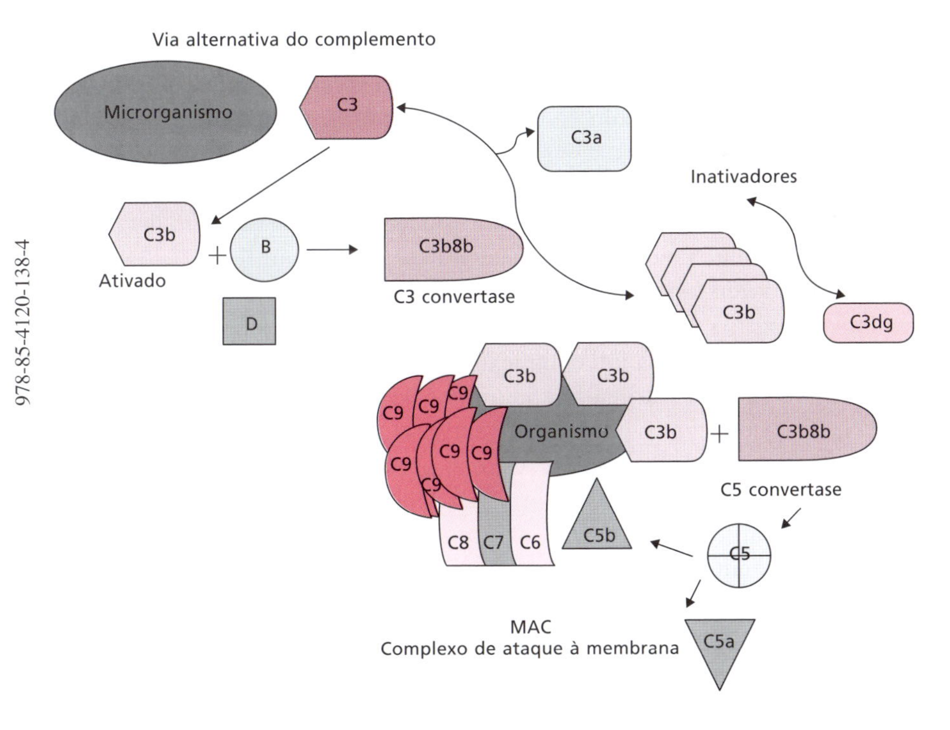

Figura 15.1 – Esquema representativo da via alternada do complemento.

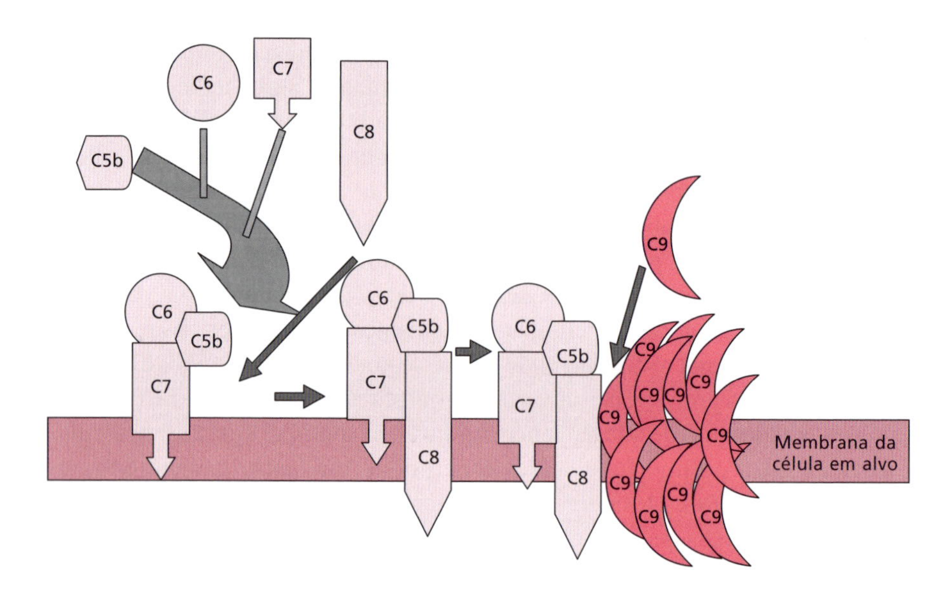

Figura 15.2 – Esquema representativo do complexo de ataque à membrana do complemento.

O processo de dilatação dos capilares (eritema), exsudação das proteínas plasmáticas e do fluido plasmático (edema), em razão da alteração hidrostática e osmótica e do acúmulo de neutrófilos, dá origem à *resposta inflamatória aguda*.

Fazendo parte dessa resposta imune inata temos ainda as *proteínas de fase aguda*, como a PCR, que têm sua concentração elevada em decorrência da liberação de mediadores de sua síntese, tais como IL-1, IL-6 e TNF. Esses mediadores são liberados como consequência da lesão celular. Existem, ainda, outros fatores antimicrobianos extracelulares no plasma, como a lactoferrina, que forma um complexo com o ferro e o torna indisponível à bactéria que costuma utilizá-lo como fator de crescimento. Temos também os IFN, mais conhecidos por ter ação antiviral, por interferirem no processo de adesão viral à célula e, por vezes, não permitindo que mais de um vírus infecte célula já parasitada por vírus. Os leucócitos produzem vários tipos diferentes de alfa-IFN, enquanto os fibroblastos e quase todos os tipos celulares sintetizam o beta-IFN. Um terceiro tipo de interferon, o gama-IFN, não é considerado como componente da resposta imune inata.

Quando as células são infectadas por um vírus, elas produzem e secretam interferon, o qual se liga aos receptores específicos nas células adjacentes. O interferon, uma vez ligado à célula não infectada exerce atividade antiviral ao facilitar a síntese de enzimas que interferem no mecanismo de replicação viral.

Via clássica

Esta via tem início com a formação do imunocomplexo antígeno-anticorpo, no qual pelo menos duas moléculas de anticorpo da classe IgG (IgG1 e IgG3 em humanos) ou um anticorpo da classe IgM se ligam a um antígeno. A proteína C1 do complemento, que é um complexo proteico de três proteínas (C1q, C1r e C1s) se liga ao domínio C_H2 da IgG e, no caso da IgM, ao domínio C_H3. A unidade C1q, que é um hexâmero e se abre como se fosse um guarda-chuva, se liga ao anticorpo e os elementos C1r e C1s atuam como proteases; tem a estrutura tetramérica. A ligação de pelo menos dois braços da C1q permite que ele ative C1r que, por sua, vez cliva e ativa C1s; desse modo, C1s cliva o elemento seguinte da cascata do complemento que é o C4, acarretando formação de C4a e C4b (sendo este último o maior fragmento). Este complexo depende de íons de cálcio para que se mantenha estável. C4b possui, assim como C3b, uma ligação tioéster; por conseguinte, ele se liga ao complexo antígeno-anticorpo ou a algum ponto adjacente da célula em alvo onde o anticorpo está ligado. Com a ligação de C4b, há a etapa seguinte da cascata, que é a formação do complexo de C2 a C4b; esse complexo só se mantém estável se tiverem íons de Mg^{+2}; dessa forma, C1s corta C2 em C2a e C2b. C2b é liberado e C2a permanece ligado a C4b*.

O complexo C4b2a é um complexo proteico com atividade de C3 convertase e sua atividade se mantém enquanto C4b está associado a C2a; com isso são produzidas moléculas de C3b que seguirão a cascata já descrita anteriormente na via alternativa (Figura 15.3).

Via das lectinas

Esta via não depende de imunocomplexos, ela é deflagrada pela ligação de lectinas a polissacarídios, principalmente os microbianos. Uma das lectinas, que tomam parte nesse processo, é a manose plasmática ou lectina de ligação à manana (MBL) ou lectinas reconhecedores de N-acetilglicosamina, também chamada ficolina. A estrutura dessas lectinas é parecida com a estrutura da molécula C1q da via clássica do complemento; estas se ligam aos resíduos de manose presentes em polissacarídios e também as MBL associadas à serina proteases (MASP), como MASP-1, MASP-2 e MASP-3. As MBL ao se associar às duas MASP, que têm atividade de protease, que resultam em adquirir

* Alguns livros relatam justamente o contrário, que o que é liberado é C2a e que o que permanece ligado ao C4b é C2b. Embora este seja um ponto muito discutido por imunologistas, não iremos abordá-lo aqui por não ser relevante para a proposta do livro.

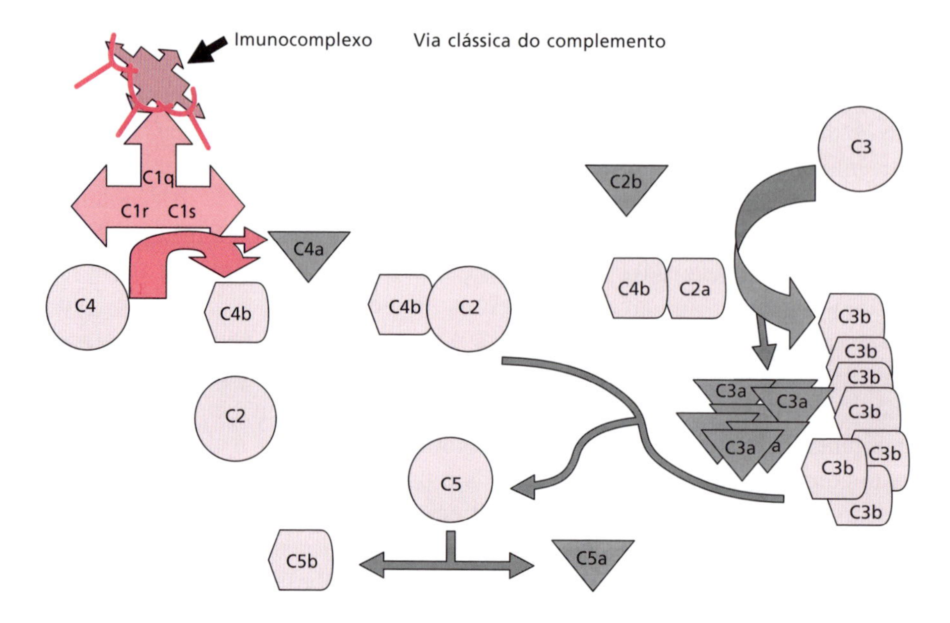

Figura 15.3 – Esquema representativo da via clássica do complemento.

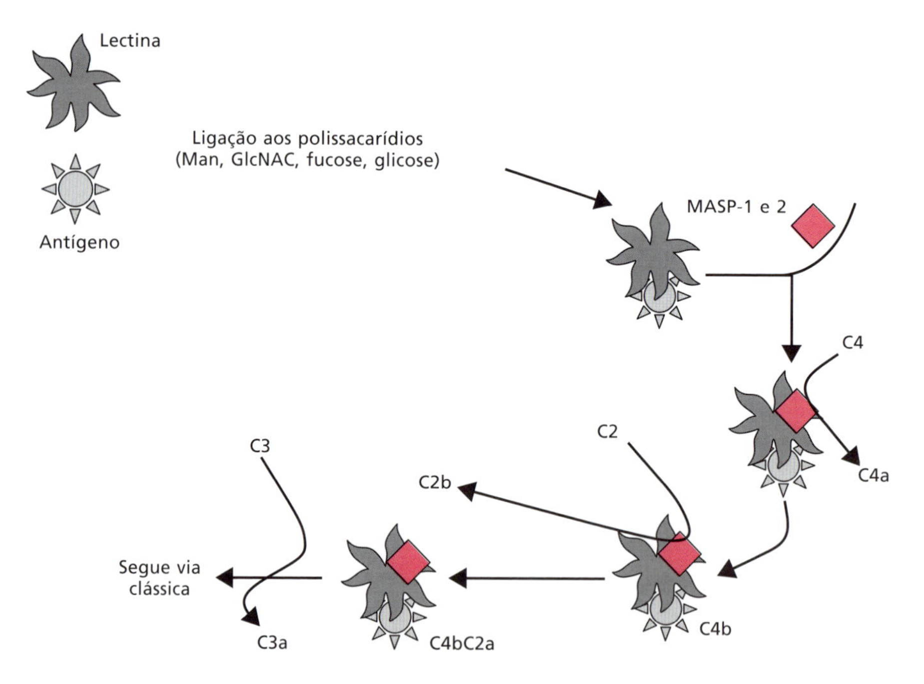

Figura 15.4 – Esquema representativo da via das lectinas.

a forma de um tetrâmero semelhante ao C1r e C1s, logo há a quebra de C4 em C4a e C4b e a quebra de C2 em C2a e C2b, formando, assim, o complexo C4b2a que tem atividade de C3 convertase. A partir daí, a via das lectinas segue o mesmo caminho da via clássica (Figura 15.4).

Na reação antígeno-anticorpo, quando há fixação do complemento, este acaba por promover alterações na estrutura dos eritrócitos; se os eritrócitos forem retirados da circulação pelo sistema reticuloendotelial antes da cascata do complemento se completar e ocasionar lise, temos o fenômeno denominado hemólise extravascular; entretanto, se a hemólise ocorre ainda dentro dos vasos por ação de todas as frações do complemento, temos a chamada hemólise intravascular.

Imunidade adaptativa

A resposta imune específica para um antígeno é deflagrada a partir do momento em que o antígeno é apresentado à célula T. Um dos sinais que resultam no desenvolvimento da resposta específica provém da sinalização oriunda da resposta inata, produtos como os elementos C4a, C3a, C5a da cascata do complemento, liberação de citocinas. De modo simplificado, podemos dizer que os antígenos que escapam do sistema de defesa inespecífico são aqueles que deflagram a resposta específica.

Uma das principais proteínas sintetizadas nessa defesa imune adaptativa são os anticorpos, os quais são sintetizados pelos linfócitos B, mais especificamente pelos plasmócitos. A síntese desses anticorpos só ocorre se houver estímulo feito pelo antígeno ao linfócito B ou se este for estimulado pelos linfócitos T. Cada anticorpo possui um sítio de reconhecimento, que se encaixa e amolda no antígeno de acordo com a carga elétrica que possui, e isto faz com que a ligação do anticorpo ao antígeno seja mais forte ou mais fraca dependendo da especificidade da molécula de anticorpo. Os anticorpos possuem ainda outros sítios, necessários para diversas funções, como ativação da via clássica do complemento, ligação às células fagocitárias e células apresentadoras de antígenos (APC). Desse modo, quando um antígeno está recoberto por moléculas de anticorpo, estes são capazes de induzir a fixação do complemento e a fagocitose.

Antes, porém, de falarmos mais sobre os anticorpos, é necessário explicarmos de que forma nosso sistema imune reconhece o que é *self* (próprio) e o que é não *self* (estranho, aloantígenos) a ele, normalmente em baixas concentrações. Quando o sistema imune não consegue fazer essa distinção, é sinal que há imunodeficiência. Além disso, o sistema imune deve responder, de forma eficiente, aos aloantígenos, sem que isso provoque super-reatividade aos antígenos próprios (perda da tolerância ocasionando doença autoimune) ou à resposta indevida acarretando estimulação imune (produção de IgE causando a alergia). Ademais, deve haver a supressão da resposta imune quando a "limpa" do organismo já tiver sido efetuada.

A regulação do sistema imune é também realizada por contato celular e mecanismos que dependem das citocinas para serem estimulados ou suprimidos. Os caminhos que a resposta toma dependem dos tipos de leucócitos envolvidos, tipos de antígenos de membrana que entram em contato e citocinas liberadas.

Apresentação de antígenos

A fim de tornar simples o modo geral de apresentação de antígenos ao sistema imune, podemos dizer que existem dois grupos celulares, um expressando o antígeno de histocompatibilidade (MHC, *major histocompatibility complex*), também denominado HLA (*human leucocyte antigen*) nos humanos. Temos os HLA classe I, que estão em todas as células do organismo, e outro grupo apresentando o HLA classe II, que é encontrado nas células apresentadoras de antígeno. O sistema HLA está localizado no braço curto do cromossomo 6, que contém uma série de genes polimórficos, que além de codificar moléculas de classes I e II também codifica moléculas HLA "não clássicas" e "não HLA". Existem três principais *loci* do HLA classe I, que são os *loci* A, B e C; dentro de cada *loci* existem vários diferentes alelos para os *locus* A, B e C, isso significa que pelo menos seis diferentes moléculas classe I podem ser montados em cada célula. As moléculas de HLA-I são constituídas de uma cadeia glicosilada de aproximadamente 45 kDa composta por três domínios, alfa1, alfa2 e alfa3, uma região transmembrana e uma calda citoplasmática, e um peptídio com cerca de 12 kDa, que é a beta2-microglobulina. Os domínios alfa1 e alfa 2 são as regiões variáveis que seguram os peptídios antigênicos, podendo segurar entre 10 e 12 aminoácidos. O domínio alfa3 é a região constante da molécula e a beta2-microglobulina é idêntica em todos os indivíduos; sem ela o HLA-I não é expresso na superfície das células.

Já para o HLA classe II, temos também três *loci* que são DR, DQ e DP, que da mesma forma que o HLA classe I possui diferentes alelos para cada *loci*. O HLA-II é constituído por duas cadeias, alfa e beta; cada uma das cadeias possui dois domínios (alfa1 e alfa2; beta1 e beta2), uma região transmembrana e uma cauda citoplasmática. Os domínios alfa1 e beta1 correspondem à região variável e que é responsável por segurar os peptídios antigênicos, sendo as regiões alfa2 e beta2 os domínios constantes das cadeias.

Podemos dizer que as células com o HLA classe I são responsáveis pela apresentação de antígenos endógenos, como vírus e alguns marcadores tumorais produzidos dentro da célula afetada, e que as células com o HLA classe II fazem a apresentação de antígenos exógenos, como bactérias e toxinas.

As células expressando o HLA classe I, em geral, fazem o processamento da seguinte forma: primeiro elas pegam as proteínas produzidas por elas no citossol ou, endogenamente, as quebram em peptídios (8 a 12 aminoácidos) nos spliceossomas e, então, são enviadas ao retículo endoplasmático (RE), pelas moléculas de transporte associadas à proteína. No RE, os peptídios são ligados às moléculas do HLA classe I ativas e são transportados, via complexo de Golgi, à superfície celular. Uma vez na superfície celular, o complexo HLA classe I + antígeno, se ligam às células T CD8+, o que resulta em resposta mediada por células do tipo citotóxica.

Quanto às células que expressam o HLA de classe II, elas fazem a captura do antígeno exógeno por endocitose. O antígeno é, em seguida, transportado para o lisossomo, no qual é degradado em peptídios, os quais serão ligados às moléculas de classe II específicas. O complexo HLA classe II + antígeno é exposto na superfície celular, na qual se ligará aos linfócitos T CD4+, que darão início à resposta imune humoral (produção de anticorpos).

Células apresentadoras de antígenos

Os leucócitos fagocitários podem ser divididos em duas classes funcionais: os macrófagos/monócitos e as APC; elas são responsáveis pela eliminação de produtos estranhos ao organismo, assim como de moléculas próprias. Aparentemente, os macrófagos não são bons em reprocessar os antígenos para a apresentação ao sistema imune, eles apresentam, em sua superfície, grande número de receptores para região Fc das imunoglobulinas (FcR) e para o fator C3 do complemento (auxiliando no reconhecimento de células recobertas com anticorpo ou complemento), possui também, em menor quantidade, mas em concentrações variáveis os antígenos de HLA e outras moléculas de adesão celular, como CD54 e CD58.

As APC são muito menores em número do que os macrófagos e não fagocitam células e antígenos, em vez disso, elas capturam e processam o antígeno, apresentando os fragmentos em sua superfície celular em conjunto com os antígenos HLA classes I e II, principalmente os de classe II. As APC migram para as zonas do tecido linfoide de células T e B, e apresentam os antígenos às células efetoras e moduladoras do sistema imune (células T, B e NK). Também temos as células dendríticas que formam uma espécie de pseudopodo, os quais podem se estender e aumentar a área de contato com os linfócitos T e B. Isso tudo em conjunto com as moléculas de membrana e citocinas são os responsáveis pela ativação específica da resposta imune.

No linfonodo, as APC e/ou células foliculares dendríticas apresentam o antígeno, via HLA classe II ao linfócito T CD4+. As células B também podem funcionar como APC, fazendo a apresentação via o HLA classe II ou pelo antígeno preso a sua imunoglobulina de superfície. As células dendríticas são leucócitos, derivados de precursores próximos do CD34. As citocinas são importantes na maturação e no desenvolvimento das células dendríticas; dentre elas citamos o TNF-alfa e o GM-CSF.

As células dendríticas e suas variantes, como as células de Langerhans, são encontradas em pele, vasos linfáticos aferentes, sangue e outros tecidos não linfoides. Nos tecidos linfoides, as células dendríticas costumam ser encontradas na região interfolicular. As células dendríticas quase sempre não possuem número significativo de receptores para C3 ou para a região Fc da IgG (Fc-gama), porém, são ricas em moléculas de MHC classes I e II, assim como em moléculas de adesão dos tipos CD2, CD11c, CD29, CD54 e CD58. Também para facilitar o contato com os linfócitos T e seu estímulo, expressa as moléculas CD40 e B7 na membrana.

As células dendríticas foliculares são APC localizadas no folículo primário (não estimuladas) e no folículo secundário (estimuladas). Apesar dessas áreas serem ditas zonas de células B, elas exibem minoria de células T, macrófagos e APC. As APC ricas em receptores de Fc-gama, as quais ligam e apresentam o antígeno às células B inativas e ativas. As células dendríticas foliculares podem segurar esse antígeno por semanas, provavelmente desempenhando papel importante na manutenção da resposta imune, por estimular células B novas e de memória.

O papel de ativação das APC nos linfócitos T pode ser dividido em duas fases: estímulo das células T inativas (reposta primária) e ativação de células T de memória (resposta secundária). Ambas as células dendríticas, e em pequena quantidade as células B, podem evidenciar antígenos aos linfócitos T. A apresentação efetiva por ambas, não apenas requer o HLA, mas outro fator estimulatório, como o contato célula a célula e a liberação de citocinas.

As células B, capazes de estimular linfócitos T de maneira antígeno-específica, são células B7+; isto é importante saber, pois as células B em repouso (não ativadas), não possuem as proteínas coestimulatórias de ligação, necessárias para ativar as células T_H. Quando temos muitas células B7-, as células T_H se tornam incapazes de responder ao estímulo imune e isto resulta em suspeita de que tais células B7- sejam as responsáveis no papel de indução a tolerância ou anergia aos antígenos próprios.

As células dendríticas apresentam o complexo HLA II+Ag ao TCR, de forma que há o reconhecimento simultâneo, da célula T reconhecendo o HLA e a célula dendrítica, o TCR, ocorrendo, assim, a ligação entre elas e a subsequente resposta intracelular com a ligação posterior do CD4 ao MHC classe II ou do CD8 ao MHC classe I. No entanto, se apenas a ligação TCR/CD4(8) e o antígeno/MHC II(I) ocorre, parece que a célula T se torna incapaz de responder ou se tornar anérgica. Na verdade, esta é uma forma de induzir a tolerância aos antígenos próprios, especialmente para as células T_H. A ativação efetiva das células T pelas APC requerem a coestimulação pelo antígeno B7 das células dendríticas ou dos linfócitos B ligando seus antígenos CD28 ou CTLA-4 à célula T. Quando as células T são estimuladas dessa forma, elas passam a coexpressar um ligante (CD40L ou T-BAM) para o antígeno de células B CD40. Apenas quando esses contatos coestimulatórios acontecem é que a ativação da célula T ao antígeno ocorre.

Células T

O TCR, também denominado antígeno TCR, é um dos membros da superfamília das imunoglobulinas, só que, diferente das imunoglobulinas, o TCR é composto de uma subunidade alfa e beta. Pequena fração das células T expressa outra coleção de produtos gênicos do TCR, a delta e a gama. Assim como as imunoglobulinas, são necessárias moléculas acessórias para transferir o sinal de ligação do antígeno ao TCR para dentro da célula. As moléculas acessórias mais importantes para essa ativação das células T são os complexos B7-CD28 ou B7-CTLA-4. O complexo TCR-CD3, junto com a ligação ao MHC-CD4 e B7-CD28, geralmente consegue ativar a célula T; todavia, demonstrou-se que a adesão de CD2-CD58, CD11a-CD54 e CD4-MHC II ou CD8-MHC I é capaz de aumentar, significativamente, o estímulo provido pelo TCR e por B7-CD28 ou B7-CTLA-4. Parece que esse aumento do sinal estimulatório se deve à estabilização da celular maior, quando do contato entre essas moléculas.

Subpopulações de linfócitos T e controle da resposta imune

Dentre as subpopulações de linfócitos T, Th1 e Th2 parecem ser oriundas da mesma célula progenitora, a Th0. As células Th1 secretam citocinas, como IL-2, gama-IFN, TNF e IL-12; já as células Th2 são capazes de secretar as citocinas, como IL-4, IL-5, IL-6 e IL-10.

As células Th1 lançam um sinal estimulatório às células B para que produzam e secretem IgG2a e, ao mesmo tempo, inibem a função da população Th2. A IL-12 é uma citocina fundamental nesse processo, já que, sem ela, a geração de novas células Th1 é bloqueada. Isto acaba se refletindo também no papel da IL-12 em estimular a produção de IL-1, TNF e gama-IFN, o qual é necessário para a maturação de Th1. IL-12 normalmente é produzida por monócitos, macrófagos e células acessórias, como decorrência de estímulo dado pelas infecções por parasitas e bactérias. O gama-IFN exerce um sinal de *feedback* positivo, estimulando a produção de mais IL-12.

A subpopulação Th2, ao secretar suas interleucinas, como IL-4 e IL-10, inibe a produção de IgG2a e a fagocitose realizada por monócitos e macrófagos, mas estimula a síntese de IgE e IgG1. Também por conta desse sinal da população Th2, a população Th1 acaba sendo inibida.

Estímulo à produção de imunoglobulinas

O primeiro estímulo para que a célula B dê início à produção de imunoglobulinas, em geral, decorre da ligação do antígeno ao anticorpo preso na membrana da célula B. Caso os antígenos sejam multivalentes, como os polissacarídios, há a ligação cruzada à imunoglobulina presente na membrana da célula B e ela se torna ativada, independentemente da ativação pelas células T (estimulação T independente), não resultando em desenvolvimento da memória do sistema imune. No entanto, para a maioria dos antígenos, há a necessidade do estímulo pelas células T para que seja iniciada a produção de imunoglobulinas (estímulo T dependente), que acarreta desenvolvimento de memória do sistema imune. Para que isso aconteça, há a necessidade de que o antígeno seja apresentado junto com uma molécula de HLA em uma APC e que a célula B seja coestimulada pelo contato celular e por algumas citocinas. Isto é importante como forma de evitar reações autoimunes ou aloimunes. Existem várias formas em que esse processo pode ocorrer; a mais comum é a apresentação do HLA classe II por uma APC para uma célula B na presença do contato da célula B com a T por B7-CD28.

Com frequência, a ligação cruzada da imunoglobulina na membrana da célula B ocasiona aumento do nível de moléculas de adesão em sua membrana (CD25, HLA Dr, CD40, B7) e de elevação na resposta às citocinas. Parece que o contato mais relevante nesse processo é o da molécula CD40 com a CD40L da célula T; é claro que quanto maior a interação de diferentes moléculas, maior será o estímulo da célula B. Também é fundamental o contato das APC que ocorre via antígeno-MHC-imunoglobulina de superfície e/ou B-antígeno de superfície-receptores Fc existentes nas células foliculares dendríticas. Esse aumento de contato também ocorre se o sinal for dado pelas células Th1 ou Th2.

Proliferação e maturação

Ativação e proliferação T dependente das células B inicialmente acontecem nos centros germinativos de linfonodos, baço e tonsilas. A sequência de ativação das células B nos folículos parece ocorrer do seguinte modo, após a ligação do complexo MHC II-Ag-Ig de superfície e CD40-CD40L; na presença de determinadas citocinas (IL-2, IL-4), as células B começam a proliferar rapidamente. Nessa etapa, elas crescem e morfologicamente são denominadas blastos; depois, proliferam e se tornam centroblastos, os quais sofrem hipermutação somática nos genes das imunoglobulinas. Os centroblastos, então, dão origem às células menores, que não se dividem e se denominam centrócitos.

A manutenção da maturação dos centrócitos depende da ligação da sua imunoglobulina de superfície com os complexos de MHC II às células foliculares dendríticas. Quando os centrócitos se ligam via CD40-CD40L e/ou CD23 às IL-4, isso evita que eles entrem em apoptose (morte celular), em razão da ativação da síntese proteica do bcl-2 que a mantém. IL-4/IL-6 ligando-se a CD23 também faz com que a célula B amadureça e se transforme no plasmócito, que é a célula especializada em síntese e liberação de imunoglobulinas.

Dependendo da interleucina liberada no processo de ativação da célula B é que teremos a produção de IgM e IgG (estimulada por Th1: IL-1, gama-IFN, IL-12) ou IgE (estimulada por Th2: IL-4, IL-6).

Imunoglobulinas

Também chamadas anticorpos, são o produto da célula B madura, sintetizados em consequência do estímulo antigênico. As imunoglobulinas são constituídas por duas cadeias pesadas (H de *heavy chain*) e duas cadeias leves (L de *low chain*); estas cadeias estão presas, entre si, por pontes dissulfeto. A representação mais comum nos livros de imunologia para as imunoglobulinas é a forma em Y, na qual as cadeias leves estão presas à cadeia pesada na parte superior do Y.

As moléculas são subdivididas em classes e subclasses, com base na especificidade antigênica das cadeias pesadas, que possuem peso molecular compreendido entre 51 e 71 kD. Encontramos aproximadamente 30% de homologia na sequência de aminoácidos presente na cadeia pesada das imunoglobulinas, sendo a cadeia pesada o principal constituinte da molécula de imunoglobulina. As cinco classes de imunoglobulina são chamadas *isótipos*, fundamentadas na especificidade da cadeia pesada de cada classe de imunoglobulina. As cadeias pesadas são designadas por letras gregas minúsculas, μ, γ, α, δ, ε, e as imunoglobulinas são chamadas IgM, IgG, IgA, IgD e IgE, respectivamente. Duas classes de imunoglobulina, IgA e IgG, foram posteriormente subdivididas em subclasses com base nas diferenças apresentadas na cadeia pesada. Temos conhecimento de quatro subclasses de imunoglobulinas, designadas como IgG1, IgG2, que compreende IgG2a e IgG2b, IgG3 e IgG4; e duas subclasses de IgA, também designadas como IgA1 e IgA2.

As três principais classes são IgG, IgM e IgA e as presentes em menor quantidade são IgD e IgE (menos de 1% do total de imunoglobulinas). IgG, IgD e IgE apresentam duas cadeias pesadas e duas cadeias leves, enquanto a IgM e a IgA são multímeros dessa estrutura básica. Pontes dissulfeto e forças não covalentes conferem estabilidade à estrutura da imunoglobulina. Como dito anteriormente, a estrutura monomérica básica tem a forma de "Y"; no meio dele existe uma região denominada região de dobradiça. A região da dobradiça é uma região rica em prolina e suscetível à clivagem por enzimas proteolíticas. Tanto a cadeia pesada quanto a leve possuem uma região constante na porção carboxiterminal e exibem região variável na porção aminoterminal; essa região corresponde à parte superior do Y. Além das cadeias pesadas, existem dois tipos de cadeias leves, com peso aproximado de 24 kD, chamadas de κ e λ; há apenas um tipo em cada molécula de imunoglobulina. Cerca de 60% das moléculas de imunoglobulinas têm a cadeia leve κ e 40% tem a cadeia leve λ. A cadeia leve λ apresenta seis subtipos; estes indo de λ1 a λ6.

As imunoglobulinas possuem, ainda, regiões denominadas *domínios*, as quais consistem em um polipeptídio presente tanto na cadeia leve como na pesada e cuja unidade estrutural contém aproximadamente 110 aminoácidos. Os domínios são alças ligadas por pontes dissulfeto nas regiões constante e variável das cadeias pesada e leve. As funções das imunoglobulinas estão ligadas a alguns domínios.

A região V_H corresponde à porção variável da cadeia pesada da imunoglobulina e a V_L corresponde à região variável da cadeia leve. Temos ainda, dentro dessas regiões variáveis, partes hipervariáveis, chamadas regiões hipervariáveis; estas são responsáveis pelo sítio de ligação ao antígeno e pela sua conformação e carga elétrica, determinando a sua especificidade.

As cadeias leves possuem um domínio variável e um constante ao passo que a cadeia pesada possui um domínio variável e três a quatro domínios constantes.

As imunoglobulinas presas na membrana de linfócitos B maduros apresentam dois componentes adicionais, o domínio transmembrana, composto por aminoácidos hidrofóbicos, que ancoram a molécula à membrana citoplasmática, e um domínio citoplasmático.

Algumas características das diferentes classes de imunoglobulinas

IMUNOGLOBULINA G

Corresponde a cerca de 85% das imunoglobulinas presente nos adultos. Tem peso molecular de 154 kD com duas cadeias leves de 22.000 D e duas pesadas de 55.000 D cada. É também a imunoglobulina que dura mais tempo em circulação, em média 23 dias. Tem a capacidade de atravessar a placenta e é o anticorpo envolvido na resposta imune secundária (resposta anamnéstica). Essa imunoglobulina tem alta afinidade para ligação a um antígeno específico, assim como de fixar complemento, estimular a quimiotaxia e atuar como opsonina para facilitar a fagocitose. Conforme dito anteriormente, temos quatro subclasses de IgG, todas baseadas nas diferenças de suas cadeias pesadas γ, temos então as cadeias γ1,γ2,γ3 e γ4. Essas diferenças da cadeia pesada se baseiam na diversidade que apresentam no número e na posição das pontes dissulfeto que ligam uma cadeia a outra. Quando falamos na propriedade dessas imunoglobulinas fixarem o complemento, a que melhor fixa o complemento é a IgG3, seguida de IgG1 e IgG2; a IgG4 não consegue fixar o complemento.

IMUNOGLOBULINA M

Corresponde a 5% das imunoglobulinas existentes no indivíduo adulto e possui vida média de cinco dias. É uma molécula com estrutura pentamérica, ou seja, tem cinco estruturas básicas das imunoglobulinas, só que estas estão ligadas, entre si, por pontes dissulfeto e pela cadeia J; com isso o seu peso molecular é em torno de 900 kD; também, em razão do seu tamanho, ela não consegue atravessar a barreira transplacentária; isso quer dizer, que se encontramos a IgM em soro ou plasma de um recém-nascido significa que ele a está produzindo. A IgM é a imunoglobulina mais eficiente na fixação do complemento. Só encontramos a IgM em sua forma monomérica quando está ligada na membrana dos linfócitos B maduros. Por ser uma imunoglobulina grande, basicamente a encontramos no interior dos vasos. Tem importância na imunidade para antígenos polissacarídios oriundos dos microrganismos.

IMUNOGLOBULINA A

Assim como a IgM, corresponde a 5% das imunoglobulinas presentes em um adulto, possui vida média de seis dias e seu peso molecular está em torno de 160 kD. Pode ser encontrada na forma monomérica, dimérica, trimérica ou multimérica. Existem duas subclasses de IgA, que são IgA1 e IgA2. Ela pode ser encontrada na circulação e nas secreções corporais; neste último caso, ela se apresenta na forma dimérica, com as duas cadeias básicas da imunoglobulina ligadas pela cadeia J e um componente chamado peça secretória.

IMUNOGLOBULINA D

Encontrada ligada à membrana de linfócitos B maduros, somente sob a forma monomérica. Seu peso molecular aproximado é de 185 kD.

IMUNOGLOBULINA E

Encontrada sob a forma monomérica na circulação, seu peso molecular é de aproximadamente 200 kD. Está implicada nas reações alérgicas, em especial quando ligada à membrana de mastócitos e basófilos. É a imunoglobulina de maior termolabilidade *in vitro*, começando a se desnaturar já aos 40°C.

Resumidamente, podemos dizer que a IgA secretória pode ser encontrada em secreções corpóreas, como saliva, leite, secreções brônquicas e intestinais. IgD e IgM estão quase sempre presas à membrana dos linfócitos B, a fim de interagir com os antígenos e ativar os linfócitos B. A IgE está implicada com os mecanismos de anafilaxia e a IgG, que é a única imunoglobulina capaz de atravessar a placenta, é a que está na circulação sanguínea em maior quantidade.

Interação antígeno-anticorpo

O modelo tradicional usado no passado, dizia que o antígeno se ligava ao anticorpo por um modelo tipo chave-fechadura; hoje em dia já é sabido que a interação que ocorre envolve sítios combinatórios, sendo estabilizada por ligações não covalentes, em que os grupos que interagem devem estar próximos para que essas forças atuem, ou seja, devemos ter uma complementariedade entre o epítopo antigênico e o sítio combinatório do anticorpo. As variações que ocorrem nessa complementariedade é que geram diferenças em afinidade, avidez e especificidade do anticorpo.

Podemos dizer que o anticorpo possui alta afinidade quando a interação das forças moleculares de atração é maior que o das forças de repulsão. A força de interação total entre antígeno e anticorpo é que confere o grau de avidez e isto também está ligado à especificidade, pois quanto maior a complementariedade entre os sítios combinatórios do anticorpo com o antígeno, maior a sua especificidade.

Quando falamos das reações usadas na imuno-hematologia, a interação do antígeno particulado, no nosso caso eritrócitos, com o anticorpo, que é uma proteína solúvel, observamos aglutinação. Os anticorpos que em meio salino ocasionam a reação de aglutinação, são, por isso, denominados anticorpos completos. Os anticorpos denominados incompletos são aqueles que conseguem cobrir os eritrócitos sem promover a aglutinação; nesse caso, lançamos mão de agentes potencializadores, como antiglobulina humana, albumina ou enzimas proteolíticas, a fim de verificar a presença desses anticorpos. Em geral, os anticorpos chamados completos são da classe IgM e isto se explica, em parte, pelo seu tamanho, que permite se ligar a duas ou mais eritrócitos.

As reações antígeno-anticorpo dependem também de fatores como o pH; no caso das reações *in vitro*, o pH ideal está na faixa entre 6,5 e 7,4; entretanto, alguns anticorpos, como os chamados anticorpos que reagem ao frio, ou seja, que se ligam ao antígeno na faixa de temperatura entre 4 e 25°C, reagem melhor na faixa de pH entre 5 e 6. Outro fator que influencia a ligação antígeno-anticorpo é também a temperatura; os chamados anticorpos reagentes ao frio são geralmente da classe IgM e os anticorpos denominados anticorpos quentes, que reagem na faixa entre 36 e 37°C, costumam ser da classe IgG. É importante citar a temperatura quando realizamos nossas reações *in vitro*, uma vez que temperaturas acima dos 37°C costumam dificultar a ligação antígeno-anticorpo, favorecendo a ligação de poucos anticorpos, em geral de maior afinidade. Já a reação em temperaturas inferiores às indicadas acaba favorecendo a ligação de anticorpos de menor especificidade; claro, que por esse motivo, ao encontrarmos anticorpos reativos ao frio, é importante realizar a titulação do soro do paciente, uma vez que reação de aglutinação positiva com diluição do soro inferior a 1:56 não é significativa, pois pode ser fruto dessa reação inespecífica. Outro fator que influencia as reações é a força iônica do meio, por isso é fundamental respeitar a concentração da solução salina, que deve estar entre 0,85 e 0,9%. Ao abordarmos a força iônica do meio, devemos falar do potencial Zeta, que se refere à diferença de potencial eletrostático entre a superfície das células e a nuvem iônica periférica. Explicando melhor, no nosso caso, ao trabalharmos com os eritrócitos, eles possuem carga negativa em sua superfície (ânions). As cargas elétricas positivas do meio salino (cátions) acabam recobrindo os eritrócitos (Figura 15.5), formando, assim, uma nuvem iônica ao redor de cada eritrócito; desse modo, os eritrócitos ficam distantes uns dos outros em razão dessa nuvem elétrica equilibrada. Quanto maior o potencial Zeta, maior será este campo, e, portanto, mais difícil de o anticorpo alcançar o eritrócito. Quando esse potencial é reduzido, torna-se mais fácil a ligação antígeno-anticorpo. Como exemplo citamos o tratamento enzimático feito com alguns eritrócitos, de forma a potencializar uma reação, ao se quebrar algumas moléculas na membrana dos eritrócitos, diminuindo a carga negativa ao redor do eritrócito e, por consequência, a nuvem elétrica ao seu redor é alterada reduzindo a repulsão entre os eritrócitos, assim como o potencial Zeta. Devemos lembrar que, se o potencial Zeta for muito reduzido, isso favorece também a aglutinação espontânea e, por conseguinte, inespecífica entre os eritrócitos. Algumas outras substâncias capazes de reduzir o potencial Zeta são albumina bovina, dextrana e polivinil pirolidona, que atuam retirando ou neutralizando as forças elétricas. Devemos deixar claro, que o

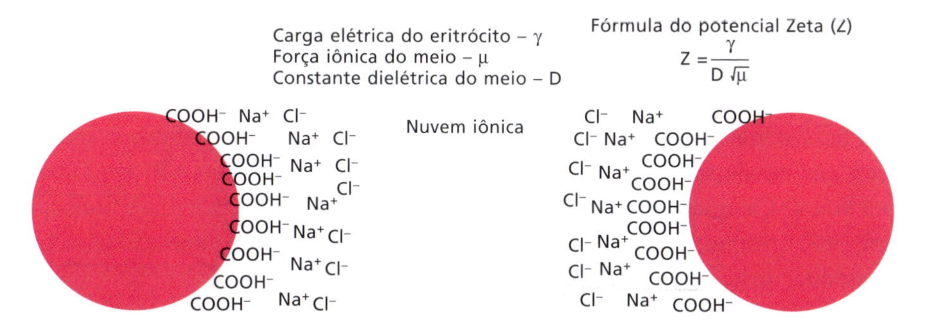

Figura 15.5 – Esquema representativo do potencial Zeta. (*Parte superior*) Fórmula usada para cálculo do potencial Zeta. (*Parte inferior*) Ilustração da nuvem de íons que impede que os eritrócitos se aproximem.

soro de Coombs, apesar de favorecer a aglutinação de eritrócitos, não é capaz de reduzir o potencial Zeta, mas favorece a aglutinação porque ele é composto por anticorpos para imunoglobulina humana e anticorpos para alguns fatores do complemento que esteja recobrindo o eritrócito; por esse motivo ele potencializa a reação.

Outros fatores que influenciam as reações de aglutinação mediada por anticorpos são a localização e o número de antígenos expostos na superfície dos eritrócitos; por isso, as reações para determinação dos grupos sanguíneos A, B são mais facilmente visualizadas, já que estes estão em grande quantidade e também bem expostos na membrana dos eritrócitos. O sistema Rh é outro exemplo; só que por ter múltiplas passagens na membrana dos eritrócitos e muitas vezes escondido costuma ser, às vezes, mais difíceis de promover boa reação de aglutinação. Existem também antígenos, como os do sistema MN, Rh, Duffy e Kidd, que apresentam o chamado *efeito de dose*; isto significa que quando expressos por genótipos homozigotos exibem maior reatividade do que eles, sendo expressos por genótipos heterozigotos.

Ao se realizar as reações de aglutinação *in vitro* também citamos como fonte de interferência a concentração dos anticorpos; quando em grande quantidade a reação pode, algumas vezes, não promover a aglutinação. Esse fenômeno é chamado efeito *pró-zona*, no qual um anticorpo compete com o outro para se ligar ao mesmo sítio antigênico e, com isso, a reação não se estabiliza. Há também de se citar a baixa concentração de anticorpos, em que a reação de aglutinação também não poderá ser visualizada; por esse motivo, as quantidades estabelecidas nas reações devem ser respeitadas a fim de não se obter resultados indevidos.

Imuno-hematologia

É uma especialidade que contempla a união de disciplinas biológicas, como imunologia, hematologia, bioquímica e genética. Uma série de investigações realizadas por Karl Landsteiner culminou com a descoberta dos antígenos A e B do sistema ABO em 1900. A partir desse momento, não demorou muito para que novos antígenos fossem revelados, como o antígeno AB, em 1902, por Von de Castello e Sturli. A descoberta do antígeno Rh por Levine e Stetson, em 1940, propiciou modificações nas técnicas sorológicas empregadas, conduzindo à descoberta de anticorpos incompletos.

As técnicas de hemaglutinação direta ou indireta, principalmente após o advento do teste de antiglobulina, permitiram o conhecimento dos grupos sanguíneos, sendo hoje relatados cerca de 285 antígenos agrupados em 30 sistemas e, notadamente, ABO, Rh e MNS os mais complexos.

Com a introdução da Biologia Molecular, muitos conceitos estabelecidos anteriormente puderam ser revistos e o sequenciamento dos genes que codificam os sistemas de grupos sanguíneos resultou em progresso no entendimento dos mecanismos moleculares associados à diversidade de grupos sanguíneos, em particular ao sistema Rh.

Sistema ABO

É o mais importante sistema de grupos sanguíneos em decorrência dos antígenos ABO na maioria dos tecidos do organismo, devendo ser considerado um sistema de histocompatibilidade, em vez de simplesmente um sistema de grupos sanguíneos.

Seus genes A^1, A^2, B, O estão localizados no braço longo do cromossomo 9 (posição 9q34.1-q34.2) e são responsáveis pela biossíntese dos antígenos ABO e H dos eritrócitos (Figura 15.6) por meio de codificação e produção de enzimas denominadas glicosiltransferases, responsáveis por catalisar as reações entre o substrato e o açúcar receptor (transglicolização).

Os antígenos do sistema ABO podem ser encontrados na saliva e nos líquidos biológicos de indivíduos que apresentam o gene secretor; portanto, não são restritos à membrana eritrocitária. São encontrados também na maioria das células epiteliais e endoteliais. Sua presença em linfócitos e plaquetas parece estar relacionada à absorção do plasma.

Os antígenos ABO estão expressos desde a vida intrauterina, por volta da quinta a sexta semana[1], porém apresentam expressão plena do número de sítios antigênicos ao redor dos dois a quatro anos de vida.

Os anticorpos ABO estão implicados na doença hemolítica do recém-nascido (DHRN), quase sempre de intensidade leve. Em geral, são de classes IgM

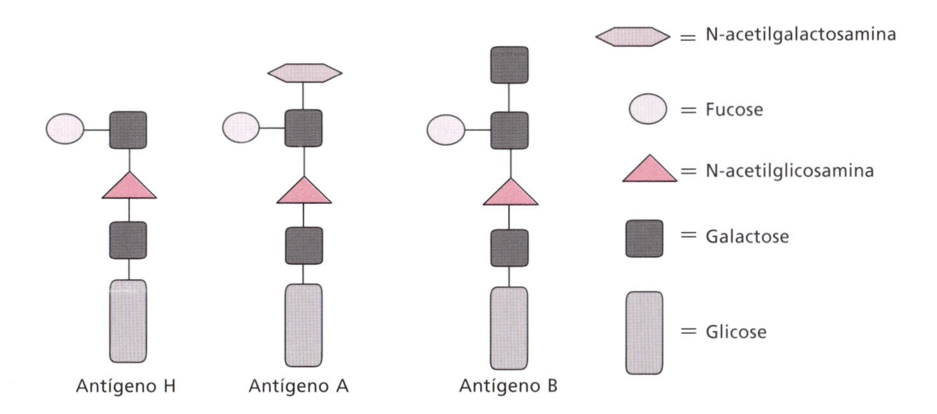

Figura 15.6 – Esquema representativo da biossíntese dos antígenos ABO e H.

Tabela 15.1 – Antígenos e anticorpos dos principais grupos ABO

Grupo ABO	Antígenos	Anticorpos
A_1	A_1	Anti-B
B	B	Anti-A
AB	A_1 e B	Nenhum
O	Nenhum	Anti-A, anti-B e anti-A,B

e IgG, ativos a 37°C, dirigidos contra os antígenos ausentes nos eritrócitos do próprio indivíduo e capazes de fixar e ativar o complemento, provocando hemólises intravasculares.

A identificação dos fenótipos ABO (Tabela 15.1) está relacionada à presença ou à ausência dos antígenos A e/ou B na membrana dos eritrócitos (prova direta) e a detecção ou ausência dos anticorpos contra os antígenos que não possuem (prova reversa).

Os subgrupos do grupo A, embora sejam formados pelo mesmo açúcar, apresentam alterações qualitativas e quantitativas. A diferença do gene A^1 para o gene A^2 dá-se por uma deleção de base na região C-terminal, além de uma mutação que determinará uma substituição de aminoácidos (prolina para leucina) na glicosiltransferase resultante.

A ausência do gene *H* e, consequentemente, do antígeno H foi descrita em 1952, denominado fenótipo Bombay ou O_h. Nesse fenótipo, nota-se a perda total da atividade das transferases ABH nos eritrócitos e nas secreções corpóreas e pelas grandes quantidades de anticorpos anti-H no soro. Eritrócitos de doadores do tipo O são incompatíveis com indivíduos com fenótipos Bombay, em razão da presença do antígeno H na superfície dos seus eritrócitos.

Sistema Rh

É considerado o mais complexo sistema de grupos sanguíneos, sendo, após o ABO, o que mostra maior importância clínica e, necessariamente, devem-se tomar precauções com doadores, pacientes, gestantes e recém-nascidos.

Descoberto pela primeira vez em 1939, tornou-se o sistema de grupo sanguíneo com mais alto polimorfismo entre os marcadores conhecidos da membrana eritrocitária, em que, até o presente momento, 52 antígenos foram identificados.

Os genes *RHD* e *RHCE* estão localizados no braço do cromossomo 1 p34-36 em orientações opostas, de frente um para o outro. Entre esses genes existe uma distância de 9.000 pares de bases e outro sistema de genes denominado *SMP1* (Figura 15.7). Esses genes são codominantes, de modo que, quando os genes *RH* herdados do pai são idênticos aos da mãe, chamamos o indivíduo

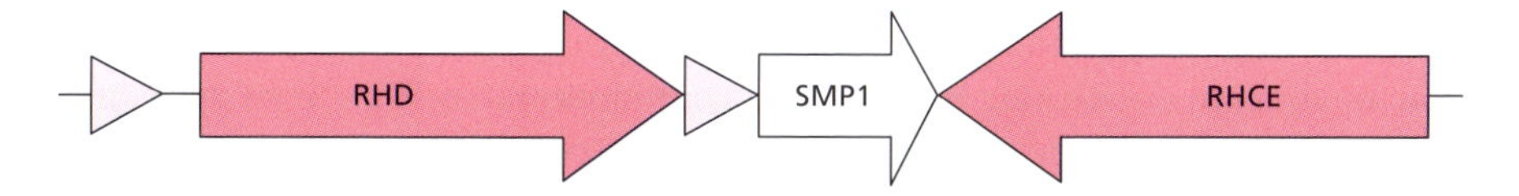

Figura 15.7 – Esquema representativo da estrutura do *locus RHD* e *RHCE*.

de homozigoto. Se os genes herdados do pai e da mãe forem diferentes, o indivíduo será caracterizado heterozigoto.

O gene *RHD* está flanqueado por dois segmentos altamente homólogos de DNA denominados caixas *rhesus*. Nessas caixas é que conteria a deleção de 1.463 pares de bases nos indivíduos RhD negativos; desse modo, esses indivíduos não expressam o gene *RHD*. Pela análise do DNA genômico de diferentes fenótipos Rh, indivíduos RhD positivos possuem os genes *RHD* e *RHCE*, ao passo que indivíduos RhD negativos apresentam somente o gene *RHCE*[2]. Na maioria dos indivíduos RhD negativo, o gene *RHD* está deletado, por conseguinte, não existe o alelo d. A notação "d", utilizada para representar o genótipo negativo, significa ausência do gene *RHD*, e não a recessividade do gene. O gene *RHD* codifica o polipeptídio D e o gene *RHCE* (alelos RHCe, RHcE, RHce e RHCE) codifica os polipeptídios C/c e E/e.

Os genes *RHD* e *RHCE* apresentam estrutura similar, que é composta de 10 éxons distribuídos em uma sequência de mais de 75.000 bp de DNA; cada éxon codificando de 50 a 60 aminoácidos.

As diferenças básicas entre os dois genes estão na região do éxon 10 e na deleção de 600 bp no íntron 4 do gene *RHD*, se comparado ao gene *RHCE*.

Ao compararmos os polipeptídios produzidos pelos genes *RHD* e *RHCE*, verificamos considerável homologia entre eles, tendo um pequeno número de aminoácidos diferindo entre uma proteína e outra.

A proteína **D** difere das proteínas **C/c** e **E/e** em 36 aminoácidos, enquanto a proteína **C,** produzida pelos alelos RHCe e RHCE, difere da proteína **c**, produzida pelos alelos Rhce e RhcE em 1 a 4 aminoácidos. A proteína **E** originada pelos alelos RHCE e RhcE difere da proteína **e**, gerada pelos alelos RHCe e Rhce em apenas um aminoácido.

Com as técnicas de reação em cadeia de polimerase demonstrou-se que as maiores diferenças entre os genes *RHD* e *RHCE* estão na região do éxon 10. Os alelos RhC e Rhc diferem entre si em seis nucleotídios (um no éxon 1 e cinco no éxon 2); entretanto, a posição 103, na qual temos serina na proteína **C** e prolina na proteína **c** que representa a diferença constante entre os antígenos C e c, é determinada pelo éxon 1.

As proteínas Rh formam um complexo com a glicoproteína RhAG (RH50). Esse complexo é unido firmemente ao citoesqueleto e várias proteínas adicionais, como o CD 47, LW e a glicoproteína Duffy, estão associadas. Todavia, não são necessárias para a expressão do Rh, visto que essa expressão depende funcionalmente do RhAG. Na ausência da glicoproteína RhAG, os antígenos Rh não se expressam ou estão expressos fracamente, dando origem aos fenótipos Rh_{null} e Rh_{mod}.

As diferentes fenotipagens do antígeno RhD ocorrem em razão das alterações quantitativas e qualitativas, o que acarreta inúmeras variantes, sendo de difícil detecção sorológica de rotina e tendo a análise por DNA, uma técnica de confirmação e/ou exclusão desses antígenos.

D fraco

Os antígenos D fraco podem ser definidos por apresentarem número reduzido de antígenos RhD por eritrócito, sem aparente perda de epítopos. Ocorrem principalmente por mutações de pontos missenses no gene *RhD*. Essas mutações ocasionam substituição de aminoácidos nas regiões transmembranares ou intracelulares da proteína.

As determinações de D fraco dependem da qualidade dos reativos de anti-D e técnicas empregadas nas análises dos testes, sendo assim, difícil de estabelecer frequências pelos fenótipos. Certamente, D fraco é mais comum em negro que em brancos.

O tratamento dos eritrócitos a serem investigados para antígenos D fraco, por enzimas proteolíticas (retiram da superfície do eritrócito fragmentos polipeptídicos de glicoproteínas membranares, diminuindo o potencial zeta e aumentando a afinidade dos anticorpos, por reestruturação na distribuição dos antígenos), revelou ser mais sensível na investigação desses fenótipos quando comparado às metodologias em tubo, realizadas apenas nas fases salina, térmica e antiglobulina.

O fenótipo D fraco trata de uma variação quantitativa produzida por uma variação qualitativa do antígeno D. A menor expressão da proteína RhD na membrana eritrocitária decorre de alterações qualitativas na sua porção intramembranar, não sendo reconhecido pelo anticorpos.

D parcial

Os antígenos D parcial são definidos como antígenos D alterados, que diferem suficientemente do antígeno D normal para permitirem a produção de anti-D ou não reagirem com alguns anti-D monoclonais. Essas alterações podem ser caracterizadas pela ausência de um ou mais epítopos do antígeno D, que foram substituídos por epítopos da proteína CcEe. Eles podem ocorrer por mutações de ponto missenses no gene *RHD* que provocam substituições de aminoácidos nas alças extracelulares e dispersas na proteína, sendo predominantemente nas alças extracelulares e por isso eles possuem epítopos alterados, com aminoácidos diferentes e os reagentes monoclonais não reconhecem.

As mutações de ponto missenses podem ser do tipo única (única mutação em um determinado éxon do gene *RHD*) ou dispersas (mais de uma mutação de ponto em mais de um éxon do gene *RHD*). As mutações podem suceder também rearranjos gênicos entre os genes *RHD* e *RHCE* (alelos híbridos).

A diferenciação entre D fraco e D parcial em nossa população é de difícil resolução apenas por método sorológico, no qual podemos encontrar mais de um tipo de D fraco em uma mesma amostra, demonstrando grande miscigenação. Portadores do antígeno D parcial e alguns D fraco estão propensos às imunizações de anti-D. Consequentemente, correta classificação do antígeno pode evitar desperdício de unidades RhD negativas e/ou imunização em decorrência da transfusão de eritrócitos RhD positivos. Os métodos moleculares podem confirmar ou excluir a presença desses antígenos; no entanto, não devem ser analisados de forma isolada, ou seja, sem correspondência entre o fenótipo e o genótipo, visto que em determinadas situações eles podem não corresponder.

Outros sistemas de grupos sanguíneos

Sistema MNS

Após a descoberta do Sistema ABO, não demorou muito para que novas especificidades de anticorpos fossem identificadas pela imunização de coelhos com eritrócitos humanos. Dentre os anticorpos recuperados dos soros desses coelhos, foram detectados anti-M e anti-N.

A partir da nona semana de gestação, os antígenos MN podem ser detectados, estando bem desenvolvidos ao nascimento e são basicamente eritrocitários. Estão localizados na extremidade externa da glicoforina A (GPA), contribuindo para sua destruição ou remoção por enzimas proteolíticas[3].

Os antígenos Ss estão presentes nos eritrócitos a partir da décima segunda semana de idade gestacional; estão bem desenvolvidos ao nascimento. São menos degradados por enzimas porque os antígenos estão localizados em local mais remoto da glicoproteína e os locais sensíveis à enzima são menos acessíveis.

A maioria dos exemplos de Anti-M é IgG reativos à baixa temperatura (TA/4°C); contudo, foram descritos casos raros, reativos a 37°C, capazes de promoverem reação transfusional importante. Em razão do efeito de dose, anticorpos anti-M podem reagir melhor com eritrócitos M+N- (genótipo *MM*).

Anti-N é uma aglutinina fria reativa em salina, de classe IgG ou IgM, que não liga complemento e nem reage com eritrócitos tratados previamente com enzimas. Anti-N demonstra efeito de dose, reagindo melhor com eritrócitos com fenótipo M-N+. Não é clinicamente significativo, a menos que reaja a 37°C.

A maioria dos anticorpos anti-S e anti-s é da classe IgG, que reagem a 37°C e na fase de antiglobulina. Alguns exemplares expressam reatividade ótima em temperaturas mais baixas (4°C). Os anticorpos podem ou não reagir com eritrócitos previamente tratados. Esses anticorpos podem ativar o sistema complemento, com relatos de terem sido implicados com reação hemolítica grave causada por transfusão e causarem DHRN.

Sistema Kell

É um sistema eritrocitário descoberto em 1946 após a implantação da técnica de Coombs, no soro de uma paciente, a Sra. Kellacher, que reagiu com os eritrócitos de seu filho recém-nascido, de seu marido e sua filha mais velha. Seu correspondente antitético foi descrito por Levine *et al.* em 1949[4], tendo sido denominado k (Cellano), um antígeno de alta frequência.

Os antígenos do sistema Kell não estão em plaquetas, linfócitos, granulócitos ou monócitos. Podem ser detectados nas células fetais a partir da décima semana de gestação, estando bem desenvolvidos ao nascimento.

O anti-K geralmente é caracterizado como um anticorpo de classe IgG reativo na fase de antiglobulina; entretanto, alguns poucos anticorpos aglutinam células suspensas em solução fisiológica. São capazes de fixar o complemento até C3, mas desenvolvem atividade hemolítica. Estão implicados na DHRN.

Sistema Duffy

Os antígenos Fy^a e Fy^b são o produto de alelos codominantes que residem em uma glicoproteína ácida (gp-Fy), que transpassa a membrana sete vezes e tem um N-terminal no domínio extracelular e um C-terminal no domínio intracelular.

Esses antígenos podem ser detectados em eritrócitos fetais a partir da sexta semana de idade gestacional, estando bem desenvolvidos ao nascimento. Não foram encontrados em plaquetas, linfócitos, granulócitos ou monócitos; no entanto, puderam ser detectados em cérebro, endotélio, baço, tireoide, timo e rins.

São destruídos por enzimas proteolíticas, como papaína, bromelina, ficina e quimiotripsina, além da papaína a 1% ativada por cisteína (ZZAP)[5], que tem a capacidade de clivar a IgG. Também são desnaturados por formaldeído ou aquecimento a 56°C durante 30 min.

Há associação entre os antígenos Duffy e a infecção pelo parasita causador da malária, estando resistente à infecção por *P. vivax* os indivíduos negros--americanos e africanos com fenótipo Fy(a-b-).

Anti-Fy^a e anti-Fy^b geralmente pertencem à classe IgG e possuem melhor reatividade na fase da antiglobulina humana, sendo rara a ligação ao complemento. Alguns anticorpos podem apresentar reatividade na fase salina, sobretudo após estímulo secundário.

Anti-Fy^a está implicado em reações transfusionais e pode ocasionar DHRN. Transfusões de eritrócitos com antígeno negativo devem ser administradas aos pacientes aloimunizados para esse anticorpo.

Anti-Fy^b é um anticorpo pouco frequente, porém imune. Em raras ocasiões foi relacionado com reação transfusional hemolítica (RTH) leve a grave e, ocasionalmente, pode causar DHRN de intensidade leve.

Sistema Kidd

Os antígenos Jk^a são detectados em eritrócitos fetais a partir da décima primeira semana de idade gestacional, enquanto para o antígeno Jk^b essa detecção é possível a partir da sétima semana.

Antígenos Jk^a e Jk^b estão bem desenvolvidos ao nascimento e não são alterados por enzimas proteolíticas, brometo de 2-*amoniethylisothiouronium* (AET), ditiotreitol (DTT), ZZAP e difosfato de cloroquina. Os antígenos Jk^a apresentam maior expressão na membrana eritrocitária quando em indivíduos homozigotos (Jk^aJk^a), quando comparados aos indivíduos que exibem os antígenos em heterozigose (Jk^aJk^b).

Anti-Jk^a pode determinar grave reação hemolítica transfusional imediata ou tardia. É uma IgG e reage melhor com antiglobulina humana (AGH) poliespecífica e, em geral, fixa complemento, podendo, em alguns casos, estabelecer ligeira hemólise ou aglutinação direta com eritrócitos tratados com enzimas.

Anticorpos anti-Jk^b podem determinar reação hemolítica transfusional imediata ou tardia e raramente estão relacionados à DHRN. Com frequência, é uma IgG detectada pela técnica de antiglobulina indireta.

Os títulos de anti-Jk^a e anti-Jk^b declinam rapidamente *in vivo*. Isso significa que um anticorpo identificado em um primeiro momento pode não ser perceptível posteriormente, o que torna a verificação dos registros dos pacientes, com esses anticorpos previamente formados, uma necessidade que não deve ser negligenciada.

Sistema Lewis

Apresenta a característica de não ser produzido pelos eritrócitos e não estar integrado na estrutura membranar, tornando um sistema diferente dos demais. Seus antígenos são elaborados por células teciduais e secretados nos fluidos corpóreos, principalmente nas secreções e no plasma.

O gene *Lewis (Le)* produz uma L-glicosiltransferase, que acrescenta uma L-fucose à substância precursora básica para produção dos antígenos do sistema Lewis. O gene *Le* está localizado no braço curto do cromossomo 19 p13.3, estando ligado ao *locus* do complemento C3.

A substância Le^a, independentemente da presença do gene secretor, é secretada por todos os indivíduos, de modo que, indivíduos não secretores (Sese) de antígenos ABH podem conter antígenos Le^a nos fluidos corpóreos, que serão posteriormente adsorvidos à membrana dos eritrócitos, produzindo o fenótipo Le (a+b-).

A formação do antígeno Le^b está associada à interação dos genes *Sese*, *ABO*, *Hh* e *Lewis*. Cabe destacar que os antígenos Le^a e Le^b não são alelos. O resultado da interação gênica entre os genes Lele e Sese é a produção do fenótipo Le (a-b+).

Anticorpos Lewis são produzidos quase sempre por indivíduos Le(a-b-), sem qualquer exposição prévia ao antígeno; são frequentemente de natureza IgM e não atravessam a placenta, não sendo assim, responsáveis por DHRN.

Anti-Le^a é o anticorpo mais comum do sistema Lewis, sendo produzido por cerca de 20% dos indivíduos que apresentam fenótipo Le (a-b-). Possui melhor afinidade por células suspensas em salina na temperatura ambiente; contudo, algumas vezes reage a 37°C e na fase da AGH, podendo ocasionar reações transfusionais hemolíticas.

Anti-Le^b não é encontrado rotineiramente nos testes pré-transfusionais, sendo habitualmente uma IgM que não se fixa ao complemento tão fácil quanto o anti-Le^a. É produzido por indivíduos apresentando o fenótipo Le(a+b-) e, às vezes, por indivíduos Le(a-b-). Pode ser neutralizado facilmente por plasma ou saliva contendo a substância Le^b.

Pesquisa e identificação de anticorpos irregulares

A maioria dos pacientes, cujo sangue é testado em um laboratório de imuno-hematologia, terá uma triagem de anticorpos realizada em seus soros. Em geral, essa detecção de anticorpo compreende triagem do soro do paciente testado contra dois ou três eritrócitos fenotipados do grupo O de um reagente de triagem ou seleção, quase sempre comercial. Cada *kit* de eritrócitos é acompanhado de um diagrama (Tabela 15.2), que contempla o perfil antigênico dos eritrócitos-teste para os principais sistemas de grupos sanguíneos. Essa avaliação é

Tabela 15.2 – Perfil antigênico das células de triagem

Diagrama para triagem de anticorpos

Sistemas	*Rh*					*Kell*		*MNS*				*Duffy*		*Kidd*		*Lutheran*		*P*	*Lewis*	
Células	D	C	E	c	e	K	k	M	N	S	s	Fy^a	Fy	Jk^a	Jk^b	Lu^a	Lu^b	P_1	Le^a	Le^b
I	+	+	+	+	+	0	+	+	+	0	+	+	0	0	+	+	0	+	0	+
II	+	+	0	0	+	+	+	0	+	+	0	+	+	+	+	0	+	+	0	+

As colunas em destaque indicam os antígenos que são destruídos pelo tratamento com enzimas proteolíticas.

978-85-4120-138-4

realizada por ocasião dos testes pré-transfusionais, na investigação da reação transfusional, DHRN ou, ainda, em casos de suspeitas de AHAI.

Os testes de pesquisa de anticorpos irregulares, usando métodos em tubo de ensaio, podem ser realizados por diferentes técnicas. Entretanto, qualquer que seja a metodologia empregada, elas devem ser capazes de detectar anticorpos clinicamente significantes, por meio da fase de temperatura ambiente, incubação a 37°C e utilização da antiglobulina humana. Dependendo do tipo de potencializador usado na reação, determinadas fases podem ser suprimidas, como a leitura a 37°C quando empregamos o polietilenoglicol (PEG).

Toda pesquisa positiva de anticorpos irregulares deve ter a especificidade do anticorpo investigada. Esse procedimento é realizado pela identificação de anticorpos irregulares (IAI), por intermédio de um painel de eritrócitos industrializados, contendo 10 a 30 células-teste de grupo O, com diferentes fenótipos dos diversos sistemas sanguíneos, sendo geralmente denominado painel de identificação de anticorpos. Esse painel é muito semelhante ao utilizado para a triagem de anticorpos, diferenciando-se por apresentar maior número de células e capacidade de combinação antigênica igualmente maior.

A avaliação dos resultados do painel de triagem e identificação de anticorpos deve empregar uma avaliação metodológica que permita assegurar, de forma adequada, a presença desses anticorpos e evitar que determinados anticorpos passem despercebidos por estarem mascarados por outros anticorpos. Desse modo, deve-se, inicialmente, identificar a fase em que ocorreram as reações (temperatura ambiente, 37°C, antiglobulina), a intensidade delas e se com essas informações já é possível determinar a especificidade do anticorpo. Cabe destacar, que os indivíduos não podem produzir aloanticorpos para antígenos que possuem; portanto, se a fenotipagem do paciente estiver disponível ela será de grande valia na interpretação dos resultados.

A exclusão dos anticorpos é feita pela ausência de reatividade do soro do paciente com uma célula portadora de um antígeno correspondente. Atenção especial deve ser dada às células heterozigotas, pois determinados anticorpos podem apresentar efeito de dose e não reagir com os eritrócitos-teste. A inclusão de um controle autólogo (soro do paciente × eritrócitos do paciente, também denominado autoprova) poderá auxiliar na elucidação, principalmente quando o resultado for negativo.

Nem sempre é fácil identificar anticorpos, sobretudo em pacientes politransfundidos e que manifestam múltiplos anticorpos, como os portadores de anemia falciforme. Além da prática diária dos profissionais envolvidos na investigação desses anticorpos, em muitos casos é necessária a utilização de técnicas complementares (adsorção, eluição, neutralização, genotipagem) não disponíveis em grande parte dos laboratórios, sendo necessário, em alguns casos, o envio da amostra do paciente para centros de referência em imuno-hematologia.

Autoanticorpos

São anticorpos dirigidos contra os próprios eritrócitos do indivíduo. Eles aglutinam, sensibilizam ou lisam eritrócitos da maioria dos doadores aleatórios.

Autoanticorpos podem ser sugestivos de AHAI, embora, a confirmação desse diagnóstico deve preceder de anemia, presença de anticorpo fixado aos eritrócitos do paciente e hemólise. Os autoanticorpos associados à AHAI estão classicamente divididos em dois grupos, anticorpos frios que possuem amplitude térmica entre 4 e 22°C, em alguns casos até 32°C, e anticorpos quentes que são capazes de se fixarem aos antígenos eritrocitários a temperatura de 37°C. De forma análoga, as AHAI também são divididas em duas amplas categorias: AHAI do tipo fria e AHAI do tipo quente.

Deve-se atentar para o fato de que as amostras a serem utilizadas nos testes de identificação de anticorpos, em pacientes com suspeita de AHAI por anticorpos frios, devem ser aquecidas antes da realização dos testes, uma vez que tal procedimento minimizaria a ligação entre o antígeno e o autoanticorpo.

O TAD deve ser feito em casos de suspeita de AHAI e a determinação das classes de imunoglobulinas e sistema complemento (IgG, IgA, IgM, C3c, C3d) deve ser efetuada. Nem sempre a positividade do TAD representa AHAI, podendo este resultado ser decorrente de outros fatores, como anticorpos provocados por drogas e adsorvidos aos eritrócitos, aloanticorpos fixados a eritrócitos recentemente transfundidos, DHRN, adsorção de imunocomplexo à superfície dos eritrócitos e sensibilização *in vitro* em razão da adsorção de anticorpos frios incompletos e complemento do soro normal.

REFERÊNCIAS

1. Girello AL, Kuhn TIBB. Fundamentos da imuno-hematologia eritrocitária. 3ª ed. atualizada e ampliada. São Paulo: SENAC; 2011.
2. Flegel WA. Molecular genetics and clinical applications for RH. Transfus Apher Sci. 2011 February; 44(1): 81-91.
3. Harmening D. Técnicas modernas em banco de sangue e transfusão. 4ª ed. Rio de Janeiro: Revinter, 2006.
4. Levine P, Backer M, Wigod M, Ponder R. A new human hereditary blood property (Cellano) present in 99.8 percent of all bloods. Science. 1949;109:464.
5. Brand DR, Petz LD. A new reagent (ZZAP) having multiple applications in immunohematology. Am J Clin Pathol. 1982 Aug;78(2):161-7.
6. Vichinsky EP. The prevention and management of alloimmunization in sickle cell disease: the benefit of extended phenotypic matching of red blood cells. Immunohematology. 2012;28(1).

LEITURA COMPLEMENTAR

Abbas AK, Lichtman AH, Pillai S. Cellular and molecular immunology. 6th ed. Philadelphia: Saunders Elsevier; 2009.

American Association of Blood Banks. Technical manual. 17th ed. Bethesda: AABB; 2011.
Balgir RS. Detection of a rare blood group "bombay (oh) phenotype" among the kutia kondh primitive tribe of Orissa, India. Int J Hum Genet. 2005;5(3):193-8.
Beiguelman B. Os sistemas sangüíneos eritrocitários. 3ª ed. Ribeirão Preto: FUNPEC; 2003.
Daniels G. Human blood groups. Londres: Blackwell Science; 1995.
Flegel WA. The genetics of the Rhesus blood group system. Blood transfusion. 2007 April 5(2):50-7.
Flegel WA, Wagner FF. Molecular biology of partial d and d weak: implications for blood bank practice. Clin Lab. 2002;48:53-9.
Girello AL, Kuhn TIBB. Fundamentos da imuno-hematologia eritrocitária. 2ª ed. São Paulo: SENAC; 2007.
Harmening D. Técnicas modernas em banco de sangue e transfusão. 4a ed. Rio de Janeiro: Revinter, 2006.
Levine P, Backer M, Wigod M, Ponder R. A new human hereditary blood property (Cellano) present in 99.8 percent of all bloods. Science. 1949;109:464.
Machado RD. Imunologia aplicada às análises clínicas. Rio de Janeiro: Sociedade Brasileira de Análises Clínicas; 1992.
Novaretti MCZ. Curso de imuno-hematologia avançada. São Paulo: Fundação Pró-sangue/Hemocentro de São Paulo; 1998.
Patil S, Pincas H, Seto J, Nudelman G, Nudelman I, Sealfon SC. Signaling network of dendritic cells in response to pathogens: a community-input supported knowledgebase. Biomed Central Systems Biology. 2010;4:137-150.
Paul WE. Fundamental immunology. 6th ed. Philadelphia: Lippincott Willians & Wilkins; 2003.
Reid ME, Lomas-Francis C. The blood group antigens facts book. New York: Academic; 1997.
Reid ME, Nance SJ. Red cell transfusion – a practical guide. Totowa: Humana; 1998.
Rose NR, Hamilton RG, Detrick B. Manual of clinical laboratory immunology. 6th ed. Washington: American Society for Microbiology; 2005.
Vaz AJ, Takei K, Bueno EC. Imunoensaios – fundamentos e aplicações. Rio de Janeiro: Guanabara Koogan; 2007.
Wendell RF. Clinical immunohematology: basic concept and clinical applications. Blackwell scientific, Oxford, England. 1991;187-99.
Zhang C. Role of dendritic cells in cardiovascular diseases. World Journal of Cardiology. 2010 Nov 26;2(11):357-67.

Capítulo 16

Análises Moleculares em Hematologia

Paulo Caleb Júnior de Lima Santos • Noely Ferreira Evangelista • Carla Luana Dinardo • Isolmar Tadeu Schettert • José Eduardo Krieger • Alexandre Costa Pereira

Introdução

As aplicações das técnicas de biologia molecular tornam-se, cada vez mais, ferramentas laboratoriais importantes no auxílio diagnóstico de doenças hematológicas e procedimentos terapêuticos.

Além disso, as pesquisas na área de farmacogenética estão bem avançadas para medicamentos anticoagulantes e antiagregantes plaquetários e indicam que as diferenças genéticas individuais podem influenciar significativamente a terapêutica farmacológica.

Ao longo deste capítulo será abordada a detecção de anormalidade genética hematológica por várias estratégias com técnicas de biologia molecular.

Extração do DNA genômico

É o passo inicial para várias abordagens moleculares e a qualidade adequada do DNA obtido é fundamental.

A extração do DNA, a partir de leucócitos de sangue periférico, é o meio de obtenção mais amplamente utilizado e pode ser executado por várias técnicas. A antiga técnica de extração com fenol-clorofórmio permite obtenção de DNA de ótima qualidade entre as técnicas manuais. Entretanto, em razão da toxicidade desse reagente, atualmente são preferidos métodos conhecidos como *salting out*, que utilizam a precipitação salina das proteínas por meio de solução saturada de cloreto de sódio[1]. Já os *kits* comerciais para extração do DNA apresentam, geralmente, maior qualidade em relação aos métodos manuais, isto é, maior desempenho qualitativo. A desvantagem é que, em muitos casos, são inviáveis em decorrência do maior custo. Todavia, de qualquer forma, ambos evidenciam eficiência para estudos genéticos hematológicos.

Em relação à obtenção do material do paciente, a coleta do sangue periférico é o processo mais utilizado, mas outros podem substituir, por exemplo, a coleta de células da mucosa oral.

Basicamente, a técnica de extração segue alguns passos até a exposição e a obtenção do DNA genômico: primeiro, o sangue periférico é posto em reação com tampão concentrado de cloreto e bicarbonato de amônio, com a finalidade de lise das hemácias e obtenção do *pellet* leucocitário. Em seguida, com o auxílio de enzimas proteases (proteinase K) e com reagentes desnaturantes (dodecil sulfato de sódio [SDS] 10%), em solução de pH alcalino e temperatura entre 37 e 56°C, há rompimento da membrana leucocitária e liberação do DNA. Na presença da solução salina saturada, as proteínas precipitam-se e são descartadas. Posteriormente, haverá a precipitação do DNA na presença do etanol absoluto e, dessa forma, torna-se possível a sua captura. Logo, hidrata-se o DNA em água ou tampão e, assim, pode-se realizar exames laboratoriais utilizando técnicas de biologia molecular a partir do DNA genômico obtido[1].

Protocolo para extração do DNA

- Material: 8 mℓ de sangue periférico coletado em tubo contendo EDTA.
- Hemólise: transferir o sangue total para um tubo de 50 mℓ, adicionar 20 mℓ de tampão 1× de 0,144 M cloreto de amônia (NH_4Cl) + 0,001 M de bicarbonato de amônia (NH_4CO_3), agitar em agitador de soluções por aproximadamente 30 segundos, incubar a 4°C por 10 min e centrifugar a 3.000 rpm por 10 min a 4°C.
- Lavagem: descartar o sobrenadante e adicionar 20 mℓ do mesmo tampão. Em agitador de soluções, agitar 30 segundos para ressuspender o sedimento leucocitário. Incubar 10 min a 4°C. Centrifugar por 10 min a 3.000 rpm na temperatura de 4°C.
- Lise: descartar o sobrenadante, retirar o excesso de sangue. Ao sedimento leucocitário adicionar:
  - 200 µℓ de SDS 10%.
  - 3 mℓ de um segundo tampão preparado com 10 mM (0,010 M) Tris HCl pH 8 + 400 mM (0,400 M) NaCl + 2 mM (0,002 M) EDTA pH 8.
  - 500 µℓ de um terceiro tampão preparado com 50 µℓ de SDS 10% + 2 µℓ de EDTA 0,5 M pH 8 + 488 mℓ de água ultrapura + proteinase K.

  Observação: a proteinase K deve ser diluída no terceiro tampão antes de ser adicionada na reação de extração, ou seja, 2 µℓ de proteinase K na concentração de 20 mg/mℓ são suficientes para diluir em 5 mℓ do terceiro tampão e esse volume é suficiente apenas para 10 amostras; no caso de maior quantidade de amostra, sugere-se realizar cálculo proporcional. Após adicionar todas as soluções anteriores, incubar a 37°C em estufa por 12 a 18 h.

- Precipitação: adicionar 1 mℓ do quarto tampão de NaCl 6 M, preparado com 175,3 g de NaCl e completado volume a 500 mℓ de água ultrapura. Misturar vigorosamente durante 1 min em agitador de soluções e centrifugar 3.000 rpm por 20 min a 4°C. Fazer a transferência do sobrenadante para tubo de 15 mℓ. Em seguida, adicionar 3 a 4 mℓ de etanol 100% (mantido a -20°C), "capturar" o DNA precipitado com auxílio de ponteira e transferir para criotubo de 1,5 mℓ que já deve conter 1 mℓ de etanol 70% (mantido a –20°C). Essa etapa deve ser realizada em recipiente contendo gelo, a fim de manter menores temperaturas. Centrifugar a 4°C por 15 min a 13.500 rpm, descartar o sobrenadante e aguardar evaporar bem o etanol a temperatura ambiente e em local seco e reservado de contaminação (ideal entre 12 e 18 h). Após a secagem, ressuspender o sedimento (DNA) em 1 mℓ de TE 1× preparado a 10 mM Tris-HCl pH 8 + 1 mM EDTA pH 8 ou pode ser hidratado em volume de água ultrapura estéril. Aguardar 12 a 18 h para utilizar o DNA. O volume da solução para hidratar depende da concentração final de DNA desejada. Na maioria dos casos, pode-se hidratar com 1 mℓ.

Análise quantitativa e qualitativa da extração

Após o término da extração do DNA, mede-se a concentração de dupla fita em equipamento espectrofotométrico específico. Ácidos nucleicos podem ser estimados pela absorbância de 260 nm (A_{260}), ao passo que proteína, em 280nm (A_{280}). Razão A_{260}/A_{280} entre 1,7 e 2, geralmente, representa alta qualidade de DNA na amostra extraída.

É possível observar a degradação do DNA por meio de eletroforese em gel de agarose 1%. Aplicam-se 5 μℓ do DNA extraído (tratado com corante específico para visualização por luz ultravioleta [UV]) em gel e submete-o à eletroforese programável por 30 min, nas condições de 120 V e 500 mA. Visualizar, em equipamento transiluminador UV, "rastro de DNA": quanto mais "rastros", maior degradação ocorreu durante a realização da técnica[2].

Extração do RNA/cDNA

A extração do RNA/DNA complementar (cDNA, *complementary DNA*) é necessária para a realização de algumas metodologias de biologia molecular. Para esse procedimento, utilizam-se basicamente 1 mℓ de trizol para lise das células, 200 μℓ de clorofórmio e centrifugação por 15 min a 4°C e 12.000 rpm.

Adicionam-se 500 μℓ de isopropanol seguidos de centrifugação na mesma condição anterior. Em seguida, adiciona-se 1 mℓ de etanol 75%. O RNA precipita-se na presença do isopropanol. Uma vez extraído o RNA total, inicia-se a síntese do cDNA, de acordo com o protocolo a seguir:

- Passo 1: a concentração ideal para cada amostra é de 2 μg de RNA total/μℓ: assim, calcula-se o volume ideal de RNA a ser pipetado para cada amostra. Adiciona-se 1 μℓ de oligo dT (concentração final de 0,025 nM) em cada uma das amostras e completa-se o volume para 5 μℓ com água isenta de RNAses, seguido de incubação por 5 min a 70°C. Em seguida, os tubos de amostras são acondicionados em gelo e inicia-se a preparação da *mix* (mistura dos reagentes).
- Passo 2: a *mix* é constituída por: 6,1 μℓ de água livre das RNAses; 4 μℓ de *first strand buffer* 5× (concentração final na reação: 1×); 1 μℓ de desorribonucleotídio trifosfatado (dNTP) a 100 mM (concentração final na reação: 0,5 nM); 0,5 μℓ de RNAsin (concentração final na reação: 1 U/μℓ); 2,4 μℓ de $MgCl_2$ (na concentração de 25 nM); 1 μℓ de *Improm II transcript* (concentração final de 10 U/μℓ). Incubar as amostras já com a *mix* a 25°C por 5 min, seguido de aquecimento a 42°C por 1 h. O ciclo deve ser finalizado com incubação a 70°C por 15 min. Essa reação resulta no cDNA "mãe" na concentração de 100 ng/μℓ.

Análises moleculares

Ainda na década de 1970, a possibilidade de estudar o genoma, em nível molecular, parecia distante. Esse obstáculo para o progresso da análise molecular foi superado pelo desenvolvimento da tecnologia do DNA recombinante, que possibilitou a habilidade de isolar, sequenciar, clonar e manipular genes.

Para esse acontecimento, um importante passo foi a caracterização das endonucleases de restrição, conhecidas como "enzimas de restrição", que clivam o DNA em sequências específicas, nas posições requeridas. Essas enzimas foram identificadas em bactérias nas quais elas aparentemente são defesas contra a entrada de DNA estranho (p. ex., de um vírus). As bactérias têm ampla variedade de endonucleases de restrição que clivam o DNA em mais de uma centena de sítios distintos de reconhecimento.

Uma vez que as endonucleases digerem o DNA, várias vezes em um mesmo genoma e gerando vários fragmentos, podem-se separar os fragmentos por eletroforese em gel. Desse modo, um método simples em que moléculas são separadas com base na razão da sua migração em um campo elétrico gerado por eletrodos inseridos nas extremidades das cubas de eletroforese.

Os ácidos nucleicos são carregados negativamente (em consequência do grupamento fosfato) e, por conseguinte, migram em direção ao eletrodo positivo. Moléculas menores migram-se rápido, possibilitando a separação dos ácidos nucleicos por tamanho de fragmento.

Reação em cadeia da polimerase

A reação em cadeia da polimerase, otimizada por Kary Mullis na década de 1980, é metodologia rápida de amplificação seletiva de um fragmento do DNA genômico. Esta permite a análise posterior do padrão normal da sequência ou identificar "defeito molecular".

O número de moléculas de DNA aumenta exponencialmente, dobrando a cada ciclo de replicação, de modo que quantidade substancial de DNA pode ser obtida inteiramente *in vitro*. Esse produto da reação em cadeia da polimerase pode ser isolado por clonagem molecular ou analisado diretamente por digestão com enzimas de restrição ou sequenciamento de nucleotídios, por exemplo.

Essa técnica de reação em cadeia da polimerase é extremamente sensível, permitindo a detecção e a análise de sequências gênicas específicas em amostra do paciente sem clonagem e sem necessidade de transferência de *Southern* ou *Northern*. A especificidade da amplificação na reação em cadeia da polimerase é proporcionada pelo uso dos iniciadores oligonucleotídios, ou também conhecidos como *primers*, que anelam ou hibridizam nas sequências complementares do DNA molde. Um par de *primers*, o qual demarcará um fragmento específico, é produzido de modo que um dos *primers* seja complementar a um filamento de DNA e o outro seja complementar ao outro filamento da fita dupla do DNA. Os *primers* são orientados por hidroxilas terminais que iniciam dois novos filamentos de DNA, que sejam complementares e formem uma segunda cópia da sequência original.

A reação em cadeia da polimerase é dividida didaticamente em três etapas principais: desnaturação, hibridização ou anelamento e síntese ou extensão. Na reação, inicialmente, o DNA de fita dupla é aquecido próximo a 92°C, para ocorrer a desnaturação das fitas duplas. Então, o tubo de reação será resfriado a temperaturas na faixa de 50 a 65°C, para haver o anelamento dos *primers* (em geral, oligonucleotídios de 18 a 26 bases) nas regiões específicas do DNA. Por fim, a enzima DNA polimerase (Taq polimerase – *thermus aquaticus*) é utilizada na extensão de novas fitas, com ação em temperaturas próximas a 72°C (Figura 16.1). Essas três etapas são repetidas por volta de 25 a 40 ciclos, com o uso de equipamentos chamados termocicladores. Em pouco tempo, o número de cópias específicas chega à ordem de bilhões e esse produto poderá ser útil para análises posteriores.

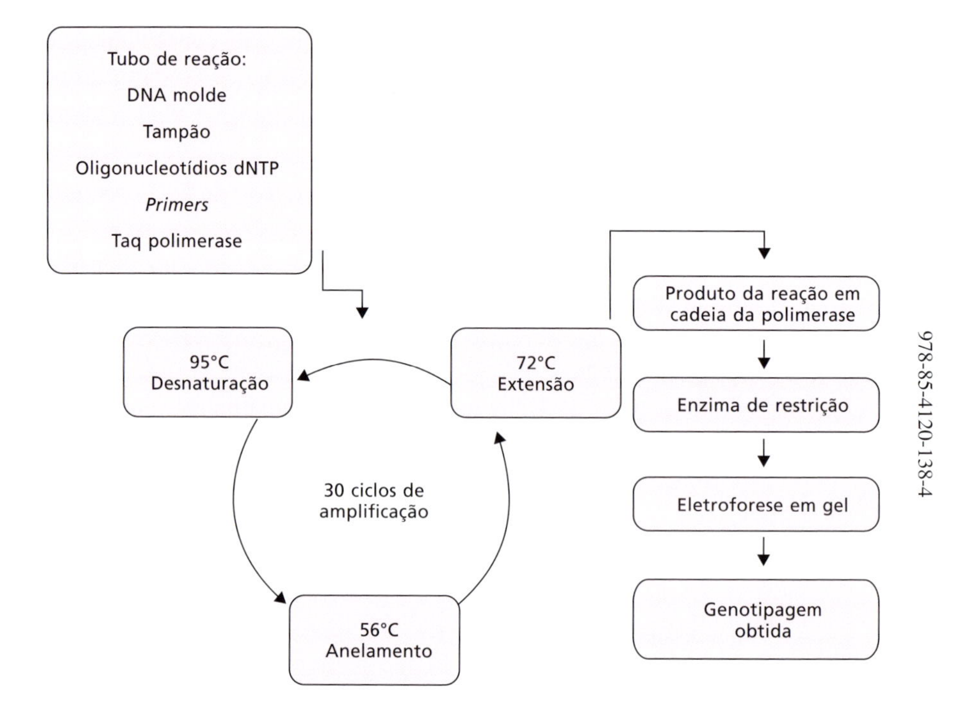

978-85-4120-138-4

Figura 16.1 – Representação dos reagentes básicos utilizados na reação em cadeia da polimerase, fases da reação em cadeia da polimerase e posterior utilização do produto da reação em cadeia da polimerase para realização da genotipagem por meio de restrição enzimática.

Genotipagem por restrição enzimática

A genotipagem realizada por restrição ou digestão enzimática (RFLP, *restriction fragment length polymorphism*) utiliza o produto gerado na reação em cadeia da polimerase (p. ex., 10 $\mu\ell$ de volume final de reação a partir dos reagentes: tampão (Tris-HCl, KCl, $MgCl_2$, pH 9) dNTP (oligonucleotídios), *Taq* DNA polimerase, *primers* e DNA genômico).

O produto da reação em cadeia da polimerase é digerido com a enzima de restrição específica para sítios polimórficos e/ou constitutivos, os quais possibilitam a diferenciação dos três genótipos, de acordo com os fragmentos gerados. A digestão poderá ser feita em câmara úmida em estufa ou em banho-maria durante algumas horas ou até *overnight*. Posteriormente, o produto da digestão é submetido à eletroforese em gel e visualizado em luz UV. A reação em cadeia da polimerase-RFLP é uma das técnicas mais utilizadas para genotipagens na rotina laboratorial e quase sempre segue o procedimento apresentado nas Figuras 16.1 e 16.2.

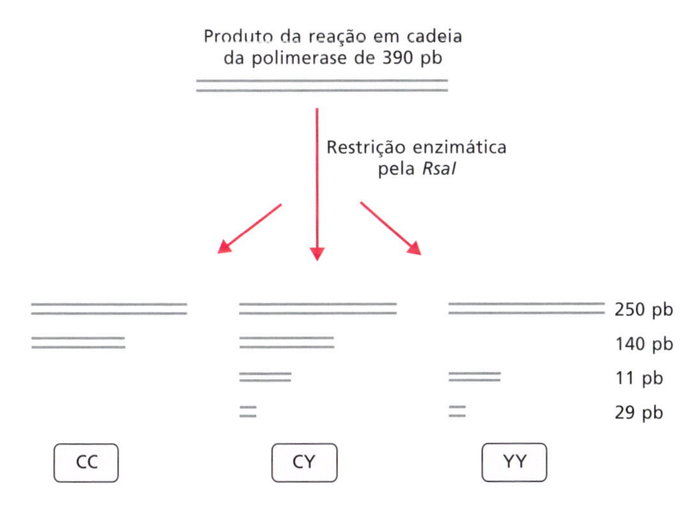

Figura 16.2 – Representação dos tamanhos dos fragmentos obtidos na reação em cadeia da polimerase com posterior digestão enzimática para a detecção da mutação p.C282Y no gene *HFE*, pela enzima de restrição RsaI. Na presença do alelo selvagem, há dois fragmentos de tamanhos 250 e 140 pb. Já na presença do alelo mutado, a enzima de restrição cliva o produto da reação em cadeia da polimerase em três fragmentos (250, 111 e 29 pb).

Cuidados na realização da reação em cadeia da polimerase

Sempre que realizar a reação em cadeia da polimerase deve-se usar um branco (todos reagentes, exceto o DNA) como controle de qualidade do ensaio. Se houver qualquer tipo de amplificação no branco, significa que houve contaminante na reação e, nesse caso, pode-se comprometer a análise de todas as amostras. Assim, pode descartar todas as alíquotas de reagentes utilizados, manusear os reagentes e amostras com maior cuidado, bem como providenciar limpeza em micropipetas e bancadas.

A ausência de fragmentos específicos pós-reação em cadeia da polimerase significa erro na otimização do ensaio da amplificação desejada.

Se os *primers* não amplificarem com as características sugeridas durante a produção, poderão ser viáveis análises de gradientes de: temperatura, concentrações do cloreto de magnésio, concentrações de DNA, além de quantidades de *primers* e Taq polimerase, a fim de gerar produtos específicos.

Na reação em cadeia da polimerase-RFLP, se ocorrer ausência de digestão enzimática, para amostras em que os fragmentos específicos seriam observados, é importante checar a possibilidade de digestão parcial. Nesse caso, pode-se tentar a padronização com maior quantidade ou outra enzima de restrição.

Genotipagem pela análise da curva de melting

A genotipagem pela análise da curva de *melting* (HRM, *high resolution melting*) é realizada posteriormente à amplificação específica da reação em cadeia da polimerase. Os vários aparelhos disponíveis para essas análises são termocicladores que fazem leitura em tempo real. Assim, o princípio do método baseia-se na amplificação pela reação em cadeia da polimerase, com os mesmos reagentes da reação em cadeia da polimerase convencional, porém acrescido de um agente fluorescente. Após a amplificação, na fase de HRM propriamente dita, o aparelho mede a fluorescência em pequenos intervalos durante aumento de temperatura (p. ex., 0,1°C ao longo do intervalo de 68 a 96°C). A curva de *melting* é gerada pela diminuição da fluorescência com a elevação da temperatura, pois o agente fluorescente é ativo intercalado à fita dupla de DNA. A análise dos diferentes genótipos é facilmente realizada pelos diversos padrões de curvas geradas a partir das alterações nucleotídicas. Por exemplo, a Figura 16.3 apresenta a genotipagem realizada para a mutação p.C282Y no gene *HFE*.

Esse método de genotipagem mostra algumas vantagens, por exemplo, não é dependente de eletroforese em gel e de reagentes mutagênicos para visualização dos fragmentos, é reprodutível, diminui o contato do analista com o preparo da amostra, gera resultados em curto tempo e, em maiores demandas, apresenta ótima relação custo-benefício. Entretanto, existem algumas limitações: primeiro, os fragmentos menores geralmente evidenciam curvas mais bem características.

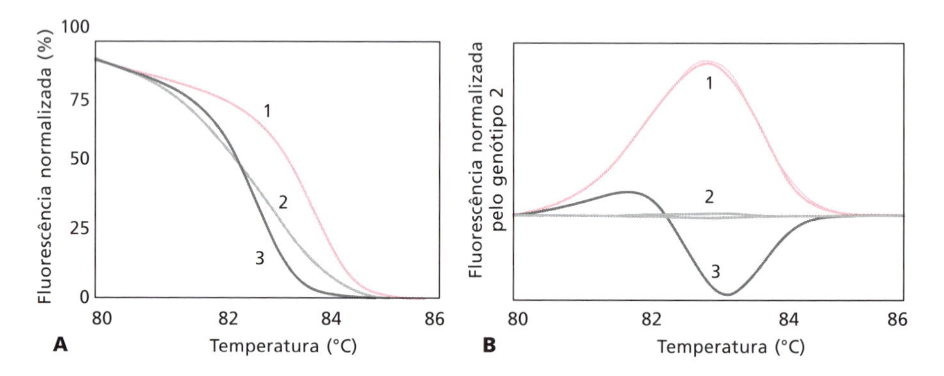

Figura 16.3 – Gráficos para a genotipagem da alteração nucleotídica p.C282Y (c.G845A) no gene *HFE* pela análise da curva de *melting*. (*A*) Gráfico da fluorescência normalizada pela temperatura. (*B*) Gráfico da fluorescência normalizada (com base no genótipo 2) pela temperatura. 1 = genótipo selvagem (GG); 2 = genótipo heterozigoto (GA); 3 = genótipo homozigoto (AA) para a mutação p.C282Y. Duas amostras de cada genótipo são mostradas nos gráficos. Cortesia: Laboratório de Genética e Cardiologia Molecular do Instituto do Coração – HC-FMUSP.

Assim, durante a síntese dos *primers*, pode-se perder flexibilidade pela necessidade de fragmentos de pequenos tamanhos. Segundo e mais importante, pode existir outra variante genética localizada no fragmento-alvo e gerar resultado errôneo pela alteração no padrão da curva[3,4].

Exemplos de genotipagens em hematologia clínica e interpretações

Várias genotipagens são possíveis em hematologia clínica e estas, em muitas ocasiões, são importantes ferramentas para o diagnóstico clínico ou diferencial. Alguns exemplos serão abordados com as respectivas interpretações[5-9].

A anemia falciforme é uma doença caracterizada pela formação de células falciformes e a condição homozigótica (HbS/S) acarreta anemia hemolítica moderada a grave. O diagnóstico pode ser feito por eletroforese de hemoglobina em acetato de celulose e por teste de falcização. No entanto, em algumas ocasiões pode-se realizar a análise de DNA, por exemplo, para diferenciar HbS/S da HbS/betatalassemia ou para confirmar anemia falciforme no pré-natal ou neonato. A alteração molecular ocorre na posição 6 do gene da globina beta (GAC > GTG) que acarreta a troca do ácido glutâmico pela valina (p.Glu6Val) e esta pode ser detectada facilmente pela técnica de reação em cadeia da polimerase-RFLP com a enzima *Bsu36 I*.

A alfatalassemia é reconhecida pela deficiência na síntese de cadeias alfa de globina, podendo ser classificada em quatro tipos, de acordo com o número de deleções: alfatalassemia^{+} (um dos dois genes do cromossomo perde a função), alfatalassemia^{0} (dois genes do cromossomo perde a função), doença da hemoglobina H (três genes afetados) e hidropisia fetal por hemoglobina de Bart (quatro genes afetados). O diagnóstico da alfatalassemia é frequentemente realizado perante a exclusão da beta e de deficiência de ferro, pois, na maioria dos casos, a forma da alfatalassemia é clinicamente benigna (alfatalassemia^{+}). Para a alfatalassemia^{0}, é importante confirmar o diagnóstico pela análise de DNA, em particular para as principais alterações (p. ex., --FIL, --MED, --SEA, 20.5, 4.2).

A betatalassemia é uma doença autossômica recessiva que acarreta redução na síntese da cadeia beta. Mais de 200 mutações foram relacionadas à doença e ao fenótipo de anemia hipocrômica e microcítica, com ampla heterogeneidade clínica. Entretanto, algumas alterações são mais comuns e podem ser analisadas prioritariamente, por exemplo, a deleção 619 pb e a mutação em *frameshift* 41/42 no gene *HBB*. Contudo, também é possível realizar o sequenciamento das regiões codificantes do gene e, assim, detectar mutações em cerca de 99% dos indivíduos com betatalassemia.

A hemocromatose hereditária é a doença autossômica recessiva mais comum em caucasianos, sendo caracterizada por aumento na absorção de ferro. O diagnóstico laboratorial da sobrecarga de ferro pode ser feito por meio da determinação das concentrações dos exames que avaliam o estado bioquímico do ferro. Já a avaliação molecular é realizada principalmente pela solicitação das genotipagens das mutações no gene *HFE* (p.C282Y e p.H63D). Homozigose para a p.C282Y é a principal causa da doença, mas a heterozigose composta dessa mutação com a p.H63D é também frequente nos pacientes. Essa avaliação é útil para identificar a origem genética da doença, ou seja, diagnóstico diferencial para causas secundárias, em pacientes com sobrecarga de ferro caracterizada por valores aumentados de saturação da trasferrina e da ferritina sérica.

As hemofilias A e B apresentam hereditariedade recessiva ligada ao cromossomo X e são caracterizadas pelas deficiências dos fatores VIII e IX, respectivamente, os quais acarretam sangramentos, principalmente em articulações (hemartroses). Para a hemofilia A, a inversão íntron 22A está em aproximadamente 50% dos casos. Já para os demais casos e para a hemofilia B estudos adicionais são necessários, a fim de identificar um potencial marcador molecular.

Existem alguns marcadores genéticos associados ao risco para tromboembolismo venoso (TEV), porém, os mecanismos exatos são ainda desconhecidos. A alteração p.R506Q (c.G1691A), no gene que codifica o fator V de Leiden (FVL), foi associada ao risco cinco vezes maior de TEV nos heterozigotos e de 50 vezes maior nos homozigotos mutados, em relação aos indivíduos portadores de genótipo normal. Também, as alterações c.G20210A no gene da protrombina (FII) e c.C677T no gene metilenotetraidrofolato redutase (MTHFR) são associadas ao maior risco de TEV. A primeira por acarretar aumento nas concentrações plasmáticas de protrombina e maior formação de trombina; a segunda por elevar a concentração de homocisteína.

A deficiência de G-6-PD é uma doença ligada ao cromossomo X e caracterizada, sobretudo, por anemia hemolítica induzida por fármacos ou infecções. Em alguns casos de aconselhamento genético, a análise da deficiência da G-6-PD por DNA pode ser importante, já que mulheres heterozigotas apresentam 50% de possibilidade de terem filhos do gênero masculino com a doença. Mais de 100 alterações foram associadas à doença, porém a mais requisitada é a mutação c.G202A.

Além das alterações anteriormente discriminadas, vários marcadores moleculares estão sendo utilizados no auxílio diagnóstico, por exemplos, anemia de Diamond-Blackfan (gene *RPS19*), doenças mieloproliferativas crônicas (policitemia *vera*, trombocitemia e mielofibrose idiopática, mutação p.V617F no gene *JAK2*), regulação da hemostasia via inibidor do ativador do plasminogênio (polimorfismo 4G/5G no gene *PAI-1*) e telangiectasia hemorrágica hereditária (genes *ENG* e *ACVRL1*).

Reação em cadeia de polimerase em tempo real

A reação em cadeia de polimerase também pode ser aplicada à análise de amostras de RNA, um procedimento, em geral, chamado reação em cadeia de polimerase em tempo real. A partir do RNAm, um único filamento de cDNA é primeiro sintetizado com a enzima transcriptase reversa. Esta é uma abordagem quantitativa de fazer a reação em cadeia de polimerase e determinar o número de cópias na reação.

A reação em cadeia de polimerase em tempo real inicia-se com uma curva de eficiência da amplificação para avaliar a viabilidade dos *primers*. Nesse caso, utilizam-se quantidades conhecidas de cDNA em cada reação. Ao final da reação é verificada a relação entre a quantidade inicial de amostra e o número de ciclos (Ct) obtidos em determinada fluorescência.

O Ct corresponde ao ciclo em que cada curva de amplificação atravessa o *threshold cycle*, que serve como linha de base para a comparação entre as amostras amplificadas. Para reação de 100% de eficiência, espera-se que a cada ciclo haja o dobro da quantidade de produto formado (2^{Ct}). Definindo-se um nível de fluorescência e coletado o número de ciclos necessários para amplificar quantidades diferentes de cDNA inicial, é possível correlacionar esses dois fatores. Por meio dessas análises pode-se determinar a quantidade ideal de amostra para o par de *primer* desenhado. Uma vez definida a melhor concentração inicial de cDNA para cada *primer*, pela curva de eficiência, realiza-se a quantificação relativa da expressão.

A coleta do sinal fluorescente é feita ao final de cada ciclo. O programa computacional quantifica a intensidade da fluorescência gerada pelo fluoróforo e normaliza pela fluorescência obtida pela curva padrão. Esse procedimento serve para corrigir possíveis erros de quantificação resultantes da alteração nos volumes de reação que possam ocorrer ao longo do tempo. O controle negativo (ausência de cDNA – conhecido como NTC, *no template control*) é realizado para cada gene com a finalidade de excluir a possibilidade de contaminação. As análises das amostras são, geralmente, processadas em duplicata.

Para interpretar o resultado da expressão gênica em ΔcT, ou seja, partindo da mesma concentração, a amostra que possuir maior quantidade de produto alcançará o *threshold* (linha parâmetro de expressão) mais rápido e menor será o tempo de ciclagem (cT- ΔcT) necessário para registrar a expressão[10].

Existem, basicamente, duas principais formas de se executar a reação em cadeia de polimerase em tempo real: por sonda ou por intercalante de fita dupla fluorescente. Ambos necessitam de equipamento específico com detector de fluorescência durante a realização da reação. As sondas *TaqMan* são sequências nucleotídicas que contêm fluoróforo na região 5' e um inibidor de fluorescência (*quencher*) na região 3', que se anelam à região do DNA amplificada por *primers* específicos. Quando a *Taq polimerase* estende os *primers* para a síntese da nova fita no sentido 5' para 3', a atividade de exonuclease da polimerase degrada a sonda que se anelou à fita molde. Consequentemente, a degradação da sonda libera a fluorescência em proximidade ao *quencher* que é detectada pelo equipamento. Essa fluorescência é diretamente proporcional à quantidade de DNA molde presente na reação em cadeia da polimerase. Já com o uso de intercalante de fita dupla fluorescente, o qual pode apresentar várias marcas comerciais, haverá basicamente a medida da fluorescência em relação à temperatura que desnatura a fita dupla.

Análises por reação em cadeia de polimerase em tempo real e interpretações

A caracterização molecular de algumas doenças hematológicas, por exemplo, LMC, leucemias agudas e linfomas, tem importante contribuição em decisões no início do tratamento e está associada ao prognóstico do paciente.

Várias anormalidades citogenéticas podem ser identificadas por técnicas de biologia molecular. A translocação (9;22) da qual resulta o cromossomo *Philadelphia* (Ph), presente em 95% dos casos de LMC, pode ser identificada facilmente por técnicas citogenéticas. Essa anormalidade é resultante da translocação t(9;22) e poderá ser confirmada, com maior sensibilidade pela presença do gene de fusão *BCR-ABL*, por meio da técnica da reação em cadeia da polimerase em tempo real, e, assim, apresentar o diagnóstico definitivo para pacientes suspeitos de LMC ou doença mieloproliferativa.

A presença do gene *BCR-ABL* em cerca de 25 e 5% dos pacientes adultos e crianças, respectivamente, com leucemia linfocítica aguda, respectivamente, está associada ao pior prognóstico e à necessidade de terapêutica mais agressiva.

Existe ainda a possibilidade de realizar o monitoramento da doença residual mínima para a LMC, cujo principal objetivo é detectar e medir o gene de fusão *BCR-ABL*. Com isso, há informação molecular em relação à resposta terapêutica do paciente perante quimioterápicos ou transplante de medula[8].

Análises moleculares aplicadas ao tratamento personalizado

A aplicação farmacológica é uma das bases do tratamento das doenças hematológicas e esta, nas últimas décadas, foi uma das grandes responsáveis pelas reduções na morbidade e na mortalidade. Nesse contexto, nos últimos anos, há avanço enorme dos estudos de farmacogenética, ou seja, da identificação de associações das condições genéticas dos indivíduos com a resposta ao tratamento farmacológico e estas parecem ter significante potencial de aplicabilidade.

Farmacogenética

É um campo da farmacologia que identifica o efeito da variação genética sobre o metabolismo, a eficácia e a toxicidade de fármacos sobre os indivíduos. O objetivo da medicina personalizada com a farmacogenética consiste na combinação da informação genética com outros fatores individuais para adequar as estratégias preventivas e terapêuticas, a fim de melhorar a eficácia e identificar efeitos adversos em menor frequência. Desse modo, melhorar significativamente a sobrevida do paciente e diminuir a frequência de hospitalização.

A farmacogenética é didaticamente dividida em dois campos: polimorfismos genéticos que alteram a farmacocinética de fármacos (absorção, transporte, metabolismo, distribuição e eliminação) e os polimorfismos que afetam a farmacodinâmica. Os polimorfismos mais conhecidos e estudados são os relativos às famílias de enzimas metabolizadoras conhecidamente responsáveis por participar da biotransformação hepática de variados fármacos, o sistema citocromo P450 (CYP450).

Serão abordados alguns fármacos que apresentam significante potencial farmacogenético.

AGENTES ANTICOAGULANTES

A anticoagulação com a varfarina é uma modalidade terapêutica importante para pacientes considerados de risco para doença tromboembólica e esse fármaco foi importantíssimo para o desenvolvimento potencial da farmacogenética.

Historicamente, a varfarina é conhecida pela sua faixa terapêutica estreita e com difícil ajuste de dose-resposta. Pesquisas recentes revelam que cerca de 20% dos indivíduos com ancestralidade europeia são portadores de pelo menos um alelo variante dos dois polimorfismos mais frequentes na enzima CYP2C9, que causa sensibilidade ao fármaco. Essa enzima do CYP450 é metabolizadora de fase I, que inativa o fármaco no fígado[11].

O genótipo selvagem (ou referência) é identificado como alelo *CYP2C9*1*. Além deste, a enzima pode evidenciar dois alelos variantes relativamente comuns, *CYP2C9*2* e *CYP2C9*3*, com a alteração de propriedades catalíticas, acarretando perda de funcionalidade. A variante *CYP2C9*2* é caracterizada pela substituição do aminoácido Arg144Cys, em razão do polimorfismo c.C416T no éxon 3 do gene *CYP2C9*; e a variante *CYP2C9*3* pela substituição do aminoácido Ileu359Leu, em consequência do polimorfismo c.A1061T no éxon 7. Alelos variantes são mais comuns entre os pacientes que requerem baixas doses de varfarina comparados àqueles que requerem doses usuais (Figura 16.4). Além disso, os portadores dos alelos mutantes podem manifestar maior frequência de sangramento e de elevação no valor de INR no início do tratamento[12].

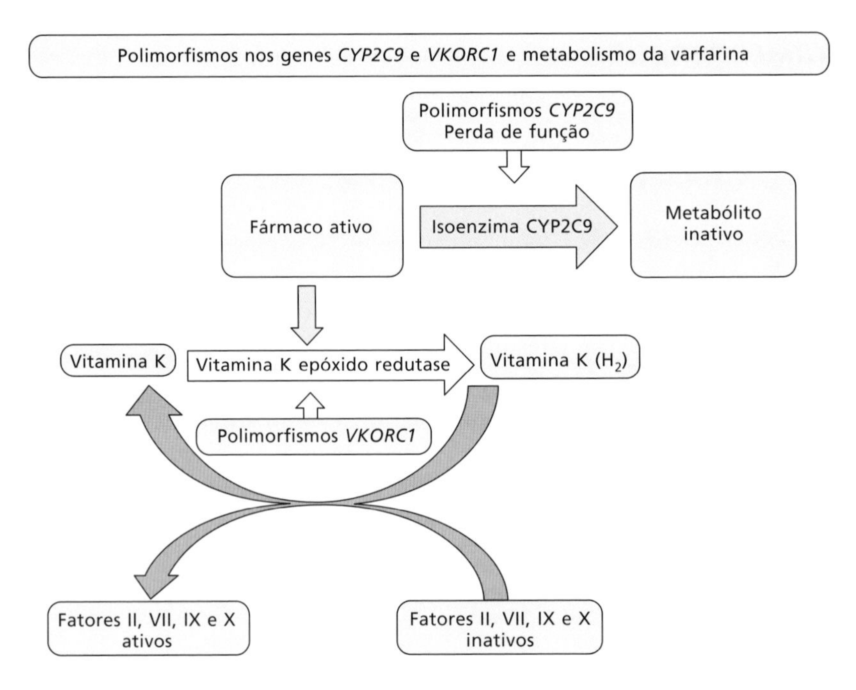

Figura 16.4 – Atividades fisiológicas da isoenzima CYP2C9 e da vitamina K epóxido redutase no metabolismo da varfarina. O fármaco ativo é biotransformado primariamente pela CYP2C9 a metabólito inativo; e, nesta via, polimorfismos de perda de função enzimática acarretam maior concentração de fármaco ativo. Já a vitamina K epóxido redutase permite que haja a redução dessa vitamina que é essencial para ativação dos fatores II, VII, IX e X. Polimorfismos no gene *VKORC1* geralmente resultam em maior resposta ao fármaco e, consequentemente, exigindo menores doses.

Desse modo, indica-se que os genótipos *CYP2C9* são úteis na estimativa da dose inicial da varfarina e a genotipagem pode se tornar mais comum na avaliação inicial dos pacientes usuários de varfarina. Em 2007, a agência regulamentadora de fármacos dos Estados Unidos, a Food and Drug Administration (FDA), indicou que doses iniciais menores devem ser consideradas em pacientes portadores de variantes alélicas e essas informações devem ser introduzidas no produto.

A enzima vitamina K epóxido redutase (VKORC1) é um cofator essencial na formação dos fatores II, VII, IX e X ativados pela carboxilação. Alterações no gene *VKORC1* (p. ex., c.G1639A, c.T497G, c.G1542C) podem resultar em maior resposta indicada pelo INR, exigindo menores doses (Figura 16.4). De grande grupo de pacientes tratados com varfarina, estimou-se que a dose deve ser reduzida em aproximadamente 28% para portadores de variantes no gene *VKORC1*[13].

AGENTES ANTIPLAQUETÁRIOS

O clopidogrel, um tienopiridínico, é pró-droga inativa que inibe o ADP induzido e, por conseguinte, apresenta a ação de antiagregação plaquetária. É prescrito principalmente para pacientes com síndromes coronárias agudas e requer metabolização hepática pela ativação das isoenzimas do citocromo P450, em particular, a isoenzima CYP2C19.

Vários estudos têm mostrado associação entre os polimorfismos do gene *CYP2C19* e a atividade da enzima. A variação genética mais comum, designada *CYP2C19*2* (c.G681A), conduz a defeito de *splicing*, que afeta a funcionalidade da enzima, porém outras alterações também são relatadas com perda de função.

A variante alélica *CYP2C19*2* é associada aos níveis mais elevados da agregação plaquetária ADP induzido em pacientes tratados com clopidogrel e, consequentemente, maior risco de eventos cardiovasculares adversos, tais como ocorrência de trombose de *stent*[14]. Em contraste, a variante alélica *CYP2C19*17* (c.C806T; região 5'-UTR do gene), associa-se ao aumento da função da enzima. Assim, os indivíduos portadores dessa variante genética evidenciam melhor prevenção de eventos trombóticos; mas, por outro lado, risco elevado de sangramento (Figura 16.5)[15].

Alguns estudos concluíram que a genotipagem dos polimorfismos do gene *CYP2C19* podem contribuir para individualização e otimização do tratamento

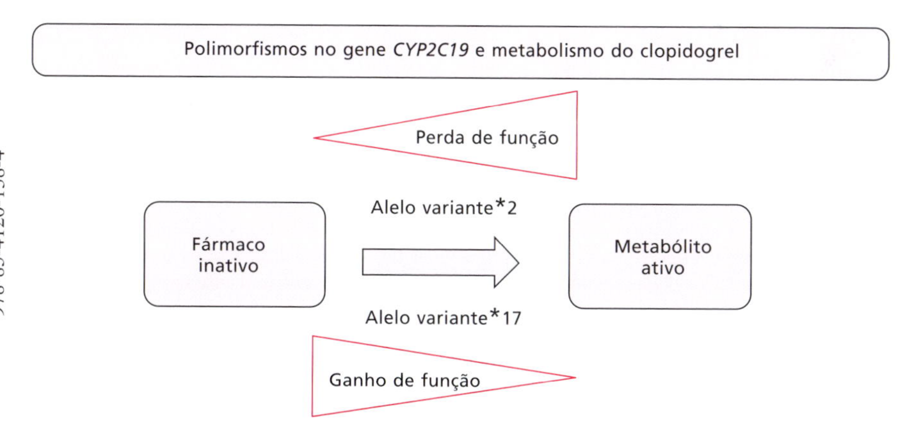

Figura 16.5 – O alelo variante *CYP2C19*2* gera perda de função enzimática acarretando menores concentrações de metabólitos ativos. Consequentemente, esse alelo foi associado à maior agregação plaquetária e com maior risco de trombose de *stent* em pacientes tratados com clopidogrel. Ao contrário, o alelo variante *CYP2C19*17* foi associado ao aumento da função enzimática e, por conseguinte, às maiores concentrações do metabólito ativo, podendo elevar o risco de sangramento.

978-85-4120-138-4

com o clopidogrel. E que maior dose de clopidogrel em pacientes portadores de variantes de perda de função pode acarretar melhora na resposta antiagregante plaquetária[16,17]. Desse modo, a terapêutica personalizada para o clopidogrel pode ser método viável e aplicável.

REFERÊNCIAS

1. Miller SA, Dykes DD, Polesky HF. A simple salting out procedure for extracting DNA from human nucleated cells. Nucleic Acids Res. 1988;16(3):1215.
2. Sambroock J, Russel DW. Molecular cloning: a laboratorial manual. 3rd ed. Cold Spring Harbor: Cold Spring Harbor Laboratory. 2001;7:43-45.
3. Gundry CN, Dobrowolski SF, Martin YR, Robbins TC, Nay LM, Boyd N, et al. Base-pair neutral homozygotes can be discriminated by calibrated high-resolution melting of small amplicons. Nucleic Acids Res. 2008 Jun;36(10):3401-8.
4. Montgomery JL, Sanford LN, Wittwer CT. High-resolution DNA melting analysis in clinical research and diagnostics. Expert Rev Mol Diagn. 2010 Mar;10(2):219-40.
5. Bain BJ, Chapman C. A survey of current United Kingdom practice for antenatal screening for inherited disorders of globin chain synthesis. UK Forum for Haemoglobin Disorders. J Clin Pathol. 1998;51(5):382-9.
6. Clark BE, Thein SL. Molecular diagnosis of haemoglobin disorders. Clin Lab Haematol. 2004;26(3):159-76.
7. Poort SR, Rosendaal FR, Reitsma PH, Bertina RM. A common genetic variation in the 3'-untranslated region of the prothrombin gene is associated with elevated plasma prothrombin levels and an increase in venous thrombosis. Blood. 1996 Nov 15;88(10):3698-703.
8. Gabert J, Beillard E, van der Velden VH, Bi W, Grimwade D, Pallisgaard N, et al. Standardization and quality control studies of 'real-time' quantitative reverse transcriptase polymerase chain reaction of fusion gene transcripts for residual disease detection in leukemia – a Europe Against Cancer program. Leukemia. 2003;17(12):2318-57.
9. Santos PCJL, Cançado RD, Pereira AC, Schettert IT, Soares RAG, Pagliusi RA, et al. Hereditary hemochromatosis: Mutations in genes involved in iron homeostasis in Brazilian patients. 2011;46:302-7.
10. Heid CA, Stevens J, Livak KJ, Williams PM. Real time quantitative PCR. Genome Res.1996;6:986-94.
11. Billeci AM, Agnelli G, Caso V. Stroke pharmacogenomics. Expert Opin Pharmacother. 2009 Dec;10(18):2947-57.
12. Takahashi H, Kashima T, Nomoto S, Iwade K, Tainaka H, Shimizu T, et al. Comparisons between in-vitro and in-vivo metabolism of (S)-warfarin: catalytic activities of cDNA-expressed CYP2C9, its Leu359 variant and their mixture *versus* unbound clearance in patients with the corresponding CYP2C9 genotypes. Pharmacogenetics. 1998 Oct;8(5):365-73.
13. Becquemont L. Evidence for a pharmacogenetic adapted dose of oral anticoagulant in routine medical practice. Eur J Clin Pharmacol. 2008 Oct;64(10):953-60.
14. Mega JL, Close SL, Wiviott SD, Shen L, Hockett RD, Brandt JT, et al. Cytochrome p-450 polymorphisms and response to clopidogrel. N Engl J Med. 2009 Jan 22;360(4):354-62.
15. Sim SC, Risinger C, Dahl ML, Aklillu E, Christensen M, Bertilsson L, et al. A common novel CYP2C19 gene variant causes ultrarapid drug metabolism relevant for the drug response to proton pump inhibitors and antidepressants. Clin Pharmacol Ther. 2006 Jan; 79(1):103-13.
16. Gladding P, Webster M, Zeng I, Farrell H, Stewart J, Ruygrok P, et al. The antiplatelet effect of higher loading and maintenance dose regimens of clopidogrel: the PRINC (Plavix Response in Coronary Intervention) trial. JACC Cardiovasc Interv. 2008 Dec;1(6):612-9.
17. Gladding P, White H, Voss J, Ormiston J, Stewart J, Ruygrok P, et al. Pharmacogenetic testing for clopidogrel using the rapid INFINITI analyzer: a dose-escalation study. JACC Cardiovasc Interv. 2009 Nov;2(11):1095-101.

Índice Remissivo

As letras *f*, *t* e *q* que se seguem aos números de páginas significam, respectivamente, *figura*, *tabela* e *quadro*.

B

C

D

E

F

G

H

N

O

P

Q

R

S

T

U

V

X

Z